Rosemary Gladstar

HEILKRÄUTER REZEPTE

FÜR DIE GANZE FAMILIE

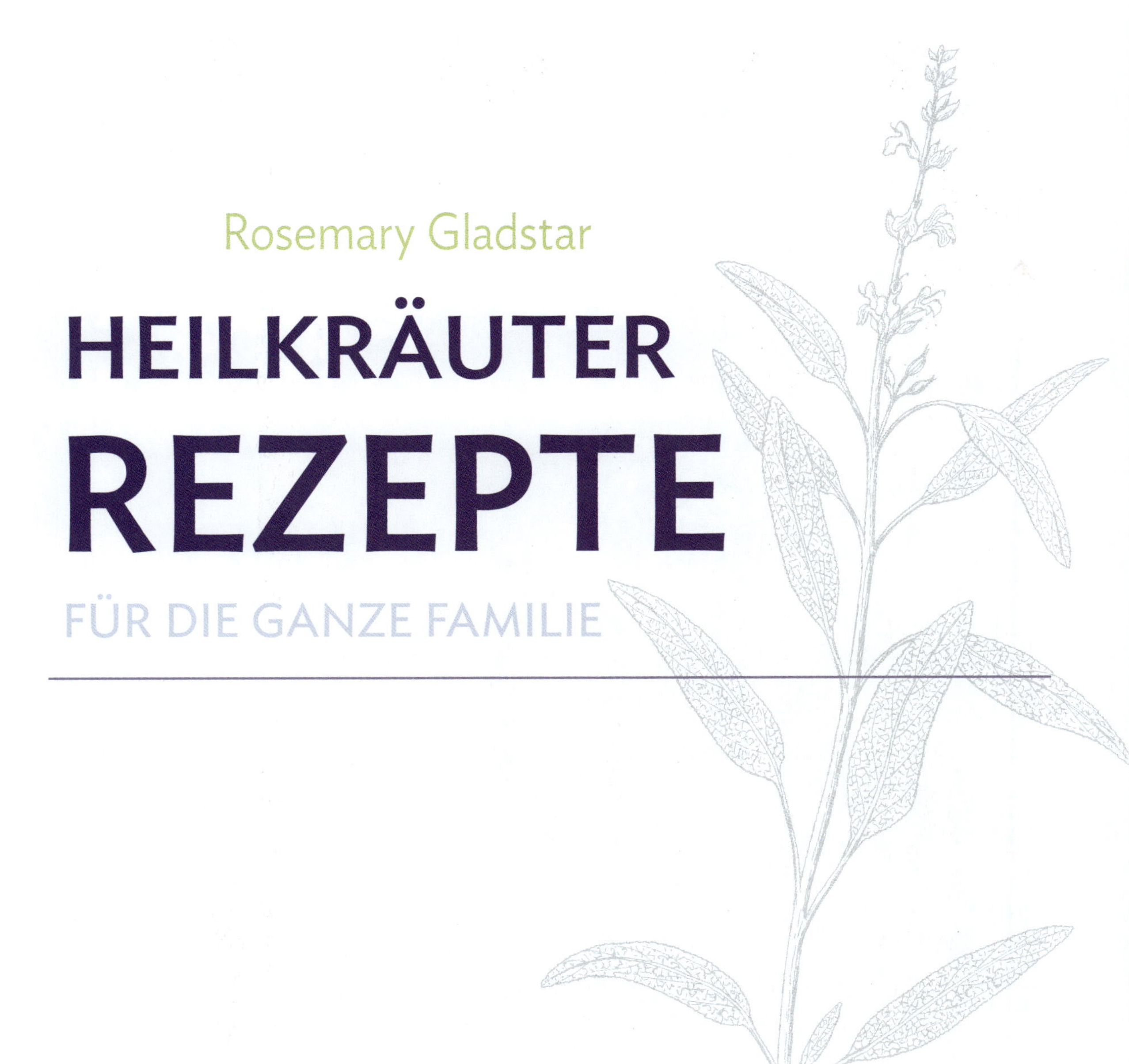

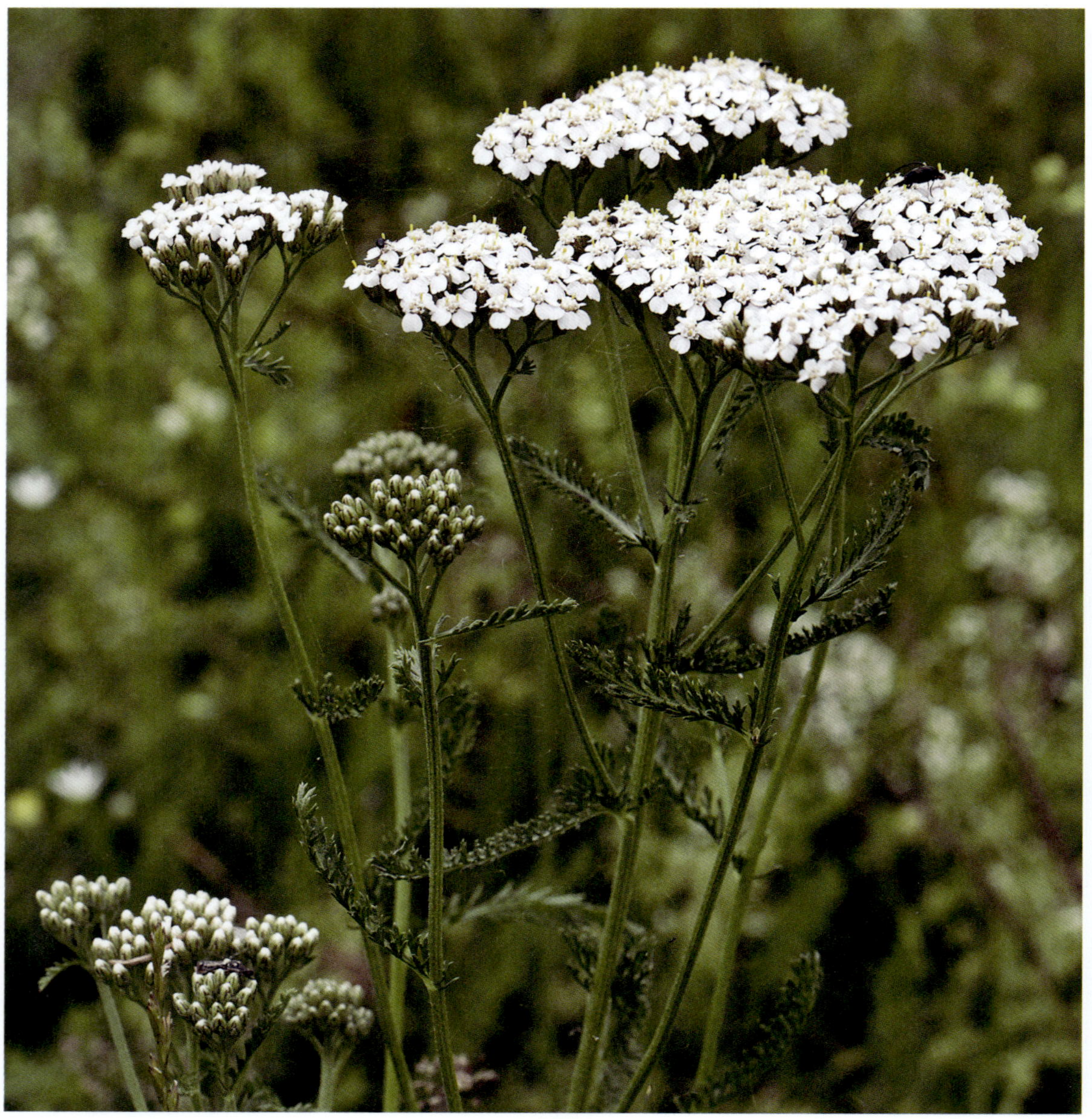

Rosemary Gladstar

HEILKRÄUTER REZEPTE

FÜR DIE GANZE FAMILIE

175 Tees, Öle, Salben, Tinkturen und viele weitere natürliche Heilmittel

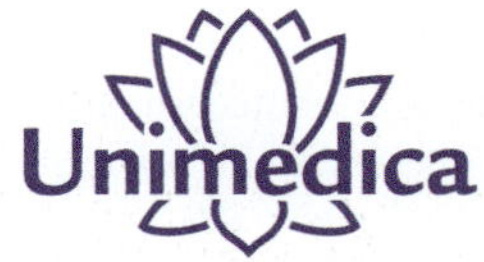

Impressum

Rosemary Gladstar
Heilkräuter-Rezepte für die ganze Familie
175 Tees, Öle, Salben, Tinkturen und viele weitere natürliche Heilmittel

1. deutsche Auflage 2016
2. deutsche Auflage 2020
3. deutsche Auflage 2021
Übersetzt von Imke Brodersen
ISBN 978-3-944125-69-5

Titel der englischen Originalausgabe:
Rosemary Gladstar's Herbal Recipes for Vibrant Health

Originally published in the United States by Storey Publishing LLC

Design von Susan Bernier und Erin Lincourt
Satz von Karin Jerg
Coverdesign: Jessica Armstrong
Coverabbildungen:Vorderseite und Rücken: Abbildungen der Autorin; Rückseite: Shutterstock © Chamille White

Herausgeber:
Unimedica im Narayana Verlag, Blumenplatz 2, 79400 Kandern, Deutschland
Tel.: +49 7626 974970-0
E-Mail: info@unimedica.de,
Homepage: www.unimedica.de

Inhalt

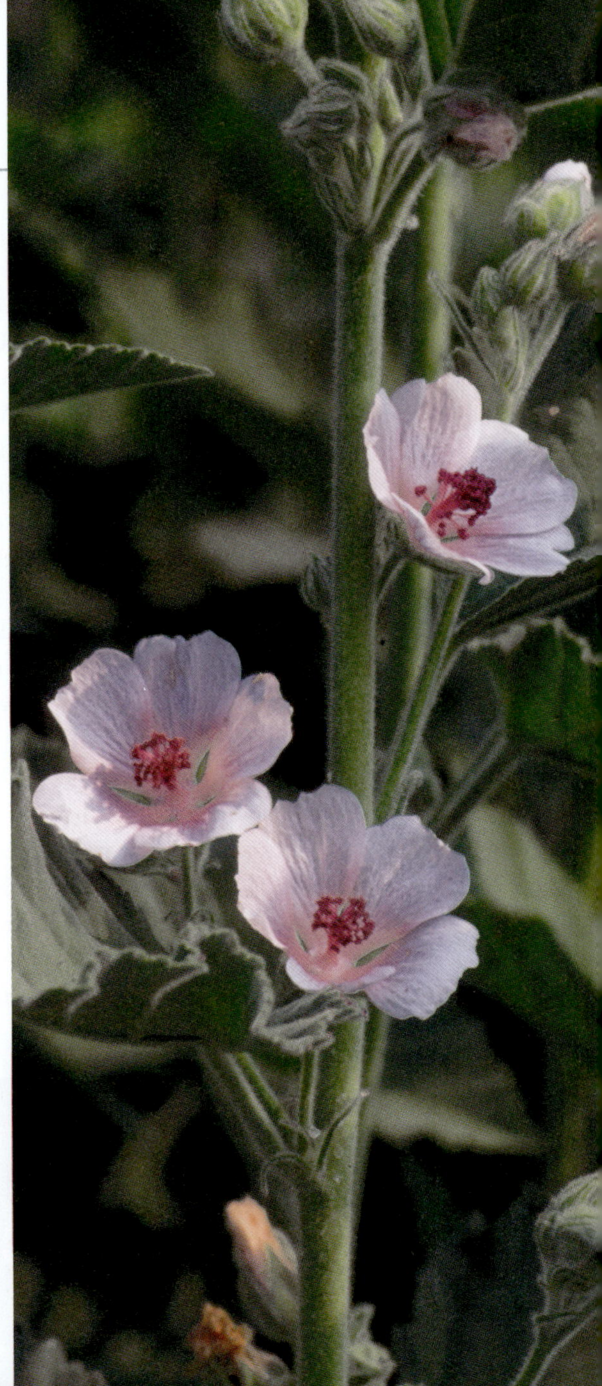

Widmung

Es besteht ein Kreis aus Kräuterkundigen, die einander grüne Hände reichen und deren Leben miteinander verwachsen. Ich habe jede Hand gehalten und mit diesen alten Freunden, die meinen Unterricht von Anfang an beeinflusst haben, gelacht und gebetet. Ihre Gedanken sind Teil meines Wesens geworden und fließen auch in dieses Buch mit ein. Zu einer Zeit, wo Kräuterkunde unmodern oder altbacken erschien, vertrauten wir auf unsere Eingebung und unsere Begeisterung. Heute gehören wir zu den weisen Alten und lieben unsere grüne Welt mehr denn je. Zu Beginn eines neuen Jahrtausends fragen wir uns nicht, welche Entwicklung die Kräuterkunde noch nehmen mag, sondern was die Kräuter uns noch alles schenken wollen.

Aus tiefstem Herzen widme ich dieses Buch meiner Familie der Kräuterkundler. Ihr habt mich auf dem Weg ins Grüne geführt, genährt und gespeist. Ihr seid die Funken, die meinen Weg erhellen. Möge der Kreis ewig wachsen, mögen die Kräuter in Fülle gedeihen.

In liebevollem Gedenken an Gail Ulrich, die den Weg der Schönheit genommen hat.

Danksagung

Ein Buch ist nie das Werk eines Einzelnen, sondern stets das Werk vieler fleißiger Hände und Köpfe. Zuallererst muss ich meinem Partner und besten Freund, Robert Chartier, danken für seine fortwährende Unterstützung, seine Freundlichkeit und seine Liebe zur Erde. Er macht mein Leben glücklicher. Große Anerkennung gebührt meiner Lektorin, Nancy Ringer, ohne deren Geduld und sanftes Stupsen dieses Buch nie über die erste Rohfassung hinausgelangt wäre. Sie hat in jeglicher Hinsicht Wunder gewirkt. Deborah Balmuth von Storey Books danke ich für ihre Integrität und Weitsicht ebenso wie dem ganzen Team bei Storey – was für eine hinreißende Mannschaft! Ich fühlte mich auf jede erdenkliche Weise unterstützt und genährt.

Mein großer Dank gilt auch Rocio Alarcon, Svevo Brooks, Stephen Buhner, Cascade Anderson Geller, Christopher Hobbs, Tieraona Low Dog, Paul Strauss und David Winston, deren Lehren mich noch immer inspirieren und in die blättrigen Erzeugnisse meiner eigenen Lektionen eingewoben sind. Ich bin euch sehr dankbar.

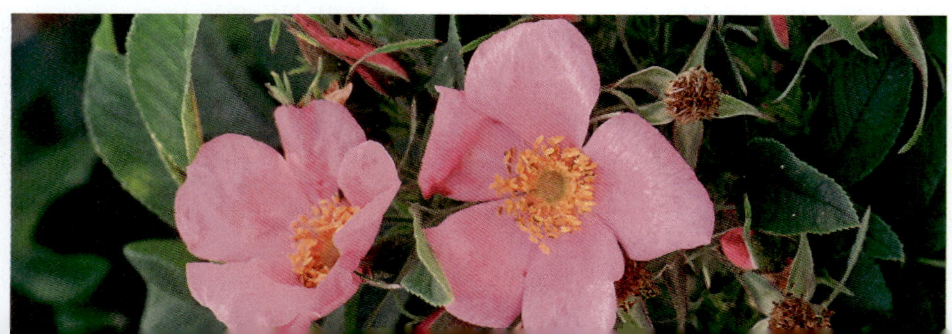

Vorwort von Dr. James A. Duke

Rosmarin, das Kraut der Erinnerung, und die unvergessliche Rosemary Gladstar haben viel gemeinsam. Beide sind stimulierend, ätherisch und flüchtig und bereichern auf unnachahmliche Weise jede Situation, wo auch immer sie auftauchen. Inspirierend, überschäumend, belebend … die Stimmung wie den Intellekt aufhellend … eine Herausforderung, ob durch aromatische Düfte oder aufblitzende Ideen – das charakterisiert Rosmarin und Rosemary gleichermaßen.

Die Fotosynthese, die angesichts von Sonnenschein einfache Substanzen zu etwas Nützlichem verbaut, beschenkt unseren Planeten mit Sauerstoff, grüner Nahrung und grüner Medizin. Sie umarmt und reinigt die Erde, reinigt die Atmosphäre von Schadstoffen und sorgt für Verbundenheit und Frieden. Über die Fotosynthese nutzen Pflanzen die Kraft der Sonne, um die nötigen Grundstoffe für das Leben auf der Erde zu erzeugen. Wer Rosemary Gladstar in ihren grünen Gärten sieht, wo sie vom Licht des Frühlings, des Sommers und des Herbstes umstrahlt wird, fragt sich, ob wohl auch sie ihre unendliche Energie von der Sonne bezieht. Kein Wunder, dass sie die treibende Kraft hinter der Bewegung der Kräuterkunde ist. Auch ohne Chlorophyll versprüht sie grünes Charisma, grüne Begeisterung, grüne Weisheit und eine grüne Lebenseinstellung.

Ich weiß nicht nur Rosemarys ebenso begeisterte wie verbindliche Vorträge, Kurse und Bücher zu schätzen, sondern auch ihre kompromisslose Unterstützung grüner Anliegen wie der Bewegung der *United Plant Savers,* die sich der Erhaltung gefährdeter Heilpflanzen in Nordamerika verschrieben haben. Nachdem Rosemary die Kräuterkunde so intensiv bereichert hat, bringt sie nun dieses großartige, nützliche Buch heraus. Als hinreißende Einführung in eine grüne Lebensweise wird es Ihnen und Ihren Angehörigen sicher zu einem gesünderen, unbeschwerteren Leben verhelfen. Um Rosemary zu zitieren: „Strahlendes Wohlergehen im Alltag für Körper, Geist und Seele ist für jeden eine Alltagspflicht. Es ist ein Rezept fürs Leben. Es gehört zu dem, was man tut, was man seinem Körper zuführt und womit man seinen Geist nährt. Strahlendes Wohlergehen bedeutet … Lebensfreude finden. Deine Leidenschaft ausloten … Was immer du tust, mach es gut und mit Freude.“ Die Informationen, Hinweise, Rezepte und Geschichten, die Rosemary – unser strahlender Stern am Himmel der Kräuterkunde – in diesem Schatzkästchen weitergibt, sollen Ihnen und Ihrer Familie den Weg zu strahlendem Wohlergehen und einem guten, glücklichen Leben ebnen.

Auf Ihr Wohl! Kommen Sie auf grüne Gedanken!

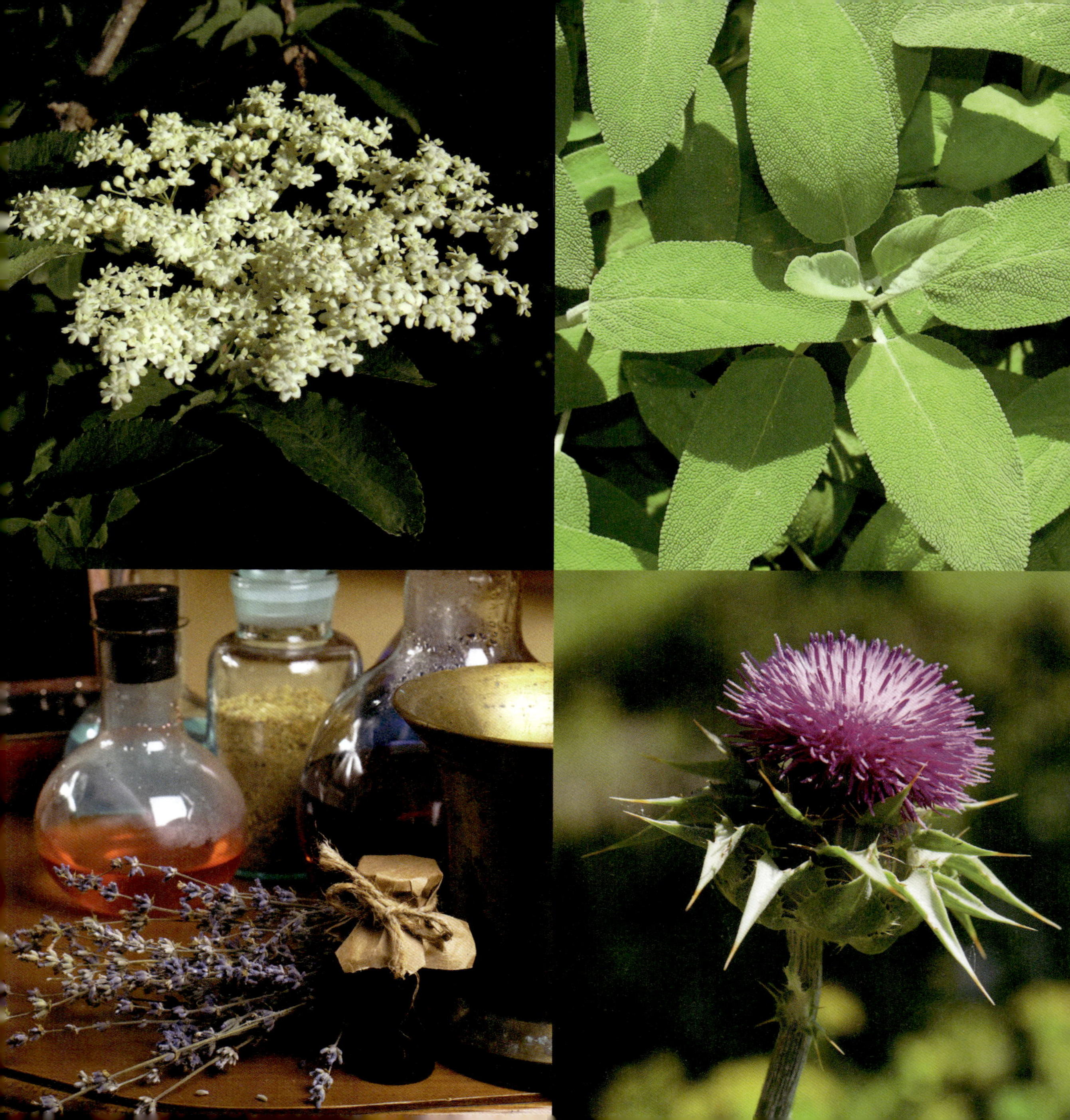

1 Öko-logische Kräuterkunde

Dieses Werk entstand auf Drängen meiner Freunde. Es ist ein Versuch, alles, was ich in den letzten 30 Jahren geschrieben und gelehrt habe, zu einem praktischen Handbuch für die häusliche Pflanzenheilkunde zusammenzufassen. Anfangs war ich zugegebenermaßen skeptisch. Ich konnte mir nicht vorstellen, was ich der großen Schatzkammer der Kräuterheilkunde noch an Neuem hinzuzufügen hätte, wo doch schon alles (und vielfach sehr gut!) niedergeschrieben wurde. Erst als ich Monate später den vielen Seiten dieses nun doch so umfangreichen Projekts den letzten Schliff verlieh, wurde mir klar, dass die Lehren, die hier weitergegeben werden, von elementarer Bedeutung sind. Dieses Wissen ist nicht unbedingt neu, verblüffend oder kompliziert, sondern es dient als Gedächtnisstütze für die Wurzeln der Kräuterkunde: die Verbindung zu den Pflanzen aus dem Herzen heraus. Ich möchte der ganzen Familie einen Leitfaden zu nachhaltigem Heilpflanzenwissen vermitteln. Deshalb hoffe ich, dass dieses Buch einen Ehrenplatz im Regal erhält, dass man es nutzt und zu schätzen weiß, dass die Seiten Eselsohren bekommen und der Einband irgendwann zerknittert. Ganz genauso wichtig ist mir jedoch, dass es uns deutlich bewusst macht, dass unsere Gesundheit untrennbar mit einer gesunden Umwelt verbunden ist. Dann bin ich mir sicher, dass dieses Buch nicht nur meine – und Ihre – Zeit wert war, sondern vielleicht sogar das Leben der Bäume, die zu seiner Herstellung gefällt wurden.

Alte Heilmittel für moderne Zeiten

Zu einem Zeitpunkt, wo die Kräuterkunde von den „-ierungen“ der heutigen Kultur – Standardisierung, Legalisierung, Zertifizierung und andere bürokratische Herausforderungen – überrannt wird, möchte ich jeden, der dieses Buch zur Hand nimmt, einfach daran erinnern, dass Kräuter dem Menschen seit Hunderttausenden von Jahren als Nahrung und als Medizin dienen. Unsere Evolution stützt sich seit Urzeiten auf die Großzügigkeit unserer grünen Nachbarn, die uns Sauerstoff, Nahrung, Heilung, Kleidung und spirituelle Einsichten zukommen lassen. Wenn in dem Sprichwort „Du bist, was du isst“ nur ein Körnchen Wahrheit steckt, ist der menschliche Körper mit ihnen verwoben. Pflanzliches Leben bildet seit Jahrtausenden die Basis unserer Nahrungskette. Bevor wir uns schwankend auf unsere zwei Beine erhoben und begriffen, dass wir rennen, jagen und töten konnten, waren wir Sammler, deren Nahrung allein auf Pflanzen beruhte, auf der grünen Biomasse, die dem Herzen der Erde entspringt. Pflanzen waren unsere erste und wichtigste Medizin. Laut Schätzungen der Weltgesundheitsorganisation (WHO) greifen über 80 Prozent der Weltbevölkerung bei Krankheiten zuerst auf Heilkräuter zurück. Im Zeitalter der modernen Medizin will man uns manchmal glauben machen, dass die Pflanzenheilkunde lediglich aus Mythen und Märchen besteht. Wenn Kräuter jedoch so wirkungslos wären, hätte eine Spezies, die intelligent genug ist, Menschen zum Mond zu schicken, sie nicht schon längst verworfen? Nein, der Mensch hat gerade wegen der Wirksamkeit der Kräuterheilkunde Seuchen, Krankheit, Hungersnöten und Kriegen getrotzt, überlebt und sich über alle Maßen vermehrt.

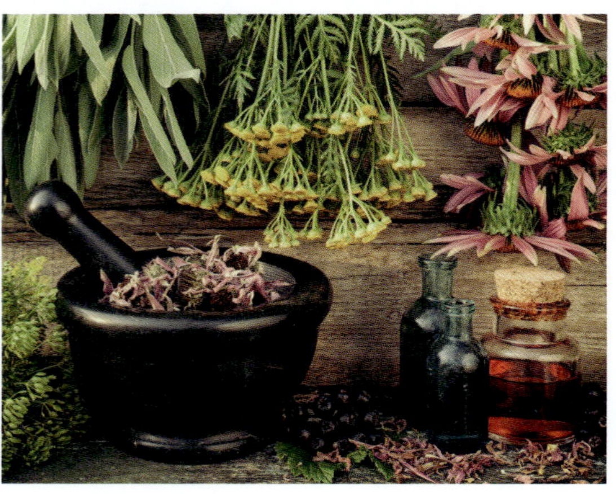

Die Terminologie der Pflanzenmedizin verändert sich mit der Zeit. Je nach Klima und Kultur entstehen unterschiedliche Systeme, und auch die Beliebtheit der Pflanzen kann steigen und fallen. Die Wahrheit bleibt jedoch unangetastet: Kräuterkunde ist ein wirksames, preisgünstiges, natürliches Heilungssystem, das jedem Menschen zugänglich ist, der darauf zurückgreifen möchte. Das hat die Menschheit seit Äonen bewiesen.

Akribische wissenschaftliche Studien nach heutigen Standards können häufig belegen, was unsere Vorfahren instinktiv über die Heilkraft der Pflanzen wussten. Diese Forschungen haben das

Potenzial, ein neues Fenster in die Pflanzenwelt aufzustoßen. Dennoch können die Ergebnisse irreführend sein, weil man sich dabei häufig auf einen Einzelbestandteil stützt oder Dosierungen testet, die weitaus konzentrierter sind als alles, was die Natur je bereitgestellt hätte. Wie Kräuter den Körper beeinflussen, ist zwar ein interessanter Gegenstand der Spekulation, doch bezüglich der Wirkweise ist unser Verständnis kaum weiter als vor einigen hundert Jahren. Die zahllosen Substanzen, aus denen jede Pflanze besteht, erklären deren komplexe Wirkung im menschlichen Körper nur teilweise. Berücksichtigt man die enorme Vielfalt an Pflanzen mit einer jeweils einzigartigen chemischen Blaupause, so bekommt man eine Ahnung, wie einschüchternd die Aufgabe ist, diese Wirkungen zu durchschauen. Was seit Jahrhunderten empirisches Wissen ist, lässt sich wissenschaftlich nicht so leicht belegen. Den Pflanzen ist unser aktuelles Dilemma herzlich gleichgültig. Diese uralten Lebewesen wollten einfach weiterhin leben und wachsen, sich vermehren und gedeihen. Und dabei liefern sie uns die Bausteine unseres Lebens: Nahrung, Schutz, Medizin, Sauerstoff.

Die Pflanzen würdigen

Schon lange vor elektronischen Datenbanken und umfassenden wissenschaftlichen Büchern voller Informationen über Kräuter kannten und verstanden Menschen die Heilkraft der Pflanzen. Ich

Unzählige **große Geister und Seelen** haben durch ihre Worte, Taten und Schriften zu dem reichen Schatz an Kräuterwissen beigetragen, der uns überliefert wurde. Die meisten Kräuterkundigen, die an der Entwicklung und Aufzeichnung dieses kollektiven Heilungssystems entscheidenden Anteil hatten, sind auf Dauer in Vergessenheit geraten. Dennoch tragen wir die **Saat ihres Wissens** weiter, wann immer wir Pflanzen zum Heilen einsetzen. Wenn mich also jemand fragt, ob ein bestimmtes Rezept von mir ist, muss ich lächeln. Was ich über Kräuter weiß, sind Informationen, die ich mit anderen teile. Manches habe ich von Menschen, die ich gut kenne, vieles von anderen, die Jahrhunderte vor mir lebten. Das ist unser kollektiver Schatz, unser ererbtes Recht, und es ist dazu da, freigiebig geteilt zu werden.

Sicherheitsaspekte

In letzter Zeit ist zunehmend von den Gefahren der Kräutermedizin die Rede. Selbst ausgesprochen wohltuende Pflanzen wie Kamille und Pfefferminze gelangten auf die Liste der gefährlichen Kräuter. Werden uns die Risiken erst heute bewusst? Nein, aber inzwischen sind wir in der Lage, Kräuter in extrem konzentrierter Form zu uns zu nehmen. Früher wurden Kräuter zumeist in Form von Tee, Tinktur oder Sirup eingesetzt. Kräuterkapseln, über die wir so viele Kräuter schlucken können, wie wir wollen, oder standardisierte Zubereitungen, die weit höhere Konzentrationen enthalten, als die Natur je beabsichtigt hätte, sind erst in jüngerer Zeit erhältlich.

Nur wenige Kräuter sind tatsächlich giftig, aber praktisch jede Pflanze kann beim Einzelnen gelegentlich eine individuelle Reaktion auslösen. Erdbeeren beispielsweise sind für viele Menschen der Himmel auf Erden, für andere pures Gift. Nicht die Beere selbst ist also giftig, sondern sie ist nur für diesen speziellen Menschen die falsche Wahl.

Lassen Sie sich durch dramatische Berichte nicht von der Kräutermedizin abschrecken. Denken Sie nach! Kräuter sind medizinisch wirksam, haben aber nicht auf jeden dieselbe Wirkung. Nehmen Sie sich Zeit, die Kräuter und ihre Wirkung auf Sie selbst kennenzulernen. Dann können Sie viele Jahre in Form von Energie, Gesundheit und Vitalität davon zehren.

bin davon überzeugt, dass dieses Wissen einem angeborenen Sinn für die Beziehungen zu den Pflanzen entsprang, nicht nur dem schrittweisen Ausprobieren und Verwerfen. Stellen Sie sich einen frühen Menschen vor, der vor Fieber glüht, am Husten halb erstickt oder eine blutende Wunde hat. Soll er durch Versuch und Irrtum herausfinden, welche Pflanze jetzt am besten hilft? Es gibt Hunderttausende an Pflanzen auf der Erde und in jeder Gegend Tausende, die gerade dort wachsen. Um all die Informationen zu dokumentieren, die wir zur medizinischen Verwendung von Pflanzen kennen, hätten wir Äonen länger gebraucht, als es den Menschen auf Erden gibt. Haben wir blind herumexperimentiert, bis es geklappt hat? Nein. Versuch und Irrtum haben sicher zu unserem Verständnis beigetragen, doch das meiste von dem, was wir über Heilpflanzen wissen, haben wir durch die Pflanzen selbst erfahren.

Pflanzen sind von Natur aus in der Lage, mit Menschen zu kommunizieren. Auch wenn meiner Meinung nach praktisch jeder lernen kann, den Pflanzen zuzuhören, gibt es bestimmte Menschen – Kräuterhexen, Kräuterkundige, Heiler, Botaniker, Naturschützer –, die ein offeneres Ohr haben als andere. In traditionellen Kulturen bitten Kräutersammler eine Pflanze um Erlaubnis, bevor sie sie zu Heilzwecken ernten. Diese entscheidende Geste ermöglichte Zugang zur Heilkraft dieser Pflanze, aber auch deren Erhaltung. Gleichzeitig erwies man der Pflanze damit Respekt. Wenn ich nach einem geeigneten Heilmittel suche, bitte ich mitunter meine Pflanzen direkt um Hilfe und habe dann meist ein Gefühl, welche die richtige sein könnte. Das ist keine besondere Gabe. Viele Menschen sind dazu in der Lage, doch die meisten vergessen, wie man diese Fähigkeit nutzt. Je häufiger wir mit Pflanzen und pflanzlichen Heilmitteln arbeiten, desto besser reift diese Kunst. Sie ist kein Ersatz für Lehrbücher, unterstützt jedoch das Verständnis für die Pflanzenheilkunde.

Kräuterwissen in der Gegenwart

In alten Zeiten wurden Kinder mit einem besonderen Zugang zu Pflanzen frühzeitig erkannt. Auf der ganzen Welt gab es bei den Kräuterkundigen, Heilern oder Schamanen eine lange, strenge Ausbildung. So wurden sie selbst zu Heilern für ihre Gemeinschaft und konnten die Tradition an andere weitergeben.

Noch heute gibt es Kinder mit einem besonderen Sinn für Pflanzen und einem „grünen Daumen". Man bemerkt sie beim Familientreffen, auf dem Spielplatz oder in der Schule: Mädchen und Jungen, die von Gras und Unkraut fasziniert sind, stundenlang im Garten spielen und sich an pollenbedeckten Insekten und trägen Schmetterlingen auf frisch erblühten Blümchen erfreuen. Sie spielen mit den Blumen und den Pflanzen des Waldes, erzählen von Gnomen und Feen und scheinen einen besonderen Zugang zur Natur zu haben. Wenn es Zeit zum Heimkommen ist, muss man sie wieder und wieder rufen. Achten Sie auf solche Kinder. Früher waren sie die „Bewahrer des Grüns", in denen man die künftigen Weisen und Heiler sah.

Obwohl sich die Kräuterkunde als unser ältestes Heilungssystem allgemeiner Wertschätzung erfreut, ist ihre Kunst heute doch in Gefahr. Sie leidet unter mangelndem Verständnis, bürokratischen Fallstricken, ökonomischem Druck,

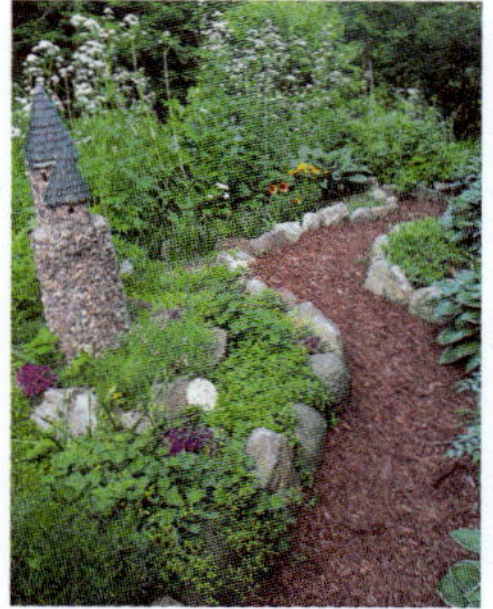

Umweltzerstörung und dem Verlust der Verbindung zur Natur. Fernsehen, Beton und ein sorgfältig ausgearbeiteter, minutiös geplanter Tagesablauf entfremden künftige Heiler der heutigen Jugend von ihrer Berufung. Wir müssen unsere Kinder wieder in die Wildnis führen, ihnen Pflanzen nahebringen und sie die Verbindung zur Erde lehren. Indem wir ihnen Respekt vor Heilpflanzen vermitteln, sorgen wir nicht nur für ihren empfindsamen Körper, sondern tragen auch dazu bei, die Saat einer Tradition weiterzugeben, die so alt ist wie die Menschheit selbst. Wir lehren sie, den Planeten zu respektieren und zu schützen, denn ohne eine echte Beziehung zur lebendigen Erde, Gaia, ist eine Beziehung zu den Pflanzen unmöglich.

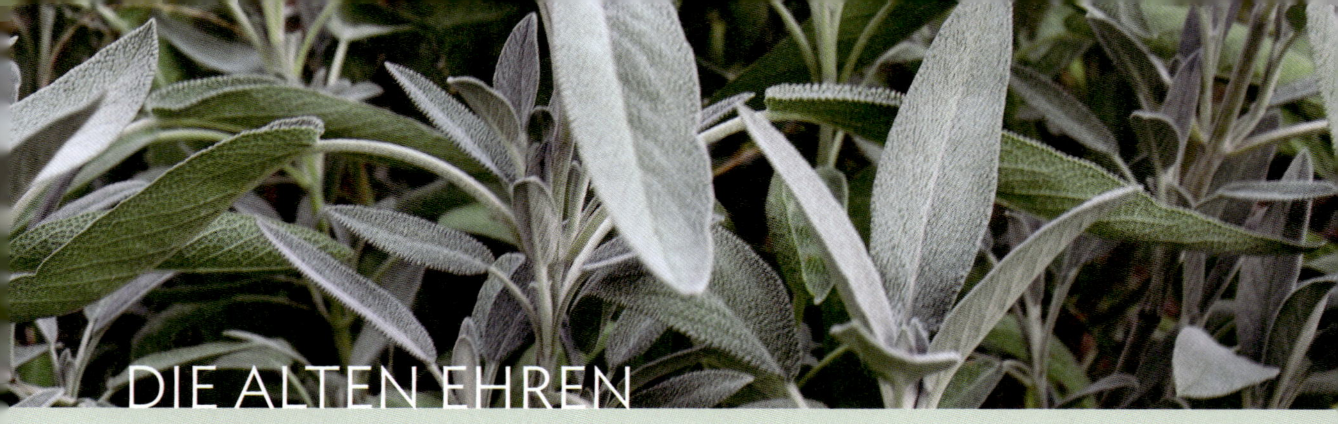

DIE ALTEN EHREN

***Sambucus nigra*, der schwarze Holunder,** wird gern ins Zentrum des Kräutergartens gesetzt. Er gilt als Hüter des Gartens und Bewahrer des Grüns. Andere Gartenpflanzen blicken auf der Suche nach Schutz, Weisheit und Stärke zu ihm auf. Ähnlich ergeht es alten Kräuterkundigen.

Als junges Mädchen sagte meine Stieftochter Melanie einst zu mir: „Kräuterkundige sind wie guter Wein. Je älter sie werden, desto wertvoller werden sie." So hatte ich das zwar nicht gesehen, aber sie hatte durchaus recht. In der Gemeinschaft der Kräuterkundigen gelten die Alten noch heute als die Hüter der Weisheit. Ihr Wissen über Pflanzen und ihre Kurse sind sehr gefragt. Bei Konferenzen und Veranstaltungen gelten sie als Ehrengäste, und junge Einsteiger unternehmen weite Reisen, um bei ihnen lernen zu können. Woran liegt das?

Neben der Tatsache, dass diese Menschen häufig sehr charakterstark sind und unterhaltsam zu erzählen wissen, blicken sie auf ein erfülltes Leben zurück. Ihre Erfahrungen berühren uns tief und verleihen unserem eigenen Leben neue Bedeutung. Es sind die Alten, die über die Generationen hinweg die Lehren der Kräuterkunde am Leben erhalten haben, die Weisen, die den Kindern gezeigt haben, wie man Pflanzen findet, mit ihnen spricht und sie zu Medizin verarbeitet. Diese lange Tradition ist zwar geschwächt, lebt jedoch fort, und im Herzen hungern wir nach dieser Verbindung.

Bei den alten Menschen mit Kräuterwissen ist häufig eine ungewöhnliche Leidenschaft für und Hingabe an ihre Vision zu finden. Sie weisen uns den Weg. Viele, die ich kennen und lieben gelernt habe, sind in die Ewigkeit eingegangen, aber ihre Lehren leben in denen weiter, deren Leben sie berührt haben. Und so werden auch durch uns die Lehren des Grüns weiterleben.

Die Felder neu bepflanzen

Nicht nur die Kunst der Kräuterkunde, sondern auch die Pflanzen selbst sind bedroht. In meinem Herzen und von meiner Herkunft her bin ich eine Angehörige des fahrenden Volkes und als solche viel herumgekommen. Ich kenne viele Orte voller botanischer Schönheiten und habe vielen klugen Anwendern der Pflanzenheilkunde zu Füßen gesessen. Dabei habe ich jedoch auch einen erschreckenden Trend beobachtet: Wo ich auch war, selbst an Orten, wo die Kräutermedizin nach wie vor sehr lebendig ist, sind die einheimischen Pflanzen stark gefährdet. In China beispielsweise, das wegen seines ausgeprägten traditionellen Kräuterwissens gerühmt wird, sind die wichtigsten wilden Heilkräuter durch wilde Sammlungen nahezu ausgerottet. Indien, wo Kräuter auf zwei Millionen Morgen Land kultiviert werden, ist der größte Heilpflanzenproduzent der Welt, doch die einheimischen Wildkräuter sind rar gesät. In Griechenland sind die Felder voller Wildkräuter oder die majestätischen Wälder, die Homer in der Ilias besingt, kaum noch zu finden. Wohin man auch blickt: Das wilde Königreich der Pflanzen steht unter Belagerung und ist rapide auf dem Rückzug.

Wenn ich in die Wälder von Vermont zurückkehre, staune ich immer wieder über die Weite der Wildnis, die sich vor mir erstreckt. Heute weiß ich die enorme Biodiversität in diesem fruchtbaren, jungen Land voll zu schätzen und sehe, wie rasch es sich vor unseren Augen verändert. Wie auf der ganzen Welt dünnen Habitatverlust, Überbevölkerung, schlechte Fälltechniken und falsches Wildkräutersammeln auch die Pflanzenbestände in Nordamerika aus. Wenn Pflanzen plötzlich populär werden – wie Ende des 20. Jahrhunderts das Johanniskraut –, kann dies den Beständen irreparable Schäden zufügen. Dass die Kräutermedizin in den USA zwischen 1940 und 1990 völlig aus den Augen geraten und sogar illegal war (rein rechtlich ist die Ausübung der Pflanzenmedizin aller Beliebtheit zum Trotz bis heute illegal!), war für unsere einheimischen Wildpflanzen vermutlich ein Segen. Sie konnten sich ins Unterholz zurückziehen, wo sie und die aus ihnen erwachsenen Traditionen tiefe Wurzeln schlugen und in Ruhe gedeihen konnten.

> „Der englische Dichter Frances Thompson schrieb einst, man könne keine Blume pflücken, ohne einen Stern zu beunruhigen. Wenn wir mit jeder gepflückten Blume einen Stern beunruhigen, was ist dann mit dem Verlust einer Spezies?“
>
> — Loren Isrealson
> *Mitglied im Aufsichtsrat der United Plant Savers*

Der Preis des Ruhms

Der Verlust ihrer Habitate ist zweifellos die größte Gefahr für Pflanzen. Welche Wirkung jedoch hat das plötzlich wieder auflebende Interesse an der Kräutermedizin auf unsere schwindenden Ressourcen? Zur Jahrtausendwende durchbrach die Kräuterbranche die Schranke von fünf Milliarden US-Dollar, und das Wachstum geht weiter. Große Pharmahersteller haben den Kräutermarkt für sich entdeckt und wünschen wie üblich „Profit um jeden Preis". In ganz Amerika entstanden Hunderte kleiner und mittelständischer Unternehmen, die Kräuter verarbeiten. Fast jeder Ort hat einen eigenen Kräuterladen. Woher kommen all die Pflanzen, die für diese gigantische Industrie benötigt werden? Bis vor Kurzem wurden Heilkräuter in den USA kaum in größerem Stil angebaut. Nahezu alle Rohstoffe für die Pflanzenmedizin stammten entweder aus Dritte-Welt-Ländern mit zumeist nicht gerade idealen Anbaumethoden oder aus der nordamerikanischen Wildnis.

> „Zweifele nie daran, **dass eine kleine Gruppe engagierter Bürger die Welt verändern kann** – tatsächlich ist dies die einzige Art und Weise, wodurch die Welt je verändert wurde."
>
> — Margaret Mead

Diese Wildnis ist jedoch stark belastet. 1998 erschien eine weltweite 20-Jahres-Studie, an der 16 Organisationen beteiligt waren. Ihr zufolge waren damals 12,5 Prozent (34 000) aller Pflanzenarten auf der Welt bedroht. In den USA standen 29 Prozent der 16 000 einheimischen Arten kurz vor der Ausrottung. Bis vor Kurzem dachte man bei der Vernichtung von Pflanzenarten eher an die Abholzung der tropischen Regenwälder. Der Autor und Pflanzenfotograf Steven Foster meinte hierzu: „Im Gegensatz zu Tieren sind Pflanzen nicht warm, niedlich oder kuschelig. Deshalb werden sie in der Öffentlichkeit weniger beachtet." Aber ohne Pflanzen können wir Menschen nicht überleben. Und wer würde das wollen? Stellen Sie sich eine Welt ohne Pflanzen vor – öde, kalt und leblos.

Bald nach meinem Umzug in die Wildnis der Green Mountains von Vermont wurde mir bewusst, dass viele der ältesten Pflanzen in den Laubwäldern der amerikanischen Ostküste – darunter auch viele wichtige Heilpflanzen – entweder völlig verschwunden oder aber knapp waren. Einmal stieg ich im zeitigen Frühjahr beim Wandern mit einer gewissen Verzweiflung über die ersten Waldlilien und Natternzungen hinweg. Ich spürte, was mit dem Verschwinden dieser köstlichen Medizin der Erde verloren gehen würde und hörte, wie der Wald seine Stimme erhob. Die Botschaft war klar und unmissverständlich: „Pflanze uns.

Golden Seal
Hydrastis canadensis
One of our most prized woodland
medicinal plants, this herb is truly
'at risk' in its native habitats.
Parts used: organically cultivated
root and rhizome

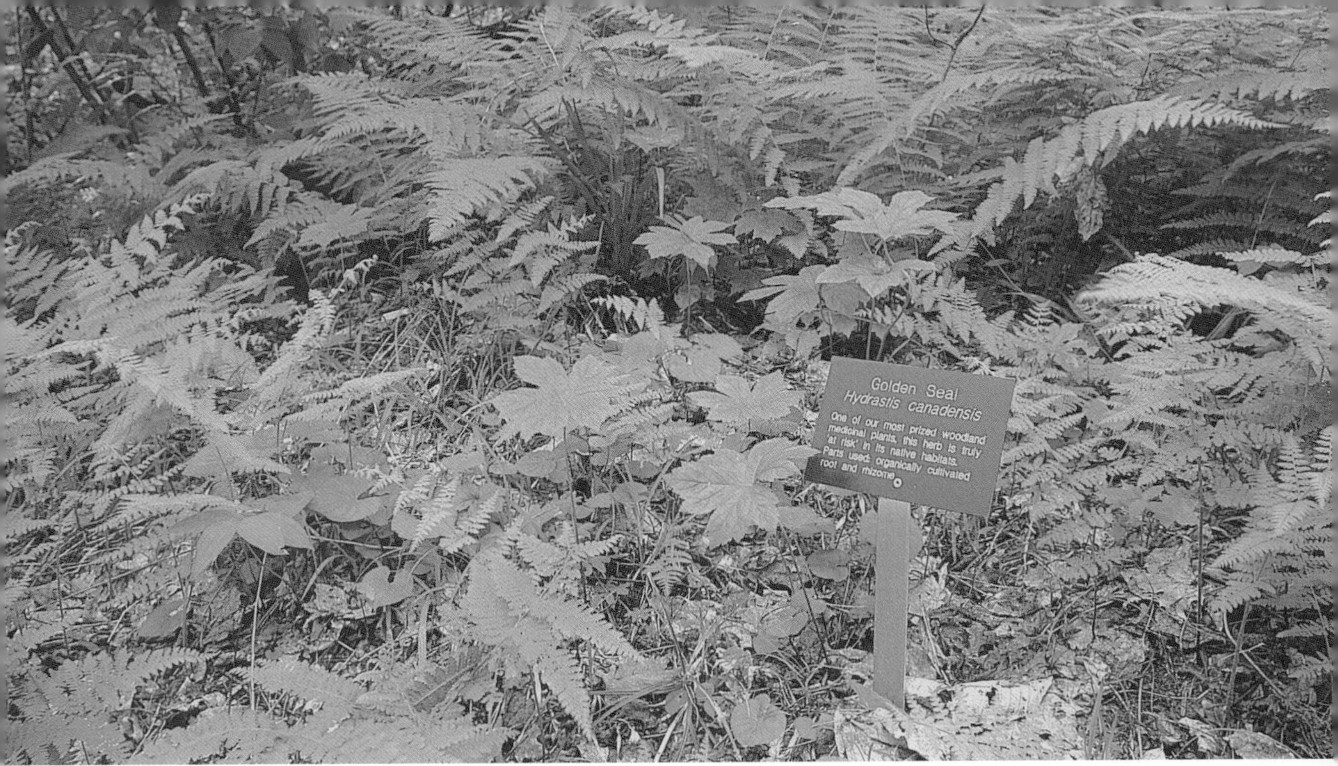

Bringe uns in unsere Gemeinschaften zurück.“ Nachdem ich mein Leben lang den Pflanzen gelauscht hatte, zweifelte ich keinen Moment an dieser Aufforderung. Noch im gleichen Herbst bestellte ich mehrere Pfund gefährdeter Pflanzenarten – amerikanischen Ginseng, Kanadische Gelbwurz, Traubensilberkerze und Kanadische Blutwurz – und ließ sie in meinem Wald wieder Fuß fassen. Ich holte sie in ihren natürlichen Lebensraum zurück, wo diese Pflanzen einst – vor dem Holzeinschlag, vor den Schaffarmen, vor dem Mähen und Heumachen, vor den Steinmauern der frühen englischen Siedler – in Hülle und Fülle gediehen waren. Zugegebenermaßen wusste ich nicht wirklich, was ich da tat, weshalb viele Pflanzen dieses ersten Versuchs kläglich vor sich hin darbten. Ich hatte viel zu wenig Augenmerk auf Faktoren wie Bodenbeschaffenheit, pH-Wert, Laubkronen oder der Qualität der bestellten Wurzeln gelegt. Mein Handeln war von Enthusiasmus und Unwissenheit geprägt, was keine besonders praktische Kombination ist. Aber mein Herz hatte Feuer gefangen, und dieses Feuer sollte mich weiterhin antreiben.

Diese frühen Pflanzaktionen legten den Grundstein für ein Projekt, das mich seither umtreibt und meinem Lebenswerk eine neue Richtung gegeben hat. Nachdem ich mich lange dem

„Die Schönheit und der Geist eines
Kunstwerks können nachempfunden
werden,
auch wenn seine erste materielle
Ausgestaltung zerstört ist;
verlorene Harmonie kann den Künstler
neu inspirieren;
doch wenn das letzte Lebewesen seiner
Art seinen Atem aushaucht,
müssen ein neuer Himmel und eine neue
Erde vergehen,
ehe ein solches Wesen neu erstehen
kann.“

— Schild im Zoo für gefährdete Arten von Belize City

Studium der Heilpflanzen verschrieben hatte, als Kräuterfrau gearbeitet und wilde Pflanzen gesammelt, Kräuterprodukte hergestellt und Kurse über die wunderbare alte Kräuterheilkunde gegeben hatte, fand ich mich plötzlich in einem völlig neuen Wissensgebiet wieder, dem eng verwobenen Netzwerk wilder Pflanzengemeinschaften. Wie wachsen diese Heilpflanzen in ihrem natürlichen Lebensraum? Wie ergeht es der Gemeinschaft, wenn wichtige Mitglieder des Medizinclans aus dem eigenen Ökosystem verschwinden? Diese wirksamen Pflanzen sind für das Wohlergehen der Erde und der Wildpflanzengemeinschaften ebenso wertvoll wie für uns Menschen, die Zweibeiner, die seit Jahrtausenden von ihnen abhängig sind. Was geschieht, wenn eine Pflanzengemeinschaft aus dem Gleichgewicht gerät? Wenn dieser Gemeinschaft eine Medizin entzogen wird? Ist der stete Rückgang dieser mächtigen Heilpflanzen einer der Gründe, weshalb unser Planet und die Menschheit von immer mehr Krankheiten angegriffen werden?

United Plant Savers

Aus der tief empfundenen Sorge um den von mir beobachteten Zustand unserer Wildpflanzengemeinschaften heraus begann ich mit anderen Kräuterexperten zu sprechen. Bald stellte ich fest, dass viele ähnliche Bedenken hegten. Angesichts des wachsenden Bedarfs diskutierte 1994 eine kleine Gruppe engagierter Menschen beim Internationalen Kräutersymposium im Wheaton

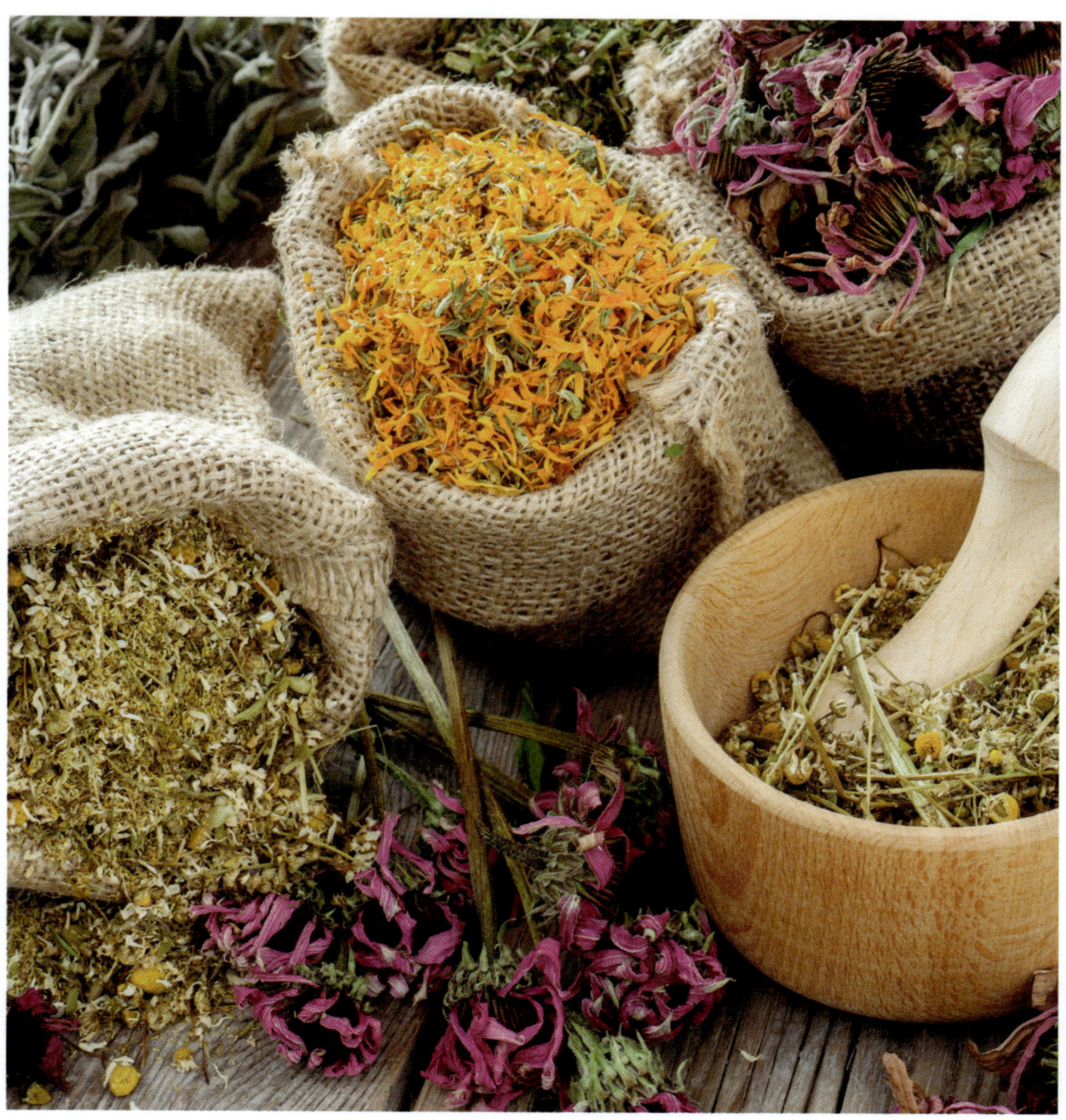

College bei Boston über ursprüngliche Methoden des Heilpflanzenschutzes. Wie sollten wir zum Sprachrohr für die Pflanzen werden? Wir gründeten die United Plant Savers (UpS), die sich der Erhaltung und Kultivierung nordamerikanischer Heilpflanzen und ihres natürlichen Habitats verschrieben haben und heute die wichtigste Interessengemeinschaft für den Schutz der Heilpflanzen in den USA darstellen.

Unsere Organisation erwuchs aus der Hoffnung derer, die Pflanzen kennen und lieben, und ist ein Spiegel der Vielseitigkeit der amerikanischen Kräuterkunde. Zu den Mitgliedern zählen Kräuterexperten, Ärzte, Krankenpfleger, Naturheilkundler, Botaniker, Biobauern, Selbstständige, Wildsammler, Samenbewahrer, Hersteller und Pflanzenfreunde aus allen Lebensbereichen.

United Plant Savers hat verschiedene Projekte angestoßen, darunter Aktionen, bei denen über 50 000 Kanadische Gelbwurzen und viele Tausend anderer gefährdeter Pflanzen an Mitglieder verteilt wurden, die diese auf ihrem Land pflanzten. Unsere bisher aufwändigste Aufgabe war die Definition und Entwicklung einer Liste bedrohter Medizinpflanzen sowie einer Liste zu beobachtender Arten (siehe Anhang), die für die Kräuterindustrie, Kräuterexperten und Anwender von Kräutern inzwischen eine maßgebliche Quelle darstellt. Wir ermuntern Menschen zum aktiven Bewahren der vorhandenen, wilden Heilpflanzen durch Aussaat in ihrem natürlichen Lebensraum und Jäten von eingewanderten Arten. Außerdem ermutigen wir Gartenfreunde zum Anpflanzen und Vermehren gefährdeter Medizinpflanzen in Gärten und Höfen, auf Farmen und auf Land in Privatbesitz und führen jährliche Bestandsaufnahmen durch. Vor einigen Jahren konnte UpS im Südosten Ohios 150 Hektar Farmland erwerben. Dieses herrliche Fleckchen Erde birgt ein reiches Reservoir an Heilpflanzen, von denen viele auf unserer Liste gefährdeter Arten stehen. Dort bauen wir ein Modellprojekt für ein nachhaltiges botanisches Schutzgebiet einschließlich Lehreinrichtung, Farm und Freilandforschung auf.

Ein großes Anliegen für UpS ist es, alle, die Pflanzen lieben und nutzen, zum aufmerksamen Hinsehen zu bringen: Achten Sie auf die Herkunft der verwendeten Pflanzen. Achten Sie darauf, ob diese als bedroht oder in Ihrer Gegend als gefährdet oder selten eingestuft sind. Kaufen Sie nach Möglichkeit Kräuter aus biologischem Anbau, der nicht nur das Überleben wilder Pflanzengemeinschaften, sondern auch der bäuerlichen Familienbetriebe sichert.

Kräuterkunde für morgen

Die Kräuterheilkunde ist wahrlich ein wunderbarer Bestandteil der Medizin. Bei achtsamer, freudiger Verwendung können die Kräuter unglaublich viel Gesundheit, Energie und Vitalität in unser Leben bringen. Wer auf pflanzliche Mittel zurückgreift, muss jedoch auf die Gesundheit und Erhaltung unserer wilden Gärten achten. Wir gehen eine Partnerschaft mit den Pflanzen ein und geben zurück, was wir selbst erhalten: Gesundheit, Nahrung, Schönheit und Schutz.

Der Mensch steht an einer Schwelle, wo eine unzureichende Respektierung und Bewahrung des Restes der Schöpfung auf diesem schönen, kleinen Planeten katastrophal enden könnte. Die gesamte Evolution steht auf der Kippe. Mit diesem Buch lade ich Sie ein, an der Erschaffung einer lebendigen, reichhaltigen Umwelt teilzuhaben, die für alle Lebewesen, ob klein ob groß, ein gesundes, angemessenes Plätzchen vorhält. Ich lade Sie ein, im Einklang mit der öko-logischen Kräuterkunde die Saat der Zukunft auszubringen.

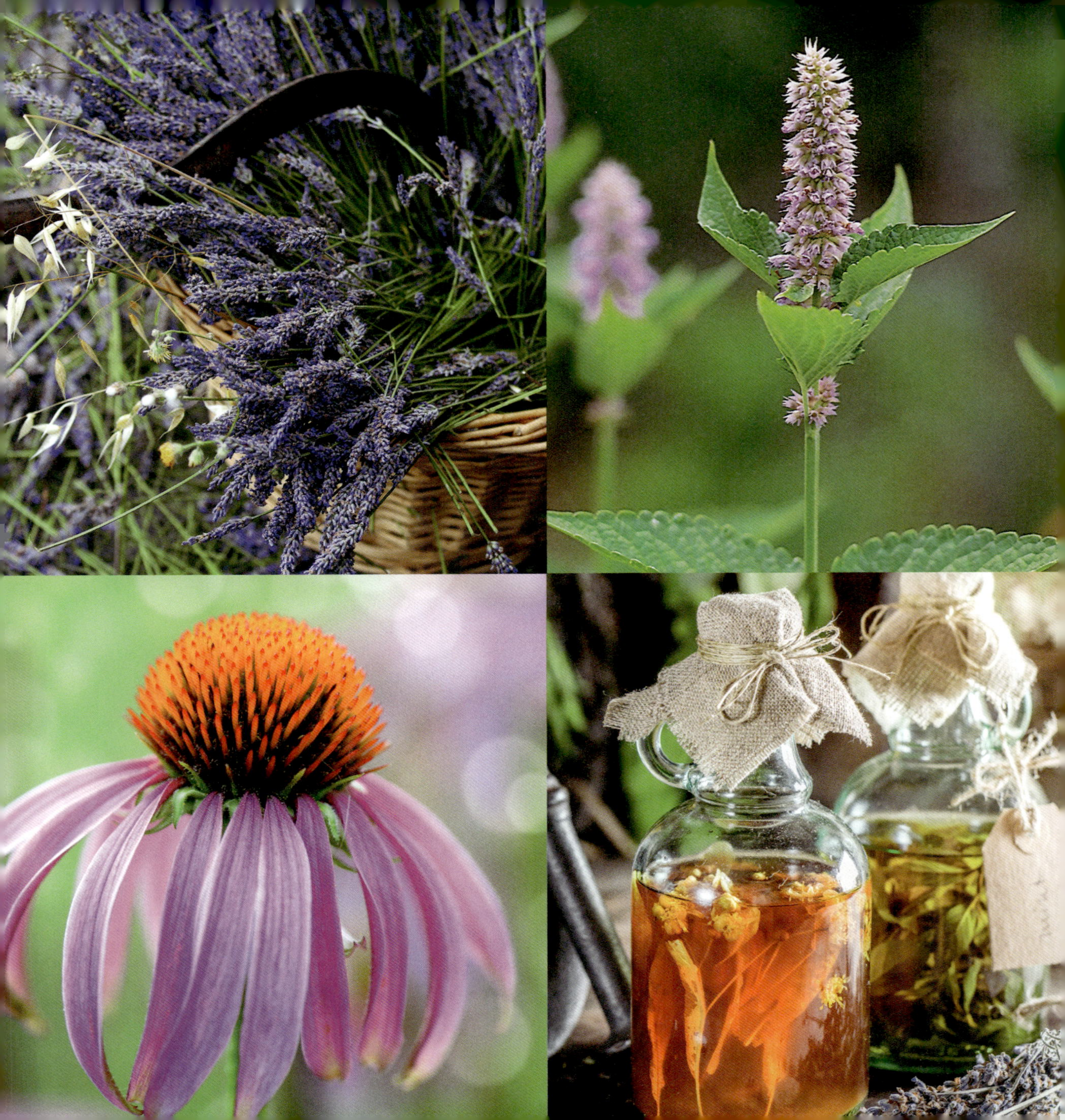

2 Ein Rezept fürs Leben

Es gibt kein Geheimrezept für gute Gesundheit. Allen Werbekampagnen der Gesundheits- und Schönheitsbranche zum Trotz, die schnelle Pillen oder Allheilmittel gegen die Wechselfälle des Lebens anbieten, beruht eine stabile Gesundheit in Wahrheit darauf, tagtäglich gesund zu leben. Wenn wir krankheitsanfällig werden, die Vitalität leidet oder wir ziellos oder lethargisch werden, liegt dies normalerweise nicht an einer geheimnisvollen Krankheit, sondern zumeist an Bewegungsmangel, Schlafmangel, falscher Ernährung und zu wenig Zeit mit Freunden und Familie.

Energie, Gesundheit und Vitalität können wir nicht durch Pillen oder eine Tasse Kräutertee erzeugen. Echtes Wohlbefinden an Körper, Geist und Seele beruht auf aktiver Gesunderhaltung. Das ist eine Verordnung fürs ganze Leben. Achten Sie immer darauf, was Sie tun, was Sie Ihrem Körper zuführen und womit Sie sich innerlich auseinandersetzen. Wahre Gesundheit entsteht nicht durch Schmerzmittel, Röntgenstrahlen oder schnelle Abhilfe, um die lähmende Lethargie loszuwerden, die einen erfüllt. Es geht vielmehr um Lebensfreude. Wofür können Sie sich begeistern? Stehen Sie auf und bewegen Sie sich. Wenn wir den Fingern etwas zu tun geben, gut essen, vollen Einsatz bringen und uns anschließend Ruhe gönnen, den Verstand einsetzen und viel lachen, sind wir schon auf einem guten Weg.

Was immer du tust, mache es gut und mit Freude. Das Wichtigste für das persönliche Wohlbefinden ist die Zufriedenheit eines rundum erfüllten Lebens.

Gesund leben

Echte Gesundheit und Vitalität ist kein Hexenwerk und benötigt kein „medizinisches“ Eingreifen. Der Körper ist darauf geeicht, optimal zu funktionieren, und wenn man ihm die Gelegenheit dazu verschafft, tut er das auch. Man muss nur ein wenig auf sich achten, zum Beispiel mit Bewegung, guter Ernährung und ausreichend Schlaf. Wer sich an die folgenden, einfachen Grundregeln hält, kann Körper, Geist und dem eigenen Leben mehr Elan verleihen.

Weitere Ideen zu gesundem Leben finden Sie in meinem Lieblingsbüchlein *The Art of Good Living* von Svevo Brooks, einem naturheilkundlich orientierten Arzt.

„Wir brauchen das belebende Element der Wildnis“, sagte Henry David Thoreau. Der Ozean, die Berge, die Wüsten, ein Wäldchen – das alles enthält die **Magie**, die eine gestresste Seele mit neuer lebendiger Energie erfüllt. Mit ihrer unerschöpflichen mitfühlenden Stärke hat Mutter Erde bemerkenswerte Ressourcen zur Wiederherstellung der Vitalität. **Waschen Sie sich im reinen Wasser der Bäche**, laufen Sie barfuß über die gute Erde, lasst euch im Schlaf von einem alten Baum wiegen. Die Natur hält wohltuende Medizin bereit, die lange wirkt und die Seele heilt.

In Bewegung bleiben

Der Mensch braucht Bewegung. Wir sind nicht dazu geschaffen, den ganzen Tag reglos am Schreibtisch zu sitzen. Erschöpfung und Gesundheitsprobleme resultieren oft aus Sauerstoffmangel in den Zellen. Harte körperliche Arbeit bringt Herz und Atmung in Schwung und führt auf zellulärer Ebene zu raschem Sauerstoffaustausch. Über die Zellen wird der ganze Körper mit neuem Leben erfüllt.

Geistige Arbeit, die so viele Menschen heute leisten, ist weitaus ermüdender als körperliche Arbeit. Das Gehirn braucht zur Erholung länger als der Körper, und geistige Arbeit trägt definitiv nicht zur besseren Sauerstoffversorgung bei. Wer gesund sein will, sollte sich täglich sportlich fordern. Finden Sie einen Sport, der Ihren persönlichen Bedürfnissen entspricht.

Manche Menschen reagieren am besten auf beruhigende Yogaübungen, andere lassen lieber bei aeroben Sportarten Dampf ab. Wichtig ist die Erkenntnis, dass der Körper täglich Bewegung braucht. Man muss also nur die Aktivität finden, die einem persönlich liegt. Ich empfehle dabei dringend, nicht für das Sportstudio auf Bewegung in der freien Natur zu verzichten. Gehen Sie wandern, Rad fahren, Skifahren oder spielen Sie Ballspiele, damit Körper und Geist mit ihrer lebendigen Umgebung in Kontakt kommen. Mich persönlich lastet Holz stapeln körperlich deutlich besser aus, als auf dem Ergometer zu strampeln.

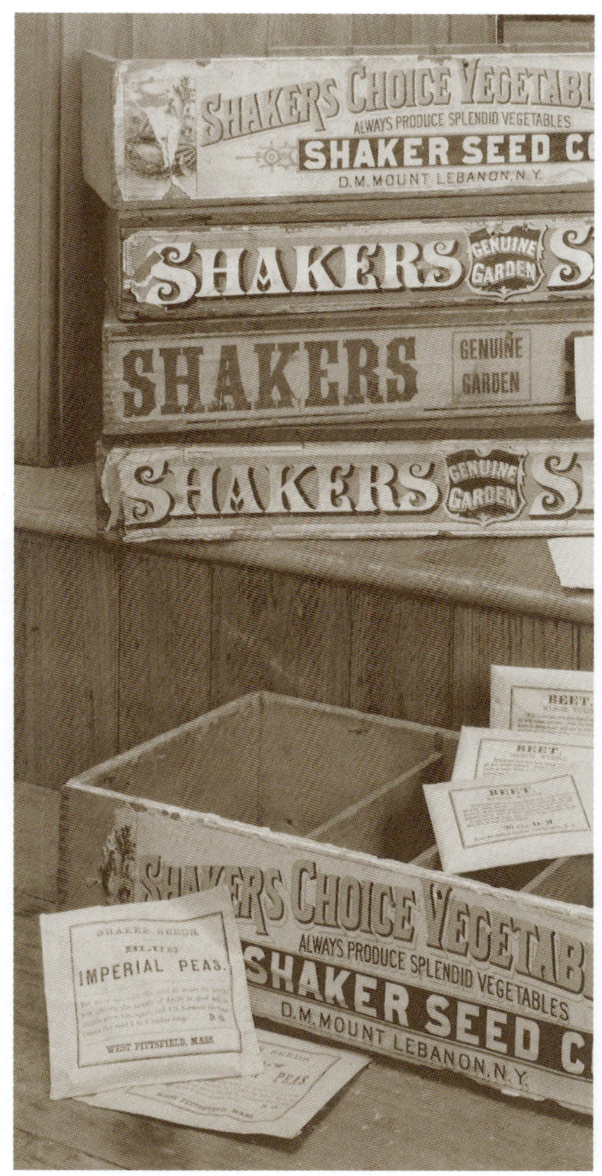

Ausgewogene Ernährung

Die Ernährung ist ein weiterer einfacher und erstaunlich wirksamer Schlüssel zu mehr Gesundheit und Lebenskraft. Dabei ist es nicht immer notwendig (oder hilfreich), sich eine strenge Diät aufzuerlegen. Beachten Sie lieber die Grundsätze für gesundes Essen: Die Nahrung sollte so naturnah wie möglich sein, der Jahreszeit entsprechen, einfach zubereitet, langsam gekaut und mit Dankbarkeit verzehrt werden. Perfekt ist Ihre Ernährung, wenn Sie damit rundum gut aussehen – Haut, Haar und innere Ausstrahlung gleichermaßen. Darauf zu achten, ist gar nicht schwer. Wenn ich ein bisschen träge bin, weiß ich, dass ich zu viele Kekse hatte oder zu wenig Wasser getrunken habe. Die Botschaft jedenfalls ist eindeutig: Der Körper teilt mir mit, dass ich mich ungünstig ernähre.

Jeder kennt die schlichte alte Weisheit: „Du bist, was du isst.“ Ebenso wahr ist, dass wir das sind, was wir nicht essen können. Das tägliche Austoben beim Sport, gute Schlafgewohnheiten und eine positive Lebenseinstellung sind der Königsweg zu einem intensiven, produktiven Leben.

Vollwertige Lebensmittel enthalten alle Nährstoffe, die der Körper benötigt, um seine Nahrung richtig aufzunehmen und zu verwerten. Hochwertige Ergänzungsmittel in therapeutischer Dosierung sind zwar eine feine Sache, um bestimmte Probleme anzugehen, liefern aber nicht das gesamte Nährstoffspektrum, schon gar nicht in der Form, die unser Körper aufgrund der langen Evolution gewohnt ist. Gelegentlich sind Ergänzungsmittel eine große Hilfe, doch ich glaube, wir machen uns mittlerweile weis, es würde sich dabei um etwas Natürliches halten. Das stimmt nicht. In der Regel stammen Ergänzungsmittel aus der Chemiefabrik. Sie haben nichts mit dem zu tun, was die Natur für uns an Essbarem vorhält. Das soll nicht heißen, dass ich keine Vitamine verwenden oder empfehlen würde, doch ich setze sie wie Arzneimittel ein: für ernste Gesundheitsbeschwerden.

Die Frage, ob wir tatsächlich nicht in der Lage sind, alle erforderlichen Nährstoffe über die Nahrung aufzunehmen, ist unter Ernährungsexperten nach wie vor umstritten. Die Argumentationsgrundlage ist bestenfalls dürftig. Die Biologische Landwirtschaft, die auf nachhaltigen Anbaumethoden beruht, lädt die Speicher der Erde wie des menschlichen Körpers wieder auf und erzeugt gesunde, hochwertige Lebensmittel mit vollem Nährstoffgehalt. Wenn wir andererseits unbedingt

Yin und Yang: Die Theorie der Gegensätze

In diesem Buch greife ich auf die Begriffe *Yin* und *Yang* zurück, die sich auf bestimmte gegensätzliche Energieströme beziehen, die allen Lebensformen zu eigen sind. Das Konzept von *Yin* und *Yang* bildet den Grundstein für eine alte chinesische Philosophie der Gegensätze.

Yang bezieht sich dabei ganz allgemein auf eine expansive Energie und auf Eigenschaften wie *warm, trocken, männlich, Sonne, Tag, Feuer, Licht* und *Himmel.* Die Yang-Energie bewegt sich aufwärts und nach außen, um sich in die Welt auszudehnen. Sie steht für das kreative oder feste Prinzip.

Yin bezieht sich auf eine kontrahierende, nach innen gerichtete Kraft, der Eigenschaften wie *kühl, Mond, Nacht, kalt, Feuchtigkeit, Dunkelheit, das Weibliche* und *Erde* zugeschrieben werden. Die Yin-Energie bewegt sich nach unten und innen. Es handelt sich um das empfangende oder nachgiebige Prinzip.

Männer und Frauen, Nahrung, Bewegung, Kunst – unser ganzes Leben kann in wechselndem Maße von den Prinzipien des Yin und Yang geprägt sein. Durch kontinuierliches Streben nach einem Gleichgewicht zwischen Yin und Yang, der Bewegung nach innen und außen, entsteht ein gesundes, harmonisches Leben.

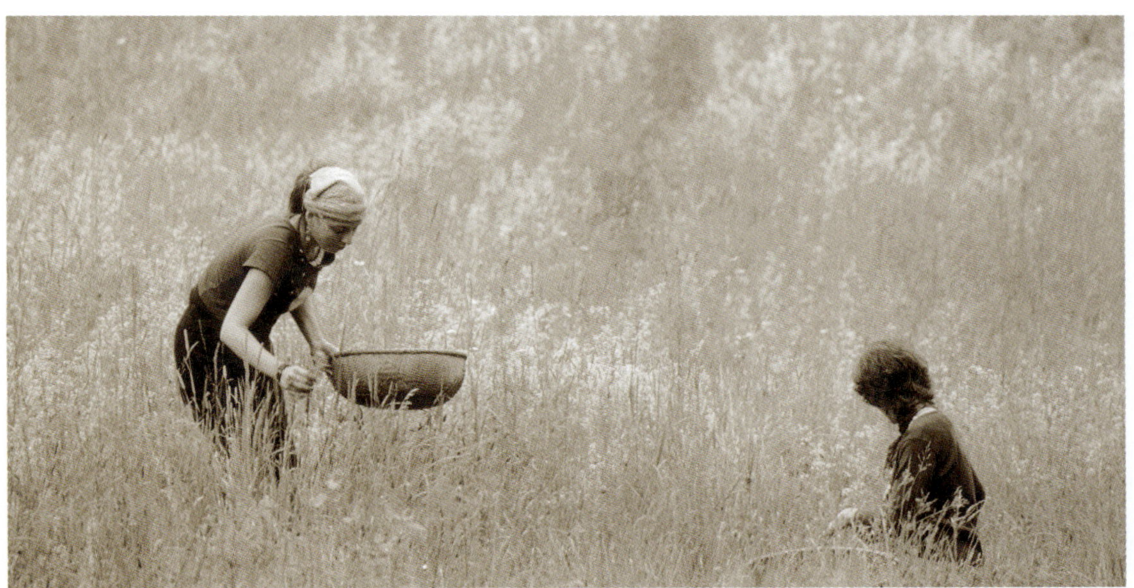

stark verarbeitete Produkte essen wollen, denen die Mineralstoffe weitgehend entzogen wurden, stehen die Chancen auf umfassende Nährstoffversorgung natürlich deutlich schlechter. Bioware sprengt das Lebensmittelbudget? Dann sehen Sie sich einmal die Preise für Vitamin- und Mineralstoffpräparate an. Wenn wir uns die Ergänzungsmittel sparen, können wir uns eine ganze Menge Biogemüse leisten. Zudem kann man selbst auf kleinsten Flächen Gemüse nach Bioprinzipien anbauen. Damit bekommen wir nicht nur hochwertiges Essen und das gute Gefühl, zur Gesundheit des Planeten beizutragen, sondern gönnen uns gleichzeitig eine der besten verfügbaren Therapien gegen Stress und Angst.

Dem Körper Ruhe und Entspannung gönnen

Genauso wichtig wie Bewegung ist angemessene Ruhe und Entspannung. Im stressigen Alltag geraten wir leicht aus dem Gleichgewicht und vergessen, uns liebevoll um uns selbst zu kümmern. Dabei bleiben gewisse grundlegende menschliche Bedürfnisse wie eine liebevolle, unterstützende Umgebung, gute Ernährung, Sport, Ruhe und Entspannung leicht auf der Strecke. Dann suchen wir nach schneller Abhilfe und Heilung durch die heute verfügbaren Medikamente und schaufeln die Grube der Verzweiflung immer tiefer. Dabei können häufig bereits Veränderungen der Lebensweise Abhilfe schaffen und uns zu einem harmonischen Gleichgewicht verhelfen.

Botenstoffe wie Serotonin werden nur in bestimmten Schlafphasen erzeugt und sind für die Gehirnfunktion von vitaler Bedeutung. Wir brauchen nicht nur körperliche, sondern auch geistige Ruhe im Schlaf. Der Körper funktioniert auch mit wenig mehr als 2 Stunden Schlaf pro Tag, aber bestimmte Teile des Gehirns benötigen zur vollständigen Regeneration 7 bis 8 Stunden. Es gibt einfache, jedoch hoch effiziente Methoden, mit denen man auch unter Stress die nötige Ruhe bekommt. Wichtig ist vor allem, nicht zu spät ins Bett zu gehen. Lehnen Sie am späten Abend alles Aufregende ab, so lustig und unterhaltsam es auch sein mag. Solche Extraaktivitäten fressen häufig genau die Energie, die das erschöpfte Nervensystem später zum Wiederaufladen braucht. Fragen Sie sich auch bei allem, was wirklich wichtig oder notwendig erscheint, wie viel Energie dafür erforderlich ist. Das Wichtigste für Ihr Leben zu diesem Zeitpunkt ist, dass Sie sich rundum gut, ausgeruht und lebendig fühlen. Ich denke oft an die Geschichte von Joseph aus dem Alten Testament, der Getreide gegen die Hungersnot einlagerte. Mich erinnert das an unseren Zugang zu ausreichend Energie. Für unerschöpfliche Energievorräte dürfen wir nicht alles verbrauchen und müssen das Verbrauchte in Form von Schlaf, guter Ernährung, Sport und einem möglichst ausgeglichenen, harmonischen Leben neu zuführen.

Vielleicht möchten Sie auch im Abschnitt über Schlafstörungen (siehe Seite 65) die Tipps und Naturheilmittel für einen tiefen, erholsamen Nachtschlaf nachlesen.

Was bedeutet das?

Homöostase: Zustand stabiler Gesundheit, bei dem alle Wechselbeziehungen zwischen den einander beeinflussenden Elementen Körper, Geist und Seele harmonisch funktionieren (gemäß der Definition von ***Gregory Tilford*** in ***From Earth to Herbalist)***

Unverwüstlichkeit: Ein individuelles langes Leben

Vitalität: Die Fähigkeit zu leben und sich zu entwickeln; körperliche oder geistige Widerstandskraft; Durchhaltevermögen

Wohlergehen: Zustand des Glücks, der Gesundheit oder des Florierens

Übertriebenen Stress ausschalten

Wenn man heutigen Hundertjährigen glaubt, ist das Rezept für ein langes gesundes Leben einfach: Bitte keinen chronischen Stress.

Es gibt viele unterschiedliche Arten von Stress. Ein leidenschaftlicher Kuss ist Stress pur, denn er wühlt uns auf. Auch die Aufregung einer Reise ist stressig. Ich finde es stressig, aufzustehen und einen Vortrag zu halten – ich betrachte mich als Introvertierte, die in einem extravertierten Körper steckt. Noch heute bin ich nervös, wenn ich in der

Öffentlichkeit reden soll. Aber mitunter ist Stress auch nützlich. Er trägt zum Beispiel dazu bei, effizienter zu arbeiten, schneller zu handeln und Herausforderungen anzunehmen, vor denen wir sonst zurückscheuen würden.

Allerdings kann schon wenig Stress viel bewirken. In der Hetze und Hektik von heute sind viele Menschen rund um die Uhr starkem Stress ausgesetzt. Wer nicht mit einem rundum robusten Körper gesegnet ist – dem chronischer Stress heftig zusetzen kann –, kann bei Stress leicht seelisch aus dem Gleichgewicht geraten, Ängste entwickeln und auch körperlich krank werden.

Bei Schwierigkeiten im Umgang mit stressigen Situationen oder bei Burnout-Symptomen durch chronischen Stress finden Sie in Kapitel 4 Vorschläge zur Stärkung und Revitalisierung des Nervensystems.

Gesundheit und Vitalität durch tägliche Verwendung von Kräutern

Kräuter kann man auch verwenden, wenn man nicht krank ist. Gesund zu bleiben ist die allerbeste Heilmethode, und es gibt eine Vielzahl an stärkenden, nährstoffreichen Kräutern für ein langes Leben, die täglich zum Wohlbefinden beitragen können und sollten.

Nährstoffreiche Kräuter, die regelmäßig auf den Speisezettel gehören, sind beispielsweise Ackerschachtelhalm (Zinnkraut), Passionsblume, Labkraut, Vogelmiere, Rotklee und Zitronenmelisse.

Tonisierende Kräuter nähren und stärken bestimmte Körpersysteme oder Organe, wenn diese

TONISIERENDE KRÄUTER UND ERGÄNZUNGSMITTEL

Hier ist ein schneller Überblick über die Kräuter und Ergänzungsmittel, mit denen wir bestimmte Körperbereiche gesund und vital erhalten können. Am besten entfalten die Kräuter ihre Wirkung bei regelmäßiger Anwendung.

Körperteil oder -system	Kräuter, Ergänzungsmittel
Augen	Heidelbeeren, Lutein
Blut	Klette, Löwenzahn
Gehirn	Ginkgo, Gotu Kola
Herz und Gefäße	Cayennepfeffer, Knoblauch, Weißdorn
Knochen	Brennnessel, Hafer
Lebensgeister	Blütenessenzen, Kava-Kava
Leber	Klettenwurzel, Löwenzahnwurzel
Muskeln	Fo-Ti, Glucosaminsulfat
Nerven	Ginseng, Brennnessel, Hafer
Nervensystem (Ausdauer, Belastbarkeit)	Fo-Ti, Amerikanischer Ginseng, Sibirischer Ginseng
Nieren	Löwenzahnblätter, Brennnessel

angegriffen sind. Eine Auflistung finden Sie rechts im Kasten.

Unverwüstlichkeitskräuter können das Leben nicht verlängern, sondern erhöhen die Lebensqualität, so dass man sich immer besser fühlt, je älter man wird. Ich zähle stark verbreitete „Unkräuter" zu unseren vitalsten Heilpflanzen. Sie sind stark und allgegenwärtig, und je mehr man versucht, sie loszuwerden und auszumerzen, desto besser gedeihen sie. In meinen Kursen zum Thema Unverwüstlichkeit hebe ich viele dieser Pflanzen – wie Löwenzahn, Brennnessel, Klette und Hafer – hervor, die nicht nur chemische Wirkungen entfalten, sondern auch einen unglaublichen Überlebenswillen beweisen.

„Diese primitiven Organismen [Algen] zählten zu den ersten Lebensformen. Die Nukleinsäuren (RNA und DNA) von Spirulina werden auf diesem Planeten seit **dreieinhalb Milliarden Jahren kodiert**. Gleichzeitig liefern Algen jenen frischen Schub Urtümlichkeit, die sich in den Geburtsstunden des Lebens herausbildete."

— **Paul Pitchford,**
Healing with Whole Foods

Viele Menschen lieben das Besondere, seltene, besonders schöne und exotische Pflanzen. Natürlich haben auch diese eine besondere Energie. Doch die allgegenwärtigen, normalen Wildkräuter, die uns ständig herausfordern, stehen für wahre Vitalität und Lebenslust. Sie sind unverwüstlich. Wer von ihrem Geist erfüllt ist, fühlt sich wahrlich gestärkt.

Superstars fürs Wohlergehen

Meine Superstars umfassen vollwertige Lebensmittel, in denen wichtige Nährstoffe von Natur aus in konzentrierter Form vorliegen. Sie sind die Vitamin- und Mineralstoffpräparate der Natur und damit letztlich das Vorbild für diesen Geschäftszweig. Ihr künstliches Gegenstück hat zu therapeutischen Zwecken – also im Sinne eines Arzneimittels – durchaus seinen Sinn, doch die Superstars liefern ein so breites Spektrum an Nährstoffen, wie es nur in der Natur vorkommt. Die meisten Ergänzungsmittel werden aus unnatürlichen Substanzen erzeugt, auch wenn das Etikett einen anderen Eindruck erwecken mag.

Spirulina: Das Proteinkraftwerk

Spirulina ist eine blaugrüne Alge aus Süßwasserseen. In vielen Kulturen wird sie seit Jahrhunderten verzehrt, doch im Westen ist sie erst in den letzten 10 bis 20 Jahren bekannt geworden, und auch dies nur in begrenztem Maße. Gekauft wird sie meist von denen, die sowieso im Bioladen einkaufen. Das ist schade, denn Spirulina würde so vielen guttun.

Spirulina besteht vom Gewicht her zu 55 bis 70 Prozent aus Protein. Sie gilt als die wichtigste pflanzliche Proteinquelle und ist zudem reich an B-Vitaminen und Gammalinolensäure (GLA). Der Proteingehalt wird nur von getrocknetem Volleipulver übertroffen. Der Geschmack ist unter Umständen gewöhnungsbedürftig, aber auf alle Fälle weitaus besser als der von Eipulver.

Spirulina ist in Tabletten- und Pulverform erhältlich. Ich empfehle das hochwertigere, preisgünstigere Pulver, das allerdings den meisten Leuten „zu grün" aussieht und schmeckt, weshalb sie die Tabletten vorziehen. Empfehlenswert sind 6 bis 10 Tabletten oder 2 Esslöffel Pulver pro Tag. Das Pulver kann man im Mixer in einen Shake einarbeiten oder über Pfannengerichte und Salate streuen.

Auch der hohe Preis von Spirulina wirkt mitunter abschreckend, doch sobald man größere Mengen kauft, ist es relativ günstig. Ich nehme meine Spirulina am liebsten über einen Trunk von *Empowered Herbals* zu mir (siehe Anhang). Auch andere Lieferanten bieten preisgünstige Großpackungen an.

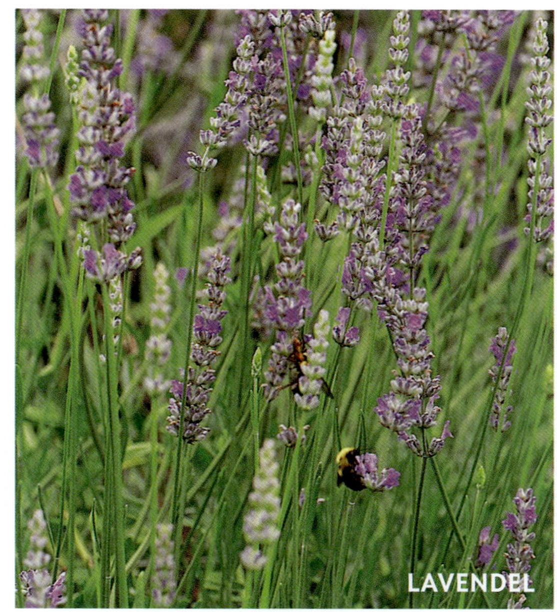
LAVENDEL

Algen: Der Mineralstofflieferant

Entlang der Meeresküsten werden diverse Algen geerntet, die in Bezug auf die Nährstoffkonzentration viel gemeinsam haben, geschmacklich und von der Konsistenz her jedoch große Unterschiede aufweisen. Wenn Sie eine Art probiert haben und nicht mögen, sollten Sie somit nicht automatisch die anderen ausschließen.

Algen sind die reichhaltigste Mineralstoffquelle für den Menschen, denn sie liefern 10- bis 20-mal mehr Mineralien als Landpflanzen. Tatsächlich ist ihr Spektrum an für den Menschen wichtigen Mineralstoffen breiter als das aller anderen bekannten Organismen dieser Erde. Seit Jahrtausenden fördern sie bei denen, die klug genug sind, sie zu nutzen, ein langes, gesundes Leben.

Dank der Vielfalt dieses Meergemüses kann man damit ganz unterschiedliche Gerichte zubereiten. Ich esse gern Hiziki, Arame, Kelp und Dulse und empfehle, sie mehrmals pro Woche in Salaten, Suppen, asiatischen Gerichten oder Salatsaucen einzu-

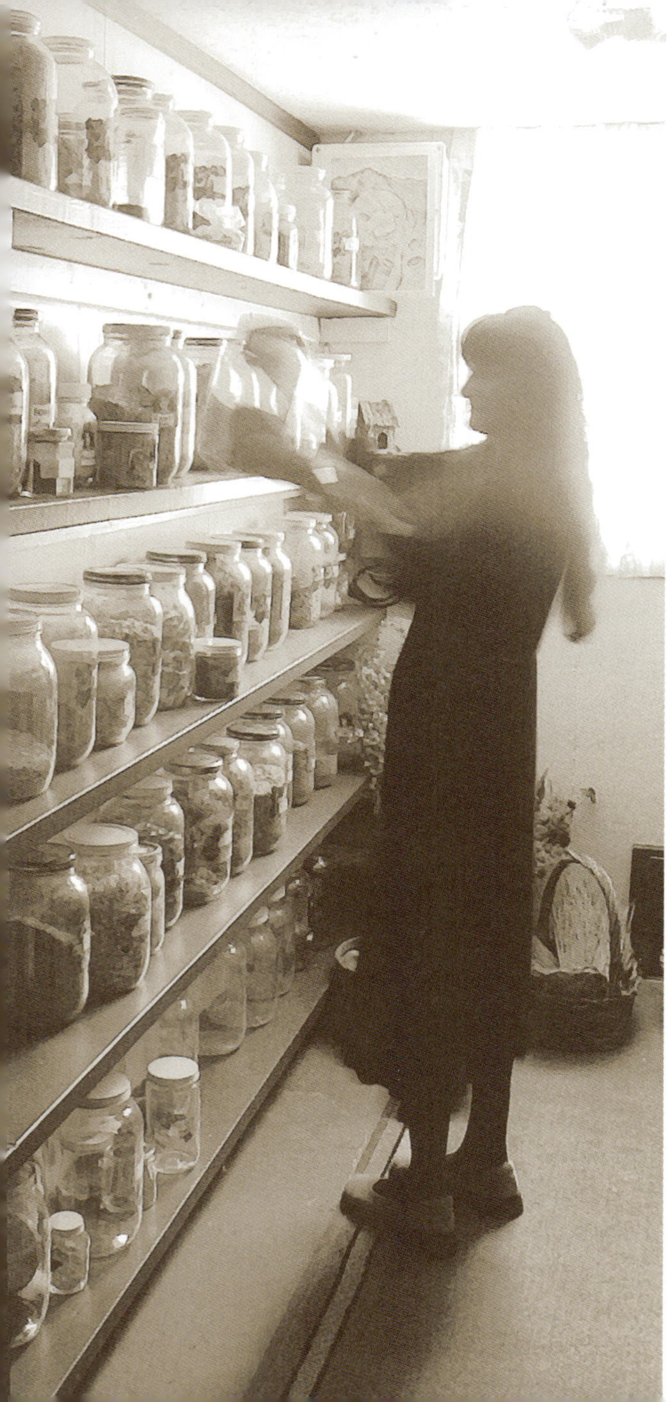

setzen. Manche Algen, zum Beispiel Dulse, eignen sich auch als Snack.

Bienenpollen: Der Energiespender

Die feinen Körnchen des Bienenpollens – ein gemeinsames Geschenk der Bienen und Blüten – liefern eine einzigartige natürliche Nährstoffkombination. Bienenpollen vereinen das Wesen der Blüten mit der Energie der Bienen und verwandeln diese Energie in stärkende, belebende Nahrung für das menschliche Nervensystem.

In Bienenpollen liegen fast alle bekannten Nährstoffe in konzentrierter Form vor. Unter anderem enthalten sie alle 22 Aminosäuren, bilden also ein vollständiges Protein, in dem ausgerechnet die acht essenziellen Aminosäuren, die der Mensch nicht selbst erzeugen kann, besonders stark vertreten sind. Daneben liefern Bienenpollen auch 27 Mineralstoffe, Enzyme und Coenzyme, dazu die Vitamine B1, B2 und B6; Niacin, Pantothensäure und Folsäure, Vitamin C und die fettlöslichen Vitamine A und E.

Verwenden Sie Bienenpollen aus Respekt vor der Energie, die unsere Bienen in das Sammeln dieser goldenen Wunderwerke stecken, bitte nur in kleinen Mengen und verschwenden Sie kein einziges Körnchen. Für eine Prise Pollen müssen die Bienen Hunderte von Blüten anfliegen.

Ich empfehle maximal 1 bis 2 Teelöffel pro Tag – jeder Teelöffel liefert 4,8 Milliarden Pollenkörnchen! Dabei sind frische Pollen Tabletten vorzuziehen. Essen Sie Bienenpollen immer roh. Man kann sie über den Salat oder den Jogurt sprenkeln, pur verzehren oder im Mixer einem Shake oder Smoothie zusetzen.

Manche Menschen reagieren auf Bienenpollen allergisch, andere sagen, er wäre hilfreich gegen Allergien. Beginnen Sie anfangs bitte mit wenigen Körnchen, um eine Allergie auszuschließen.

Leinsamen: Heilsam fürs Herz

Über Leinsamen und Leinöl wurde schon viel geschrieben, besonders seit Herzkrankheiten und andere degenerative Erkrankungen auf dem Vormarsch sind.

Leinsamen zählt zu den reichsten Omega-3-Lieferanten, und diese Fettsäuren sind wichtig für durchlässige Arterien, ein gesundes Herz und für das Immunsystem.

1 Esslöffel Leinöl pro Tag reicht völlig aus. Achten Sie beim Kauf auf kalt gepresstes Öl und stellen Sie das Öl in den Kühlschrank. Mit 2 bis 4 Esslöffeln gemahlener Leinsamen (in einer Gewürzmühle oder Kaffeemühle geht das ganz leicht) pro Tag, die man über viele Gerichte streuen kann, können wir Herz und Immunsystem vorbeugend unterstützen und profitieren zugleich mit strahlendem Teint und glänzendem Haar. Die Schleimstoffe in den Samen fördern die Verdauung und haben eine leicht abführende Wirkung. Leinöl wird rasch ranzig. Deshalb gehören auch Leinsamen in den Kühlschrank, und auch dort ist gemahlene Saat nur wenige Tage haltbar.

Shiitakepilze: Schutz für das Immunsystem

In der japanischen Küche zählen Shiitakepilze zu den Grundnahrungsmitteln. In Asien verwendet man sie seit Langem zur Stärkung der Abwehrkräfte. Dieser Pilz schmeckt nicht nur ausgezeichnet, sondern lässt sich auch leicht selbst ziehen, zum Beispiel an einem Stück Pilzbaum im Keller oder sogar unter dem Waschbecken in der Küche.

Shiitakepilze enthalten das Polysaccharid Lentinan, das die Immunabwehr deutlich verbessert. Es stimuliert beispielsweise die Produktion von Interferon, Makrophagen und Lymphozyten, welche die erste Abwehrkette des Immunsystems gegen Virusinfektionen und andere Erkrankungen bilden. Darüber hinaus enthalten Shiitakepilze tumorhemmende Eigenschaften und kommen bei der Behandlung von Ovarialzysten und Tumoren sowie als Teil einer Ernährungstherapie für Krebspatienten zum Einsatz. Zudem lassen sie den Cholesterinwert im Blut zurückgehen und sind gut fürs Herz.

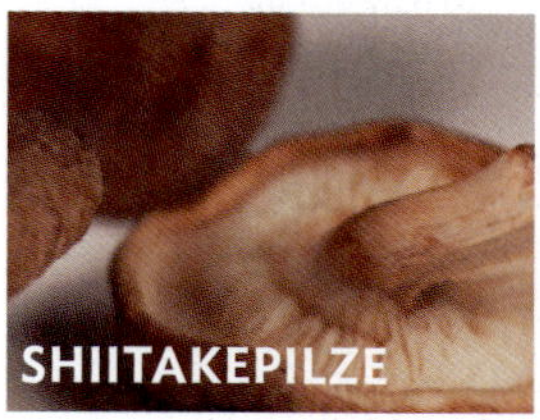
SHIITAKEPILZE

Daher sollte man vorbeugend mehrmals pro Woche Shiitakepilze in seine Mahlzeiten einbeziehen, am besten natürlich frisch, ansonsten getrocknet. Shiitakepilze sind nicht unbedingt preisgünstig und im Supermarkt auch nicht immer in hoher Qualität erhältlich. Deshalb sollte man ruhig versuchen, sie selbst zu züchten, einen Lieferanten zu finden, der gute Pilze zu fairen Preisen frei Haus liefert, oder hochwertige getrocknete Pilze erwerben.

Nährhefe: Ein wertvolles Ergänzungsmittel

Nährhefe – auch unter dem Namen *Bierhefe* bekannt (es handelt sich *nicht* um Backhefe) – ist eine hervorragende Proteinquelle mit allen essenziellen Aminosäuren. Neben ihrem Proteinanteil von 50 Prozent ist Nährhefe auch einer der besten Lieferanten für den gesamten Vitamin-B-Komplex, einschließlich Vitamin B12. Zusätzlich enthält sie viele Mineralstoffe und Spurenelemente, darunter Selen, Chrom, Eisen, Kalium und Phosphor, und ist ausgesprochen reich an Nucleinsäuren einschließlich RNA-Faktoren.

Nährhefe ist in Form von Pulver, Flocken und Tabletten erhältlich. Das Pulver ist am stärksten konzentriert, die Flocken lösen sich leichter auf und schmecken meist am besten, die Tabletten sind am ineffektivsten und am teuersten. Beim Kochen werden die B-Vitamine und Nährstoffe teilweise zerstört, sodass man Nährhefe am besten im Rohzustand verzehren sollte. Der Genuss dieser vitaminreichen Nährstoffbombe ist auf vielerlei Weise möglich, zum Beispiel in Säften und Smoothies oder über Gemüse, Salate, Suppen, Aufläufe oder auch Popcorn gestreut.

Als ich vor 25 Jahren anfing, Nährhefe zu nehmen, gab es nur eine relativ bittere Sorte, die beim Bierbrauen als Nebenprodukt anfiel. Ich wusste ihren Nährwert jedoch zu schätzen und nahm sie schließlich in Tomatensaft, mit Hüttenkäse und mit Suppen und Salaten zu mir. Heute sind viele Sorten Nährhefe schon sehr annehmbar. Bis sich Ihre Geschmacksknospen daran gewöhnt haben, sollten Sie mit kleinen Mengen beginnen (2-mal täglich 1 Teelöffel) und sich langsam auf 1 bis 2 Esslöffel pro Tag hocharbeiten.

Bei starkem Vitamin-B-Mangel können größere Mengen Nährhefe anfangs Blähungen verursachen. Steigern Sie die Menge bitte langsam bis zu dem Niveau, mit dem Sie gut zurechtkommen. Bei starker Hefepilzbesiedelung mit *Candida albicans* wird von Nährhefe oder fermentierten Speisen oft abgeraten, um die Infektion nicht zu verschlimmern. Ich kann diese Aussage nicht bestätigen. Da diese Ansicht jedoch der aktuellen Überzeugung der Mehrheit entspricht, gebe ich sie respektvoll weiter.

B-Vitamine: Emotionaler Ausgleich

Der Vitamin-B-Komplex umfasst elf lebenswichtige Vitamine. Alle sind voneinander abhängig und für die Gesundheit von Geist und Seele, ein ausgeglichenes Nervensystem und einen reibungslos funktionierenden Stoffwechsel unerlässlich. Symptome einer psychischen Überlastung oder Beschwerden wie Reizbarkeit, Nervosität, Panikattacken, übermäßige Furcht, Depressionen oder gar Suizidgedanken sind häufig ein Hinweis auf Vitamin-B-Mangel.

Obwohl jedem B-Vitamin eine ganz bestimmte Rolle für Körper, Geist und Psyche zukommt, stehen sie auch miteinander in wechselseitiger Beziehung. Die übermäßige Zufuhr eines einzelnen B-Vitamins bewirkt früher oder später einen Mangel an den an-

Hefe und Bier?

Viele Menschen finden den Geschmack von Nährhefe unangenehm. Dieser winzige pflanzliche Organismus, *Saccharomyces cerevisia,* war ursprünglich ein Nebenprodukt der Biererzeugung und wurde in Fässern mit Getreide, Hopfen und Malz erzeugt. Die Hefe nahm dabei den charakteristischen bitteren Geschmack des Hopfens an.

Inzwischen kommen die meisten Produkte nicht mehr aus der Brauerei, sondern werden für die Produktion von Ergänzungsmitteln auch mithilfe von Sirup, Zuckerrüben, Molke oder Birkenzucker gezüchtet. Dadurch hat sich auch der Geschmack deutlich verbessert.

deren. Deshalb sollte man B-Vitamine am besten in Komplexform einnehmen.

Zur Stressminderung benötigen wir insbesondere Vitamin B5 (Pantothensäure). Vitamin B6 (Pyridoxin) trägt zusammen mit Vitamin C zur Bildung des Neurotransmitters Serotonin bei, der die Ausgeglichenheit und einen guten Schlaf fördert. (Ein weiterer wichtiger Faktor für einen normalen Serotoninspiegel ist ausreichend Schlaf. Bei Schlafmangel leidet häufig der Serotoninspiegel, was Ängste, Stress und Anspannung begünstigt.)

In hoher Konzentration liegen die B-Vitamine insbesondere in Nährhefe, Spirulina und Bienenpollen vor, aber auch in dunkelgrünem Blattgemüse, Vollkorn, Naturreis, Haferflocken, Jogurt, Kefir, Weizenkeimen, Zuckerrohrsirup, getrockneten Bohnen und bestimmen Nüssen und Samen.

Zu den Kräutern mit hohem Vitamin-B-Gehalt zählen:

- Algen
- Brennnessel
- Löwenzahnblätter
- Petersilie
- Sesamsamen
- Wilder Hafer

Antioxidantien: Anti-Aging pur

Unter Antioxidantien versteht man Substanzen, die der Körper erzeugt, um freie Radikale – Atome oder Moleküle mit einem oder mehreren überschüssigen Elektronen – in Schach zu halten. Das erreichen sie, indem sie ständig im Körper zirkulieren und alle ungebundenen Elektronen neutralisieren, auf die sie stoßen, was die freien Radikalen deaktiviert. Wenn der Körper nicht genug Antioxidantien herstellen kann, um höhere Belastungen abzufedern, können sich die freien Radikale ungehemmt ausbreiten und

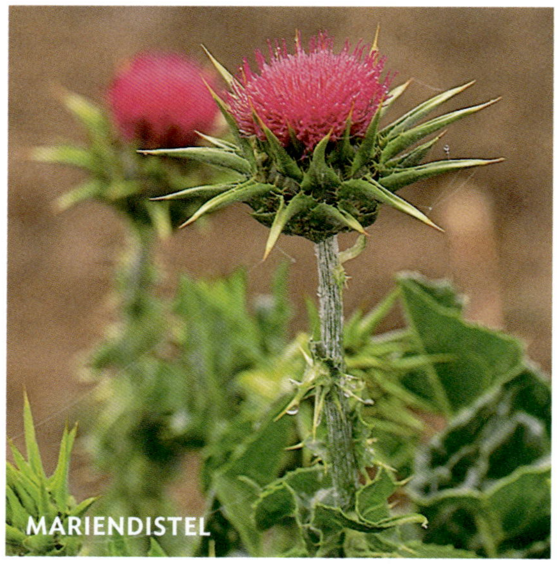
MARIENDISTEL

einen Nährboden für Ungleichgewicht und Krankheit bereiten.

Ergänzungsmittel und Lebensmittel, die reich an Antioxidantien sind, unterstützen die körpereigene Fähigkeit, diese Substanzen selbst zu produzieren, und haben insbesondere auf das Immunsystem eine spürbare Wirkung.

Normalerweise sollte man alle nötigen Antioxidantien über die Ernährung aufnehmen. Sie stecken in gesunden, guten Nahrungsmitteln wie frischem Obst und Gemüse sowie bestimmten Kräutertees. Nach einer Krankheit oder bei starkem Stress kann auch einmal ein entsprechendes Ergänzungsmittel infrage kommen.

Besonders viele Antioxidantien liefern Cayennepfeffer, Heidelbeeren, Ginkgo, Knoblauch, Mariendistel, Weißdorn sowie schwarzer und grüner Tee. Darüber hinaus gelten die Vitamine E und C sowie Betakarotin seit Langem als hochwirksame Antioxidantien.

Ich rate jeder Frau, ihrem Mann ab 40 Weißdornbeeren zu verabreichen. Diese Beeren enthalten nicht nur besonders viele Antioxidantien, sondern schützen auch das Herz. Sie können nachweislich Angina-pectoris-Anfälle eindämmen sowie Blutdruck und Cholesterinspiegel senken. Dazu ist auch gar keine Tinktur erforderlich – stellen Sie einfach Weißdornkonfitüre oder -gelee auf den Tisch, ob fürs Brötchen oder für den Frühstücksquark. Frauen tut Weißdorn natürlich ebenfalls gut, aber für Männer ist er wegen seiner Wirkung aufs Herz besonders wichtig.

Mehr Energie und Ausdauer

Sind Sie ständig müde oder kommen morgens einfach nicht in Gang, womöglich gar nicht aus dem Bett? Bevor Sie zu teuren Vitamin- und Mineralstoffpräparaten greifen oder auch nur Kräuter einnehmen, sollten Sie diese einfache Verordnung befolgen: Gönnen Sie sich ab sofort 2 Wochen lang mindestens 6 bis 8 Stunden ungestörten Schlaf. Bei Schlafstörungen aufgrund von Stress oder Angst, könnten Sie kurz vor dem Einschlafen eine Tinktur mit Baldrian und Hopfen einnehmen. Auch Seitenblütiges Helmkraut *(Scutellaria lateriflora)* kann zum Abschalten verhelfen. Erschöpfung und Niedergeschlagenheit beruhen mitunter nur auf Schlafmangel und unzureichender Traumzeit. Dann reicht Bruder Schlaf als Zaubermittel vollkommen aus. Einen Versuch ist es unbedingt wert und kostet keinen Cent.

Die meisten Menschen in der westlichen Welt begnügen sich mit schnellen Energieschüben, nach denen man sich häufig noch angespannter und ausgelaugter fühlt. In jungen Jahren kann der Körper jederzeit auf alle Energiereserven zugreifen, und man verschwendet kaum einen Gedanken daran, die Speicher wieder aufzufüllen. Solche Belastungen kosten mit zunehmendem Alter jedoch einen immer höheren Preis, und unsere Energie ist immer häufiger am Ende. So entstehen Abhängigkeiten von Substanzen und Tätigkeiten, die uns kurzfristig einen Energieschub verpassen. Viele kommen morgens nur noch mithilfe von Stimulantien in Gang. Das ist kritisch, wenn wir eigentlich ein langes Leben mit unverwüstlicher Gesundheit anstreben.

Wer seine Ressourcen gar nicht erst zur Neige gehen lässt, sondern regelmäßig aufstockt, muss nicht so weit kommen. Die einzelnen Schritte sind ganz einfach, fallen aber trotzdem vielfach schwer.

Freie Radikale bekämpfen

Als ich jung war, wollte jeder radikal und frei sein, sodass ich diese ungebundenen Elektronen anfangs für eine Metapher für meine Generation hielt. Was durchaus zutreffen könnte.

Ein freies Radikal ist ein Molekül mit einem überzähligen Elektron. Solche Moleküle entstehen im Rahmen normaler Stoffwechselprozesse und erfüllen bestimmte wichtige Aufgaben, die zum Wohlergehen beitragen. Mit ihrer Hilfe werden Entzündungen in Schach gehalten, Bakterien bekämpft, und sie tragen zur normalen Aktivität der Blutgefäße und Organe bei, indem sie die Spannung der glatten Muskulatur bewahren.

Wer täglich Stress und Schadstoffen ausgesetzt ist, erzeugt jedoch ein Übermaß an freien Radikalen. Die Faktoren, die zu einer solchen Überproduktion beitragen, sind breit gefächert und umfassen Umweltgifte und Tabakrauch, aber auch falsche Ernährung und elektromagnetische Felder. In diesem Fall setzen die freien Elektronen zur hektischen Partnersuche an und heften sich häufig an andere, bereits gebundene Elektronen an, was die Zellmembranen angreift und durch Oxidationsprozesse das Genmaterial ändern kann.

Mit einer übermäßigen Belastung durch freie Radikale im Körper werden über 60 altersbezogene Krankheiten in Verbindung gebracht.

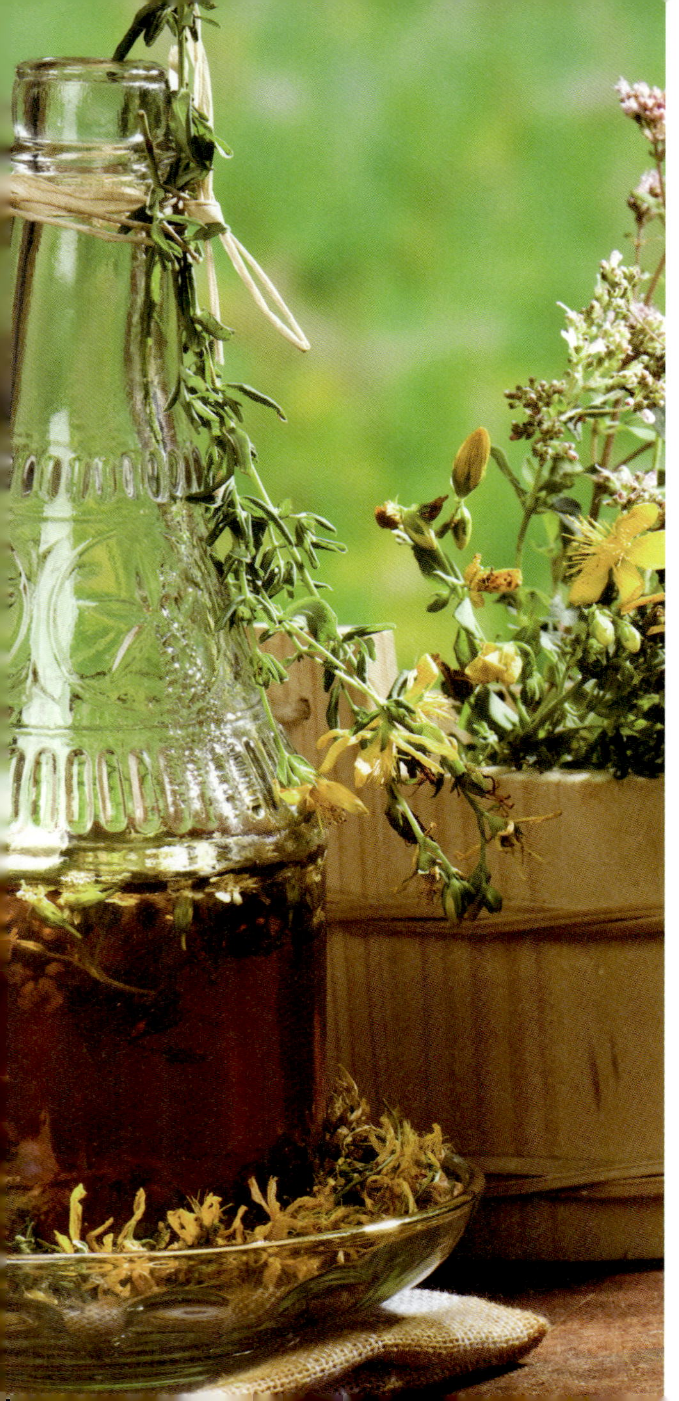

Schritt 1: Weniger Stimulantien

Schrauben Sie den täglichen Bedarf an stimulierenden Substanzen – besonders Kaffee – massiv zurück. Kaffee enthält viele Alkaloide, die den Körper stark belasten. Besonders das Koffein hat auf die Dauer eine sehr ungünstige Wirkung auf die Nebennieren. Eine Überlastung der Nebennieren äußert sich ganz ähnlich wie gewisse verbreitete Symptome der weiblichen Menopause: Depressionen, Angst, Schlafstörungen oder extremes Schlafbedürfnis und ausgeprägte Müdigkeit. Was die betroffenen Frauen erleben, ist keine Folge der Menopause, sondern ein Anzeichen für eine nachlassende Nebennierenaktivität aufgrund von zu vielen hochdosierten Stimulanzien und zu viel Stress.

Hin und wieder kann eine Tasse Kaffee als wunderbares Genussmittel die Lebensgeister wecken. Der tägliche Konsum kann ab der Lebensmitte jedoch eine sehr schädliche Wirkung auf Energie und Vitalität haben und die Energiereserven auslaugen, anstatt sie neu aufzufüllen.

Schritt 2: Neue Energie aus Kräutern

Nehmen Sie täglich Kräuter ein, die als Energiespender bekannt sind. Hierfür gibt es viele hervorragende Tonika beispielsweise aus Brennnessel, Fo-Ti, Ginkgo, Gojibeeren, Gotu Kola, Hafer, Klette, Löwenzahn, Sibirischem Ginseng oder Süßholz. Bei längerfristiger Anwendung laden all diese Kräuter die Energiespeicher wieder auf.

Schritt 3: Das Nervensystem stärken

Konzentrieren Sie sich auf die Unterstützung und Stärkung des Nervensystems. Wenn wir uns ausgepowert oder mental erschöpft fühlen, liegt das häufig an nervlicher Überreizung. Mit Kräutern, die das Nervensystem stärken und nähren – wie Brennnessel, Hafer oder Sibirischem Ginseng – stellen sich Ruhe und Entspannung ein. Im Zentrum der Ruhe erwartet uns schier unerschöpfliche Energie. In diesem Zentrum wird unsere Lebensenergie, das Chi, bewahrt.

Mehr zur Stärkung und Unterstützung des Nervensystems finden Sie in Kapitel 3.

Verbesserung der geistigen Schärfe

Die Alzheimer-Krankheit hat derart zerstörerische Auswirkungen, dass jedes Anzeichen von Vergesslichkeit älteren Menschen Angst einjagt. Auch Kinder vergessen, sich anzuziehen, wo sie Jacke oder Schuhe abgelegt haben oder wann Schlafenszeit ist, selbst wenn dieser Zeitpunkt seit Jahren derselbe ist. Jugendliche vergessen bekanntlich alles, woran sie sich nicht erinnern wollen.

Mir fällt auf, dass es mit zunehmendem Alter schwieriger wird, sich an bestimmte Details und Fakten zu erinnern. Das ist ein „selektiver Gedächtnisschwund", angesichts dessen ich mich frage, ob es nicht ein natürlicher Prozess ist, der uns zu uns selbst zurückführen soll, aus den Äußerlichkeiten zur inneren Reise der Weisheit. Vielleicht teilt unsere innere Uhr uns mit, dass es an der Zeit ist, die Kleinigkeiten zu vergessen, die der Welt so wichtig erscheinen, an die wir jedoch kaum einen Gedanken verschwenden sollten, weil andere Aufgaben letztlich wichtiger sind.

Ein scharfer, klarer Verstand ist so oder so von großer Bedeutung, und diesen Zustand erreichen wir wie durch Zauberhand, wenn alles ruhig und friedlich ist. Einige Tage an einem stillen See, eine Wanderung durch die Wildnis, ein Spaziergang am Strand oder eine Reise in einen alten Wald lassen auch einen sehr aufgewühlten Geist zur Ruhe kommen. Wenn dies nicht möglich ist, können Yoga und Meditation zu einer ähnlich beruhigenden, friedlichen Erfahrung verhelfen.

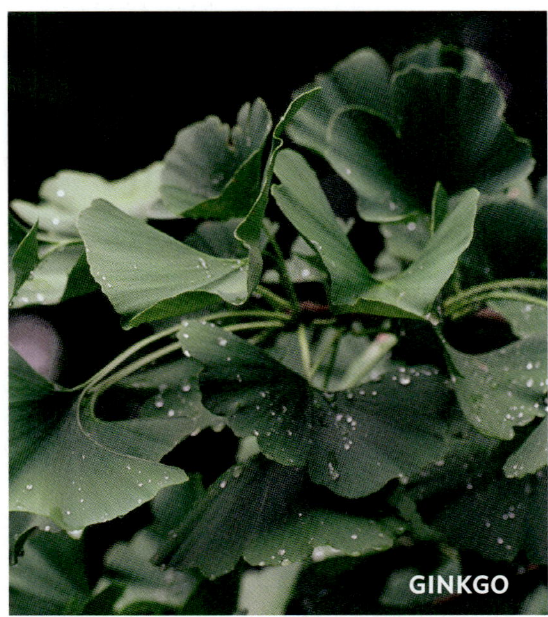
GINKGO

Nährende Kräuter für das Gehirn

Die folgenden Kräuter sind ausgesprochen hilfreich für einen dauerhaft scharfen Geist. Alle, die sich häufiger „wie benebelt" fühlen, sollten sie regelmäßig einnehmen.

Ashwagandha. Dieses Kraut enthält Alkaloide und Steroidlaktone, die das zentrale Nervensystem entspannen, aber auch Konzentrationen verschiedener wichtiger Aminosäuren, welche die natürlichen Reserven im Gehirn auffüllen. Ashwagandha gilt seit Langem als Mittel für einen klaren Kopf, ein stabiles Nervenkostüm und einen tiefen Schlaf.

Ginkgo. Ginkgo zählt zu den besten Mitteln für die Hirnfunktion. Die Pflanze wird seit Jahrtausenden eingesetzt und neuerdings intensiv untersucht. Die meisten Menschen stellen deutliche Verbesserungen fest, wobei Ginkgo längere Zeit eingenommen werden muss (mindestens 4 bis 6 Wochen), um seine Wirkung zu entfalten. Ginkgo verbessert die Gehirndurchblutung sowie das Kurz- und Langzeitgedächtnis und wirkt stark antioxidativ. Neuere Studien bestätigen, dass es im Frühstadium der Alzheimer-Krankheit den kognitiven Verfall hinauszögern kann.

Ginseng. Alle Ginsengsorten tragen zur dauerhaften Verjüngung des Gehirns bei und verbessern die kognitiven Fähigkeiten. Besonders hilfreich ist Ginseng bei geistiger Erschöpfung, wenn man einfach nicht mehr denken kann. Ginseng stärkt und belebt.

Gotu Kola. Die bekannteste Heilpflanze für die Gehirnfunktion in der uralten ayurvedischen Medizin. Auch in China wird Gotu Kola intensiv zur Stärkung des Gedächtnisses und der geistigen Klarheit genutzt. Besonders hilfreich ist es, wenn das Gehirn vor einem wichtigen Abgabetermin oder durch intensive intellektuelle Arbeit unter Stress ist. Diese nährenden Kräuter für das Gehirn müssen Wochen bis Monate eingenommen werden, bis sie richtig wirken. Ich empfehle normalerweise eine rotierende Einnahme: 5 Tage einnehmen, 2 Tage Pause, maximal 3 Monate lang. Nach einer 3- bis 4-wöchigen Einnahmepause kann dieser Zyklus wiederholt werden. Die übliche Dosierung für Erwachsene lautet:

Kapseln: 2-mal täglich 3 Kapseln

Tinktur/Extrakt: 2– bis 3-mal täglich ½ bis 1 Teelöffel

Tee: 3-mal täglich 1 Tasse

> „Jede Minute laufen etwa **2000 gedankliche Prozesse** in uns ab, die zu 99,9 Prozent von gestern oder vom Vortag stammen. Ihr Gehirn könnte überlastet sein."
>
> **— Dr. Virender Sodhi,**
> ***Arzt für ayurvedische Medizin***

Standardisierter Ginkgo

Standardisierte Ginkgopräparate helfen besonders gut bei der Alzheimer-Krankheit und sind ebenso empfehlenswert wie Tee oder eine Tinktur aus der ganzen Pflanze. Bei anderen Problemen ist bei Ginkgo in der Regel auch ein nicht standardisiertes Präparat hilfreich. Wählen Sie in solchen Fällen lieber Produkte aus den ganzen Blättern der Ginkgo-Pflanze.

„Schlaumacher"

Neben Kräutern liegen auch viele beliebte natürliche oder synthetisch gewonnene „Schlaumacher" für die kognitive Leistung im Trend. Substanzen wie Acetyl-L-Carnitin (das Fettsäuren in die energieproduzierenden Mitochondrien in den Zellen schleust), DMAE (entscheidend für die Produktion von Acetylcholin, einem wichtigen Neurotransmitter für das Gehirn), DHA (eine mehrfach ungesättigte Omega-3-Fettsäure, die für die Kommunikation zwischen den Nervenzellen unerlässlich ist) sowie Phosphatidylserin und Phosphatidylcholin (wichtig für die Flexibilität der Zellmembranen) werden überall lautstark angepriesen.

Obwohl diese Nährstoffe teilweise vielversprechend erscheinen, weiß man wenig über ihre Langzeitwirkung im Gehirn. Die Lobeshymnen stammen vor allem von den Herstellern dieser Produkte, während die Forschungslage zur Untermauerung ihrer Behauptungen dürftig ist. Solche Nährstoffe fürs Gehirn können von Nutzen sein, wenn man Symptome wie geistige Trägheit, Depressionen (erst zum Arzt!), eine früh einsetzende Alzheimer-Krankheit oder mentale Erschöpfung gezielt angehen will. Zur langfristigen Erhaltung von Gehirn und Gedächtnis würde ich jedoch stets empfehlen, zunächst die Kräuter auszuprobieren, die seit Jahrhunderten zu diesem Zweck eingesetzt werden. (Mehr Informationen über Nährstoffe fürs Gehirn in *Smart Drugs and Nutrients* von Ward Dean, *Smart Drugs II* von Ward Dean, John Margenthaler und Steven Fowkes und in *Brain Longevity* von Dharma Singh Khalsa)

Rezepte für Unverwüstlichkeit und Wohlergehen

Das Alter ist keine Krankheit. Deshalb brauchen diese Kräuterrezepte auch nicht in Form von Kapseln oder Tinkturen genommen zu werden. Diese Rezepte sind keine medizinische Verordnung, sondern sollten täglich in Form von Suppen, Tees, Elixieren, Gewürzmischungen oder jedweder Weise, die Ihnen gefällt, Teil der normalen Ernährung sein. Kochen Sie Ihre Medizin einfach selbst!

In kritischen Situationen sind Kräuter nicht immer das Mittel der Wahl, doch bei regelmäßiger Verwendung geht die Anzahl solcher Situationen zurück. In der Kräuterkunde kommt es darauf an,

Gesundheit und Lebensenergie durch den *täglichen Einsatz* von Kräutern und natürlichen Tonika zu stabilisieren. Diese Heilungstheorie kannten schon unsere Vorfahren, und wir müssen uns nach Kräften bemühen, sie neu zu beleben. Das Würzen mit Heilkräutern ist ein guter Anfang.

Beim prüfenden Blick auf den Heilkräutereinsatz in der traditionellen Kochkunst fällt auf, dass Küchenkräuter zumeist die Verdauung der Speisen unterstützen, die mit ihnen gewürzt werden. So wird Meerrettich gern für Sauce tartare verwendet, die schwer, ölig und fleischlastig ist. Und Meerrettich regt definitiv die Verdauung an. Basilikum ist ein anderes gutes Beispiel: Tomaten und Basilikum werden wie selbstverständlich für Saucen, Pizza, Salate und vieles mehr kombiniert. Tomaten sind besonders säurehaltig, und bestimmte Chemikalien im Basilikum erleichtern die Verdauung von Säuren. Je mehr Basilikum wir zu uns nehmen, desto weniger können die Säuren in der Tomate dem Körper zusetzen (zum Beispiel in Form von Verdauungsstörungen bis hin zu einer Verschlimmerung von Gelenkentzündungen).

Die Verwendung von Heilpflanzen in der Küche ist wirklich faszinierend und fasst zusammen, wo die wahre Kunst der Kräuterheilkunde wurzelt, nämlich im täglichen Leben, in dem, was wir Körper und Geist zur Verfügung stellen.

VORSICHT BEI IMPORTIERTEN KRÄUTERN

Bei der Verwendung von Kräutern aus Übersee, besonders aus China und Indien, muss man leider daran denken, dass diese Pflanzen häufig beim Anbau und für den Transport mit Sulfaten und anderen starken Chemikalien behandelt werden. Geben Sie sich nicht damit zufrieden, dass eine Firma behauptet, ihre Importware sei unbehandelt. Fragen Sie vielmehr nach den Importvorgaben der Firma zu chemischen Belastungen und auch nach ihren Vorgaben für Wildsammlungen. Erkundigen Sie sich nach dem Umgang mit den Anbaupartnern. Auf diese Weise kann jeder zu mehr Verantwortung beitragen.

7-KRÄUTER-SUPPE FÜR EIN LANGES LEBEN

Die 7-Kräuter-Suppe für ein langes Leben ist eine nährstoffreiche und stärkende Brühe, die besonders bei Krankheit und Rekonvaleszenz richtig guttut. In dieses Rezept kann man die verschiedensten tonischen oder anpassungsfördernden Kräuter einbeziehen. Verwenden Sie nach Möglichkeit frische Kräuter, ansonsten getrocknete, gehackte Wurzeln. Die Suppe kann auch mit Hühnerbrühe zubereitet werden.

Olivenöl, extra vergine
2 Zwiebeln, in Ringen oder gewürfelt
2 bis 3 Knoblauchzehen, gehackt
3 Liter Wasser
8 große Shiitake-Pilze, gehackt
125 g frische oder 60 g getrocknete Klettenwurzel, in dünnen Scheiben
125 g frische oder 60 g getrocknete Löwenzahnwurzel, in dünnen Scheiben
60 g Gojibeeren
30 g Astragalus, in dünnen Scheiben
30 g Fo-Ti, geschnitten und gesiebt
1 Esslöffel Ingwer, frisch gerieben
Misopaste nach Geschmack

1. So viel Olivenöl in einen großen Topf geben, dass der Boden bedeckt ist. Das Öl erhitzen und die Zwiebeln mit dem Knoblauch darin goldbraun anschwitzen.
2. Das Wasser hinzugeben und aufkochen.
3. Pilze und den Rest hinzufügen, die Hitze herunterschalten und auf kleiner Stufe mehrere Stunden sieden lassen.
4. Wenn die Wurzeln weich sind, die Kräuter abseihen (frische Kräuter lasse ich persönlich oft drin). Mit Miso abschmecken, aber nicht mehr aufkochen, weil sonst die wertvollen Enzyme im Miso zerstört werden. Nach Wunsch würzen und gehacktes Gemüse hineingeben.

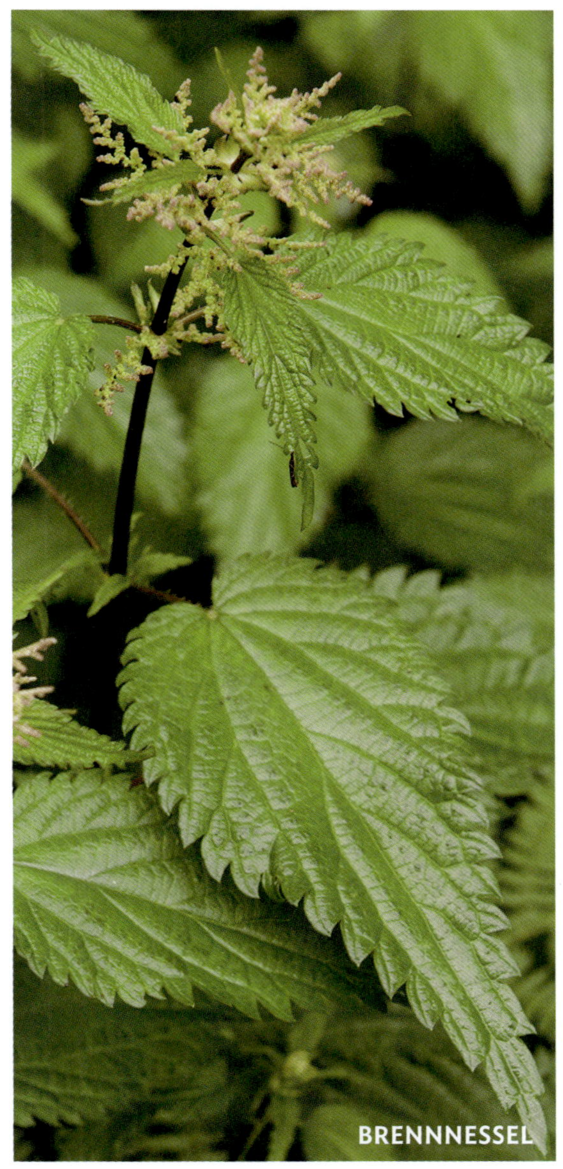
BRENNNESSEL

BRENNNESSEL-KUCHEN

Die Füllung in diesem Rezept kann variieren. Ohne Reis, ohne Eier, ohne alles (außer den Kräutern!) – mir läuft bei dieser aromatischen Spanakopita-Variante das Wasser im Mund zusammen.
Fertigen Blätterteig bekommt man in fast jedem Supermarkt tiefgekühlt. Er muss vollständig aufgetaut sein und Zimmertemperatur annehmen. Vorsicht mit den Brennnesseln: Bis zum Kochen stechen sie!

500 ml Wasser
250 ml Naturreis
3 Liter frische junge Brennnesseln
(nur die Spitzen)
Olivenöl, extra vergine
3 große Zwiebeln, gehackt
1 Knoblauchknolle, gehackt
Basilikum, Majoran, Oregano und Thymian
200 g Ricotta
100 g geriebener Provolone oder Cheddar
2 Eier
100 g Butter
1 Päckchen Blätterteig, zimmerwarm
250 g Feta-Käse, zerkrümelt

1. Den Backofen auf 175°C vorheizen. Das Wasser zum Kochen bringen, den Reis hinzufügen und mit Deckel 45 Minuten auf kleiner Stufe garen. In der Zwischenzeit die Brennnesseln 20 Minuten dünsten, bis sie vollständig gar sind.
2. In einer Pfanne ein paar Tropfen Olivenöl erhitzen. Die Zwiebeln und den Knoblauch darin glasig braten. Mit Basilikum, Majoran, Oregano und Thymian abschmecken.
3. Für die Füllung den Reis mit den Brennnesseln, Zwiebeln und Knoblauch vermischen. Käse und Eier hinzufügen und gründlich verrühren.
4. Die Butter in einem kleinen Topf zerlassen. Ein feuchtes Tuch über den Blätterteig breiten, damit er nicht austrocknet. Trocken kann man ihn nicht mehr verarbeiten.
5. Eine Auflaufform mit Butter auspinseln. Die Form mit einer Lage Blätterteig auslegen und den Teig mit Butter bepinseln. Eine zweite Lage Teig ausbreiten und wieder mit Butter bepinseln und so weiter, bis die halbe Packung Teig verbraucht ist.
6. Die Füllung in die Form gießen und mit Feta bestreuen. Eine Lage Blätterteig darauflegen und mit etwas Butter bepinseln, dann die nächste Lage und so weiter, bis der Teig verbraucht ist (oder bis es einfach reicht). Vor dem Backen in Rauten schneiden.
7. 1 Stunde backen, bis der Teig leicht gebräunt ist. Als Beilage gibt es frischen Wildkräutersalat oder eingelegte Brennnesseln mit Baguette und einem kräftigen Rotwein.

ALGENSALAT

Der Umgang mit Algen ist zunächst ungewohnt. Das folgende Rezept ist eine interessante Geschmackskombination und schmeckt ausgezeichnet, wie mir Hunderte bestätigt haben, denen ich dieses Gericht vorgesetzt habe. Natürlich dürfen Sie dafür alle erdenklichen Algen verwenden. Ich nehme am liebsten Hiziki (oder auch Hijike) oder Arame. Beide sind köstliches mildes Meeresgemüse. Vor der Verwendung immer gründlich waschen und in mundgerechte Stücke hacken. Wenn Sie getrocknete Algen nehmen, müssen Sie diese vorher ½ Stunde kalt einweichen.

Olivenöl oder Sesamöl
2 Zwiebeln, gehackt
1 bis 4 Knoblauchzehen, gehackt
1 Esslöffel frischer Ingwer, gerieben
4 bis 5 große Möhren, in dünnen Scheiben
60 ml Wasser
250 ml Algen (je nach Wunsch)
500 ml Naturreis, gekocht
125 ml Tamari (Sojasauce)
4 Esslöffel Honig
2 bis 3 Esslöffel geröstetes Sesamöl
Cayennepfeffer

1. Soviel Oliven- oder Sesamöl in einem Topf erhitzen, dass der Boden bedeckt ist. Die Zwiebeln darin goldbraun anschwitzen. Knoblauch und Ingwer hinzufügen und noch einige Minuten garen. Die Möhren und das Wasser hinzufügen, Deckel aufsetzen und auf sehr kleiner Stufe in 8 bis 10 Minuten weich dünsten.
2. Die Algen abgießen, in die Pfanne geben und einige Minuten mitgaren. Den Reis gut unterrühren.
3. In einem zweiten Topf die Tamarisauce mit Honig, Sesamöl und etwas Cayennepfeffer verrühren und erhitzen. Abschmecken und über den Algenreis gießen. Dieses pikante Gericht wird traditionell kalt serviert, schmeckt aber auch heiß sehr gut.

Brennnesseln in Essig

Frische Brennnesseln lege ich gern in Essig ein und esse sie zu Toast, Feta und Oliven. Verwendet werden hierfür nur die frischen, jungen Triebe. In ein 1-Liter-Einmachglas geben und bis zum Rand mit Essig aufgießen. Es dürfen keine Pflanzenteile aus dem Essig herausragen. Ein paar Knoblauchzehen und Cayenneschoten verleihen dem Sud zusätzliche Würze. Fest verschlossen 8 bis 12 Wochen ziehen lassen.

KRÄUTER FÜR DIE UNVERWÜSTLICHKEIT

Wenn wir an Kräuter für ein langes, gesundes Leben denken, kommen uns rasch Pflanzen aus China und Indien in den Sinn. Beide Länder setzen nachweislich seit Jahrtausenden Heilkräuter in der Heilkunde ein. Kräuter, die Energie spenden und das Wohlbefinden fördern, galten dort als kostbare Medizin und wurden standardmäßig zur Erhaltung der Gesundheit eingesetzt.

Obwohl über die entsprechenden Heilkräuter der nordamerikanischen Medizintradition weit weniger bekannt ist, ist es ein häufiges Fehldenken, dass sie dort weniger häufig vorhanden sind. Auf beiden amerikanischen Kontinenten entwickelten die indigenen Völker ein hochkomplexes, erdverbundenes Heilkräutersystem. Wir hatten Schamanen und Heiler, die direkt mit den Pflanzengeistern kommunizierten. Sie wussten, wie man die Heilkraft einer Pflanze weckt, heilten mit Energie und kannten die Pflanzen, über die man am besten mit den Geistern kommunizieren konnte. Diese Traditionen wurden innerhalb der Kulturen mündlich von Generation zu Generation weitergegeben.

Bei der Zerstörung dieser Kulturen kurz nach der Ankunft von Kolumbus in Amerika gingen nahezu alle Traditionen dieser Experten samt ihrem gewaltigen Schatz an Kräuter- und Heilkunde verloren. Menschen, die dieses alte Wissen noch verbreiten, sind sehr gesucht, und die Kräuter Nordamerikas sind in aller Welt begehrt und beliebt.

In Europa hatte sich eine andere erdverbundene Kräutertradition entwickelt, ehe die Inquisition über neun Millionen Kräuterkundige und Heiler das Leben kostete. Auch hier wurde das Wissen vor allem mündlich weitergegeben. Vieles von der Magie dieser erdzentrierten Praxis wurde in den Scheiterhaufen vernichtet, deren Flammen über 300 Jahre in den Nachthimmel loderten. Die letzte Hexenjagd endete erst vor 100 Jahren mit den Gehängten von Marblehead, Massachusetts.

Damals und früher schon wurden Bücher geschrieben, in denen die Relikte des westeuropäischen Heilkräuterwissens festgehalten wurden und auf denen viele Elemente der westlichen Pflanzenheilkunde basieren. Doch ein großer Teil der Magie und der Überlieferung ging zur Zeit der Hexen- und Ketzerverbrennungen verloren.

Dieser schnelle und zugegebenermaßen einseitige Blick auf die Geschichte ist kein Exkurs, sondern eine denkbare Erklärung, warum uns beim Thema Langlebigkeit zuerst Kräuter wie Ashwagandha, Fo-Ti, Ginkgo, Ginseng, Gojibeeren und andere beliebte Pflanzen aus China und Ostindien in den Sinn kommen, wohingegen die ebenso große Fülle entsprechender Kräuter aus Nordamerika und ganz Westeuropa weitgehend ignoriert wird. Hatten die Menschen dort kein Interesse an robuster Gesundheit? Das bezweifle ich. Oder gingen die Geheimnisse mit den Kulturen unter, die sie bewahrten? Das klingt deutlich wahrscheinlicher.

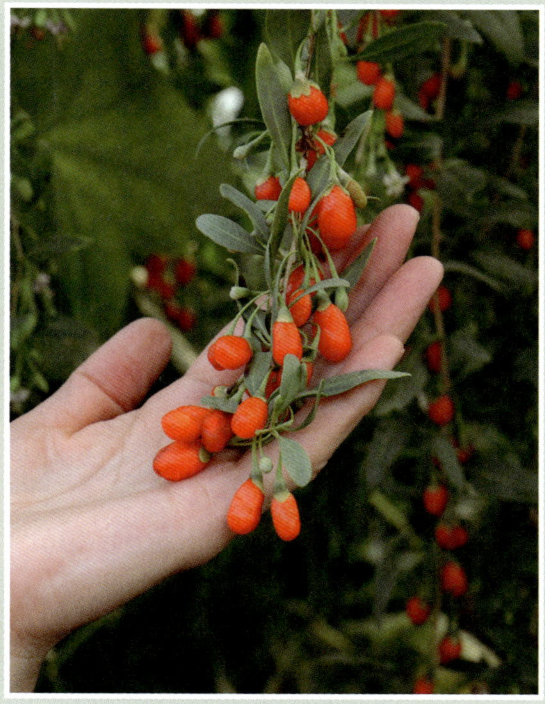

POWERBÄLLCHEN

Powerbällchen kombinieren die Energie nährender Kräuter mit hoch potenten Stimulantien zu einem ausgewogenen Energieschub. Dieses Rezept ergibt 60 große, sehr leckere Powerbällchen.

750 ml Tahini (überschüssiges Öl von der Oberfläche abschöpfen)
250 ml Mandel- oder Cashewbutter
500 ml Honig (nach Geschmack)
150 g Guaranapulver
60 g Kolanusspulver
60 g Sibirischer Ginseng (Pulver)
1 Esslöffel Kardamompulver
30 g Asiatischer Ginseng (Pulver)
15 g Muskatnuss oder Muskatblüten (oder gemischt)
60 g Bienenpollen
2 Gläschen Gelée Royale
1 Packung Carobchips oder Zartbitterschokoladechips
250 g ungesüßte Kokosraspel, leicht geröstet
200 g fein gehackte Mandeln
Ungesüßtes Kakaopulver
900 g Zartbitterkuvertüre (nach Wunsch)

1. Tahini, Nussbutter und Honig gleichmäßig verrühren. Die Kräuterpulver, die Bienenpollen und das Gelée Royale verrühren und unterziehen.
2. Carob- oder Schokoladenchips, Kokosraspel und Mandeln gründlich untermischen (am besten mit beiden Händen). So viel Kakaopulver hinzufügen, bis die gewünschte Konsistenz erreicht ist.
3. Kleine Kugeln aus dem Teig formen. Falls eine Schokoladenglasur gewünscht ist, vor dem Eintauchen in den Kühlschrank legen. Alternativ die ganze Mischung auf ein Backblech streichen, kalt stellen und in Stücke schneiden.
4. Die Kuvertüre im Wasserbad schmelzen. Die Kugeln nacheinander eintunken und auf Backpapier auskühlen lassen.
5. Die Powerbällchen an einem kühlen Ort in Blechdosen lagern. Sie sind einige Wochen haltbar. Wohl bekomm's!

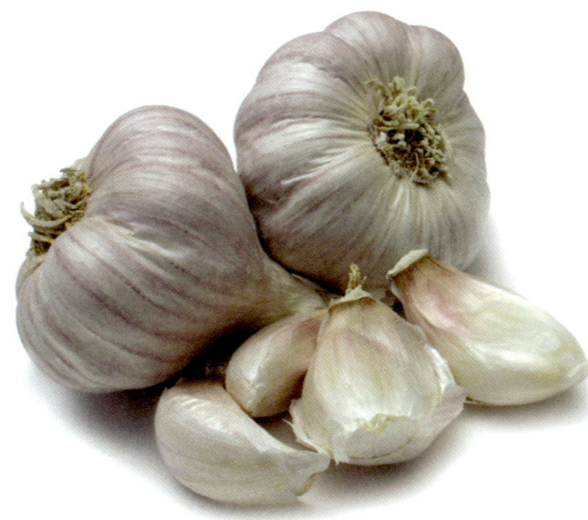

FEUERCIDRE-PICKLES

Eine wärmende Köstlichkeit voller Energie, welche die Lebensgeister wieder weckt. Die eingelegten Heilkräuter würzen Salatsaucen, gedünstetes Gemüse oder Getreidegerichte.

125 ml gehackte Ginsengwurzel, frisch oder getrocknet
4 Esslöffel Ingwer, frisch gerieben
4 Esslöffel Meerrettich, frisch gerieben
2 Esslöffel Knoblauch, gehackt
Cayennepfeffer nach Geschmack
Apfelessig
Honig

1. Die Kräuter in ein Einmachglas füllen. So viel Essig hinzugießen, dass die Kräuter ein bis zwei Fingerbreit bedeckt sind, und fest verschließen. 4 Wochen ziehen lassen.
2. Die Kräuter abseihen und den Sud auffangen. Mit Honig abschmecken.

UNVERWÜSTLICHKEITSTONIKUM

Wenn man fein pulverisierte Kräuter mit Honig und Fruchtmark oder Rosenwasser mischt, ergeben sich köstliche Kräuterpasten. Man kann damit Toast bestreichen, sie löffelweise naschen oder für einen schnellen Tee mit kochendem Wasser übergießen. Im Kühlschrank sind die Pasten etliche Wochen haltbar.

Die Rezepte lassen sich endlos variieren. Mit wärmenden Gewürzen und ausreichend Fruchtmus und Honig kann man selbst bittere, unangenehm schmeckende Kräuter überspielen.

2 Teile Fo-Ti, gemahlen
1 Teil Ashwagandha, gemahlen
1 Teil Astragalus, gemahlen
1 Teil Kardamom, gemahlen
1 Teil Zimt, gemahlen
1 Teil Süßholzwurzel, gemahlen
1 Teil Sibirischer Ginseng, gemahlen
½ Teil Echinacea, gemahlen
¼ Teil Ingwer, gemahlen
Honig
Fruchtmark

Alle Kräuter in einer Schale gründlich vermischen. So viel Honig und Fruchtmark hinzugeben, dass eine Paste entsteht. Rosenwasser fügt eine exotische Note hinzu. Die Paste soll nicht zu trocken ausfallen, denn im Kühlschrank trocknet sie auch gut verschlossen noch etwas ein. Falls sie zu trocken wird, etwas mehr Fruchtmus und Honig unterziehen.

LEBENSSPENDER CHAI

In Indien, Nepal und Tibet gibt es unzählige Chai-Varianten mit den verschiedensten Kräutermischungen. Die folgende Mischung wurde im Hinblick auf Unverwüstlichkeit zusammengestellt. Sie schmeckt heiß oder kalt mit aufgeschäumter Milch. Milch kann man zu Hause mit einem speziellen Milchschäumer oder im Mixer aufschäumen.

5 Esslöffel schwarzer Tee
6 Scheiben frische Ingwerwurzel, geraspelt
1 Zimtstange in mehreren kleinen Stücken
1 Esslöffel Fo-Ti, in Scheibchen
1 Esslöffel Ginsengwurzel, in Scheibchen
1 Esslöffel Süßholzwurzel, in Scheibchen
2 Teelöffel Kardamom, zerdrückt
6 schwarze Pfefferkörner
4 ganze Nelken
1,5 Liter Wasser
Honig
Aufgeschäumte Milch (alternativ Soja- oder Reismilch)
Muskat oder Zimt

1. Die Kräuter im Wasser 10 bis 15 Minuten schonend und zugedeckt erhitzen. Sie sollen nicht kochen.
2. Den Tee in eine vorgewärmte Teekanne durchseihen und mit Honig süßen. In einer großen Teetasse mit einem großzügigen Löffel Milchschaum anrichten und mit etwas Muskat oder Zimt bestreuen.

UNVERWÜSTLICHKEITSELIXIER

Ein Kräutertonikum, das Kraft und Vitalität schenkt. Es eignet sich für beide Geschlechter, vermittelt aber vornehmlich die eher maskuline Yang-Energie, weshalb es speziell für Männer entwickelt wurde.
Dieses Rezept schreit geradezu nach Ihrer Kreativität. Man kann es mit unterschiedlichen Kräutern, Mengenanteilen und Geschmacksträgern anmischen. Ich selbst habe wohl noch nie zweimal dieselbe Mischung hergestellt – es wird immer etwas anders. Pro Liter Tinktur benötigt man zwei größere Ginsengwurzeln von möglichst guter Qualität. Dieses starke, sehr gesunde Kräutertonikum erinnert an einen guten Kräuterlikör. Trinken Sie es aus einem feinen Glas als Aperitif.

2 Teile Damianablätter
2 Teile Fo-Ti
2 Teile Ingwer
2 Teile Süßholz
2 Teile Sassafraswurzelrinde
1 Teil Astragalus
1 Teil chinesischer Sternanis
¼ Teil Sägepalmbeeren
Asiatischer Ginseng (2 Wurzeln pro Liter Elixier)
40-prozentiger Alkohol (Branntwein, Brand, Schnaps)
Schwarzkirschkonzentrat

1. Die Kräuter in ein Einmachglas geben und mit gutem Branntwein aufgießen. Fest verschließen und 6 bis 8 Wochen ziehen lassen; je länger, desto besser.
2. Abseihen – die Kräuter entsorgen, die Flüssigkeit auffangen. Pro ¼ Liter Flüssigkeit je 1/8 Liter Schwarzkirschkonzentrat hinzufügen. Verwenden Sie bitte unbedingt Fruchtkonzentrat, keinen Fruchtsaft, und erhöhen Sie das Verhältnis nicht über 1:2. Gut schütteln und in das Glas zurückfüllen. Ich lege ganze Ginsengwurzeln oft wieder in die Tinktur ein oder schneide sie vorher in Scheiben. Die übliche Tagesmenge liegt bei etwa 125 ml.

Astragalus und Energie

Astragalus zählt in China zu den beliebtesten Heilkräutern und wird gern als „Ginseng der Jungen" bezeichnet, weil besonders die jungen Menschen von seiner Energie profitieren. Die chinesische Medizin schreibt ihm eine Wirkung auf die äußere Energie zu, wohingegen Ginseng die innere Energie beeinflusst. Er gehört zu den wichtigsten Kräutern für die chinesische Fu-Zheng-Therapie, bei der Krankheiten mithilfe von Kräutern behandelt werden, die den Körper stärken und die Lebensenergie (das Chi) normalisieren.

HIRNTONIKUM

Diese Tinktur ist mein Lieblingstonikum für das Gehirn und stets das Erste, was ich meinen Schülern beibringe. Ihre Wirksamkeit ist hundertfach belegt, wobei es darauf ankommt, sie mindestens 6 bis 8 Wochen einzunehmen. Erwarten Sie nicht, eines Morgens als Genie aufzuwachen! Aber vielleicht wissen Sie wieder, wo der Einkaufszettel liegt. Dass das Tonikum wirkt, merken Sie, wenn Ihnen alles einfällt, was auf der Liste stand, und eigentlich keinen Zettel mehr brauchen.

2 Teile Ginkgoblätter
2 Teile Gotu-Kola-Blätter
1 Teil Pfefferminzblätter
½ Teil Rosmarin
½ Teil Salbei
Brandy oder Wodka (40 Prozent)

1. Die Kräuter in ein Einmachglas geben und mit gutem Branntwein oder Wodka aufgießen. Das Glas gut verschließen und 6 bis 8 Wochen an einen warmen, schattigen Ort stellen. Alle paar Tage schütteln, damit die Kräuter sich nicht am Boden absetzen.
2. Durchseihen, den Alkohol auffangen und wieder ins Glas gießen. Die empfehlenswerte Dosis beträgt ½ bis 1 Teelöffel Tinktur in 60 ml warmem Wasser, Saft oder Tee – 2 bis 3 Monate lang 3-mal täglich.

UNVERWÜSTLICHKEITSLIKÖR

Dieser wunderbare Likör enthält alle Vorzüge von Damiana und Ginseng. Seien Sie kreativ! Sie dürfen auch andere Kräuter hinzugeben, zum Beispiel Astragalus und Fo-Ti. Allerdings schmeckt das Zeug erschreckend gut und ist verführerisch leicht zubereitet. Setzen Sie den Likör frühzeitig an. Er ist ein guter Auftakt für ein heißes Date.

30 g getrocknete Damianablätter
30 g frischer Ginseng
(oder 1 getrocknete Wurzel)
500 ml Wodka oder Branntwein
375 ml Quellwasser
250 ml Honig
Vanilleextrakt
Rosenwasser

1. Die Damianablätter und den Ginseng 5 Tage im Alkohol einweichen. Die Kräuter abseihen und beides aufheben, Kräuter und Sud.
2. Den Ginseng wieder in den Alkohol einlegen. Die alkoholgetränkten Damianablätter 3 Tage in das Quellwasser einlegen. Die Flüssigkeit durchseihen und auffangen.
3. Den Wasserextrakt auf kleiner Stufe erhitzen und den Honig darin auflösen. Beide Extrakte (Wasser und Alkohol) zusammengießen und gut verrühren. In eine saubere Flasche gießen und mit etwas Vanille und Rosenwasser geschmacklich abrunden. Mindestens einen Monat reifen lassen. Der Likör wird mit der Zeit immer besser.

Ginsenghonig

Ich lege meine Kräuter gern in Honig ein. Bei frischen Ginsengwurzeln mit hohem Feuchtigkeitsgehalt beginnt der Honig mitunter zu gären; dann gibt es Ginsenghonigmet. Wer diesen Met nicht wünscht (er schmeckt recht streng), kann die Wurzeln vor der Verwendung teilweise trocknen.

Natürlich kann man auch andere Kräuter in den Ginsenghonig geben. Experimentieren Sie mit Ashwagandha, Astragalus, Fo-Ti und Gewürzen wie Kardamom, Zimt und Ingwer (eine meiner Lieblingsmischungen).

Das Wichtigste für diesen köstlichen Aufstrich ist:

- Ginsengwurzeln
- Honig

Die Wurzeln wie Möhren in Scheiben schneiden und in ein Einmachglas geben. Getrocknete Wurzeln vor dem Schneiden eventuell in Wasser einweichen. Ausreichend Honig erwärmen und über die Wurzeln gießen. 2 bis 3 Wochen ziehen lassen. Der Honig nimmt den Geschmack und die Heilkraft des Ginsengs auf und kann zum Süßen von Tee oder zum Kochen verwendet werden.

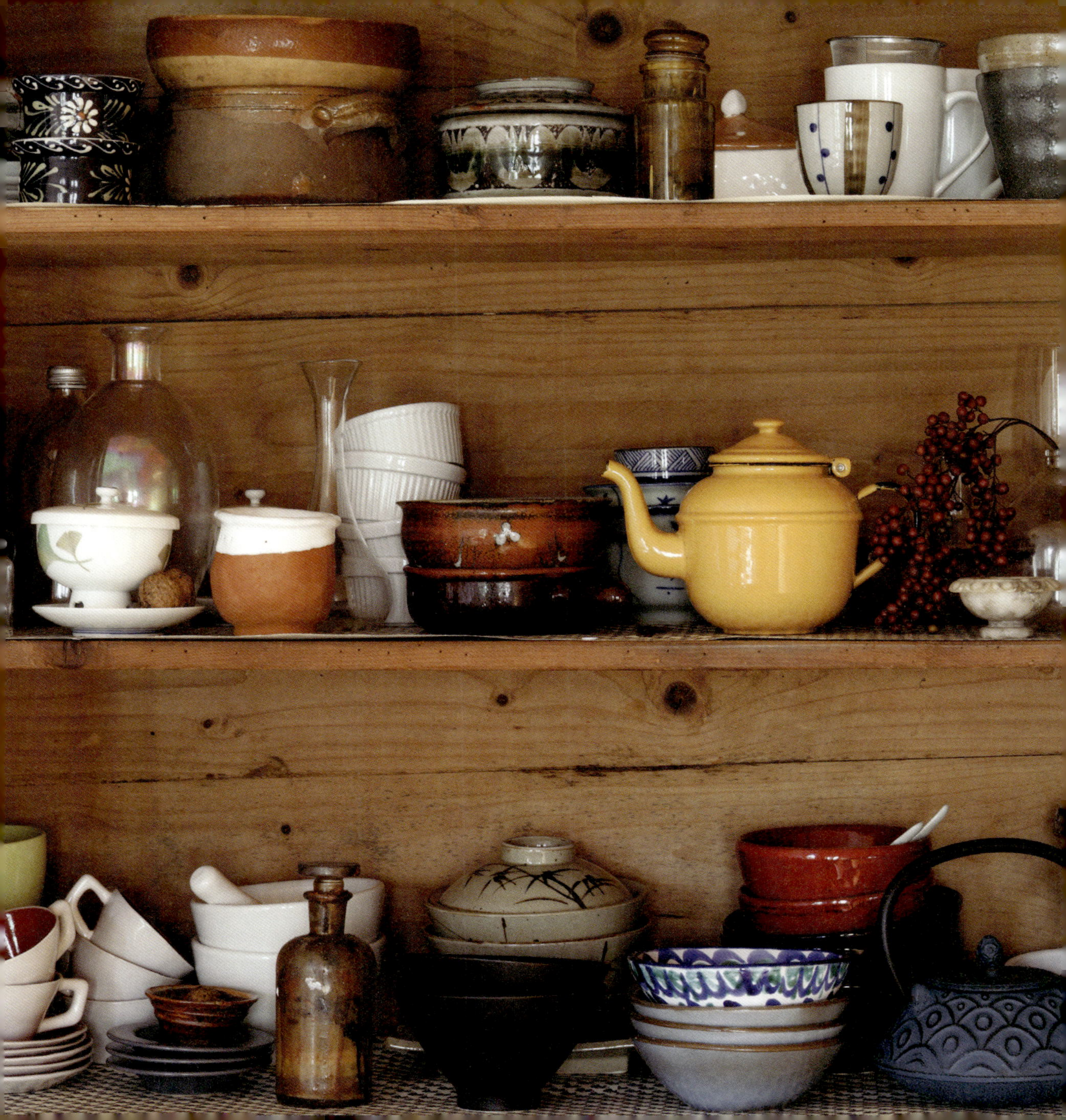

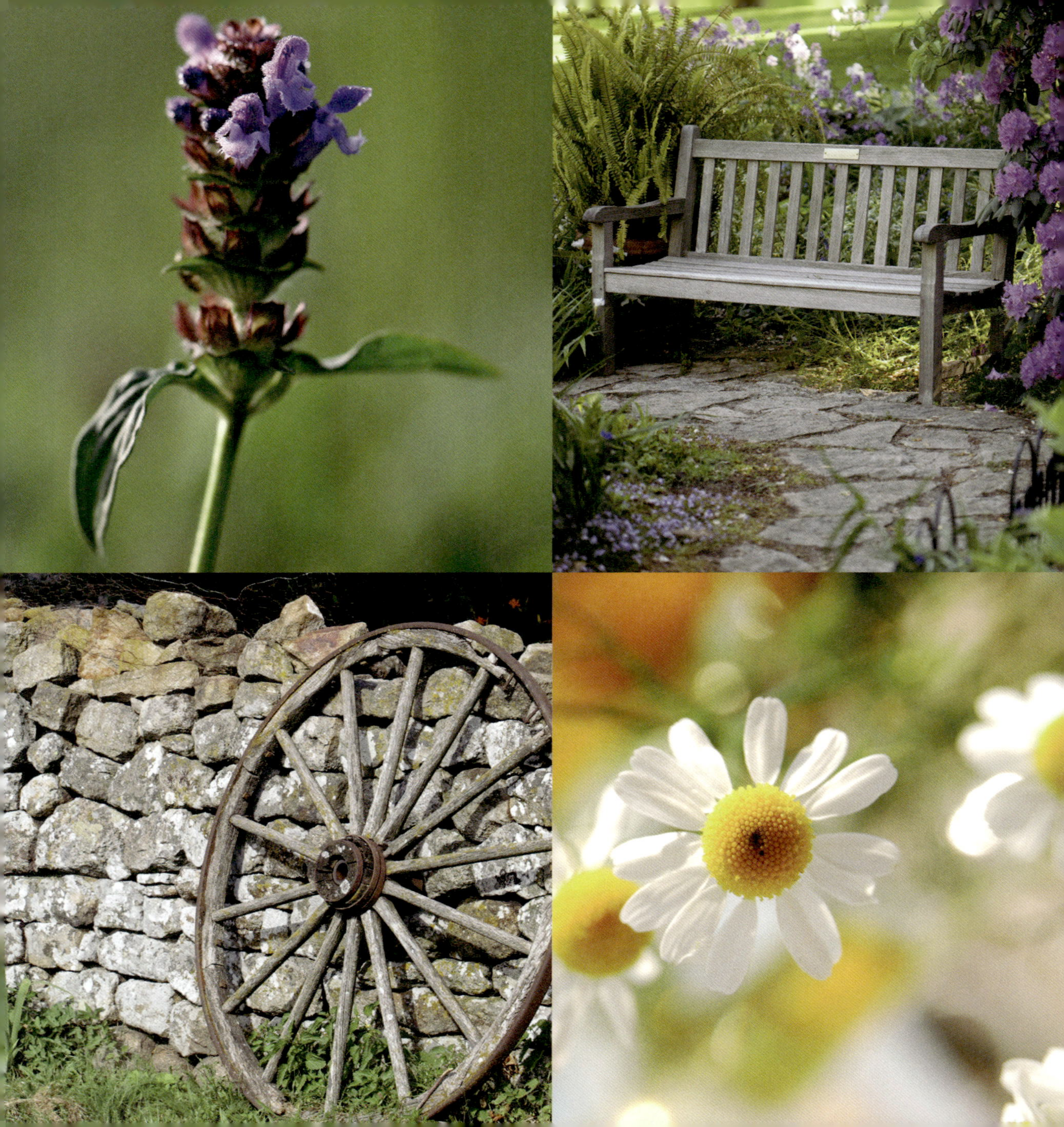

3 Stress und Angst bezähmen

Das Zusammenspiel von Körper, Geist und Seele ist geheimnisumwittert und umstritten. Wie beeinflussen körperliche Empfindungen den Geist? Wie beeinflussen geistig-seelische Erfahrungen den Körper? Noch sind viele Fragen ungeklärt, aber dass eine Verbindung zwischen Körper und Geist besteht, wissen wir.

Bis vor Kurzem war die Mehrheit der westlich orientierten Wissenschaftler nicht bereit, die Verbindung zwischen diesen beiden scheinbar unabhängigen Kräften anzuerkennen. Angesichts der Vielzahl heutiger Krankheiten, die mit Depressionen zusammenhängen, wenden sich die Menschen mittlerweile überall der Natur zu, um von innen heraus zu heilen.

Unabhängig von der eigenen Lebensphilosophie ist das Nervensystem die einzige Möglichkeit, mit der Welt in Kontakt zu treten und zu interagieren. Wenn wir unser Nervensystem als empfindliches Instrument achten und behandeln, bereichert es unsere Existenz mit zartesten Melodien. Achten Sie darauf, es regelmäßig zu stimmen und gesund zu erhalten – durch gute Ernährung und Schutz vor Überlastung und Überbeanspruchung. Das erhöht die Lebensqualität ungemein. Selbst unter größtem Stress bleiben Sie zentriert und voller Energie. Wer sein Nervensystem jedoch missachtet, wird erleben, wie die Musik sich in Lärm verwandelt, die Farben verblassen und verlaufen und die Lebenslust in Gleichgültigkeit versickert.

Dieses Kapitel enthält Mittel für häufige Probleme des Nervensystems und – was vielleicht noch wichtiger ist – Hinweise zu dessen Stärkung und Unterstützung. Der Teil von Ihnen, der sich nicht wiegen und messen lässt, der Teil, der diese Worte versteht und eigene Assoziationen dazu entwickelt, der Teil, der durch kreatives Denken alle physischen Schranken überschreiten kann – das ist der Teil, der im Nervensystem beheimatet ist. Das Nervensystem ist unser schöpferisches Instrument. Sie allein bestimmen, was für Musik Sie spielen und welchen Tanz Sie tanzen wollen.

Das Nervensystem verstehen

Das Nervensystem verbindet uns mit unserer Umgebung. Es hat drei Hauptfunktionen: Empfangen, Interpretieren und Reagieren. Innerhalb der begrenzten Paradigmen der modernen Wissenschaft umfasst dies nur unsere körperliche Existenz und die Außenwelt, in der wir leben. Wir haben unsere fünf Sinne, über die wir die äußerliche Umgebung wahrnehmen, sowie zahllose innere sensorische Nervenzellen, die unsere innerliche Umgebung überwachen. Hinzu kommen die rund zwölf Milliarden Zellen, aus denen unser Gehirn zusammengesetzt ist, jener Zentralrechner unseres Geistes.

„***Stress kann alles sein***, vom Peitschenknall bis zum leidenschaftlichen Kuss."

— **Hans Selye**
(1979 Mitgründer des Canadian Institute of Stress)

Schon dies allein würde das Nervensystem zum wichtigsten System im Körper machen, das unser Leben integriert und koordiniert. Es gestattet uns das Sehen, Fühlen, Berühren, Handeln und Reagieren. Ohne diese grundlegende, physische Reaktion des Nervensystems wäre Leben nicht möglich. Und wenn es nur eingeschränkt funktioniert, leiden Qualität, Klang, Farbe und Vielfalt des Lebens.

Doch das Nervensystem hat weit umfassendere Aufgaben und ist mehr als unser Mädchen für alles. Es ist der Ort, wo sich das Leben, die bewusste Selbstwahrnehmung, an den Körper koppelt und die Marionette in den Puppenspieler verwandelt. Es ist die Schnittstelle, mit der wir träumen, abstrakt denken, schöpferisch tätig werden und intuitive Eindrücke wahrnehmen können. Und damit ist es unsere Hauptverbindung zum universellen Bewusstsein oder dem göttlichen Element in jedem von uns.

Die letzte Grenze?

Die westliche Wissenschaft und technische Experimente haben viel über die Zusammenhänge zwischen den Funktionen des menschlichen Wesens und den Krankheitsprozessen, die es beeinträchtigen, herausgefunden. Es gibt jedoch nach wie vor viele Bereiche, wo die Medizin zur Verblüffung der Forschung an ihre Grenzen stößt. Je mehr Antworten wir entdecken, desto schwieriger werden die Fragen.

Immer neue Forschungsergebnisse aus den Biowissenschaften vermitteln uns ein allgemeines Verständnis für den menschlichen Körper und seine Interaktion mit der Umwelt. Dieser Fortschritt macht vor der Ergründung subtiler Bereiche des menschlichen Stoffwechsels nicht Halt. In diesen Grenzbereichen müssen Psychologen, Physiker, Mikrobiologen, Physiologen, Biochemiker und andere zusammenarbeiten, um die Grenzen unseres Verständnisses zu überwinden. Selbst die größten Physiker der Welt nehmen heute von Mystikern und Metaphysikern Kenntnis, weil die Teilchenphysik ergeben hat, dass wir etwas zwar noch so weit zerlegen können, das Ganze allein anhand der physikalischen Zusammensetzung jedoch nicht verstehen können.

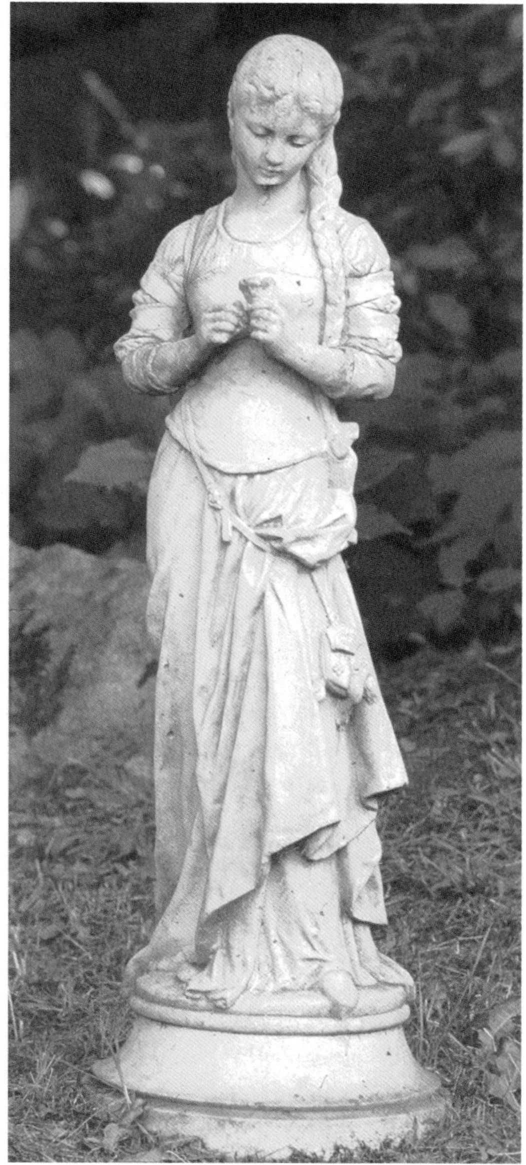

Die Signale deuten

Das ist teilweise auch der Grund, weshalb das Nervensystem ein so aufregender Aspekt des Menschseins ist. Wir können weder das Bewusstsein noch die Impulsinterpretation verstehen, indem wir ein Gehirn zerlegen. Wir können nicht verstehen, wie es zu einem logischen, rationalen Gedankengang kommt oder – noch erstaunlicher – wie eine kreative Idee in uns entsteht.

Wir wissen, welche autonomen Nerven welche unwillkürlichen Körperfunktionen steuern, welche neurochemischen Transmitter es gibt und wo sie andocken. Wir wissen sogar, welcher Teil des Gehirns diese Prozesse reguliert. Aber kann jemand den Ort des Gewahrwerdens bestimmen, an dem wir begreifen, welche Botschaft gerade zu senden ist? Und wie überträgt dieses Bewusstsein seine Bedürfnisse oder Wünsche an das physische Gehirn, damit die Impulse gesendet werden?

Wir wissen nicht einmal wirklich, was Schmerz ist und warum ähnliche Signale mal als Schmerz, mal als Ekstase interpretiert werden. Aufgrund welcher Hypothesen definieren und erklären wir Emotionen und Gefühle, ihren Ursprung und ihre Wirkung auf den Körper?

Warum schlägt das Herz immer weiter, warum fließt der Atem ohne bewusste Steuerung? Und was bringt sie dazu, irgendwann stehen zu bleiben, auch dies ohne erkennbare bewusste Entscheidung?

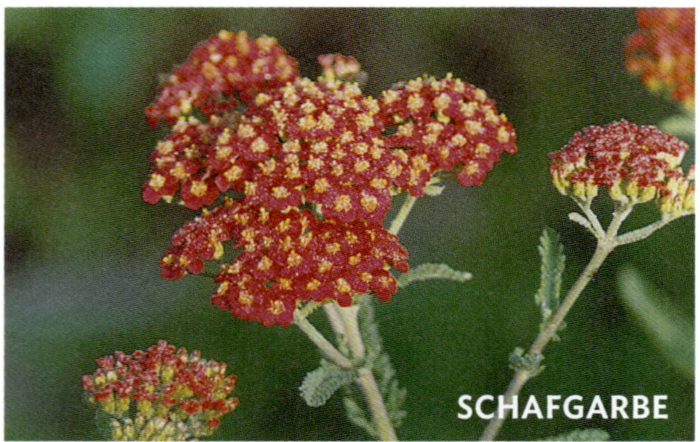
SCHAFGARBE

Die richtigen Fragen stellen

Obwohl wir bereits viel über das Nervensystem wissen, kratzen wir nach wie vor an der Oberfläche. Irgendwann kommt ein Punkt, an dem deduktive und induktive Beweisführung und Analyse nicht weiterführen. Solange die linkshirnlastige Wissenschaft die Möglichkeit eines höheren Bewusstseins oder einer höheren universellen Ordnung nicht in ihre theoretischen Konstrukte einbezieht, findet sie keine Antworten auf das, was viele für die wahren Fragen des Lebens halten: wie es funktioniert und welchen Sinn es haben mag.

Angesichts dieser Gedankengänge ist es wichtig (und beim Nervensystem womöglich noch wichtiger als bei jedem anderen Körpersystem), das Vorliegen oder Fehlen von Gesundheit aus einer Perspektive zu betrachten, die über körperliche Symptome und Behandlungsmöglichkeiten hinaussieht. Die allopathische Medizin mag zwar in bestimmten Bereichen genau das Richtige sein, behandelt Erkrankungen des Nervensystems jedoch in erster Linie mit Arzneimitteln, welche Signalübermittlung und Impulsinterpretation stören oder blockieren, oder alternativ mit der operativen Entfernung ungesunden Gewebes. Bedenkt man, wie begrenzt unser diesbezügliches Wissen ist, so sollten chirurgische Eingriffe stets der letzte Ausweg sein, nachdem alle anderen Optionen erfolglos waren.

Das Nervensystem behandeln

Die propriozeptive Eigenschaft der Nerven, die sensorischen Rezeptoren, die auf Reize reagieren, liefert dem Gehirn Feedback und ein Bewusstsein für vitale Körperinformationen. Schmerzen oder Unbehagen warnen vor einem Ungleichgewicht oder Gefahren. Solche Warnungen sind lediglich Symptome, nicht die wahre Ursache. Wenn der Rauchmelder im Haus anschlägt, geht es nicht darum, ihn mit dem Hammer zum Schweigen zu bringen. Ratsamer wäre es, sich nach dem Brandherd umzusehen.

Um bei dieser Analogie zu bleiben: Häufig ist es sinnvoll, erst den Alarm abzustellen und sich dabei umzusehen, woher der Rauch kommt. Allopathische Medikamente helfen meist ausgezeichnet gegen akute Schmerzen. Doch sobald der Schmerz nachlässt, vergessen viele Menschen gern die Regel: „Wo Rauch ist, ist auch Feuer."

Werden die Kräuter helfen?

Der in diesem Buch präsentierte Ansatz zeigt erprobte Wege zur Stärkung und zum Aufbau eines gesunden Nervensystems durch natürliche Therapien. Ganzheitliche Behandlungen können im Zusammenspiel mit konventionellen Behandlungen der Schulmedizin zum Einsatz kommen, um in allen Lebensbereichen die Heilung zu fördern: körperlich, emotional, mental und spirituell. Im großen Kreis des ganzheitlichen Heilens sind alle Systeme Teile des Ganzen und sollten je nach Bedarf eingesetzt werden.

Die weisen Worte eines Arztes der Antike aus dem Jahr 1200 vor Christus gelten noch heute: „Erst das Wort, dann die Pflanze, zuletzt das Messer."

Je gesünder das Nervensystem ist, desto besser ist es dafür gerüstet, die Sinneseindrücke und die motorischen Reaktionen auszuführen, die für optimale Lebensqualität erforderlich sind. Kräuter und Naturheilkunde spielen für die Gesunderhaltung des Nervensystems eine entscheidende Rolle. Heilkräuter liefern nicht nur wichtige nährende und heilende Substanzen, sondern sorgen auch für die direkte Verbindung zwischen Intuition und höherer Intelligenz.

Kräuter sind weit mehr als lediglich „grüne Materie". Sie haben eine natürliche Fähigkeit, Lebensenergie zu kanalisieren und sich mit den Orten in uns zu verbinden, die „losgelöst" sind und der Heilung bedürfen. Kräuter enthalten chemische Substanzen ohne erkennbare Funktion im Rahmen der pflanzlichen Lebensprozesse. Genau diese Substanzen jedoch haben einen unmittelbaren positiven Einfluss auf den menschlichen Körper. Ist hier ein höherer Plan am Werk? Vielleicht bietet die älteste Medizinform der Welt tatsächlich eine Heilungsform, die über das Körperliche hinausgeht und uns direkt mit einem höheren Bewusstsein verbindet.

Kräuter unterstützen das Nervensystem rein physisch auf vielerlei Weise. Sie verleihen dem ganzen Körper neue Energie und Vitalität, ganz besonders aber den Nerven. Eine Tasse heißer Kamillentee nach einem langen Arbeitstag ist definitiv eine einfache und nachhaltige Methode, dem ganzen Körper zu Entspannung zu verhelfen. Ebenso wohltuend kann gerade in stressigen Zeiten ein warmes Beruhigungsbad sein. Der längerfristige Einsatz von Kräutern gegen chronischen Stress kann eine dauerhafte Wirkung entfalten. Zur Linderung von Stress, Angst und geistiger Anspannung stehen viele ausgezeichnete Kräuter und Rezepturen bereit.

Bei akuten Schmerzen sind Kräuter zwar weniger wirksam als die Mittel der Schulmedizin, aber sie können Schmerzen lindern, indem sie das betroffene Gewebe stärken und nähren. Bei regelmäßiger Anwendung können Kräuter viel zur Stärkung und gesunden Funktion des Nervensystems beitragen, wirken also präventiv – und das ist wahrlich die beste Medizin überhaupt.

Wichtige Kräuter für die Hausapotheke

Viele Kräuter können Stress und Angst entgegenwirken und dem Nervensystem guttun. Wir bezeichnen sie als nervenstärkende Kräuter. Im Gegensatz zu üblichen Arzneimitteln zur Behandlung von Erkrankungen des Nervensystems, welche die nervliche Reaktion abwürgen, unterstützen nervenstärkende Kräuter häufig auch die Anpassung an belastende Situationen und nähren zugleich das Nervensystem. Durch sanfte Stimulation oder eine Art „Weckruf“ reaktivieren sie im Körper die Nervenkanäle, sodass das gestärkte System besser mit Schmerz umgehen kann. Insgesamt verbessern therapeutisch angewendete nervenstärkende Kräuter unsere Fähigkeit zur Stressbewältigung.

Um die Wirkung von Kräutern auf das Nervensystem besser abzuschätzen, helfen die folgenden Kategorien. Es bestehen starke Überlappungen, doch die Einteilung in Gruppen trägt zur Definition bei, was sie im Körper auf welche Weise bewirken. Die meisten dieser Kräuter manipulieren die Lebensenergie nicht, sondern arbeiten harmonisch mit ihr zusammen. Was stark genug ist, Energiemuster durch Manipulation zu verändern, sind häufig die pharmazeutisch hergestellten Wirkstoffe der Pflanzen, die nur auf Rezept erhältlich sind.

Nerventonika

Unter Nerventonika verstehen wir Kräuter, welche das Nervensystem nähren, stärken und mit neuer Energie aufladen. Sie haben eine direkte, kräftigende Wirkung auf das Nervengewebe und sind normalerweise reich an Kalzium, Magnesium, B-Vitaminen und Proteinen. Trotz ihrer Wirksamkeit sind sie meist mild und dürfen lange eingenommen werden. Jedes Rezept gegen Probleme mit dem Nervensystem enthält Kräuter aus dieser Kategorie.

Beispiele für tonisierende Kräuter für die Nerven sind Baldrian, Echte Betonie, Hafertee, Hopfen, Kamille, Seitenblütiges Helmkraut und Zitronenmelisse.

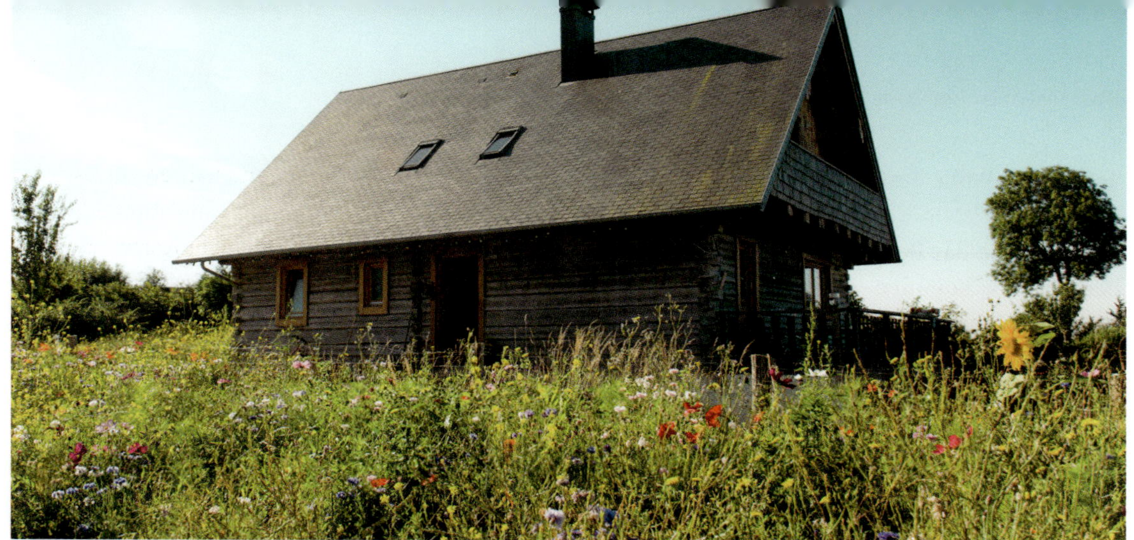

Beruhigende Kräuter (Sedativa)

Diese Kräuter entfalten eine entspannende Wirkung auf das Nervensystem und tragen zu Schmerzlinderung, Spannungsabbau und einem gesunden Schlaf bei. Im Gegensatz zu pharmazeutischen Arzneimitteln wird dies jedoch nicht erreicht, indem Nervenenden blockiert werden, sondern durch einen sanften nährenden Einfluss auf das periphere Nervensystem und das Muskelgewebe.

Zu den beruhigenden Kräutern zählen Baldrian, Gewöhnlicher Schneeball, Hopfen, Indianertabak, Johanniskraut, Kalifornischer Mohn, Katzenminze, Passionsblume, Seitenblütiges Helmkraut und Zitronenmelisse. Die krampflösenden Kräuter, die Muskel- und Nervenkrämpfen entgegenwirken, fallen ebenfalls in die Kategorie der Sedativa.

Kräuter zur Reizlinderung

Diese Kräuter haben eine beruhigende, heilende Wirkung auf gereizte und entzündete Nervenenden, die sie dank einer gelartigen Konsistenz schützend überziehen können. Ihre Wirkung beschränkt sich nicht auf das Nervensystem, aber wegen ihrer beruhigenden, heilenden und nährenden Wirkung tauchen sie in fast allen Rezepten für die Nerven auf.

Gute Beispiele für reizlindernde Kräuter sind Slippery-Elm-Rinde, Hafer, Gerste, Leinsamen und Eibischwurzel.

Anregende Kräuter (Stimulantien)

Stimulierende Kräuter werden bei angegriffenen Nerven nur selten empfohlen. Bei Stress, Depressionen oder Erschöpfung müssen wir den Körper schließlich nicht mit koffeinhaltigen Speisen, Zucker oder Medikamenten – den üblichen Mitteln gegen einen Durchhänger – weiter aufputschen. Hilfreicher sind sanfte Kräuter, die das System durch ihre nährende Wirkung neu beleben. Sie aktivieren die Nervenenden durch eine verbesserte Durchblutung, liefern Nährstoffe und erhöhen Vitalität und

Tatendrang, ohne das System zu provozieren oder zu erregen.

Wenn Sie das Bedürfnis nach etwas Belebendem haben, kommen Zitronenmelisse, Pfefferminze, Ginkgo, Gotu Kola, Grüne Minze, Niedere Scheinbeere, Cayennepfeffer, Ingwer, Bienenpollen, Eleutherococcus, Ginseng, Spirulina, Rosmarin und Salbei in Betracht.

Kräuterrezepte zur Stärkung des Nervensystems

Die nachfolgenden Kräuterrezepte zählen zu meinen Lieblingsrezepten für das Nervensystem. Einige sind beruhigend oder schmerzlindernd, andere liefern auf sanfte Weise neue Energie. Alle hier einbezogenen Kräuter enthalten Nährstoffe, die zur Stärkung und Unterstützung dieses wunderbaren Systems beitragen.

Wie fast überall in der Naturheilkunde sind Gesundheit und Wohlergehen nur durch Beharrlichkeit zu erreichen. Kräuter und andere Naturheilmittel lindern Schmerz und Stress nicht so schnell wie die Mittel der Schulmedizin, die unsere Sinne rasch und effektiv abstumpfen. Natürliche Therapien können bei längerer Anwendung die Nervenverbindungen neu zusammensetzen und ein anhaltendes Strömen lebendiger Energie ermöglichen. Die meisten naturheilkundlichen Therapieansätze bei Erkrankungen und Störungen des Nervensystems basieren auf Ernährung, Kräutern, Bewegung und einer Überprüfung der Lebensweise.

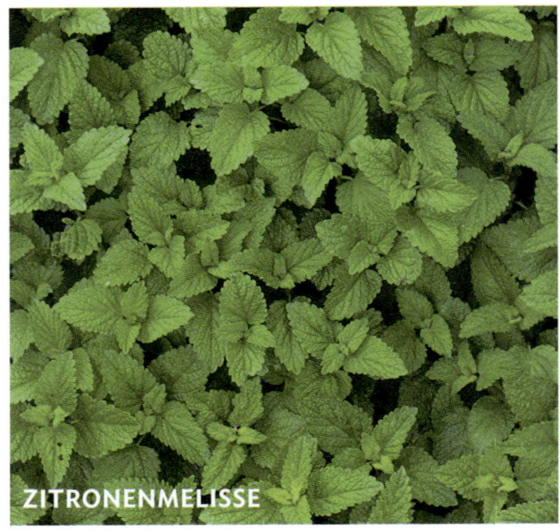

ZITRONENMELISSE

BALDRIANTEEMISCHUNG

Ein intensiver Beruhigungstee, der zu den angenehmeren Baldrianmischungen zählt.

½ Teil Süßholzwurzel
2 Teile Zitronenmelisse
1 Teil Baldrianwurzel

Aus der Süßholzwurzel gemäß den Anweisungen auf Seite 397 einen Sud zubereiten. 15 Minuten sieden lassen. Den Herd abschalten und Zitronenmelisse und Baldrian hinzugeben. 45 Minuten ziehen lassen. Abseihen und beliebig oft und viel davon trinken.

TONISIERENDER NERVENTEE, REZEPT 1

Ein Tee zur allgemeinen Belebung des Nervensystems, der 2 bis 3 Monate lang täglich getrunken werden sollte. Sie werden fühlen, wie der Stress schwindet.

3 Teile Zitronenmelisse
1 Teil Kamille
1 Teil Hafer
½ Teil Chrysanthemenblüten
½ Teil Rosenblütenblätter
¼ Teil Lavendelblüten
Stevia (auf Wunsch)

Alle Kräuter mischen. Nach dem Grundrezept auf Seite 396 einen Kräuteraufguss herstellen. 3- bis 4-mal täglich 1 Tasse trinken.

TONISIERENDER NERVENTEE, REZEPT 2

Eine vitalisierende Wurzelmischung voller Energie.

2 Teile Löwenzahnwurzel
2 Teile Sibirischer Ginseng
1 Teil Astragalus
1 Teil Klettenwurzel
1 Teil Zimt
1 Teil Süßholzwurzel
½ Teil Kardamomsamen
½ Teil Ingwer
½ Teil Ginsengwurzel, in Scheiben

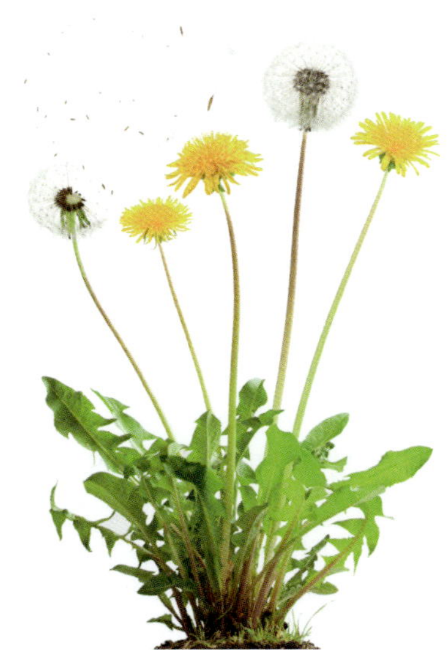

Alle Kräuter mischen. Nach dem Grundrezept auf Seite 397 einen Sud herstellen. 3-mal täglich 1 Tasse trinken.

KALZIUMTEE

Dieser kalziumreiche Tee besänftigt die Nerven und entfaltet seine Wirkung am besten, wenn er 3 bis 4 Monate lang getrunken wird.

1 Teil Zinnkraut
1 Teil Brennnesselblätter
1 Teil Hafer und Hafertee

Alle Kräuter mischen. Nach dem Grundrezept auf Seite 396 einen Kräuteraufguss herstellen. 3 bis 4 Tassen pro Tag trinken.

Blütenessenzen: Strahlendes Licht für die Seele

Blütenessenzen wurden durch den Großmeister der Heilkunst, Dr. Edward Bach (1886-1936), als „Bachblüten“ bekannt. Bach war ein bekannter englischer Arzt, der mit den herkömmlichen Heilmethoden der modernen Medizin unzufrieden war. Auf den Feldern seiner Kindheit entdeckte er, welche Heilkraft in den Blüten verborgen liegt, und entwickelte daraus eine bemerkenswert einfache, sichere und wirkungsvolle Heilmethode, mit der er Krankheiten aller Art behandelte, indem er die dahinter verborgenen Emotionen ansprach. Sein System ist von brillanter Schlichtheit und erstaunlicher Wirkung zugleich. Viele können nur schwerlich glauben, dass Blütenessenzen eine medizinische Kraft innewohnt, doch sie haben nachweislich in Tausenden von Fällen bei körperlichen Beschwerden geholfen.

Seit Dr. Bachs Tod haben viele Menschen sein Werk weitergeführt und Tausende an Blütenessenzen für die verschiedensten Beschwerden entwickelt. Die Blüten sprechen jedoch stets zuallererst den Geist der Krankheit an, die wahre Ursache, das emotionale Wesen.

Da ich mich mit Dr. Bachs Heilmitteln gut auskenne, benutze ich sie bis heute. Allerdings bin ich davon überzeugt, dass Essenzen aus den Pflanzen des nordamerikanischen Kontinents auch zu den Menschen, die dort leben, eine besondere Affinität haben. Achten Sie bei der Wahl der Blütenessenzen bitte auf eine ethische Produktion. Blütenessenzen sind energetische Arzneimittel, die auf einer ebenso subtilen wie mächtigen Heilungsebene wirken. Die Art der Zubereitung ist von höchster Bedeutung.

Blütenessenzen gibt es in Apotheken, Bioläden und im Versand. Dass sie in fast allen Ländern der Erde erhältlich sind, zeugt von ihrer Wirksamkeit. Die flüssigen Extrakte können andere Therapien und Medikamente nebenwirkungsfrei ergänzen. Geben Sie einfach mehrmals täglich 1 oder 2 Tropfen der gewählten Essenz unter die Zunge. Blütenessenzen sind geschmacksfrei und geruchlos. Sie werden vom Körper unverzüglich resorbiert, und ihre heilende Wirkung setzt binnen Sekunden ein.

Woodland Essence: Aus ganz besonderem Holz

Meine Freunde Kate Gilday und Don Babineau von Woodland Essence stellen Essenzen aus gefährdeten Pflanzen her, indem sie die Blüten sanft in Quellwasser tunken oder mit Wasser besprenkeln. So können sie die medizinischen Eigenschaften nutzen, ohne die Pflanzen zu verletzen. Diese exquisiten Heilmittel sind bei der Behandlung seltener und ungewöhnlicher Erkrankungen von unschätzbarem Wert. (siehe Bezugsquellen im Anhang, ***Woodland Essence***).

Bei Traumata, Angst, Stress und anderen Störungen des Nervensystems sind bestimmte Blütenessenzen besonders wertvoll. Die nachfolgende Tabelle enthält Stichworte zum Einsatz einiger bekannter Bachblüten.

ÜBERSICHT ÜBER BLÜTENESSENZEN GEGEN STRESS UND ANGST

Blütenessenz	Verwendung
Aspen	Angezeigt bei Angst vor dem Unbekannten, vagen Ängsten und Zögerlichkeit, heimlichen Befürchtungen und Albträumen.
Gorse	Gegen Gefühle wie Entmutigung, Hoffnungslosigkeit und Resignation.
Hornbeam	Bei Müdigkeit, Erschöpfung oder wenn der Alltag wie eine unerträgliche Last erscheint.
Impatiens	Empfehlenswert bei Ungeduld, Reizbarkeit, Anspannung und Intoleranz.
Mimulus	Wird gegen bekannte Ängste im Alltag und Schüchternheit verwendet.
Mustard	Bei Melancholie, Trübsinn, Verzweiflung und allgemeiner Niedergeschlagenheit ohne erkennbaren Grund.
Olive	Perfekt bei völliger Erschöpfung nach langem Ringen.
Notfalltropfen (Rescue)	Die berühmtesten Bachblüten überhaupt. Eine Kombination aus fünf Blütenessenzen, die bei Trauma und Stress besonders geeignet ist.
Rock Rose	Empfehlenswert bei tiefsitzenden Ängsten, Panikattacken, Furcht vor dem Tod oder vor Auslöschung.
Star of Bethlehem	Wird bei akutem oder auch länger zurückliegendem Schock oder Trauma angewendet; auch bei Bedürfnis nach Trost und Halt aus der spirituellen Welt.
Vervain	Zu empfehlen bei nervöser Erschöpfung durch übermäßige Anstrengung.
White Chestnut	Wenn man nicht zur Ruhe kommt und die Gedanken im Kreis laufen.
Wild Rose	Bei Zuständen der Resignation, Hoffnungslosigkeit oder anhaltender Krankheit.

Erhaltung des inneren Gleichgewichts

Jeder ringt um sein Gleichgewicht, denn wir möchten in Frieden und Harmonie mit unserer Umgebung leben. Wenn der chaotische Alltag uns aus dem Gleis wirft, möchten wir am liebsten wie auf Knopfdruck in unsere Mitte zurückkehren und dort Ruhe finden. Das ist jedoch nicht leicht. Glücklicherweise ist es möglich, auch im Chaos gleichzeitig voll präsent und ruhig und zentriert zu bleiben.

Ich habe festgestellt, dass man sich diese innere Ruhe, nach der wir uns sehnen, auch in einem sehr aktiven Leben leicht erhalten kann. Dazu gehören jedoch bestimmte Übungen und eine vernünftige Lebensführung und Ernährung. Wir müssen wissen, wie unser Nervensystem mit unserer Umgebung in Verbindung steht und welche Lebensmittel es nähren und aufbauen. Ebenso wichtig ist das Bewusstsein dafür, wie wir uns diese innere Ruhe im Auge des Hurrikans erhalten können.

Die Gesundheit des Nervensystems lässt sich durch diverse Naturheiltherapien unterstützen. Zusammen mit Kräutern, guter Ernährung und vollwertigen Ergänzungsmitteln können solche einfachen Praktiken dazu beitragen, diesen Ort der vollkommenen Ruhe zu finden. Kombinierte Ansätze sind für das Nervensystem dabei besonders wichtig.

Lebensmittel, die das Nervensystem unterstützen

Eine unausgewogene Ernährung und schlechte Essgewohnheiten tragen zu vielen gesundheitlichen Problemen des Nervensystems bei, insbesondere solchen, die mit Stress und Angst einhergehen. Umgekehrt kann eine ausgewogene Ernährung zum Aufbau eines stabilen Nervenkostüms beitragen.

Für gesunde Nerven sollte der Schwerpunkt auf alkalisierenden Lebensmitteln liegen. Frische Sprossen, hochwertige Proteine, Vollkorn, grünes Blattgemüse, Wurzelgemüse, gesäuerte Milchprodukte (wie Joghurt, Kefir oder Buttermilch), Zitronen, Grapefruit, Nüsse und Samen.

Beziehen Sie auch die Superstars aus Kapitel 2 ein, Spirulina, Bienenpollen und Nährhefe. Sie liefern Energie und wirken mental ausgleichend.

Kalziumreiche Ernährung

Dass Kalzium zum Aufbau stabiler Knochen und Zähne beiträgt, ist bekannt, sein Anteil an einer gesunden Nervenfunktion weniger. Ein gesunder Kalziumspiegel im Blut beugt Nervosität, Reizbarkeit, Muskelkrämpfen, Hyperaktivität und Schlaflosigkeit vor. Zum Glück nehmen wir in der Regel viel Kalzium über die Nahrung auf. In gut verdaulicher Form liegt Kalzium in Algen, Joghurt, anderen gesäuerten Milchprodukten und grünem Blattgemüse (wie Spinat, Mangold, Brokkoli, Rübenblättern, Grünkohl oder Petersilie) vor. Mandeln und Sesamsamen haben ebenfalls einen hohen Kalziumgehalt. Milch gilt zwar als guter Kalziumlieferant, enthält aber nicht die Mengen und Arten, die der Körper braucht.

Sehr gute Kalziumträger sind Algen, die in vielen Teilen der Erde eine wichtige Nahrungsquelle darstellen. Zum Vergleich: 100 Milliliter Kuhmilch (100 Gramm) liefern 118 Milligramm (mg) Kalzium. Dieselbe Menge Hizike (eine milde Algenart) enthält 1400 mg, Kelp 1093 mg und Wakame 1300 mg.

Neben dem Verzehr kalziumreicher Lebensmittel kann man in stressigen und angespannten Zeiten oder auch zur Behandlung nervlich bedingter Erkrankungen ergänzend Kalzium einnehmen. Achten Sie darauf, dass diese Mittel Biochelate enthalten, damit sie leichter aufgenommen werden können. Vielleicht möchten Sie auch täglich Kalziumtee trinken (siehe Seite 55).

Auch andere Pflanzen sind ausgezeichnete Kalziumquellen. Hierzu zählen:

- Amaranth
- Brennnessel
- Brunnenkresse
- Haferflocken
- Kichererbsen
- Löwenzahnblätter
- Senfblätter
- Zinnkraut

Lebensmittel, die das Nervensystem belasten

Die Ernährungsempfehlungen in diesem Kapitel sind zwar schlicht, stärken aber garantiert die Gesundheit des Nervensystems. Für optimale Gesundheit müssen Sie bestimmte Dinge jedoch meiden. Anstatt lediglich das Offensichtliche zu wiederholen (schließlich kennen wir die üblichen Verdächtigen), erinnere ich hier einfach daran, dass sie den Ärger, den sie hervorrufen, letztlich wirklich nicht wert sind.

Schokolade

Die „Speise der Götter", wie sie von den Menschen genannt wurde, die sie entdeckten und als Erste nutzten, war und ist etwas Heiliges. Wie die meisten Dinge, die einst als heilig angesehen wurden, war Schokolade nie zum häufigen oder gar täglichen Konsum bestimmt. Ursprünglich wurde sie auch nicht mit Zucker versetzt; dieses Süßen wäre vielmehr als Unding angesehen worden. Man mischte Schokolade mit anderen bitteren Kräutern und bereitete daraus mit etwas scharfem Paprika ein köstlich würziges Getränk zu. Aus meiner Sicht ist das Ursprungsrezept das weitaus interessantere Getränk.

Kaffee und andere koffeinreiche Lebensmittel

Stimulantien sind bei nervlichem Ungleichgewicht fast immer kontraindiziert. Insbesondere um koffeinreiche Produkte sollten wir dann einen Bogen machen. Sie bewirken nicht nur eine Überstimulierung eines ohnehin müden Systems, sondern auch eine nochmalige Anregung der Nebennieren, was zu deren Erschöpfung und nachfolgend zu Müdigkeit und Depressionen beiträgt. Erschöpfte Nebennieren bilden die eigentliche Ursache für viele Probleme im Zusammenhang mit dem Nervensystem und spielen bei Depressionen und Angststörungen eine große Rolle.

In therapeutischer Dosierung wurden Kaffee und andere koffeinreiche Lebensmittel erfolgreich gegen Migräne eingesetzt (bei Einnahme bei den ersten Anzeichen). Außerdem dienen sie in besonderen Situationen als Notnagel, zum Beispiel wenn man spät abends noch fahren muss. Andererseits sind Koffeinabhängigkeit und entsprechende Entzugssymptome eine zentrale Ursache für eine Übererregung des Nervensystems. Für den Entzug von dieser extrem verbreiteten Substanz funktionieren sowohl der kalte Entzug (abruptes Absetzen) als auch das allmähliche Zurückschrauben des Konsums.

Stark verarbeitete Produkte

Die Lebensmittel dieser Kategorie füllen ganze Supermärkte und nehmen auch in der Speisekammer häufig viel Raum ein. Historisch betrachtet haben wir uns erstaunlich schnell von einer sehr naturnahen Ernährung, die auf den schlichten Reichtümern dieser Erde beruhte – Lebensmitteln, die sich seit Jahrhunderten zur Kompatibilität mit unseren Genen entwickelten –, auf eine Ernährung mit Farbstoffen, Pestiziden, synthetisch erzeugten Hormonen und neuerdings sogar gentechnisch veränderten Organismen umgestellt. Das chemische Bad, dem wir unsere Körper tagtäglich aussetzen, fordert seinen Tribut. Einen ausführlicheren Überblick über die Wirkungen dieser Veränderung der Ernährungsprinzipien unserer Spezies vermitteln die Bücher:

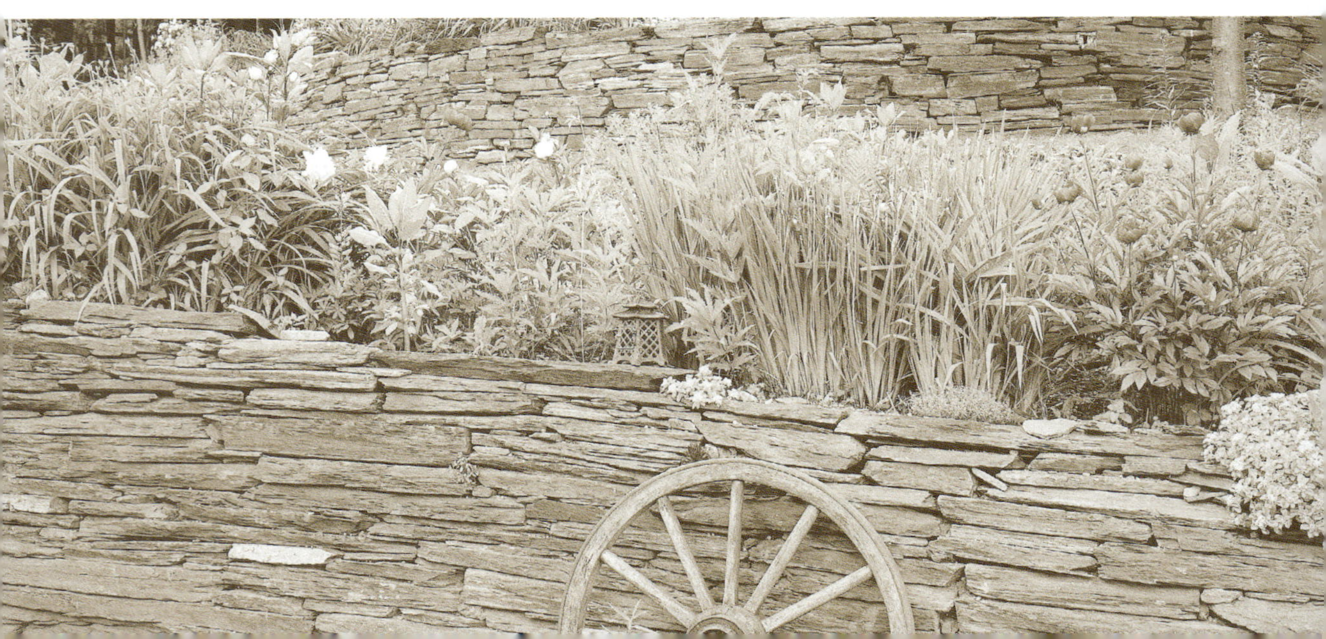

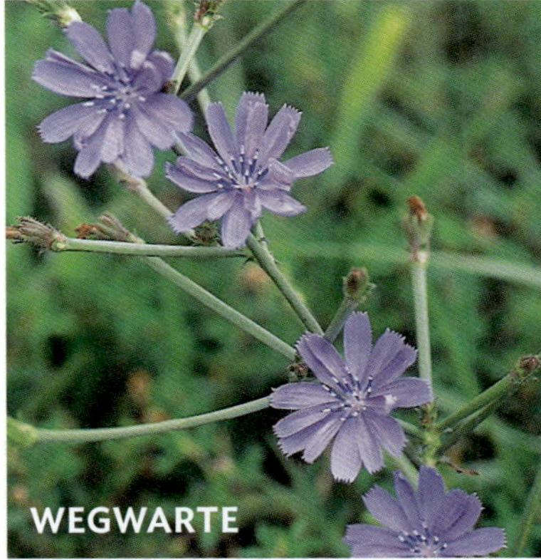
WEGWARTE

Nourishing Traditions von Sally Fallon und *Healing with Whole Foods* von Paul Pitchford. Wer glaubt, dass die Ernährung keinen Einfluss auf die Gesundheit hat, sollte die Regeln befolgen, die Andrew Weil in seinem Buch *Das Acht-Wochen-Programm zur Aktivierung der inneren Heilkräfte* vorstellt. Wenn Sie sich nach diesen acht Wochen nicht besser fühlen, gehören Sie zu den wenigen Menschen, die sich von der Nahrungsauswahl tatsächlich nicht beeinträchtigen lassen.

Zucker und Süßigkeiten

Zucker in jeder Form liefert dem Körper schnelle, hochkonzentrierte Energie. Diese Energie wird leider ebenso schnell verbraucht, und anschließend fühlen wir uns müder denn je. Unser hoher Zuckerkonsum – um die 60 kg pro Kopf und Jahr – könnte stärker mit dem enormen Anstieg an Depressionen, Ängsten und Persönlichkeitsstörungen in Verbindung stehen als gedacht.

Zucker stellt nämlich nicht nur schnelle Energie bereit, sondern laugt das Nervensystem noch stärker aus, indem er den Körper zwingt, wertvolles Kalzium für die Verdauung bereitzustellen. Das Nervensystem ist für eine optimale Funktion jedoch auf hohe Kalziumspiegel im Blut angewiesen. Zucker tritt hier als Kalziumräuber auf. Deshalb ist es kein Wunder, dass man nach einem Zuckerkick oft reizbar, ärgerlich oder niedergeschlagen reagiert. Während der Zucker verdaut wird, geht der Kalziumspiegel zurück, und die Nervenenden sind ebenso reizbar wie wir.

Alkohol

Bei einer Erkrankung des Nervensystems können bereits kleine Mengen Alkohol desorientierend wirken. Bei Stress und Depressionen wird Alkohol leicht zur Krücke, während er in Wahrheit weiter an uns nagt und die Situation nicht besser, sondern schlimmer macht. Manche Menschen werden schnell süchtig danach, und leider ist diese Sucht bei den Menschen am stärksten ausgeprägt, die am dringendsten die Finger vom Alkohol lassen sollten. Wie jede Sucht ist auch Alkoholmissbrauch bestenfalls eine Herausforderung, schlimmstenfalls tödlich. Ohne persönliche Verluste und eiserne Willenskraft ist es schwer, dem Alkohol zu entkommen.

Auch Alkohol verbraucht bei der Verarbeitung Kalzium und raubt damit dem Körper wertvolle Nährstoffe. So lange das Nervensystem aus dem Takt ist, sollte man Alkohol am besten gar nicht oder nur in kleinen Mengen konsumieren. Wer auf Alkohol empfindlich reagiert und zu Depressionen, Angst oder Panikattacken neigt, sollte ihn um jeden Preis meiden, denn hier kann er lebensgefährlich sein.

Verwenden Sie in diesem Fall keine Tinkturen auf Alkoholbasis, sondern nur solche aus Glycerin oder Essig, oder nehmen Sie Ihre Kräuter in Form von Kapseln oder Tee zu sich.

Frische Energie durch Kräuterbäder

Für viele Menschen ist Stress in erster Linie Kopfsache. Er hängt sozusagen auf der mentalen Ebene fest, und das ist möglicherweise der Grund, weshalb Stress so häufig zu Kopfschmerzen und mentalen Störungen führt. Ein warmes Kräuterbad ist stets eine Wohltat, bei Kopfschmerzen und Stress jedoch ganz besonders. Es ist ein Hochgenuss, leicht machbar und hervorragend gegen Spannungskopfschmerzen.

Ein Bad bedeutet mehr Zeitaufwand, als eine Tablette zu schlucken, aber das Ergebnis ist ausgesprochen befriedigend und anhaltend.

Wenn ich nach einem langen Tag Entspannung suche, Sorgen habe oder gestresst bin, gönne ich mir gern ein Fußbad. In den Händen und Füßen enden alle Nervenbahnen des Körpers, sodass dort eine Art Karte unseres Innenlebens vorliegt. Zudem verbessern Fußbäder die Durchblutung, indem sie die Blutgefäße in den Füßen erweitern und das Blut vom Kopf in die Glieder leiten. Auch dies kann pochende Kopfschmerzen infolge von Stress lindern. In Kombination mit einem Kühlkissen am Kopf kann ein warmes Fußbad sogar einen Migräneanfall im Keim ersticken.

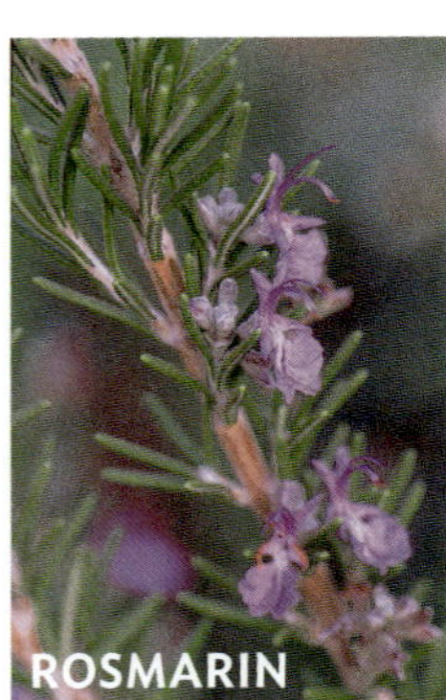

ROSMARIN

KRÄUTERFUSSBAD

Ein beruhigendes, aromatisches Rezept, das sich mit allen beruhigenden Kräutern zubereiten lässt, die gerade zur Hand sind. Für Fußbäder eignen sich vor allem Senfpulver, Ingwer, Salbei und Rosmarin. Haferflocken sind ebenfalls von Nutzen; hier reicht eine Prise.

2 Teile Lavendel
1 Teil Hopfen
1 Teil Salbei
½ Teil Rosmarin
Einige Tropfen essenzielles Lavendelöl (nach Wunsch)

1. Die Kräuter in einen großen Topf geben und mit Wasser aufgießen. Deckel aufsetzen und bis zum leichten Sieden erhitzen. Auf kleiner Stufe 5 bis 10 Minuten sieden lassen. In eine große Schüssel gießen und die Temperatur mit kaltem Wasser anpassen. Das Wasser für das Fußbad soll so heiß wie möglich sein, fast schon unangenehm, ohne dabei aber die Füße zu verbrennen.

2. Machen Sie es sich in Ihrem Lieblingssessel so richtig gemütlich und tauchen Sie die Füße langsam in das Wasser. Danach die Schüssel mit einem dicken Badehandtuch abdecken, um die

Hitze zu erhalten. Sehr angenehm ist es, wenn Ihnen nun jemand Füße, Kopf und Schultern massiert. Wenn das Wasser abkühlt, etwas heißen Kräutersud nachgießen. Lassen Sie eine ruhige Entspannungsmusik im Hintergrund laufen oder lauschen Sie der Stille. Während des Fußbads dürfen Sie ein Tässchen Kamillentee oder Mutterkraut-Lavendel-Tee trinken.

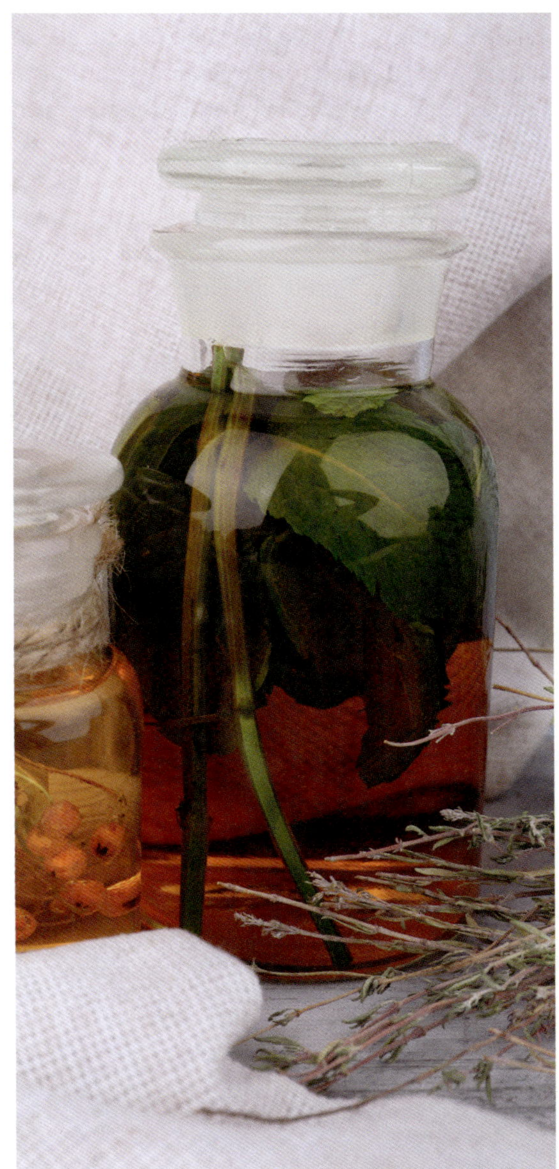

Regelmäßige Massagen

Ich liebe Massagen zum Stressabbau! Der Körper übernimmt viel von der psychischen Anspannung des Nervensystems. Eine gut ausgebildete Masseurin kann nicht nur aktuelle Verspannungen lindern, sondern dem Körper auch beibringen, Spannungen loszulassen, ehe sie zum Problem werden.

Viele Menschen halten Massagen für unbezahlbaren Luxus, doch gerade bei starker nervlicher Belastung und in Umbruchphasen können wir Zeit und Geld kaum besser verwenden. Die Massageschulen reichen von sanften Massagen nach schwedischer Art bis zur Tiefenmassage. Wie bei anderen Therapiemethoden auch sollte man sich mit den verschiedenen Systemen auseinandersetzen und sie ausprobieren. Nur so lässt sich ermitteln, was individuell das Beste ist.

Massagen helfen nicht nur gegen die körperlichen Symptome muskulärer Verspannungen, sondern auch bei innerlichen Fehlhaltungen – dem Stress, der sich tief im Körper festgesetzt hat. Schmerzhafte Erinnerungen können ebenso zu Stress und körperlichen Schmerzen führen wie eine Verletzung. Deshalb kann die Berührung eines erfahrenen Körpertherapeuten bei Traumata, Furcht, Panikattacken und starken Depressionen von Nutzen sein.

Vor einigen Jahren geriet ich in einen schweren Autounfall. Wir waren zu dritt und blieben weitgehend unverletzt, doch das Auto überschlug sich mehrere Male. Ich erlitt nur eine Schulterverletzung, die damals kaum erwähnenswert erschien. Wir lehnten den Rettungswagen zum nächsten Krankenhaus ab, nahmen Notfalltropfen und beschlossen, unsere Schmerzen und Ängste im nächsten Hot Tub abzuschütteln.

Wochen später bekam ich starke Schulterschmerzen, die vermutlich ebenso auf dem Unfallstress beruhten wie auf der Muskelverletzung. Ich versuchte es mit Dehnen, Ruhe, Bewegung und Festhalten. Schließlich rief ich Matthais und Andrea Reisen an, meine Lieblingsmasseure, die sich auf Craniosakraltherapie spezialisiert hatten. Diese Form der Körperarbeit leitet Energie durch den Körper und trägt zur Lösung alter Erinnerungsmuster bei, die als Blockaden erlebt werden. Nach drei Sitzungen löste sich meine Schulter von dem Trauma und konnte die verbliebenen Schmerzen loslassen.

Als vor vielen Jahren meine Scheidung lief, begann ich zu laufen. Ich nahm immer denselben Weg durch den Wald, dessen **Vertrautheit** mir Sicherheit vermittelte. Das Laufen tat mir aber nicht nur körperlich gut, sondern ich merkte bald, dass mein Kopf danach deutlich ruhiger war. Der **größte Gewinn** jedoch waren all die Freundschaften, die ich unterwegs schloss. Ich kam immer an denselben Pflanzen vorbei, denselben großen Bäumen. Jeden Tag blieb ich an einer dicken, gelben Birke stehen, der ich meine Sorgen erzählte und wie es mir aktuell ging. Der Sport half mir, aber die **Natur als Laufpartnerin** half noch mehr.

Bewegung!

Mit Sport können wir Körper und Geist am besten von Stress und Anspannung befreien. Wie Massagen und Bäder trägt auch Sport dazu bei, innerliche Anspannung über den Körper abzubauen, denn der Körper kann Stress leichter als Energie ans Universum weiterleiten.

Sport bewirkt im ganzen Körper eine gute Durchblutung. Er hilft uns, auf andere Gedanken zu kommen, wenn wir uns innerlich im Kreis drehen. Deshalb ist Bewegung bei Beschwerden des Nervensystems stets ein wertvoller Bestandteil jeder Therapie. Gerade wenn man mit großen Herausforderungen oder Umbrüchen konfrontiert oder stark gestresst ist, sollte man unbedingt mehr Sport machen.

Die Möglichkeiten sind dabei praktisch unerschöpflich und reichen von Sport im Freien bis zu Aerobic vor dem Fernseher, von Yoga und sanftem Dehnen bis zu Krafttraining im Sportstudio. Für jeden Körpertyp, jedes Alter und jeden Konditionsstand gibt es passende Angebote. Man muss nur das Passende finden und die nötige Zeit freischaufeln; dann kann man bald die Veränderungen genießen, die einsetzen, sobald man sich um das eigene Wohl kümmert.

Das Bewusstsein entwickeln

Vorübergehende Schlafstörungen kann man als Instrument zur Schulung der inneren Aufmerksamkeit entwickeln. Wer zur Unzeit erwacht, kann Tagebuch schreiben, beten und jene innere Arbeit leisten, für die wir tagsüber selten Zeit finden. Anhaltende Schlaflosigkeit hingegen laugt uns psychisch aus, denn Schlaf ist für das gesunde Nervensystem unerlässlich.

Schlaf ist ein kostbarer Schatz!

In besonders stressigen Zeiten oder bei Erkrankungen des Nervensystems reagieren manche Menschen mit Schlafstörungen. Manche schlafen unruhig und wachen zwischendurch auf, andere fallen zeitweise in Tiefschlaf und scheinen überhaupt nicht mehr richtig wach zu werden. Beiden Zuständen liegt eine ähnliche Unausgewogenheit des Nervensystems zugrunde, und beide lassen sich mit angemessener Ernährung und natürlichen Kräuterheilmitteln behandeln. Schließlich sind ausreichend Ruhe und Entspannung für die Gesundheit und das Gleichgewicht des Nervensystems von größter Bedeutung.

Schlafstörungen sind überaus verbreitet. Sie werden gern auf Stress, Angst, Depressionen, aber auch körperliche Erkrankungen zurückgeführt und können Erkrankungen des Nervensystems verschlimmern, aber auch von ihnen verschlimmert werden. Der Körper braucht nur wenige Stunden Ruhe, um seine Batterien wieder aufzuladen, aber Gehirn und Nervensystem sind auf 6 bis 8 Stunden Nachtschlaf angewiesen.

Wer an Schlaflosigkeit leidet, profitiert von den folgenden Schritten, sollte jedoch stets bedenken, dass Schlaflosigkeit nur ein Symptom für ein Ungleichgewicht ist. Man sollte stets das Gesamtbild im Auge behalten und die Ursache korrigieren.

Schritt 1. Ab 4 Stunden vor dem Schlafengehen stündlich ¼ Teelöffel Baldrian-Helmkraut-Tinktur einnehmen. Zusätzlich ein Ergänzungsmittel mit Kalzium und Magnesium einbeziehen oder 1 Tasse Kalziumtee trinken (siehe Seite 55).

Schritt 2. 20 Minuten vor dem Schlafengehen entweder ein Bad mit Lavendelöl nehmen oder einen flotten Spaziergang unternehmen. Wenn Sie auf dem Rasen oder auf einer Wiese laufen können, gehen Sie am besten ein Stück barfuß, um den Kontakt zur Erde herzustellen.

Schritt 3. Direkt vor dem Schlafengehen einen Becher warme Milch (alternativ Soja-, Mandel- oder Reismilch) mit Zimt und Honig trinken. Pflanzlichen Milchersatzgetränken fehlt zwar der hohe Tryptophangehalt von Kuhmilch, aber sie schmecken gut und haben eine beruhigende Wirkung. Die Baldrian-Helmkraut-Tinktur auf den Nachttisch stellen und ins Bett schlüpfen.

Schritt 4. Falls Sie nachts irgendwann erwachen, versuchen Sie nicht krampfhaft, wieder einzuschlafen. Das ist anstrengend und funktioniert selten. Nehmen Sie lieber einen halben bis ganzen Teelöffel der Baldrian-Helmkraut-Tinktur. Lesen Sie ein eintöniges Buch oder gönnen Sie sich ein heißes Kräuterbad, in dem Sie ruhig 30 Minuten entspannen dürfen. Beim Baden einen starken Nerventee trinken.

Bei länger dauernder Schlaflosigkeit befolgen Sie die Vorschläge in diesem Kapitel zur Stärkung des Nervensystems einschließlich Massagen, Hand- und Fußbädern, Lavendelölbädern und täglichem Sport. Nähen Sie sich ein Schlummerkissen und trinken Sie regelmäßig vor dem Schlafengehen Schlaf- und Nerventee (siehe nachfolgendes Rezept).

SCHLUMMERKISSEN

Hopfen verwende ich am liebsten in einem Kräuterkissen, das ins Kopfkissen geschoben wird. Solche Kräuter- oder Traumkissen fördern seit Jahrhunderten den tiefen, ruhigen Schlaf. In diesem Rezept unterstützt das Lavendelöl die entspannende Wirkung der Kräuter und spendet gleichzeitig angenehmen Duft. Ein zusätzlicher Teil Beifuß regt das Träumen an.

1 Teil getrocknete Kamille
1 Teil getrockneter Hopfen
1 Teil getrockneter Lavendel
1 Teil getrocknete Rosenblüten
1 bis 2 Tropfen essenzielles Lavendelöl

Die Kräuter gut vermischen. Die Mischung in ein kleines Kissen oder einen Beutel einnähen und zum Schlafen ins Kopfkissen schieben.

SCHLAF- UND NERVENTEE

Diese Mischung ist besonders wirkungsvoll, wenn man sie vor dem Schlafengehen in häufigen Dosen zu sich nimmt. Da der Hopfen den Tee etwas bitter macht, könnte man aus dem Rezept auch eine Tinktur herstellen. In diesem Fall mehr Hopfen und Baldrian verwenden.

3 Teile Kamille
1 Teil Hafer
1 Teil Passionsblume
1 Teil Baldrian
½ Teil Hopfen

Nach dem Grundrezept auf Seite 396 einen Kräuteraufguss herstellen. Ab 3 Stunden vor dem Schlafengehen immer wieder kleine Mengen trinken.

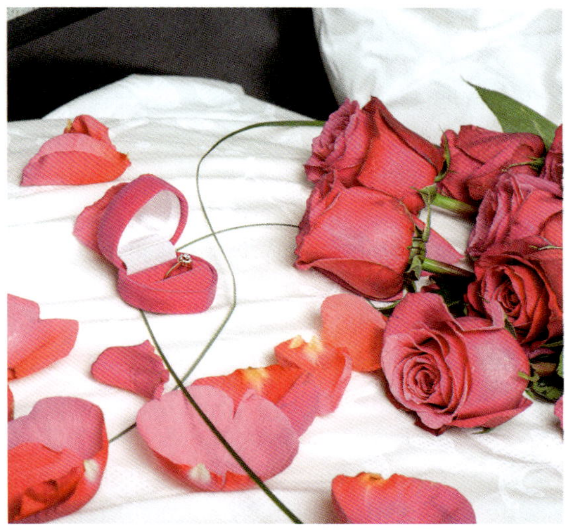

Angst und Panikattacken

Jeder Mensch fühlt sich irgendwann einmal von der Angst vor einer realen oder eingebildeten Situation überwältigt. Ob wir vor eine Gruppe treten und reden sollen, das erste Date, ein Auto, das frontal auf uns zukommt – das alles kann Angst auslösen. Gelegentliche Nervosität ist normal und mitunter die gesündeste Reaktion auf die jeweilige Situation. Häufige Ängste sind es nicht. Zu den körperlichen Symptomen zählen ein beschleunigter Puls, beschleunigte Atmung, Unruhe und Konzentrationsprobleme. Panikattacken geht praktisch immer Angst voraus. Ständige Nervosität und Sorgen sind ein Zeichen für ein erheblich gestresstes Nervensystem und bedürfen einer prompten Behandlung.

Eine Panikattacke zeichnet sich durch extreme, unkontrollierbare Furcht aus (zum Beispiel Klaustrophobie). Die Ursache ist häufig unbekannt. Im Einzelfall können Panikattacken eine gesunde Reaktion auf das Leben in einer verrückten Welt sein – der Körper versucht, laut und deutlich Alarm zu schlagen. Demjenigen, der darunter leidet, bringen Panikattacken allerdings mehr Schaden als Nutzen, weil sie das Selbstbewusstsein unterminieren – der oder die Betroffene ist erschüttert, eingeschüchtert und lebt in Angst vor einem weiteren Anfall.

Panikattacken stellen sich meist nicht aus heiterem Himmel ein, sondern nach länger anhaltendem Stress, Schlaflosigkeit oder Fehlernährung. Entscheidend ist daher die Suche nach dem eigentlichen Grund, damit man das wahre Problem korrigieren kann.

Was können Sie tun?

Bei chronischer Angst und zur Vorbeugung gegen Panikattacken sollte man sich streng an die Ernährungsvorgaben für ein gesundes Nervensystem halten. Meiden Sie alles, was das Nervensystem reizen kann, besonders stimulierende Substanzen (siehe Seite 73 ff.). Hilfreicher sind Stärkungsmittel für die Nerven und beruhigende Heilpflanzen wie Kalifornischer Mohn, Hopfen, Kava-Kava, Zitronenmelisse, Hafer und Baldrian. Trinken Sie täglich 3 bis 4 Tassen entspannenden Tee. Bei starken Ängsten dürfen Sie stündlich Baldriantinktur einnehmen, bis die Angst nachlässt.

Blütenessenzen sind sehr wirkungsvolle Angstlöser. Wer sich leicht von seinen Ängsten überwältigen lässt, sollte stets eine passende Blütenessenz mitführen (Vorschläge siehe Seite 57). Setzen Sie die Tropfen beim ersten Anzeichen von Angst ein. Bei einer Panikattacke nehmen Sie Notfalltropfen.

Auch ein hohes Geräuschniveau kann Gefühle von Angst und Unsicherheit hervorrufen. Suchen Sie eine ruhige Umgebung. Ein warmes Bad, entspannende Musik und Ruhe bewahren sind für überängstliche Menschen häufig eine große Hilfe.

Achten Sie auch bei Kindern auf Anzeichen für Angst. Sie reagieren auf dieselben Mittel und Therapieansätze wie Erwachsene; nur die Mengen sind entsprechend anzupassen (siehe Seite 168).

MELISSENTEEMISCHUNG

Zitronenmelisse ist ausgesprochen entspannend und dennoch sanft anregend. Sie verbessert die Energieversorgung, indem sie Energieblockaden und Stress löst.

- 3 Teile Zitronenmelisse
- 1 Teil Borretsch, möglichst Blüten und Blätter
- 1 Teil Kamille
- 1 Teil Zitronenverbene
- 1 Teil Johanniskraut

Nach dem Grundrezept auf Seite 396 einen Kräuteraufguss herstellen. Nach Bedarf beliebig oft und viel trinken.

BERUHIGENDER MOHNTEE

Kalifornischer Mohn ergibt einen sanften Beruhigungstee, der gerade kleinere Kinder abends zur Ruhe kommen lässt.

- 1 Teil Kalifornischer Mohn, Blüten und/oder Samen
- 1 Teil Kamille
- 1 Teil Grüner Hafer
- ½ Teil Eibischwurzel

Nach dem Grundrezept auf Seite 396 einen Kräuteraufguss herstellen. Von diesem Tee dürfen Sie beliebig oft und viel zu sich nehmen.

KAMILLENAUFGUSS

Ein feiner Kamillentee am Abend beruhigt gereizte Nerven und spült die Anspannung des Tages hinweg.

- 4 Teile Kamillenblüten
- 3 Teile getrocknete Hagebutten
- 2 Teile Zitronenmelisse
- 1 Teil Borretsch, möglichst Blüten und Blätter

Nach dem Grundrezept auf Seite 396 einen Kräuteraufguss herstellen. Beliebig oft und viel davon trinken.

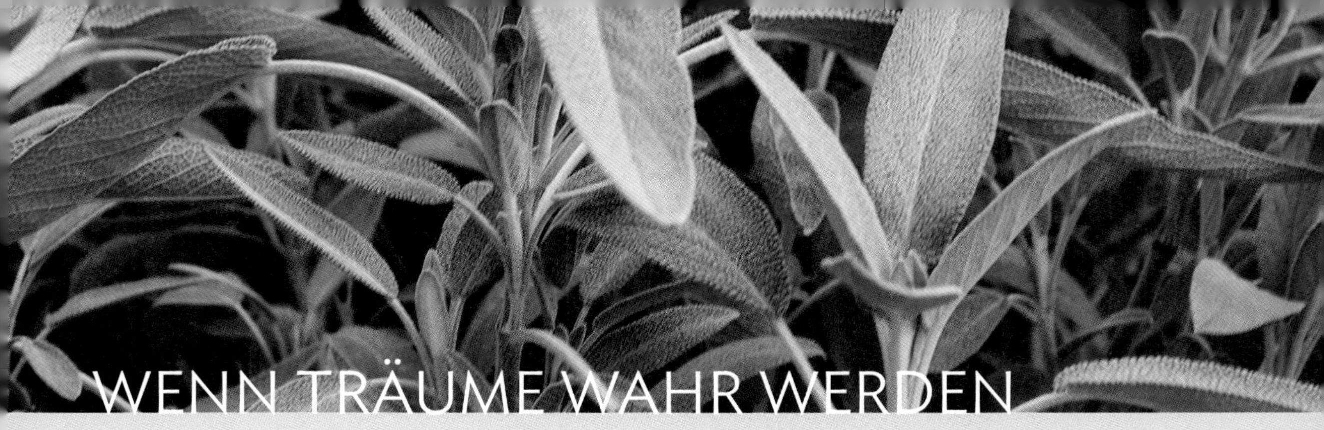

WENN TRÄUME WAHR WERDEN

Tasha Tudor (1915-2008) zählt gewiss zu den inspirierendsten Menschen, denen ich je begegnet bin. Die bekannte Illustratorin und Autorin ist nicht nur Künstlerin, sondern führte ihr Leben als Gesamtkunstwerk. Ich glaube, Tasha war im falschen Jahrhundert geboren und kehrte in eine Epoche zurück, die besser zu ihr passte, das späte 18. Jahrhundert. Sie umgab sich mit einer Welt, die so einzigartig von ihr geprägt war, von einem ganz eigenen magischen Charme beseelt, dass sie jeden bezauberte, der das große Glück hatte, sie betreten zu dürfen.

Ich lebte erst ein paar Jahre in New England, als ich ein großes Paket bekam. Es enthielt einen Korb mit allen möglichen getrockneten Kräutern und Blüten samt einer kleinen Einladung – Tasha bat mich zum Tee. Ich war natürlich hellauf begeistert, und so fuhr ich mitten im Winter durch eine tief verschneite Welt zum ersten Mal in ihr Haus im Süden von Vermont. Ich erinnere mich gut an jenes Gefühl, in einer anderen Zeit zu landen, die jene zauberhafte alte Dame mit geradezu kindlicher Lebendigkeit verkörperte. Unseren Tee tranken wir am knisternden Kaminfeuer aus Tassen, die noch von ihrer Großmutter oder Urgroßmutter stammten. Danach wanderten wir durch das große, alte Haus zum Treibhaus, zum Ziegenstall, zum Taubenschlag und wieder ins Haus zurück, ohne auch nur einen Fuß ins Freie setzen zu müssen. An das Treibhaus erinnere ich mich besonders deutlich: Mitten im Winter, wo alles schneeweiß war, sprühte es vor grünem Leben und war vom süßen Duft der Pflanzen erfüllt.

Das Gärtnern war eine ganz besondere Leidenschaft von Tasha (und sie hatte viele Leidenschaften). Die Gärten um ihr Landhaus zählen sicher zu den schönsten in ganz Neuengland und spiegeln die harte Arbeit und die Weitsicht dieser faszinierenden Frau, die sie über 30 Jahre hinweg angelegt und gepflegt hat. Ich träume davon, mich in diesen Gärten zu verlaufen und beim Erwachen hoffentlich ebenfalls in einer anderen Zeit und an einem anderen Ort aufzutauchen.

Diese alte Frau sammelte bis zuletzt ihr eigenes Feuerholz, baute auf ihren Feldern Flachs an, den sie trocknete und zu Stoff verwebte, aus dem sie ihre eigenen Kleider nähte. Sie hielt eine kleine Ziegenherde, die sie täglich molk, und ihr Ziegenkäse und ihr Eis zählen zum Besten, was ich je probiert habe. Sie hätte es nie so ausgedrückt, doch meiner Definition nach war Tasha eine erfahrene Kräuterexpertin, und wir haben viele angeregte Nachmittage damit zugebracht, in ihrer Küche die unterschiedlichsten Kräuterprodukte herzustellen.

Ich liebte Tashas Begeisterung, ihre Großzügigkeit und Stärke, ihre Kreativität, ihren Willen und ihre wunderbare Unkonventionalität. All die Bücher, Artikel und Sendungen über diese Frau werden ihrem Geist nicht gerecht, der hundertmal klüger war als alle Bilder, die man von ihr zeichnet. Mir gegenüber zitierte sie gern Thoreau: „Wenn jemand vertrauensvoll in Richtung seiner Träume voranschreitet und es wagt, das Leben zu führen, das er sich erträumt, wird er Erfolg haben, den er normalerweise nie erwartet hätte.“ Tasha Tudor lebte ihren Traum und bleibt eine Inspiration für andere, die den ihren verwirklichen wollen.

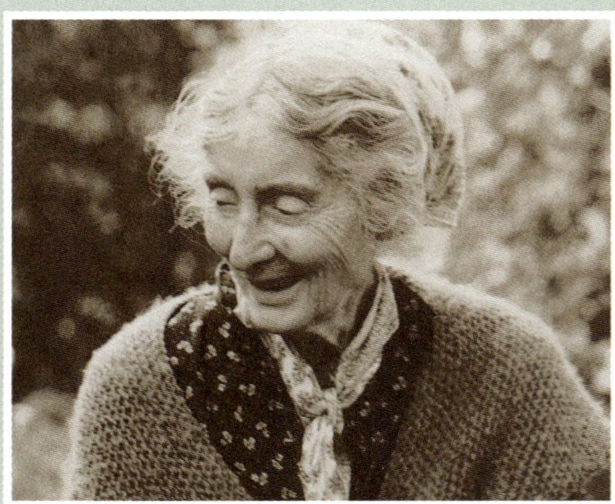

Depressionen überwinden

Eine Depression zeichnet sich durch extreme Traurigkeit, Hoffnungslosigkeit und Verzweiflung aus. Die Ursache ist häufig ein Mangel an allem Möglichen: Schlaf, Nährstoffe, Licht und Liebe. Auch eine Erschöpfung der Nebennieren, Kälte und Feuchtigkeit sowie ein hormonelles oder biochemisches Ungleichgewicht können zu einer Depression beitragen.

Typische Symptome einer Depressionen sind Schlaflosigkeit oder übermäßiges Schlafen, Appetitschwankungen (einschließlich übermäßigem Gewichtsverlust oder starker Gewichtszunahme), Energieverlust, der mit viel Müdigkeit einhergeht, Schwierigkeiten, klar zu denken, und insgesamt zurückgehendes Interesse am Leben. Trotz der vielfältigen, komplexen Ursachen für Depressionen können Kräuter und eine gute Ernährung immer hilfreich sein. Zusammen mit einer psychotherapeutischen Behandlung zählen unterstützende Nährstoffe mit besonderer Betonung biogener Amine (Monoamine) zu den besonders wirkungsvollen Methoden, eine Depression zu lindern.

Die Hypothese der biogenen Amine geht davon aus, dass biochemische Veränderungen wie bei einer Depression mit einem Ungleichgewicht der Aminosäuren im delikaten inneren Ökosystem zusammenhängen. Aminosäuren sind ein unersetzlicher Baustein für die gesunde Produktion von Neurotransmittern, komplexen Molekülen, die als Bindeglieder die Kommunikation zwischen den Nervenzellen ermöglichen. Viele Therapeuten beziehen in der Depressionsbehandlung biogene Amine erfolgreich mit anderen ganzheitlichen Therapien ein. Die Ergebnisse sind vielversprechend. Mehr über die Therapie mit biogenen Aminen kann man bei Dr. Michael T. Murray und Dr. Joseph E. Pizzorno in ihrer *Encyclopedia of Natural Medicine* nachlesen.

Manchmal ist eine Depression einfach die Folge mehrerer besonders trauriger, womöglich lebens-

Heilung durch Lesen

Bei Depressionen empfehle ich gern das wundervolle Buch ***Seel-Sorge. Tiefe und Spiritualität im täglichen Leben finden,*** von Thomas Moore. Seine Worte geben unglaublich viel neuen Mut. Er schreibt dort nicht über Depressionen im engeren Sinne, sondern zeigt, wie man auch in schwierigen Zeiten im Einklang mit der Seele leben kann – das ist Seelennahrung für den bedrängten Geist. Beschränken Sie sich jedoch nicht auf dieses eine Buch, sondern lesen Sie jegliche Literatur, die der Seele Nahrung und Frieden schenkt.

bedrohlicher Einschnitte im Leben. In diesem Fall ist die Depression wie der Rauchmelder nicht die Ursache, sondern ein Symptom dafür, dass hier etwas schiefläuft. Zum Glück gibt es zahlreiche Therapieansätze, die zur Linderung von Depressionen beitragen können.

Das Leben und die Liebe umarmen

Das Beste, was wir während einer Depression tun können, ist, uns selbst zu umarmen wie eine Mutter ihr geliebtes Kind. Lassen Sie die Liebe in Ihr Leben ein – über Menschen oder Bücher oder auch über Gartenarbeit, Wandern oder Segeln. Gerade bei schweren Depressionen kommt es darauf an, eine Verbindung zur Natur herzustellen. Finden Sie möglichst viele Gründe, sich selbst und alle anderen zu lieben. Menschen, die andere lieben, werden normalerweise auch selbst geliebt.

Ich halte Depressionen für eine Art Weckruf, ein Zeichen, dass wir lebendig und gesund sind und auf eine unzumutbare Situation angemessen reagieren möchten. Die Zeiten, in denen es mir persönlich am schlechtesten ging, zeichneten sich dadurch aus, dass ich für ein tiefes, biologisches, heiliges Lied in mir taub geworden war. Etwas einfacher ausgedrückt: Wenn du weißt, dass etwas ansteht, dann wehr dich nicht dagegen, sondern tue es. Folge deinem Herzen. Das ist der direkte Weg zur Seele.

Johanniskrautpräparate

Johanniskraut ist sicher die bekannteste Heilpflanze bei Depressionen, und das nicht erst seit Neuestem.

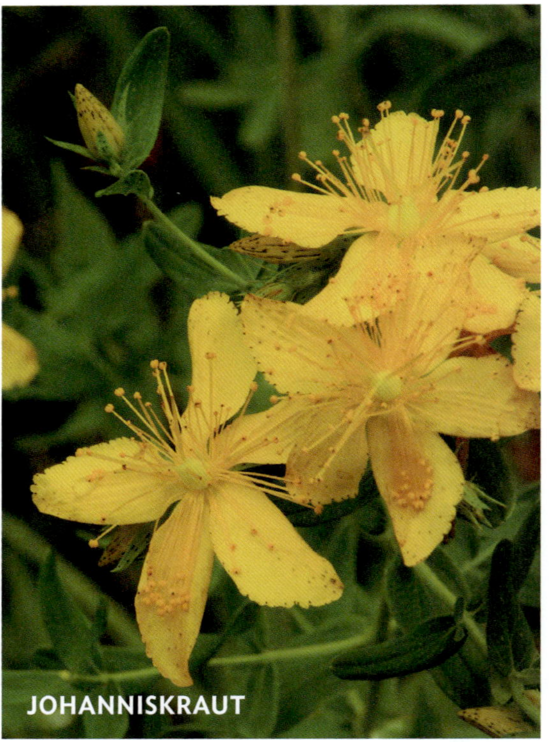
JOHANNISKRAUT

Es findet seit Jahrhunderten Anwendung gegen Depressionen, Angst und Nervenschäden. In Amerika wurde Johanniskraut interessanterweise zu einem Zeitpunkt wiederentdeckt, zu dem man die bekanntesten Antidepressiva wie Süßigkeiten konsumierte. Es ist zumindest eine wirksame Alternative für alle, die ihren nervlichen Stress anders in den Griff bekommen möchten.

Am besten hilft Johanniskraut bei leichten Depressionen, wobei es in klinischen Fällen auch Teil einer Gesamttherapie sein kann, die Ernährung, Gespräche und Sport beinhaltet. Nehmen Sie 3- bis 4-mal täglich ½ Teelöffel Tinktur oder 3-mal täglich 2 Kapseln. Häufig wird ein standardisierter Extrakt mit 0,3 Prozent Hypericin empfohlen. Meiner Erfahrung nach helfen Extrakte aus der ganzen Pflanze bei sorgfältiger Zubereitung ebenso gut.

Johanniskraut ist definitiv dazu in der Lage, den Tag aufzuhellen, hat jedoch keine sofortige Wirkung. Ob es Ihnen persönlich guttut, sollten Sie erst nach 3 bis 4 Wochen Einnahme entscheiden.

Das Nervensystem aufbauen und stärken

Um einem depressiven Zustand zu entrinnen, muss das Nervensystem gestärkt werden. Nur so kann es seine Funktion als Empfänger und Verteiler von Energie wieder reibungslos erfüllen. Denken Sie an die Superstars unter den Lebensmitteln (siehe Seite 22). Ihre Nahrung sollte reich an Kalzium und B-Vitaminen sein. Trinken Sie täglich 3 Tassen Kalziumtee (siehe Seite 55), Schlaf- und Nerventee (Rezepte siehe Seite 54 und 55) oder Nerventee gegen Depressionen (siehe unten).

Konzentrieren Sie sich dabei auf Kräuter, die bei Traurigkeit und Depressionen helfen, also Hafer, Johanniskraut, Lavendel, Zitronenmelisse. Johanniskraut ist inzwischen so berühmt, dass andere wichtige Heilpflanzen für die Nerven in Vergessenheit geraten. Dabei ist Hafer (Hafergras, Haferflocken, Grüner Hafer) unglaublich hilfreich gegen Angst und Depressionen. Er trägt zum langsamen Aufbau der Myelinscheiden bei und bekämpft Stress und Reizbarkeit. Auch Passionsblume ist überaus wohltuend für angegriffene Nerven, denn sie stärkt und vitalisiert das gesamte Nervensystem. Zusammen mit Zitronenmelisse, Hafer und Johanniskraut ergibt sich daraus ein ausgezeichneter Antidepressionstee. Baldrian kann zu einem erholsamen Schlaf verhelfen, während Ashwagandha, Astragalus, Ginseng und Süßholz dem Körper auf zellulärer Ebene neue Energie verleihen.

Baden Sie abends in Lavendel und Zitronenmelisse. Wer einen Garten hat, kann dem Badewasser auch Rosenblütenblätter und Borretschblüten hinzufügen. Ein Kräuterbad kann die erschöpfte Seele erquicken. Oder Sie installieren einen Hot Tub im Garten – es ist gar nicht so leicht, lange depressiv zu bleiben, wenn man mitten im blühenden Garten in einem Zuber voller Blüten schwelgt. Selbst eine kurze Flucht vor der Welt kann auf diese Weise eine willkommene Atempause verschaffen.

ANTIDEPRESSIONSTEE

2 Teile Kamille
1 Teil Borretsch, möglichst Blüten
1 Teil Zitronenmelisse
½ Teil Lavendelblüten
½ Teil Rosenblüten

Die Kräuter gut vermischen. Bereiten Sie gemäß den Anweisungen auf Seite 396 einen Aufguss zu. 3-mal täglich 1 Tasse trinken.

Bewusste Gesundheit für Körper und Seele

Depressionen werden vielfach mit Verlusten und Gefühlen in Verbindung gebracht, können aber eng mit chemischen Entgleisungen im Körper zusammenhängen, die sich durch Kräuter, Ergänzungsmittel, Schlaf, Ernährung und Sport beeinflussen lassen. Die richtige Ernährung kann sehr viel bewirken. Wer unter Depressionen und Ängsten leidet, sollte daher einen ganzheitlich orientierten Arzt oder Heilpraktiker aufsuchen, mit dessen Hilfe er oder sie die passenden Ergänzungsmittel auswählen kann, die während der kritischen Stadien der Erkrankung von Nutzen sind.

Bewegung ist ein wichtiges Element in der Depressionsbehandlung. Suchen Sie sich eine Sportart, die Sie durchhalten können. Sport in geschlossenen Räumen hilft auch, aber nichts erfrischt uns mehr als ein Naturerlebnis, ob Spaziergänge, Wanderungen, Radtouren oder Kanutouren. Vertrauen Sie Ihren Kummer Mutter Erde und dem großen heilenden Geist der Natur an.

Auch Massagen sollten täglich dazugehören. Denn manchmal verhilft die Behandlung von außen nach innen zur Heilung des eigentlichen Problems.

Bachblüten

Blütenessenzen sind bei Depressionen unbedingt indiziert und dringen unmittelbar zur Ursache vor, selbst wenn wir noch gar nicht sicher sind, was eigentlich los ist. Lassen Sie sich von einem Bachblüten-Therapeuten beraten oder wählen Sie die passende Blüte, indem Sie anhand eines guten Buchs Schritt für Schritt vorgehen. Eine Liste der Blütenessenzen, die bei Problemen mit dem Nervensystem am häufigsten empfohlen werden, finden Sie auf Seite 57.

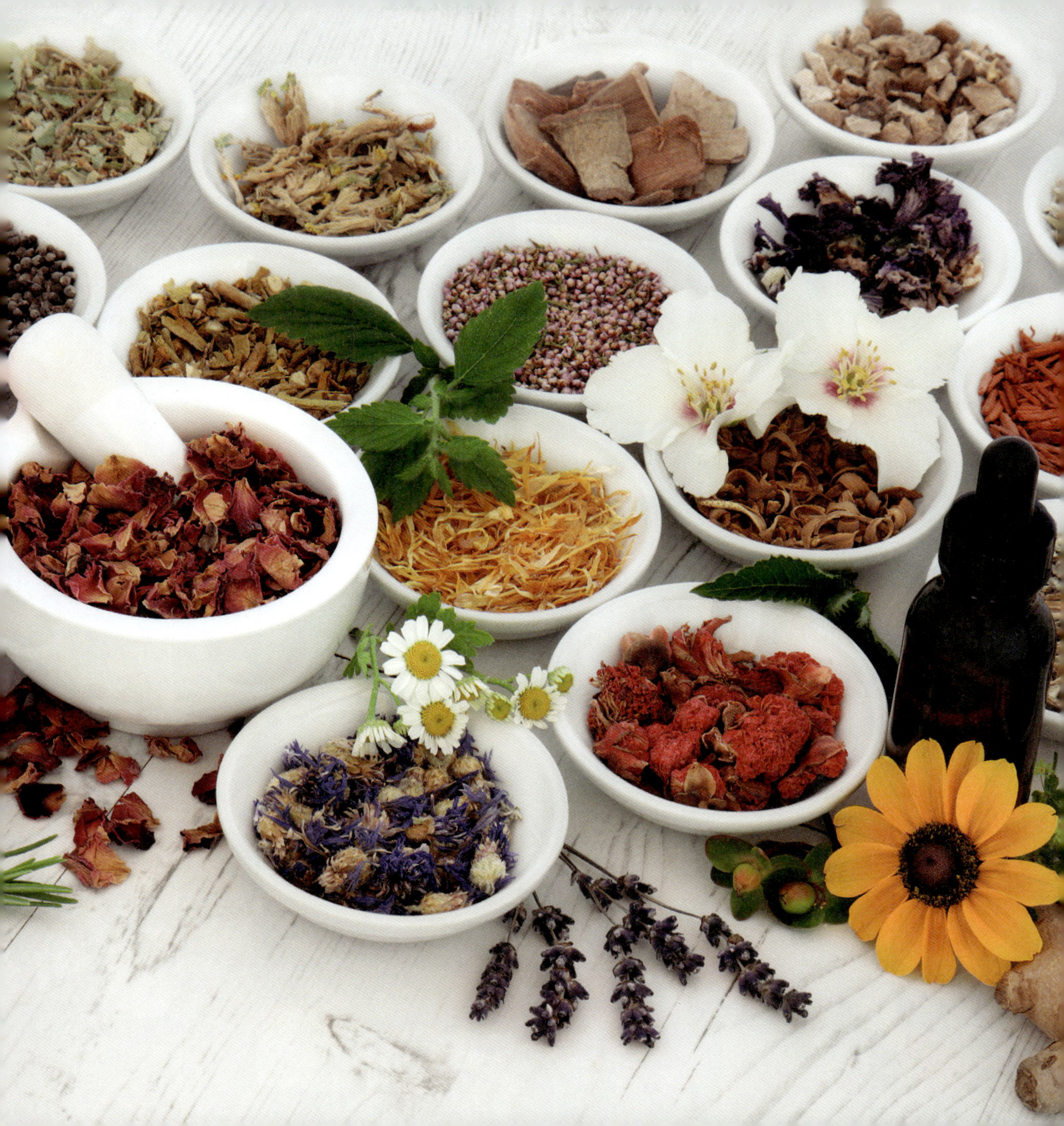

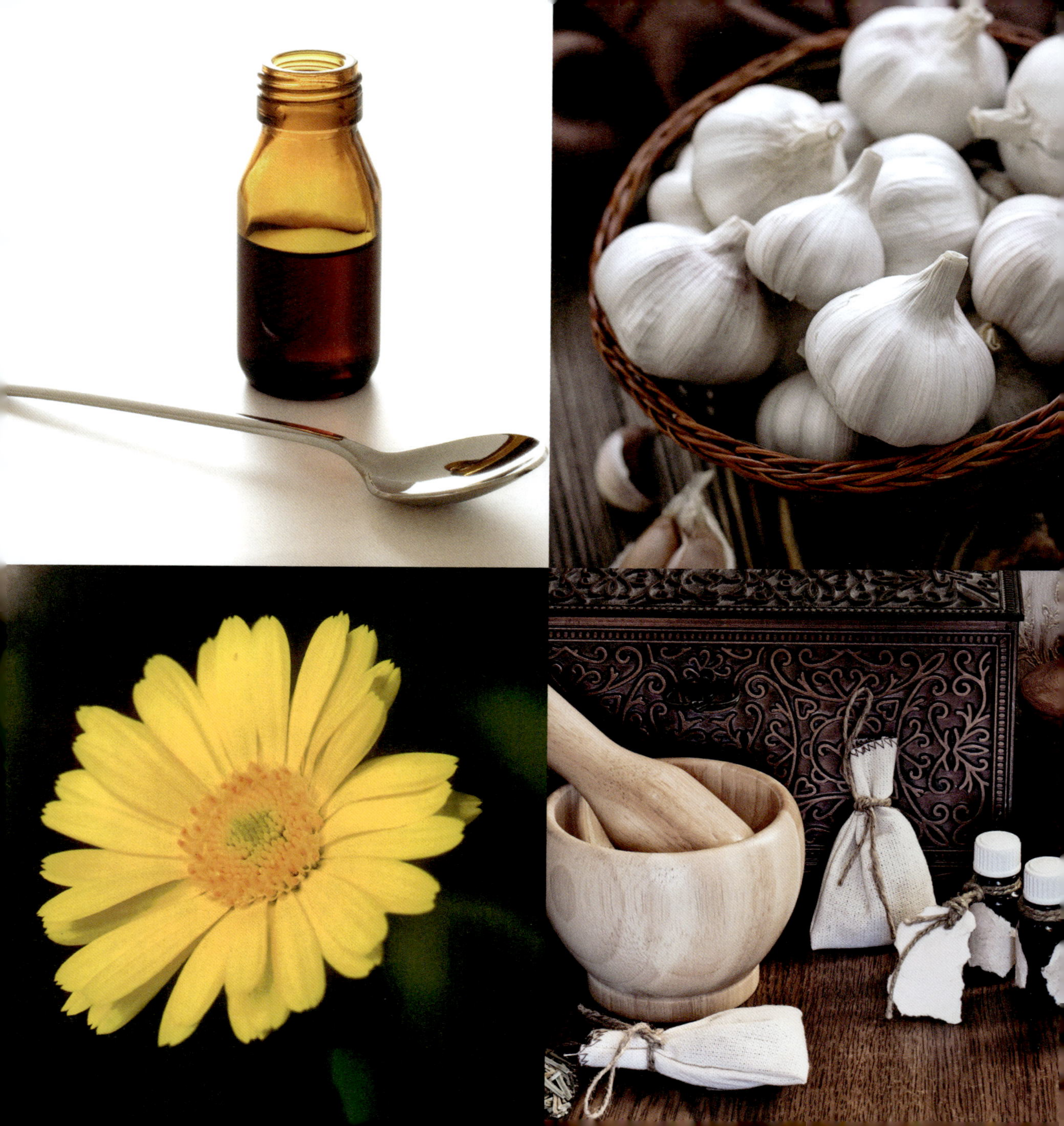

4 Hausmittel für Alltagsbeschwerden

In früheren Zeiten wurden Verletzungen und Krankheiten entweder von einem Familienmitglied oder vom Heiler oder Kräuterkundigen der jeweiligen Gemeinschaft behandelt. Die freie Auswahl zwischen den unterschiedlichsten Traditionen, Methoden und Begleitumständen der Gesundheitsfürsorge, die heute bereitsteht, kann eine Herausforderung darstellen. Wenn Sie oder jemand aus der Familie verletzt oder krank sind – welches Vorgehen ist das richtige? Müssen Sie ins Krankenhaus? Oder rufen Sie Ihren Heilpraktiker an? Lieber abwarten und erst einmal auf Hausmittel vertrauen? Die jeweilige Situation kann im Einzelfall ganz andere Herangehensweisen erfordern. Mal braucht man Antibiotika oder eine Krankenhausbehandlung, mal sind Kräuter und Hausmittel die sinnvollste Lösung. Worauf stützen wir uns bei der Entscheidung?

Mein Leitsatz lautet: Wenn Ihre Großmutter die Sache selbst behandelt hätte, können Sie dies vermutlich auch. Das klingt vielleicht anmaßend, und es gibt natürlich viele Ausnahmen. Aber Kräutern wohnt eine erstaunliche Heilkraft inne, wenn wir wissen, wie wir uns diese erschließen können. Im Einzelfall helfen sie sogar in kritischen bis lebensbedrohlichen Situationen, doch ihr Haupteinsatzgebiet ist die häusliche Gesundheitspflege. Wer sich mit Kräutern auseinandersetzt, kann sich bei den meisten kleineren Beschwerden im Familienkreis getrost auf sie verlassen.

Kräuterheilkunde oder allopathische Medizin?

Die Kräuterheilkunde scheint sich mit der allopathischen Schulmedizin häufig nicht zu vertragen. Dabei können beide Traditionen einander hervorragend ergänzen und Hand in Hand die Möglichkeiten für ein erhöhtes Wohlbefinden erweitern. Starke Kräuter dürfen teilweise nicht parallel zu pharmazeutischen Arzneimitteln eingesetzt werden, doch die meisten Heilkräuter greifen nicht in deren Wirkmechanismen ein und sind zur unterstützenden Behandlung einer allopathischen Therapie geeignet.

Die klassische Medizin zielt darauf ab, Bakterien und Viren abzutöten, während Kräuterheilmittel den Körper aufbauen und stärken. Eine ärztliche Behandlung will in der Regel bestimmte Symptome oder Krankheiten angehen; Kräuter beeinflussen über komplexe biochemische Wirkmechanismen den ganzen Menschen. Bei korrekter Einnahme irritieren Kräuter auch nicht die natürliche Harmonie des Körpers, sodass weniger oder keine unerwünschten Nebenwirkungen auftreten. Kräutertherapien als Ergänzung zu chemischen Medikamenten können deren Nebenwirkungen vielmehr häufig abschwächen oder verhindern.

Im Gegensatz zur allopathischen Medizin wirken Heilkräuter insbesondere präventiv, denn sie stärken das natürliche Immunsystem und erhalten auf zellulärer Ebene das ökologische Gleichgewicht in unserem Inneren. Der Körper kann die Pflanzenmedizin schon deshalb erkennen und nutzen, weil wir uns seit Jahrmillionen auf diesem Planeten entwickeln. Jede Sekunde atmen wir den Sauerstoff, den Pflanzen uns bereitstellen, essen die Nahrung, die sie uns liefern, und nehmen die Schönheit in uns auf, mit der sie uns beschenken.

KRÄUTER UND MEDIKAMENTE

Wer verschreibungspflichtige Arzneimittel einnimmt, sollte vor jeder ergänzenden Einnahme von Heilkräutern einen naturheilkundlich versierten Arzt, Heilpraktiker oder Apotheker zu Rate ziehen. Manche Heilkräuter entfalten eine starke Wirkung und können im Zusammenspiel mit verordneten Medikamenten unerwünschte Reaktionen auslösen.

Wann sind Kräuter angezeigt?

Gesundheitsbeschwerden sind stets individueller Natur. Deshalb gebe ich an dieser Stelle nur ein paar Faustregeln an, wann Heilkräuter sinnvoller sein könnten als eine schulmedizinische Behandlung.

Zur Prävention. Kräuter tragen dazu bei, das körpereigene Immunsystem und die Abwehrkräfte zu stärken. Außerdem verbessern sie die Anpassungsbereitschaft – der Körper kann sich leichter auf Veränderungen seiner Umgebung und Stressfaktoren einstellen. Unsere Körper sind mit Kräutern vertraut und können sie instinktiv erkennen und nutzen. Bei täglicher Verwendung lassen Kräuter Krankheiten gar nicht erst aufkommen.

Bei den meisten leichteren Gesundheitsproblemen. Kleinere Probleme wie Blutergüsse, Entzündungen, Zerrungen, Schnittwunden, Erkältungen, leichtes Fieber oder leichte Verbrennungen sprechen gut auf Kräuterheilmittel an. Im Notfall leisten Kräuter durchaus wirksam Erste Hilfe, bis der Arzt eintrifft.

Therapieunterstützend. Bei der Behandlung ernster Erkrankungen wie Krebs, Aids und anderen Autoimmunkrankheiten können Kräuter die ärztliche Verordnung ausgezeichnet ergänzen, denn sie füllen die inneren Speicher mit neuer Lebensenergie. Gerade in kritischen Lebensabschnitten können Kräuter und Allopathie eine verträgliche Allianz eingehen und sich gegenseitig unterstützen.

Wann brauchen Sie ärztliche Hilfe?

In diesem Buch finden Sie die Naturheilmittel für verbreitete Beschwerden des Menschen, die aus meiner Sicht besonders gut wirken. Die meisten Krankheiten, Regulierungsstörungen und Verletzungen reagieren gut auf Nahrung, Ruhe und sanfte, natürliche Behandlungsansätze. Wenn der Körper hierauf nicht angemessen oder nicht schnell genug anspricht, sollten Sie einen Arzt zu Rate ziehen, am besten natürlich jemanden, der sich mit ganzheitlicher Medizin auskennt. Auch bei Lebensgefahr oder in kritischen Situationen sollten Sie schnellstmöglich eine Notaufnahme aufsuchen oder den Notarzt rufen.

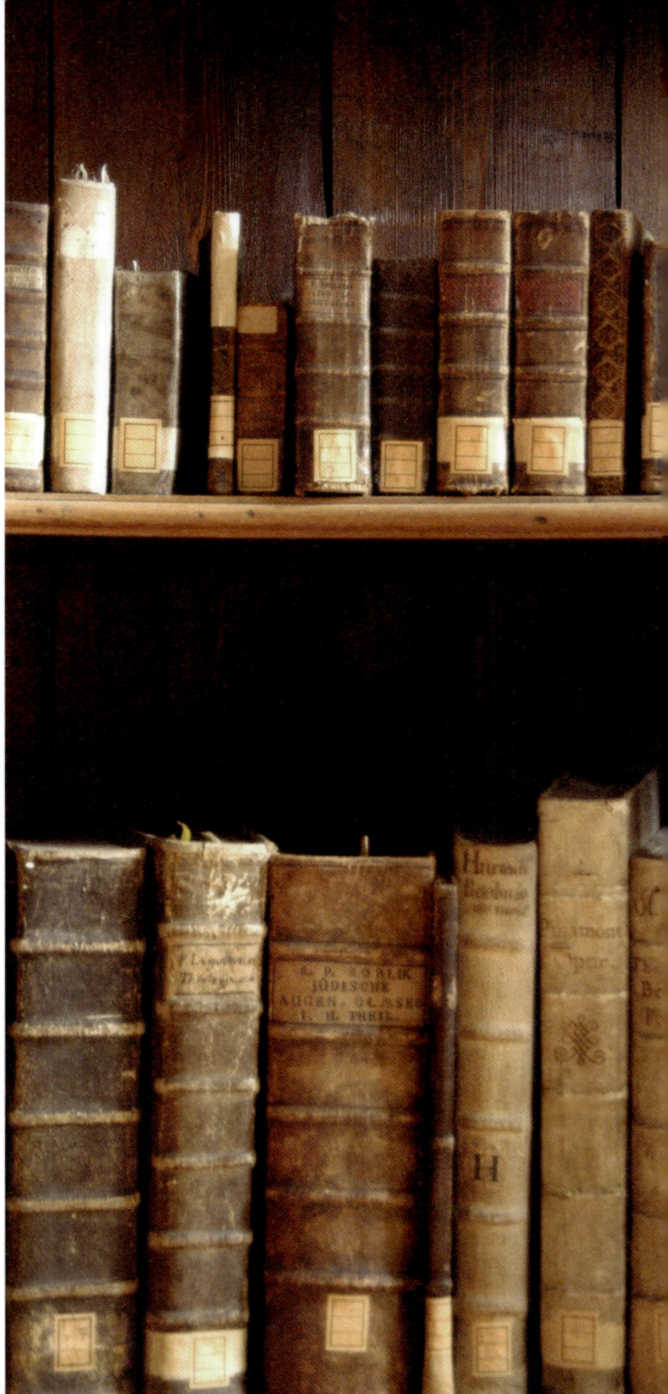

Bindehautentzündung

Bei einer Bindehautentzündung (Konjunktivitis) schwillt das Auge an, wird rot und beginnt zu jucken. Sie kann hoch ansteckend sein. Der Juckreiz verführt zum Reiben, und wenn man anschließend das andere Auge reibt, wird auch dieses angesteckt.

Eine Bindehautentzündung befällt häufig Menschen mit angeschlagenem Immunsystem. Fördern Sie die körpereigene Abwehr mit Echinaceatinktur und nehmen Sie stündlich einen halben bis ganzen Teelöffel. Wenn die Symptome abklingen, die Dosis herabsetzen.

Bei stark juckenden, sehr gereizten Augen hilft ein Tee aus Kamille, Lavendel und Zitronenmelisse (zu gleichen Teilen). Mehrere Tassen am Tag trinken. Wer im Laufe des Tages immer wieder einen Teelöffel Baldriantinktur zu sich nimmt, kann die entspannende, schmerzlindernde Wirkung des Tees zusätzlich unterstützen.

AUGENSPÜLUNG

Mit dieser Augenspülung kann man eine Bindehautentzündung auch ohne Antibiotika behandeln. Die Lösung muss unbedingt gut durchgeseiht sein. Es dürfen keine Kräuterpartikel im Wasser verbleiben. Man kann aus den Kräutern auch mit etwas warmem Wasser eine Paste herstellen. Die Paste auf ein wenig Mull streichen und als Auflage auf die Augen legen.

1 Esslöffel Beinwellwurzelpulver
1 Teelöffel Gelbwurzpulver aus Bio-Anbau
250 ml kochendes Wasser

1. Die Kräuter in das Wasser rühren. Durch ein mehrlagiges Baumwolltuch oder einen feinen Kaffeefilter abgießen. Auf Zimmertemperatur abkühlen lassen.
2. Mit einer Augenwanne oder einer Pipette das Auge mehrmals am Tag mit dieser Lösung spülen. Bei täglicher Anwendung sollten die Symptome nach 4 bis 5 Tagen abklingen.

Blasenentzündung und Harnwegsinfekte

Zu den Symptomen einer Blasen- oder Harnwegsinfektion zählen Brennen beim Wasserlassen und häufiger Harndrang bei sehr geringen Harnmengen, aber auch Abgeschlagenheit und gelegentlich Fieber. Harnwegsinfektionen sind nicht ungefährlich und müssen daher richtig behandelt werden.

Eine einfache Blasenentzündung spricht häufig gut auf Hausmittel an. Die Behandlung sollte bei den ersten Anzeichen beginnen, also schon bei einem leichten Brennen beim Wasserlassen oder dem Gefühl, dass die Blase nicht vollständig entleert ist. Schon mit einigen der folgenden Maßnahmen klingt eine einfache Blasenentzündung innerhalb von 1 oder 2 Tagen ab. Spätestens wenn die Symptome länger als eine Woche anhalten, müssen Sie zum Arzt.

Ruhe

Bettruhe ist immer angezeigt. Der Körper will eine Infektion bekämpfen, also gönnen Sie sich Ruhe.

Cranberrysaft

Cranberrysaft verhindert, dass die Bakterien sich in Nieren und Harnleitern festsetzen, und zählt sowohl vorbeugend als auch bei der Behandlung zu den besten Heilmitteln für die Harnwege. Trinken Sie bei Bedarf mehrere Gläser pro Tag. Optimal ist ungesüßter Cranberrysaft. Er ist allerdings so sauer, dass man ihn gern mit Tee oder Apfelsaft verdünnt.

Heilkräuter für die Harnwege

Zur Behandlung von Blasenentzündungen eignen sich besonders Bärentraube (Uva ursi), Brennnessel, Buchu (Agathosma betulina), Dolden-Winterlieb, Labkraut, Löwenzahnblätter und Vogelmiere. Aus zwei oder mehr dieser Kräuter einen Tee zubereiten und mehrere Tassen pro Tag trinken. Mehrere Teelöffel Echinaceatinktur pro Tag kurbeln die Abwehrkräfte zusätzlich an.

> **WARNHINWEIS AUS ERFAHRUNG**
>
> Bei einer Blasenentzündung bitte vorerst auf den Beischlaf verzichten. Sie ist zwar nicht ansteckend, kann dadurch jedoch schlimmer werden.

BLASENTEE

Ein ausgezeichnetes Rezept gegen Blasenentzündungen.

- 2 Teile Kletten-Labkraut
- 2 Teile Cranberrys (frisch oder getrocknet)
- 2 Teile Bärentraube
- 1 Teil Vogelmiere
- 1 Teil Eibischwurzel

Nach dem Grundrezept auf Seite 396 einen Kräuteraufguss herstellen. In 60-ml-Portionen insgesamt 1 Liter pro Tag trinken.

Wasser

Bei einer Blasenentzündung sollten Sie viel Wasser trinken. Einen Liter Wasser mit dem Saft von ein bis zwei Zitronen und einem Spritzer Bärentraubentinktur verrühren.

Wärme

Unbedingt die Nierengegend warm halten und vor kaltem Wasser und kalter Luft schützen. Nachts und im Sitzen eine Wärmflasche an die Nieren legen und die Wärmflasche notfalls auch zur Arbeit mitnehmen. Die Nierengegend zusätzlich mit langen Pullovern oder einer Weste schützen.

Ernährung

Essen Sie viel Jogurt und Miso- oder Hühnersuppe. Alkohol und zuckerreiche Speisen können eine Blasenentzündung verschlimmern.

Diarrhö

Durchfall (Diarrhö) zählt zu den häufigsten Beschwerden und zeichnet sich durch lockeren, wässrigen Stuhlgang aus, meist aufgrund von Infektionen, unausgewogener Ernährung oder auch Stress. Von Zeit zu Zeit trifft es jeden. Bei chronischem Durchfall sollte man jedoch einen Arzt konsultieren.

Zu den Naturheilmitteln gegen Durchfall zählen:

- **Brombeerwurzeltinktur.** Brombeerwurzeltinktur ist das Erste, wozu ich bei Durchfall greife. Ab dem ersten Anzeichen alle 30 Minuten ½ Teelöffel, bis die Symptome abklingen. Vermutlich müssen Sie die Tinktur selbst herstellen. Befolgen Sie hierzu die Anweisungen auf Seite 384.
- **Adstringierende Kräuter.** Wenn Brombeerwurzeln nicht verfügbar sind, helfen andere stark adstringierende Kräuter wie Eichenrinde, Hamamelisrinde (nicht der Extrakt aus der Apotheke!) oder Himbeerblätter. Schwarztee wirkt ebenfalls Wunder.
- **Schleimbildende Kräuter.** Eine Tinktur aus schleimbildenden Kräutern wie Eibisch, Süßholz und Rotulme beruhigt den angegriffenen Darm. Verstärken Sie die Wirkung der Tinktur mit einem Tee aus zwei Teilen Brombeerwurzel und einem Teil Süßholzwurzel. 3 bis 4 Tassen pro Tag trinken. Bei anhaltendem Durchfall können Sie dem Tee noch Kreosotbusch oder Kanadische Gelbwurz aus biologischem Anbau hinzufügen. Wer die angeschlagene Verdauung mit etwas Essbarem beruhigen möchte, kann Rotulme in Haferbrei verzehren.

Bei Durchfall sollte man stets reichlich Wasser trinken, weil der Körper leicht austrocknet, was die Erkrankung noch verschlimmert. Dies gilt besonders für Kleinkinder. Auch sie benötigen zusätzlich zu ihrem Heiltee mehrere Gläser Wasser am Tag.

Erkältung und grippaler Infekt

Von Infektionen der oberen Atemwege sind meist Hals, Augen, Nase und Kopf betroffen. Meist wäre Bettruhe angezeigt, was jedoch nicht immer durchführbar ist. Immerhin stehen viele Behandlungsmöglichkeiten zur Verfügung, die keineswegs teuer sein müssen.

Nach einer Erkältung oder Grippe ist eine leichte Ernährung ohne Milchprodukte, Zucker und Orangensaft ratsam – alles, was keinen zusätzlichen Schleim erzeugt. Das Essen sollte leicht sein und wärmen. Heiße Brühe ist bei Erkältungen eine Labsal. Sie kann den ganzen Tag getrunken werden. Fügen Sie der Suppe Heilkräuter wie Astragalus und Echinacea hinzu und natürlich Zwiebeln und Knoblauch, das beste Naturheilmittel gegen Erkältungen überhaupt. Traditionelle Currymischungen enthalten diverse Heilpflanzen, unter anderem Kurkuma und Cayenne, die das Immunsystem stimulieren und aktivieren. Braten Sie daher Zwiebelringe und Knoblauchzehen in reichlich Curry! Das schmeckt

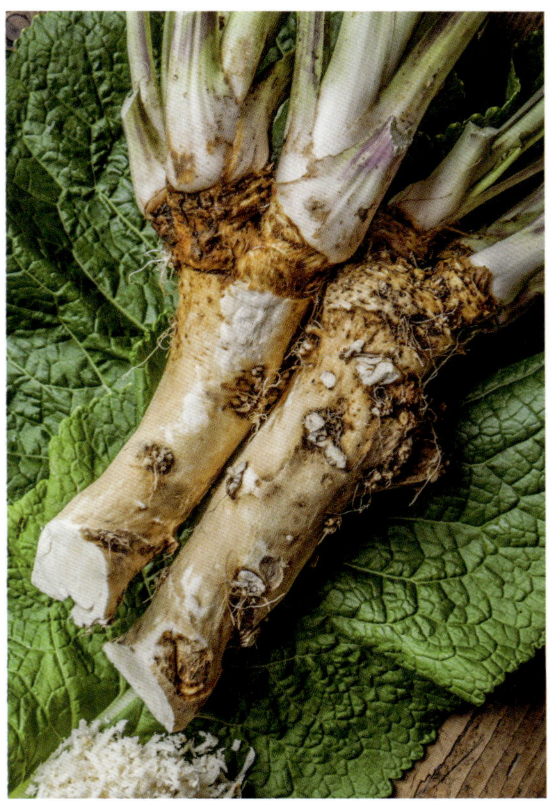

köstlich, befreit die Nebenhöhlen und bekämpft die Erkältungs- und Grippeviren.

Empfehlenswert sind auch mehrere Tassen Tee aus Schafgarbe, Pfefferminze und Holunder (ein altes Rezept der fahrenden Völker) oder aber heißer Ingwertee aus frisch geriebenem Ingwer mit Honig und Zitrone. Mir schmeckt der Tee mit etwas Cayennepulver noch besser. Beide Erkältungstees helfen die Krankheit auszuschwitzen.

Für die Abwehrkräfte

Stellen Sie vor Beginn der Grippesaison ihre eigene Echinaceatinktur her (Anleitung auf Seite 401). Damit Echinacea seine Wirkung entfalten kann, nehmen Sie ab dem ersten Anzeichen einer Ansteckung halbstündlich ½ Teelöffel ein. Ist die Erkältung schon ausgebrochen, alle 2 Stunden 1 Teelöffel Tinktur nehmen.

RACHENPUTZER

Eines meiner Lieblingsheilmittel: Wirkungsvoll, leicht herzustellen, schmackhaft, aber nichts für schwache Herzen. Rechtzeitig für die Erkältungssaison ansetzen!

- 1 Liter Essig
- 1 Zwiebel, gehackt
- 1 Knoblauchknolle, geschält und gehackt
- 4 Esslöffel Meerrettich, frisch gerieben
- 2 Esslöffel Kurkumapulver
- Cayennepfeffer
- 250 ml Honig (Menge nach Geschmack)

1. Essig, Meerrettich, Zwiebel, Knoblauch, Kurkuma und 1 bis 2 Prisen Cayennepfeffer gut verrühren. Zugedeckt an einem warmen Ort 3 bis 4 Wochen ziehen lassen.

2. Abgießen und die Flüssigkeit auffangen. Den Honig unterrühren, in eine Flasche umfüllen und wieder verschließen. Im Kühlschrank lagern. Bei den ersten Anzeichen einer Erkältung 1 bis 2 Esslöffel einnehmen und alle 2 bis 3 Stunden wiederholen, bis die Symptome abklingen.

BITTE ZUM ARZT!

Wenn Erwachsene über 39° C Fieber haben oder Kinder mehrere Tage fiebern oder mehr als 38° C entwickeln, sollte man zum Arzt gehen.

Fieber

Die normale Körpertemperatur liegt zwischen 36° und 37° C. Ab 37° C spricht man von erhöhter Temperatur, ab 38° C von Fieber. Fieber ist eine natürliche Abwehrreaktion gegen Infektionen und andere Erkrankungen. Hohes Fieber kann jedoch gefährlich sein und gehört in ärztliche Behandlung. Leichtes Fieber kann man durchaus selbst behandeln.

Wärme

Eine große Kanne Ingwertee mit Zitrone oder Pfefferminztee mit Holunder und Schafgarbe aufgießen. Mehrere Tassen trinken, solange der Tee heiß ist. In Decken wickeln und die Infektion gründlich ausschwitzen.

Trinken

Bei Fieber muss man viel trinken, allerdings keine Wasserräuber wie Kaffee, Schwarztee oder kohlensäurehaltige Limonaden.

Echinacea

Zur Stärkung des Immunsystems mehrmals täglich ½ bis 1 Teelöffel Echinaceatinktur einnehmen.

Katzenminze-Einläufe

Einläufe mit Katzenminze zählen besonders bei Kindern zu den besten Methoden zur Fiebersenkung, weil sie zugleich die Wasserzufuhr erhöhen. Sie brauchen dazu ein passendes Klistier, bei dem eine Druckregulierung möglich ist. Besonders bei Kindern muss das Klistier die passende Größe haben. Sprechen Sie vor der ersten Anwendung mit Ihrem Arzt und greifen Sie nur im Notfall zu diesem Mittel, insbesondere bei zusätzlichem Erbrechen. Mehr zu diesem Thema finden Sie auf Seite 184.

Kalte Umschläge

Einen Waschlappen in kaltes Wasser mit ein paar Tropfen Lavendelöl tauchen und auf die Stirn oder auf die Füße legen.

Kühle Ganzkörperwickel

Kühlende Wickel senken das Fieber, schützen vor Austrocknung und verbessern die Durchblutung.

Ein Ganzkörperwickel wird im Liegen verabreicht. Schützen Sie die Matratze mit einer Kunststofftischdecke. Ein Bettlaken in einen großen Topf mit kaltem oder zimmerwarmem Wasser tauchen.

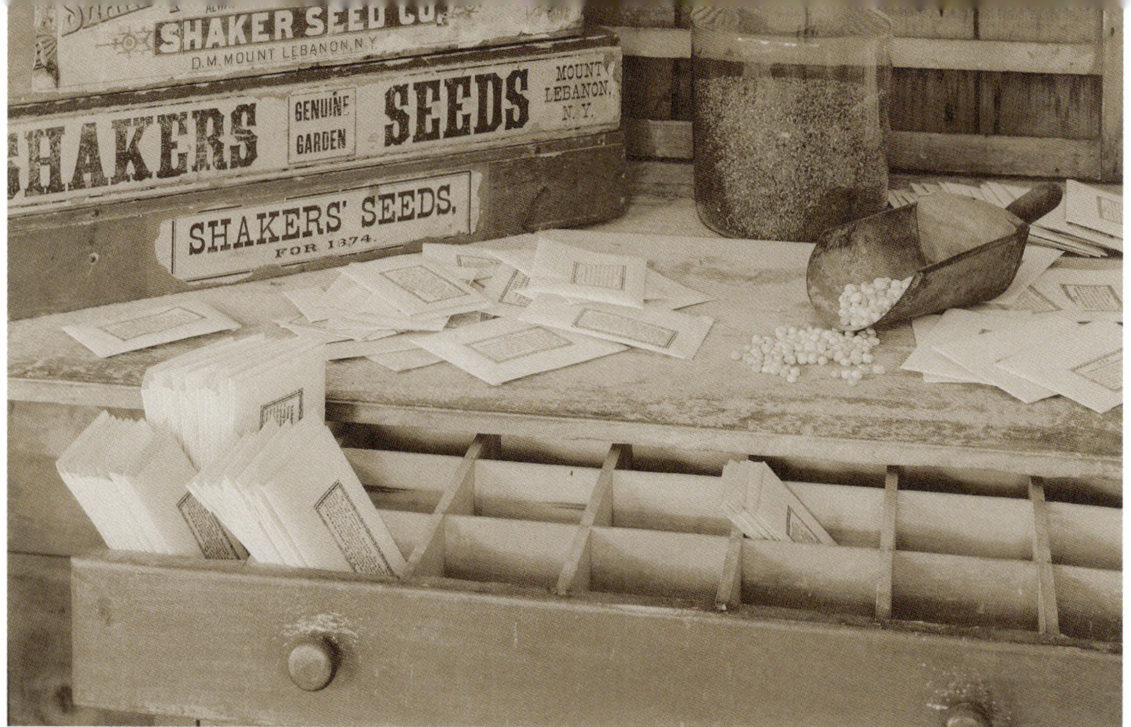

In das Wasser oder auf das Laken essenzielle Öle träufeln, zum Beispiel Lavendelöl, Eukalyptusöl, Teebaumöl, Cajeputöl, Pinienöl oder Zedernöl. Das Öl unterstützt die Wirkung. Das Laken gründlich auswringen und auf die Unterlage legen. Bitten Sie den Kranken, sich auf das Laken zu legen, und schlagen Sie ihn vom Hals bis zu den Zehen gut in das Tuch ein. Nur der Kopf schaut noch heraus! Einen feuchten Lappen auf die Stirn legen und die Behandlung maximal 15 bis 20 Minuten einwirken lassen. Der Patient soll nicht frieren; das Zimmer sollte warm genug sein. Nach dem Wickel eine große Tasse warmen Ingwertee reichen und den Kranken gleich ins warme Bett stecken.

Fußpilz

Fußpilz beruht auf einer Pilzinfektion der Füße, die häufig mit Juckreiz verbunden ist und auch die Hände erfassen kann. Wer zu Fußpilz neigt, muss seine Füße gut trocken halten, auf saubere Socken achten und möglichst oft barfuß laufen oder Sandalen tragen, damit die Füße viel Luft bekommen.

Es gibt verschiedene Behandlungsansätze. Zum Beispiel können Sie den infizierten Bereich mit essenziellem Teebaumöl betupfen, oder Sie nehmen mehrmals pro Woche abends ein Fußbad, dem Sie Kreosotbusch und Teebaumöl zusetzen. Alternativ helfen auch die folgenden Rezepte.

PILZHEMMENDES FUSSPUDER

Ein wirksames Pulver, das leicht selbst hergestellt werden kann. Achten Sie auf Gelbwurzpulver aus Bio-Anbau. Wenn das nicht erhältlich ist, am besten darauf verzichten.

125 ml weiße Tonerde (Kosmetikqualität) oder Pfeilwurzelpulver
1 Esslöffel Kreosotbuschpulver
1 Esslöffel pulverisierte Schwarznussschalen
1 Teelöffel Gelbwurzpulver aus Bio-Anbau
1 Teelöffel essenzielles Teebaumöl

Alle Pulver vermischen. Das Teebaumöl hinzufügen und gut untermischen. Die Mischung trocknen lassen und in einer Streuflasche kühl und trocken lagern. 1- bis 2-mal täglich damit die Füße pudern.

PILZHEMMENDE SALBE

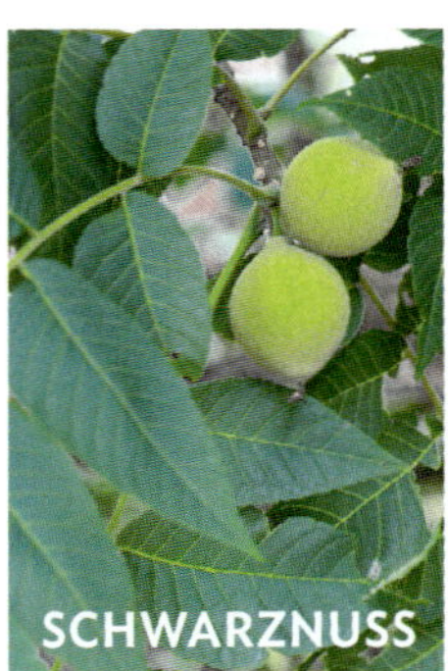
SCHWARZNUSS

Diese Salbe ist speziell für Fußpilz gedacht und hilft besonders bei trockenen, rissigen Arealen und Läsionen. Ich habe diese Salbe auch gegen andere Pilzinfektionen erfolgreich angewendet, auch für Milbenbefall bei Tieren. Wenn Sie kein Gelbwurzpulver aus biologischem Anbau bekommen können, lassen Sie es bitte weg.

2 Teile Kreosotbusch
2 Teile Schwarznussschalen
1 Teil Gelbwurzpulver aus Bio-Anbau
1 Teil Myrrhe
1 Teil Echinacea
Einige Tropfen essenzielles Teebaumöl

Gemäß der Anleitung auf Seite 400 eine Salbe herstellen. 2-mal täglich anwenden, morgens und abends.

Halsschmerzen und Heiserkeit

Halsschmerzen und Kehlkopfentzündungen sind nicht dasselbe, sprechen aber auf dieselbe Behandlung an. Bei einer Kehlkopfentzündung wird die Stimme heiser, und sie geht häufig (aber nicht immer) mit Halsschmerzen einher. Die Ursache liegt entweder in einer Infektion oder in einer Überlastung der Stimmbänder. Halsschmerzen beruhen immer auf einer Infektion und führen nicht zwangsläufig zu einer Kehlkopfbeteiligung.

Bei Kehlkopfbeteiligung sollte man unbedingt die Stimme schonen. Gartensalbei wird gern empfohlen, sowohl als Tee als auch zum Gurgeln. Zusätzlich kann man ein Rachenspray einsetzen. Rachensprays mit Echinacea, Süßholz und Rotulme sowie speziellen Kräutern für angegriffene Stimmbänder kann man kaufen oder selbst herstellen. Das ist gar nicht schwer.

RACHENSPRAY MIT DREIFACHWIRKUNG

1 Teelöffel Echinacea
1 Teelöffel Süßholz
1 Teelöffel Salbei
25 ml Wasser
Einige Tropfen essenzielles Teebaumöl oder Eukalyptusöl

Aus den Kräutern und dem Wasser einen Aufguss nach dem Grundrezept auf Seite 380 zubereiten. Dem Tee das essenzielle Öl hinzufügen. Die Mischung in einen Vernebler oder ein Sprühfläschchen füllen und bei Bedarf in den Rachen sprühen.

HALSBONBONS

Ein feiner Kräuterzucker für Halsschmerzen und Mandelentzündungen. Wenn Sie keine Gelbwurz aus biologischem Anbau bekommen können, nehmen Sie bitte die Wurzel der Gewöhnlichen Mahonie.

1 Teil Süßholzwurzel, gemahlen
1 Teil Rotulme oder Eibisch, gemahlen
½ Teil Echinacea, gemahlen
¼ Teil Gelbwurzpulver aus Bio-Anbau
Einige Tropfen essenzielles Pfefferminzöl
Carobpulver

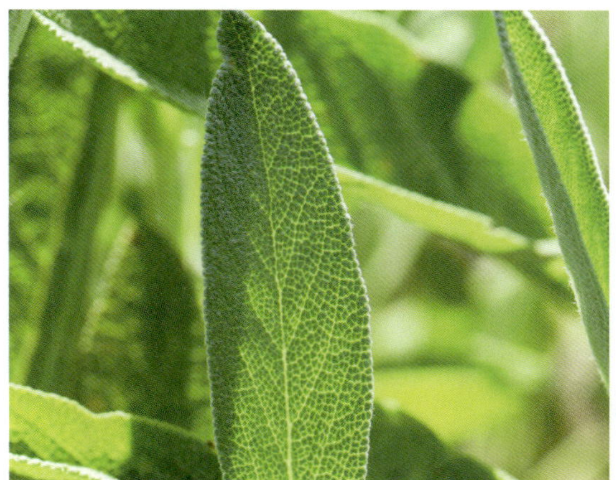

Aus allen Zutaten nach dem Grundrezept auf Seite 383 für Kräuterbonbons zubereiten. Mit ausreichend Carobpulver andicken und geschmacklich abrunden. 3- bis 4-mal täglich eine murmelgroße Kugel lutschen.

HALSSCHMERZTEE

Dieser Tee stärkt die Stimme und beruhigt den gereizten Hals.

2 Teile Süßholzwurzel
1 Teil Zimt
1 Teil Echinacea
1 Teil Eibischwurzel
⅛ Teil Ingwer

Aus den Kräutern nach dem Grundrezept auf Seite 381 einen Sud zubereiten. Mehrmals täglich 1 Tasse trinken.

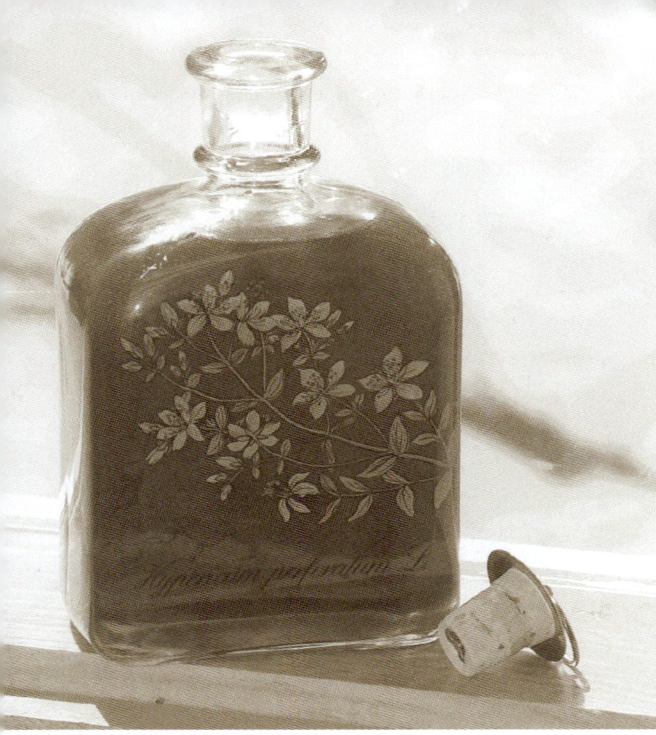

GURGELMITTEL BEI HALSSCHMERZEN

Mein Lieblingsgurgelmittel gegen Entzündungen im Hals- und Rachenraum. Allerdings gebe ich zu, dass es nicht sonderlich gut schmeckt.

- 250 ml Apfelessig
- 250 ml starker Salbeitee (dreifache Salbeimenge!)
- 2 bis 3 Teelöffel Salz
- 1 Prise Cayennepfeffer

Alle Zutaten mischen. Den ganzen Tag immer wieder mit der Mischung gurgeln.

HUSTEN- UND HALSSCHMERZSIRUP

Dieser Sirup schmeckt bei Halsentzündungen weitaus besser als das Gurgelmittel.

- 4 Teile Fenchelsamen
- 2 Teile Süßholzwurzel
- 2 Teile Rotulme (Rinde)
- 2 Teile Baldrian
- 2 Teile Wildkirschrinde
- 1 Teil Zimtrinde
- ½ Teil Ingwer
- ⅛ Teil Orangenschalen

Aus den Kräutern nach dem Grundrezept auf Seite 398 einen Sirup zubereiten. Alle 1 bis 2 Stunden 1 bis 2 Teelöffel einnehmen (oder bei jedem Hustenanfall).

Herpes

Eine schmerzhafte Virusinfektion, die viele Jahre im Bereich der Nervenenden schlummern kann. Herpes hat mittlerweile derart epidemische Ausmaße angenommen, dass er in Amerika zu den zweithäufigsten sexuell übertragenen Krankheiten zählt. Kaum jemand hatte noch nie mit Herpesviren Kontakt, ob in Form von Lippenbläschen, Windpocken oder Herpes simplex I oder II. Ich kenne erschütternde Fälle, in denen der Herpes bei kleinen Kindern den kompletten Po befiel oder bei einer hübschen Frau das ganze Gesicht schmerzhaft entstellte.

Herpes simplex II (Herpes genitales) und der weniger schmerzhafte, aber noch häufigere Herpes simplex I, der Lippen- und Fieberbläschen hervorruft, werden durch Stress, Anspannung, ein geschwächtes Immunsystem und zuckerreiche Ernährung begünstigt. Eine ganzheitliche Behandlung des Nervensystems konnte schon viele Fälle erfolgreich ausmerzen und bietet mehr als kurzfristige Linderung.

Die folgenden Empfehlungen zur Vorbeugung und Behandlung gelten auch für die Behandlung von Windpocken und Gürtelrose (Herpes zoster), einer sehr schmerzhaften Herpesform, die meist ältere Personen befällt.

Herpes im Keim ersticken

Wer auf seinen Körper achtet und die individuellen Frühzeichen der eigenen Herpesinfektion kennt, kann den Ausbruch häufig im Keim ersticken. Die „Rauchzeichen“, die der Körper laut und deutlich schickt, sind eigentlich unübersehbar.

Damit Herpes gar nicht erst in Erscheinung tritt, helfen diese Regeln:

- Das Nervensystem unterstützen (siehe Empfehlungen in Kapitel 3).
- Täglich mehrere Tassen bitteren Tee trinken, zum Beispiel Gewöhnliche Mahonie (Wurzel), Löwenzahnwurzel und Krauser Ampfer (Wurzel). Das kühlt die Leber, denn diese Kräuter unterstützen die Infektabwehr und wirken einer Übersäuerung des Körpers entgegen.
- Reishi-, Maitake- und Shiitakepilze verzehren. Diese Pilzarten sind bei Virusinfektionen empfehlenswert und unterstützen ebenfalls die Immunfunktion. Shiitake – ein feiner, zarter Speisepilz – sollte jede Woche auf den Tisch kommen. Reishi und Maitake werden vor allem in Form von Tinkturen angeboten, können aber durchaus mehrmals in der Woche in der Suppe landen.
- Mit einer dreimonatigen Einnahme von Echinaceatinktur kann die Gesundheit des Immunsystems unterstützt werden (2- bis 3-mal täglich ¼ Teelöffel, 5 Tage Einnahme, 2 Tage Pause). Um das Immunsystem zu tonisieren, kann man Echinacea- und Astragalustinktur mischen.
- 3 Monate lang täglich ergänzend 500 mg Lysin einnehmen. Die Aminosäure Lysin ist an der Produktion von Antikörpern und Enzymen sowie an der Heilung von geschädigtem Gewebe beteiligt.

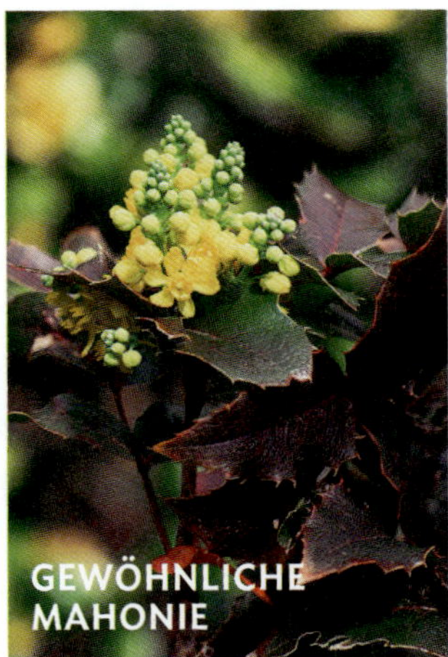
GEWÖHNLICHE MAHONIE

Herpes behandeln

Bei den ersten Anzeichen eines Ausbruchs sollte man die folgenden Punkte beachten.

Bewusste Ernährung

Zucker und Süßigkeiten sind zu meiden, insbesondere Schokolade. Herpes gedeiht in zuckerreichem, saurem Milieu. Auch auf argininreiche Lebensmittel sollte man verzichten, da diese Aminosäure bei Herpespatienten in überreichlichem Maße vorliegt. Viel Arginin steckt in Erdnüssen, Erdnussbutter und Schokolade. Empfehlenswert hingegen sind alle Lebensmittel mit viel Kalzium und B-Vitaminen.

Nährhefe, Eier, Milch und Bohnen erhöhen die Lysinversorgung. Viele Menschen profitieren auch von ergänzender Lysineinnahme: Während der Herpes blüht, 3-mal täglich 3 Tabletten mit je 500 mg Lysin einnehmen. Diese hohe Dosierung darf jedoch nur wenige Tage erfolgen.

Das Immunsystem ankurbeln

Anfangs stündlich je ¼ Teelöffel Echinaceatinktur einnehmen.

Das Nervensystem stärken

Bei aktiver Herpesinfektion sind nervenstärkende Kräuter angezeigt, also Passionsblume, Seitenblütiges Helmkraut, Kamille, Zitronenmelisse und Lavendel. Seien Sie nett zu sich! Ein Herpesausbruch ist normalerweise ein Signal, dass man sich selbst zu sehr unter Druck setzt. Schalten Sie bitte einen Gang zurück.

Behandlung der betroffenen Stelle

Zur Linderung und Heilungsunterstützung gibt es verschiedene schnelle Mittel, darunter:

- **Eis.** Eine Eispackung mit Stoff umwickeln, direkt auf die Läsion legen und bis zum Abklingen der Symptome mehrmals täglich wiederholen.
- **Aloe.** Aloe-Vera-Gel kühlt und trocknet die Bläschen zugleich schonend aus. Mehrmals täglich auftragen.

Das beste Mittel bei Herpes: Süßholzwurzel

Süßholzwurzelextrakt oder -tinktur zählt zu meinen erfolgreichsten Mitteln gegen Herpex simplex Typ I und II. Süßholz hemmt sowohl das Wachstum als auch die zellschädigende Wirkung von Herpes. Meine Freundin Amanda McQuade Crawford, eine sehr erfahrene Kräuterexpertin, gab mir diesen Tipp schon vor vielen Jahren, und ich habe ihn seither an viele andere weitergereicht. Am besten bringt man den Extrakt ab den ersten Anzeichen mehrmals täglich mit einem Wattestäbchen oder Tupfer auf die betroffene Stelle auf. Fieberbläschen verschwinden damit bei mir innerhalb von 2 Tagen vollständig.

- **Antivirale Kräuter.** Süßholzwurzeltinktur auftragen; sie wirkt unmittelbar virushemmend. Weitere Kräuter, die sich bei Virusinfektionen bewährt haben, sind Zitronenmelisse (besonders das essenzielle Öl), essenzielles Teebaumöl, Bergamotte (Vorsicht, Bergamotte kann die Empfindlichkeit gegenüber Sonnenlicht erhöhen) und Johanniskraut (das bei Herpes zur Schmerzlinderung beiträgt). Am besten kombiniert man Johanniskraut-, Süßholz- und Calendulatinktur. Zu gleichen Teilen mischen und im Laufe des Tages immer wieder vorsichtig mit einem Wattestäbchen auf die betroffene Stelle auftragen. Diese Tinktur ist gleichzeitig innerlich zu verwenden: Nehmen Sie 3-mal täglich ½ bis 1 Teelöffel ein.
- **Dr. Kloss' Einreibung.** Dr. Kloss' Einreibung mit Gelbwurz (Rezept siehe Seite 104) mehrmals täglich auf die betroffene Stelle auftragen. Zur Erhöhung der antiviralen Wirkung können Sie der Einreibung noch essenzielles Melissenöl und Süßholzwurzelextrakt beimischen.
- **Acidophilus.** Genitalbläschen können Sie mit einer Mischung aus Jogurt und Acidophilus-Keimen behandeln. Das brennt zunächst ein wenig, unterstützt jedoch die Heilung.

Juckreiz und Kontaktdermatitis

Bei Hautkontakt mit Giftsumach (Rhus toxicodendron), gleich ob der eichenblättrigen oder der kletternden Variante, entwickelt sich rasch ein schmerzhaft juckender Ausschlag. Diese Kontaktdermatitis kann im Einzelfall sehr schwer ausfallen. Es gibt jedoch verschiedene hilfreiche Hausmittel dagegen.

Erste Hilfe bei Juckreiz

Mein Lieblingsheilmittel bei Kontakt mit Giftsumach war früher eine französische Zahnpasta mit grüner Tonerde, Salz, Wasser und Pfefferminzöl. Der Hersteller existiert nicht mehr, doch man kann sie auch selbst anmischen.

ROSEMARYS JUCKREIZKILLER

Diese ausgezeichnete Heilcreme sollte in einem Glasbehälter mit Schraubdeckel aufbewahrt werden. Falls sie zu trocken wird, etwas Wasser hinzufügen.

250 ml grüne vulkanische Tonerde
Wasser oder Hamamelisextrakt
2 Esslöffel Salz
Essenzielles Pfefferminzöl

1. Den Ton mit so viel Wasser oder Hamamelisextrakt mischen, bis eine cremige Paste entsteht. Das Salz und einige Tropfen Pfefferminzöl hinzufügen. Die Paste soll deutlich nach Pfefferminz riechen und sich auf der Haut kühl anfühlen.

2. Die Paste direkt auf die betroffene Stelle auftragen und dort vollständig trocknen lassen. Zum Ablösen einen Waschlappen mit Hamamelisextrakt oder Wasser tränken und vorsichtig abwaschen. Bitte die Haut nicht schrubben, um den Juckreiz nicht zu verschlimmern!

Kühlende Kräuter

Da der Juckreiz eine gewisse lokale Hitze erzeugt, können kühlende Kräuter die Symptome lindern. Empfehlenswert sind Labkraut, Vogelmiere, Klette und Löwenzahn. Aus diesen Kräutern einen Tee zubereiten und reichlich davon trinken. Stark gewürzte Speisen bei Juckreiz bitte vorläufig meiden, weil sie das Hitzegefühl und damit den Juckreiz verschlimmern können.

Dr. Kloss' Einreibung

Aus persönlicher Erfahrung weiß ich, dass dieses Mittel (siehe Seite^104) Juckreiz aufgrund von Kontakt mit Giftsumach sehr gut eindämmen und auch die Ausweitung verhindern kann. Mit Wasser oder Hamamelisextrakt verdünnt spürt man ein Prickeln, aber kein Brennen.

Echinacea

Die Einnahme von Echinaceatinktur (alle 2 Stunden 1 Teelöffel) kann die Selbstheilung unterstützen.

Was hilft bei Juckreiz?

Juckreiz kann zeitweise unerträglich erscheinen. Nehmen Sie in solchen Fällen hoch dosiertes Kava-Kava oder Baldriantinktur (oder beides). Ein gutes Buch oder ein spannender Film können ablenken. Wer nachts zu kratzen anfängt, kann zum gleichen Trick greifen, den erfahrene Eltern anwenden: Vor dem Einschlafen Socken über die Hände streifen. Ein kleiner Trost ist vielleicht, dass auch der schlimmste Juckreiz vorübergeht. Der Anfall ist zeitlich begrenzt.

Joghurt

Sensible Bereiche, wo weder Dr. Kloss' Einreibung noch Tonerde angezeigt ist (zum Beispiel die Genitalien oder die Augen), reagieren gut auf ungesüßten Jogurt. Meine Großmutter wählte dieses Hausmittel, wenn ich als Kind mit Giftsumach in Kontakt kam, was gar nicht so selten war. Sie bestrich mich mit ihrem sauren armenischen Jogurt und ließ diesen an mir trocknen. Das war ein wenig unangenehm, aber es half.

Kaltes Wasser

Es ist zwar verführerisch, den Juckreiz vorübergehend mit einem heißen Bad oder einer Dusche zu unterdrücken, aber langfristig macht heißes Wasser die Sache nur noch schlimmer. Also bitte nicht heiß baden und duschen oder in die Sauna oder Schwitzhütte gehen. Nur lauwarme Bäder sind angezeigt. 1 oder 2 Tropfen Pfefferminzöl im Badewasser (nicht mehr, sonst springt der Betroffene senkrecht aus der Wanne!) tragen zur Kühlung bei und helfen zeitweilig gegen Juckreiz und Brennen.

Salzwasser

Meerwasser gehört bei derartigen Ausschlägen zu den besten Heilmitteln. Es beruhigt die gereizte Haut und trägt zur Heilung bei. Wenn Sie nicht am Meer leben und täglich darin baden können, hilft auch die Badewanne: Mit kaltem Wasser füllen und Kelp, Natron und Meersalz einrühren.

Kopfschmerzen

Kopfschmerzen quälen viele Menschen. In Amerika geben wir jährlich über eine halbe Milliarde Dollar für Kopfschmerzmittel aus. Die Ursachen sind vielfältig und reichen von niedrigem Blutzucker, Verstopfung, Giftstoffen im Blut, Allergien, Schlafmangel und Überlastung der Augen bis hin zu Stress und emotionaler Anspannung. In Einzelfällen können Kopfschmerzen auch auf ernste Probleme wie einen Hirntumor hindeuten. Zumeist weist der Körper damit jedoch auf geistige Überbeanspruchung hin. Gegen Kopfschmerzen stehen zahllose Mittel bereit, doch letztlich lässt sich das Problem nur durch Bekämpfung der Ursache lösen.

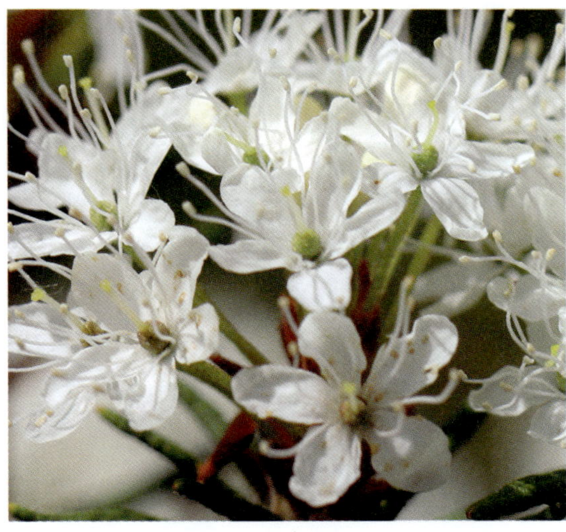

Wir unterscheiden bei Kopfschmerzen zwischen drei Hauptkategorien: Vaskuläre Kopfschmerzen, die durch eine Erweiterung der Blutgefäße im Kopf zurückgehen, Spannungskopfschmerzen infolge von verspannten Hals- und Kopfmuskeln sowie Mischtypen, bei der Muskelverspannung und Gefäßerweiterung zusammenkommen.

Vaskuläre Kopfschmerzen

Vaskulär bedingte Kopfschmerzen gehen normalerweise auf ein Übermaß an kalten Speisen und eine Übersäuerung des Körpers zurück. Eis, kalte Getränke, Alkohol und Süßigkeiten können Kopfschmerzen dieser Art verstärken.

Als erste Gegenmaßnahme empfiehlt sich der Verzehr salziger, zusammenziehender Nahrung, zum Beispiel in Form von Umeboshi-Pflaumen

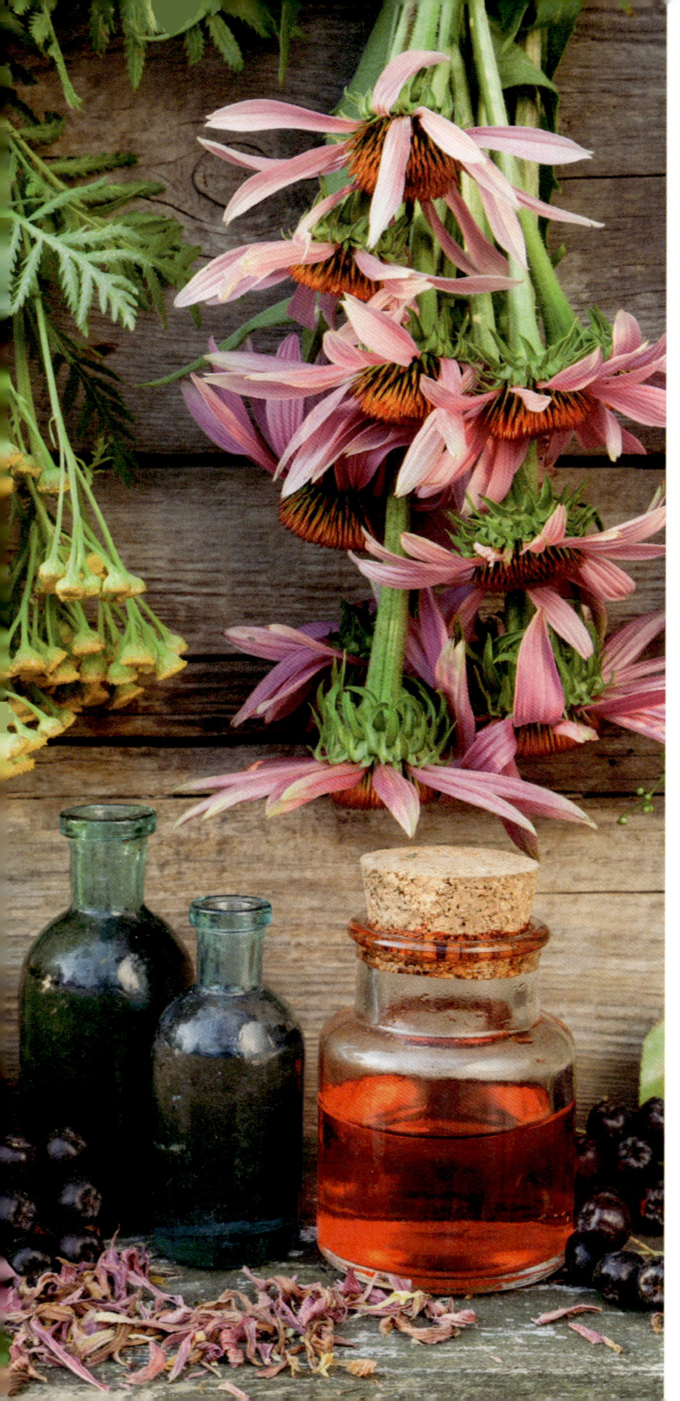

(in Asialäden oder bei der Naturkost erhältlich), in Salzlake eingelegten Oliven, einem Teller Misosuppe oder einer starken, alkalisierenden Teemischung. Vaskuläre Kopfschmerzen sprechen innerhalb von 15 bis 60 Minuten auf die Behandlung an.

KOPFSCHMERZTEE GEGEN VASKULÄRE KOPFSCHMERZEN

3 Teile Löwenzahnwurzel
2 Teile Klettenwurzel
1 Teil Krauser Ampfer (Wurzel)
Helmkraut- oder Baldriantinktur

Alle Kräuter mischen. Nach dem Grundrezept auf Seite 397 einen Sud herstellen. Alle 30 Minuten ¼ Tasse Tee mit ¼ Teelöffel Helmkraut- oder Baldriantinktur verrühren und trinken, bis die Symptome abklingen.

Spannungskopfschmerzen

Spannungskopfschmerzen beruhen normalerweise auf Stress, Anspannung, Hitze, Wassermangel oder Hunger, niedrigem Blutzucker, salzigen Speisen oder zu intensiver Konzentration. Überlegen Sie bei derartigen Kopfschmerzen, wann Sie das letzte Mal gegessen haben, was Sie gegessen haben und womit Sie vor Einsetzen der Schmerzen beschäftigt waren. Das hilft bei der Ermittlung der optimalen Behandlung.

Spannungskopfschmerzen sprechen mitunter erst nach 24 Stunden auf die Behandlung an.

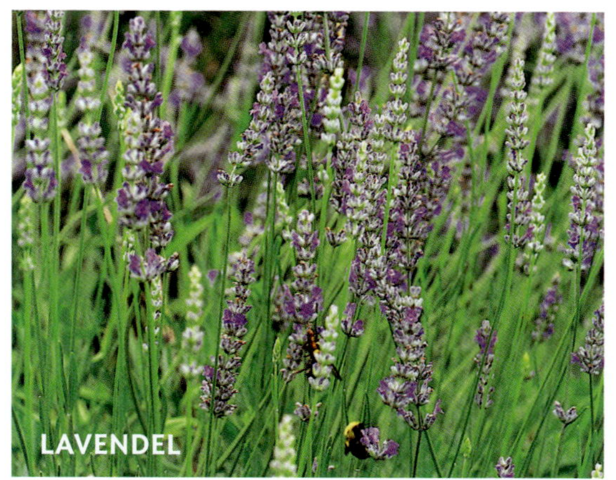
LAVENDEL

Wichtig ist die Lösung der Verspannungen durch kühlende Flüssigkeit und kühlende, süße oder saure Nahrungsmittel. Hierzu zählen Apfelsaft mit Zitrone, ungesüßter Cranberry-Saft, Apfelmus mit Zitronensaft sowie zimmerwarme Kräutertees, zum Beispiel Kamille und Zitronenmelisse mit Zitrone.

Eine Veränderung der Aktivität zählt zu den wirksamsten Hausmitteln gegen Spannungskopfschmerzen. Wenn die Kopfschmerzen beim Sitzen auftreten, zum Beispiel während einer langen Fahrt, am Computer oder in einer Sitzung, sollten Sie Pausen einlegen und sich bewegen. Am besten schieben Sie einen kurzen Spaziergang, eine Joggingrunde oder anderweitige Bewegung ein.

Allgemeine Kopfschmerzmittel

Die meisten Kopfschmerzen sprechen auf einfache Maßnahmen an. Probieren Sie es mit einer der folgenden Behandlungen (oder allen zusammen)

Lavendelölbad

Bäder wirken beruhigend, und mit essenziellem Lavendelöl verstärkt sich dieser Effekt. Falls ein Vollbad nicht möglich ist, kann man das Lavendelöl auch einem heißen Fußbad zusetzen oder ein Kräuterfußbad (siehe Seite 62) machen. Am besten massiert Ihnen während des Fußbads noch jemand die Schultern – dann verfliegen die Kopfschmerzen im Nu. Alternativ schlingen Sie ein kühles Tuch mit einigen Tropfen Lavendelöl um den Kopf und trinken einen warmen Nerventee, zum Beispiel mit Helmkraut, Mutterkraut und Kamille.

Baldriantinktur

Bei stressbedingten Kopfschmerzen ist Baldriantinktur überaus wirkungsvoll. Nehmen Sie alle 30 Minuten ¼ Teelöffel Tinktur, bis die Symptome abklingen. Wer die Tinktur lieber verdünnt zu sich nimmt, kann sie in warmen Kamillentee oder Wasser geben.

Niacinamid

Dieses B-Vitamin kann bei Kopfschmerzen vielen Menschen helfen. 3-mal täglich 100 mg einnehmen.

Kräutertee

Ein Kräutertee liefert bei Kopfschmerzen nicht nur heilende Wirkstoffe, sondern zugleich Wasser für den Körper – und Dehydrierung zählt zu den Hauptursachen für Kopfschmerzen.

KOPFSCHMERZTEE

Dieser Tee zählt zu meinen Lieblingsmischungen gegen Kopfschmerzen. Man kann daraus auch gut eine Tinktur zubereiten. Noch besser ist die Wirkung, wenn man beim Trinken in einem Lavendelbad entspannt.

- 2 Teile Zitronenmelisse
- 1 Teil Mutterkraut
- 1 Teil Lavendel

Nach dem Grundrezept auf Seite 396 einen Kräuteraufguss herstellen. Alle 30 Minuten ¼ Tasse trinken, bis die Kopfschmerzen vergehen. Alternativ aus den Kräutern eine Tinktur nach dem Grundrezept auf Seite 401 zubereiten. 3-mal täglich ¼ Teelöffel der Tinktur einnehmen.

SCHLAF- UND NERVENTEE

Schon das Trinken einer heißen Tasse Tee kann Kopfschmerzen lindern. Von diesem Rezept profitiert man also doppelt. Kamille und Zitronenmelisse beruhigen das Nervensystem; das Seitenblütige Helmkraut entspannt den angespannten Geist, Passionsblume tut der Seele gut.

- 3 Teile Kamille
- 3 Teile Zitronenmelisse
- 1 Teil Passionsblume
- 1 Teil Helmkraut

Nach dem Grundrezept auf Seite 396 einen Kräuteraufguss herstellen. Stündlich ½ Tasse trinken, bis die Symptome abklingen.

Kopfschmerzen als Warnzeichen

Wiederkehrende Kopfschmerzen deuten auf tiefer liegende Gesundheitsbeschwerden hin, die man beheben sollte. Zuerst wäre die Lebensweise zu überprüfen. Auch Allergien können wiederkehrende Kopfschmerzen verursachen. Manche Lebensmittel können auch eine individuelle chemische Reaktion im Körper hervorrufen. Reagieren Sie allergisch auf Pollen, Schimmel, Gräser oder andere natürliche Substanzen? Verdauungsstörungen oder ein Magen-Darm-Infekt können im Einzelfall ebenfalls mit Kopfschmerzen einhergehen. Ernähren Sie sich gesund? Ist der Stuhlgang regelmäßig? Funktioniert die Verdauung reibungslos? Bei anhaltenden oder wiederkehrenden Kopfschmerzen sollten Sie einen Arzt oder Heilpraktiker hinzuziehen.

HELMKRAUTTEE

Seitenblütiges Helmkraut hilft sehr gut bei Kopfschmerzen und nervlicher Belastung.

2 Teile Zitronenmelisse
2 Teile Helmkraut
1 Teil Kamille
1 Teil Mutterkraut

Nach dem Grundrezept auf Seite 396 einen Kräuteraufguss herstellen. Alle 30 Minuten mindestens ¼ Tasse trinken, bis die Kopfschmerzen vergehen.

DR. KLOSS' KRAMPFLÖSENDE TINKTUR

Dieses Rezept gegen Kopfschmerzen hat Dr. Jethro Kloss, ein Arzt und Kräuterexperte Anfang des 20. Jahrhunderts, gern verordnet.

1 Teil Traubensilberkerze (Wurzel)
1 Teil Indianertabak (Samen oder Blatt)
1 Teil Myrrhe-Harz
1 Teil Helmkraut (Blätter)
1 Teil Symplocarpus foetidus (Blätter)
1 Teil Baldrianwurzel
¼ Teil Cayennepfeffer
Brandy oder Wodka (40 Prozent)

1. Alle Kräuter mischen. Die Mischung in ein Einmachglas von einem Liter Inhalt geben.

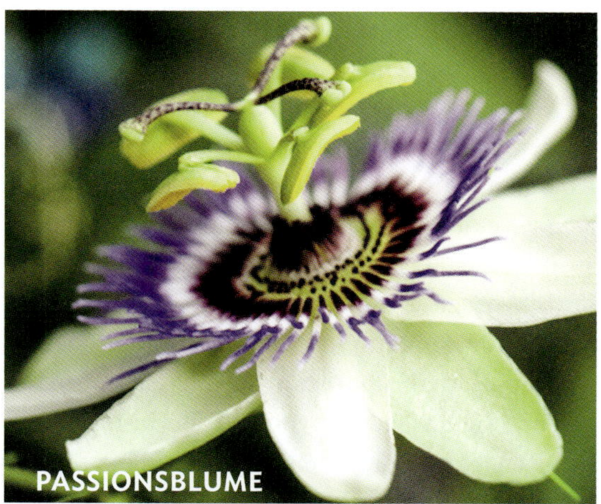
PASSIONSBLUME

Den Alkohol hinzugießen, bis die Kräuter 3 bis 5 Zentimeter hoch bedeckt sind. Das Glas fest verschließen und 4 bis 6 Wochen an einen warmen, schattigen Ort stellen. Hin und wieder schütteln, damit die Kräuter sich nicht am Boden absetzen.

2. Abgießen und die Tinktur in Flaschen abfüllen. Bei Bedarf alle 30 Minuten oder öfter ¼ Teelöffel Tinktur in warmem Wasser oder Tee einnehmen, bis die Symptome abklingen.

Migräne

Migräne ähnelt Spannungskopfschmerzen insofern, als die Kopfschmerzen krampfartiger Natur sind und durch ähnliche Ungleichgewichte ausgelöst werden. Eine Migräne ist jedoch deutlich schwerer und kehrt häufiger wieder. Deshalb sind Migräneanfälle auch schwieriger zu behandeln. Bei Migräne signalisiert der Körper dem Gehirn, dass er seine

Grenzen erreicht hat. Migränepatienten erwarten oft zu viel von sich.

Genetische Komponenten können eine Rolle spielen, häufiger jedoch wird eine Attacke durch Allergien, Anspannung, eine schlechte Immunlage oder eine Kombination aus all diesen Faktoren ausgelöst. Bei Lebensmittelallergien ist die Ursache oft schwer zu ermitteln, weil die Symptome erst Stunden später auftreten. Die Ernährung (oder eine Mangelernährung) kann sowohl das Auftreten als auch die Behandlung von Migräne beeinflussen. Befolgen Sie bitte dieselben Ernährungshinweise wie bei Spannungskopfschmerzen.

Es gibt zwar auch bei Migräne unterschiedliche Erscheinungsbilder, doch die Symptome und die Ursachen sind ähnlich und die Behandlung weitgehend dieselbe. Viele handelsübliche Medikamente können schädliche Nebenwirkungen haben. Kurzfristig lindern sie die Schmerzen, aber die Migräneneigung geht davon nicht zurück. Die Anfälligkeit für Migräne lässt sich meist nur durch eine langfristige, ernsthafte Lebensumstellung verändern. Dabei sollte man insbesondere die Vorschläge einbeziehen, die bei Spannungskopfschmerzen aufgeführt sind. Zusätzlich empfiehlt sich die Einnahme folgender Vitamine: Beim ersten Anzeichen einer Migräne täglich 300 mg Niacinamid, 200 mg Vitamin B6 und 200 mg Rutin einnehmen. Die Gesamtdosis möglichst in zwei bis drei Einzeldosen aufteilen und morgens und abends oder 3-mal täglich nehmen.

Sehr hilfreich ist auch Emergen-C, ein Multivitamingetränk, das bei Vitamin C, B12 und B6 die empfohlene Tageszufuhr deutlich überschreitet und bei den ersten Symptomen genommen wird. Trinken Sie 2-mal täglich 2 Päckchen (2000 mg).

Manche Migräneformen reagieren erstaunlich gut auf eine kräftige Dosis Koffein. Bei Spannungskopfschmerzen ziehen sich die Gefäße zusammen, wodurch der Druck im Kopf ansteigt. Koffein erweitert rasch die Kapillaren und erleichtert damit die Durchblutung. Deshalb kann Koffein im Einzelfall sehr hilfreich sein. Sobald sich eine Attacke ankündigt, ½ Teelöffel Guarana mit zwei Päckchen Emergen-C mischen und trinken. Nach Bedarf wiederholen. Wenn Sie kein Guarana haben, trinken Sie einen starken Kaffee. Dann sind Sie zwar hellwach, aber wenigstens kopfschmerzfrei.

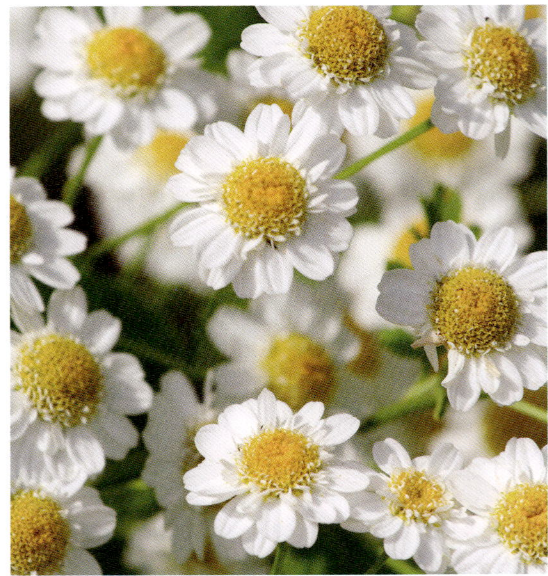

Mutterkraut gegen Migräne

Mutterkraut zählt zu den Kräutern, die bei Migräne am ehesten Linderung verschaffen. Es ist jedoch kein Akutmittel, sondern wirkt vor allem präventiv. Wer Mutterkraut im Garten hat, kann jeden Tag 1 oder 2 Blätter essen. Oder man bereitet aus den getrockneten Blättern 1 bis 2 Tassen Tee pro Tag zu. Ich empfehle die Herstellung einer Tinktur mit Lavendel und dann 1 Teelöffel Tinktur pro Tag zur Vorbeugung.

Die Wirkung tritt erst nach mindestens dreimonatiger Einnahme ein, und man muss hochwertige Kräuter verwenden. Nehmen Sie nach Möglichkeit Mutterkraut aus Bio-Anbau.

Normalerweise ist Mutterkraut frei von Nebenwirkungen. Nur Schwangere sollten darauf verzichten. Frauen, die bei Einsatz von Mutterkraut Menstruationskrämpfe oder sehr starke Monatsblutungen entwickeln, sollten die Verwendung nicht fortsetzen.

Neuralgie/Schmerzen

Schmerzen sind nicht die Ursache, sondern die Folge einer Erkrankung. Mit einem Schmerzsignal teilt der Körper dem Gehirn mit, dass etwas nicht stimmt. Langfristig muss also das eigentliche Problem korrigiert werden; kurzfristig ist Schmerzlinderung gefragt.

Im Handel sind zahlreiche gut wirksame Schmerzmittel erhältlich, die rasch Abhilfe schaffen. Zur schnellen Schmerzbekämpfung sind solche Medikamente Kräuterheilmitteln überlegen, denn sie unterbrechen oder dämpfen die Signale des Nervensystems. Manchmal sind sie bei schweren Schmerzen teilweise notwendig. Andererseits ist der Schmerz häufig durchaus erträglich und kann den Heilungsprozess sogar unterstützen.

Zeitweise sind schnell wirkende Mittel zur Schmerzbekämpfung unverzichtbar, doch insgesamt werden diese Mittel in unserer Gesellschaft zu häufig und auch missbräuchlich eingesetzt. Die folgenden Hinweise liefern verlässliche Alternativen. Die aufgeführten Kräuter helfen besonders bei leichten bis mittelgradigen Schmerzen, können bei entsprechender Dosierung und Häufigkeit aber auch starke Schmerzen lindern.

Johanniskraut

Johanniskrautöl (siehe Folgeseite) und Johanniskrauttinktur können effektiv Schmerzen lindern und sind teilweise auch im Handel erhältlich. Das Öl äußerlich und die Tinktur innerlich anwenden, mehrmals täglich oder nach Bedarf.

JOHANNISKRAUTÖL

Johanniskrautöl wird bei Nervenschäden, Schmerzen, Schwellungen, Blutergüssen und anderen Traumen der Haut äußerlich angewendet. Ich persönlich nehme Johanniskraut auch innerlich. Ich füge sie Salatsaucen bei und mische sie in Pfannengerichte. Sogar meinen Tieren gebe ich Johanniskraut ins Futter, wenn sie besonders gestresst oder unruhig sind.

Johanniskrautblüten und -blätter
Olivenöl, extra vergine

1. Die Blüten und Blätter in ein Einmachglas füllen. Mit so viel Olivenöl begießen, dass das Johanniskraut 5 bis 7 cm hoch bedeckt ist. Fest verschlossen an einem warmen, sonnigen Ort 4 bis 6 Wochen ziehen lassen.
2. Das Öl durch ein feinmaschiges Sieb abseihen und in Flaschen füllen. Es sollte blutrot sein, je dunkler, desto besser. Oberflächlich auf Zerrungen, Blutergüsse, Wunden, Schwellungen und andere Gewebsverletzungen auftragen.

Baldrian

Baldriantinktur ist besonders bei Muskel-, Knochen- und Gelenkschmerzen ein wirksames Schmerzmittel. Die Tinktur häufig einnehmen, bis der Schmerz nachlässt. Ich habe Baldriantinktur in hohen Dosen auch bei Verbrennungen zweiten Grades erfolgreich eingesetzt. Innerhalb von 15 Minuten war der Schmerz erträglich, wobei meine Tinktur auch in ausgezeichnetem Brandy angesetzt war.

Johanniskraut ernten

Johanniskrautblüten werden unmittelbar vor der Blüte geerntet. Aus den Knospen sollte auf Fingerdruck blutrotes Öl austreten, und die Finger sind nach der Ernte leuchtend rot. Traditionell wird Johanniskraut am 24. Juni geerntet, dem Namenstag von Johannes dem Täufer.

Meist werden die Blüten bevorzugt, doch auch die Blätter können nützlich sein. Ich empfehle normalerweise ein Verhältnis von etwa 70 Prozent Blüten und 30 Prozent Blättern. Wann die Knospen reif sind, ist wetter- und ortsabhängig. Die Knospen an einem warmen, schattigen Ort einige Stunden lufttrocknen lassen. Das ist nicht immer zwingend erforderlich, lässt aber einen Teil der Feuchtigkeit verdunsten. Außerdem ermöglicht es kleinen Lebewesen, die sich vielleicht in den Blüten eingenistet haben, rechtzeitig zu flüchten.

Salicylsäurereiche Kräuter

Heilpflanzen mit viel Salicylsäure wie Weidenrinde, Niedere Scheinbeere oder Mädesüß werden bei Entzündungen und Fieber seit Jahrhunderten eingesetzt. Sie waren damit die Vorläufer des Aspirins. Die Kräuter können als Pulver, in Kapselform oder als Tee oder Tinktur verwendet werden. Ich kombiniere sie gern mit anderen schmerzlindernden Kräutern wie Baldrian und Wildem Lattich (Lactuca virosa).

Beruhigende Kräuter

Kräuter mit beruhigender Wirkung (siehe Seite 53) lindern Schmerzen und sollten in häufigen, kleinen Dosen verabreicht werden. Von einer Tinktur nimmt man beispielsweise alle 15 bis 30 Minuten ¼ Teelöffel, bis der Schmerz nachlässt.

Mohn

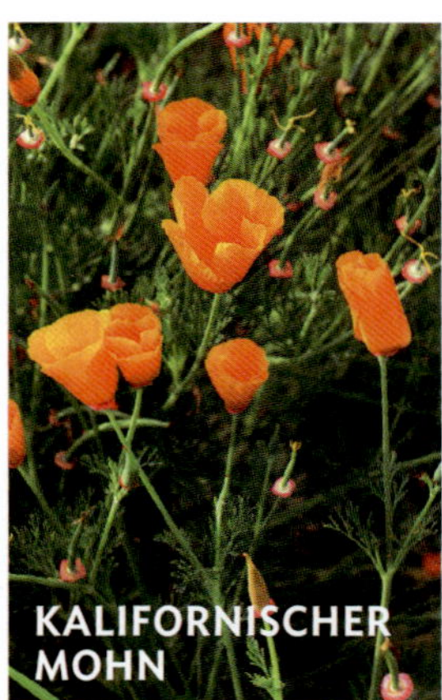
KALIFORNISCHER MOHN

Der Kalifornische Mohn ist nicht annähernd so stark wie der orientalische Schlafmohn (Opiummohn), hat aber ebenfalls eine schmerzstillende Wirkung. Er kann dabei vor allem das Einschlafen erleichtern.

Ohrenschmerzen

Ohrenschmerzen im Innenohr oder den äußeren Gehörgängen können mit Rötung und mitunter Juckreiz am Außenohr einhergehen. Bei starken oder länger anhaltenden Schmerzen sollte man einen naturheilkundlich versierten Arzt aufsuchen.

Meistens treten Ohrenschmerzen im Zusammenhang mit einer Erkältung oder Grippe auf. Behandeln Sie die Grundsymptomatik (siehe Erkältungen) und verzichten Sie auf Lebensmittel, welche Schwellungen begünstigen. Hierzu zählen Milchprodukte, Zucker und Zitrusfrüchte (abgesehen von Zitronen und Grapefruits). Ansonsten können Sie Folgendes versuchen:

- **Heiße Zwiebelauflagen.** Zwiebelsäckchen sind ein altes Hausmittel, das wirklich hilft: Eine Zwiebel hacken, dünsten und heiß in ein Baumwolltuch einschlagen. Auf das schmerzende Ohr legen (oder auf beide nacheinander). Bei Bedarf die Zwiebeln erneut erhitzen. Mindestens 30 bis 45 Minuten einwirken lassen, möglichst noch länger.
- **Heiße Salzpackung.** Wenn das Zwiebelsäckchen nicht hilft, können Sie in einer gusseisernen Pfanne Salz erhitzen, bis es so heiß ist, dass man es nicht mehr berühren kann. Das Salz auf ein Geschirrtuch oder Baumwolltuch schütten und sorgfältig zusammenfalten, ohne dass Sie sich dabei verbrennen. Das Ohr mit weiteren Tüchern vor zu starker Hitze schützen und mindestens 30 Minuten auflegen. Beide Ohren behandeln!

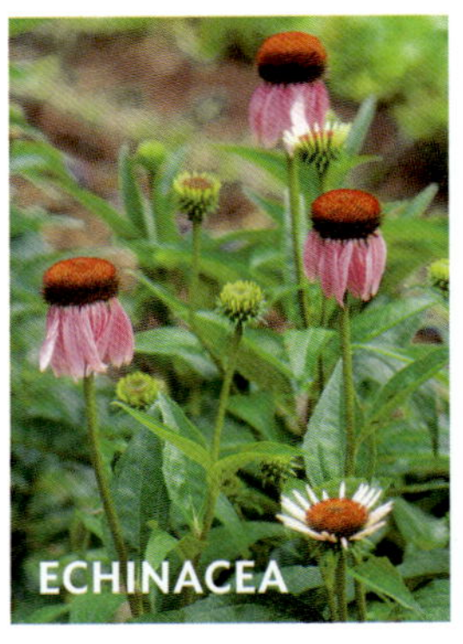

• **Echinacea.** Zur Stärkung des Immunsystems mehrmals täglich ½ bis 1 Teelöffel Echinaceatinktur einnehmen.

Mehr zur Behandlung von Ohrenschmerzen bei Kindern siehe Kapitel 6, *Ohrenschmerzen.*

KNOBLAUCHÖL MIT KÖNIGSKERZE

Ein ausgezeichnetes Heilmittel gegen Ohrenschmerzen, das nicht nur den Schmerz lindert, sondern auch die Infektion bekämpft. Die Blüten der Königskerze sind nicht überall leicht erhältlich – am besten sammelt man im Sommer selbst ein paar. Manchmal findet man das Öl auch in Naturkostläden, Drogerien oder Apotheken.

2 bis 3 Esslöffel gehackter Knoblauch
2 bis 3 Esslöffel Königskerzenblüten
Olivenöl, extra vergine

1. Den Knoblauch und die Königskerzenblüten in einer Bain-Marie ins Wasserbad geben und gerade eben vollständig mit Olivenöl bedecken. Auf sehr kleiner Stufe 20 bis 30 Minuten erhitzen.
2. Sorgfältig abgießen. Ich verwende dazu ein feinmaschiges Metallsieb, das ich mit einem Baumwolltuch auslege. Fest verschlossen im Kühlschrank aufbewahren.
3. Vor der Verwendung das Öl in einem Teelöffel über einer Kerze oder über dem Herd maximal auf Körpertemperatur erwärmen (lauwarm).
4. Mit einer Tropfpipette aufsaugen und 3 bis 4 Tropfen in jedes Ohr träufeln. Nach der Anwendung das äußere Ohr und den Ohransatz vorsichtig massieren.
5. Das angewärmte Kräuteröl alle 30 Minuten oder nach Bedarf einsetzen. Was zu viel ist, läuft innerhalb weniger Minuten von selbst aus dem Ohr.

Schwimmerohr

Das so genannte Schwimmerohr ist eine Infektion, die durch Wasser im Gehörgang entsteht und nicht gut auf ölhaltige Tropfen reagiert. Geben Sie lieber einige Tropfen essenzielles Lavendel- oder Teebaumöl in 4 Esslöffel starken Alkohol (zur äußerlichen Anwendung). Gut schütteln. Mit einer Pipette mehrere Tropfen in beide Ohren geben und die Ohrmuschel massieren. Mehrmals täglich wiederholen, bis die Symptome abklingen. Auch heiße Salzpackungen können helfen.

Schnittwunden und Wundversorgung

Kratzer, Schnittwunden oder andere offene Wunden gehen zumeist mit Blutungen und Schmerzen einher. Große oder tiefe Wunden sollten vom Arzt versorgt werden. Kleinere Verletzungen können wir normalerweise selbst behandeln.

Verletzungen sollten stets mit einer keimtötenden Lösung aus Hamamelisextrakt mit Teebaumöl ausgewaschen werden: Pro 250 ml Hamamelisextrakt 6 bis 8 Tropfen essenzielles Teebaumöl hinzufügen. Bei Bedarf mit Dr. Kloss' Einreibung desinfizieren (siehe nachfolgendes Rezept).

Um die Blutung zu stoppen, eine Auflage oder Kompresse verwenden. Dazu eignen sich insbesondere Hirtentäschelkraut und Schafgarbe sowie (ehrlich!) saubere Spinnweben. Die Spinnweben können Sie wie eine Kräuterauflage einsetzen – vorher bitte alle verbliebenen Spinnen entfernen.

Bei schwer entfernbaren Splittern die Haut in Wasser mit Bittersalzzusatz einweichen oder eine dicke Packung Tonerde (grün oder rot) auflegen. 1- bis 2-mal täglich wechseln, bis der Splitter sich leicht entfernen lässt. Anschließend mit Dr. Kloss' Einreibung oder anderen Mitteln desinfizieren.

Nach gründlicher Säuberung und Desinfektion Johanniskrautsalbe auftragen (siehe Seite 106). Die Wunde mit Mull oder mit einem weichen Baumwolltuch verbinden, damit sie sauber bleibt. Bei Schmerzen beruhigen ein Tee oder eine Tinktur

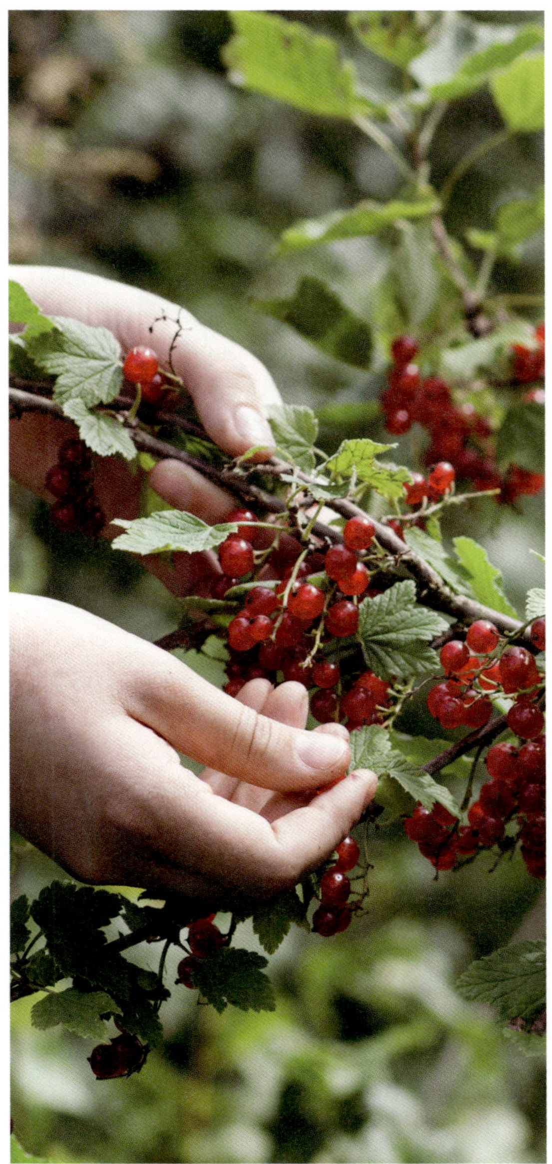

aus Zitronenmelisse, Baldrian und Kamille die angeschlagenen Nerven.

DR. KLOSS' EINREIBUNG

Ein sehr altes, sehr wirksames Rezept und eines der besten Desinfektionsmittel aller Zeiten. Es stammt ursprünglich von dem berühmten Kräuterexperten Dr. Jethro Kloss und findet bei entzündeten Muskeln, zur Wundreinigung und bei Insektenstichen Anwendung.
Wenn Sie nicht sicher sind, dass Ihre Gelbwurz aus Bio-Anbau stammt, nehmen Sie stattdessen Kreosotbusch oder die Wurzel der Gewöhnlichen Mahonie.

30 g Echinaceawurzel, gerieben
30 g Gelbwurzpulver aus Bio-Anbau
30 g Myrrhe, gerieben
7 g Cayennepulver
½ Liter Alkohol zur äußerlichen Anwendung (50 bis 70 Prozent)

1. Die Kräuterpulver in ein sauberes Schraubglas geben und mit so viel Alkohol aufgießen, dass mindestens fünf Zentimeter zwischen Pulver und Flüssigkeitsrand liegen. Mit dem Deckel fest verschließen. An einem warmen Ort 4 Wochen ziehen lassen.
2. Abgießen und in Flaschen umfüllen.
Das Etikett mit der Aufschrift NUR ZUR ÄUSSERLICHEN ANWENDUNG beschriften!

GELBWURZSALBE

Diese Salbe eignet sich besonders, wenn adstringierende Desinfektion benötigt wird. Zugleich weicht sie die Haut auf. Wenn keine Gelbwurz aus Bio-Anbau verfügbar ist, nehmen Sie stattdessen Kreosotbusch.

1 Teil Gelbwurzpulver aus Bio-Anbau
1 Teil Myrrhe-Harz

Gemäß den Anweisungen auf Seite 400 eine Salbe herstellen.

Sodbrennen

Dieses unangenehm brennende Gefühl hinter dem Brustbein, das mitunter mit einem schwefelartigen Geschmack im Mund einhergeht, entsteht durch Krämpfe und Reizungen in der Speiseröhre und im Bereich des Mageneingangs. Sodbrennen ist ein deutliches Zeichen, dass der Magen überlastet ist. Übliche Ursachen sind Stress, zu viel Essen und zu viel Fett.

Die besten Kräuter zur Behandlung von Sodbrennen beruhigen das Nervensystem und erleichtern zugleich die Verdauung – also Kamille, Hopfen und Zitronenmelisse. Die gereizte Magenschleimhaut profitiert von schleimbildenden Kräutern wie Eibisch, Süßholz und Rotulme.
Gegen Sodbrennen hilft beispielsweise:

- Vorbeugend jeweils 30 Minuten vor und nach dem Essen einen Aufguss aus 1 Teil Süßholzwurzel, 1 Teil Kamille und 2 Teilen Zitronenmelisse trinken.

- Zu jeder Mahlzeit einen Digestif trinken, zum Beispiel Schwedenkräuter oder Hopfentinktur.
- Vor und nach dem Essen Pfefferminztee trinken. Alternativ 1 bis 2 Tropfen essenzielles Pfefferminzöl in Wasser geben und in kleinen Schlucken zum Essen trinken.
- Entspannt essen und auch hinterher entspannen! Tief durchatmen, vor dem Essen ein Gebet sprechen und langsam kauen, dabei die Kaubewegungen zählen. Essen Sie nicht unter Anspannung, sondern machen Sie dann lieber einen Spaziergang.

Verbrennungen

Verbrennungen entstehen durch Feuer, Sonnenlicht oder Chemikalien. Verbrennungen ersten und zweiten Grades lassen sich wirkungsvoll zu Hause behandeln. Achten Sie jedoch darauf, die Verletzung sauber zu halten, damit sich nichts infiziert. Infizierte Verbrennungen gehören in ärztliche Behandlung. Auch Verbrennungen dritten Grades müssen ärztlich behandelt werden.

Eine Verbrennung wird zunächst gekühlt, um das Feuer sozusagen zu löschen. Die betroffene Stelle in kaltes Wasser tauchen oder mindestens 30 Minuten eine Kompresse mit verdünntem Apfelessig auflegen. Anschließend eine oder mehrere der folgenden Behandlungen wählen:

Aloe: Vielseitigkeit pur

Das frische Gel der Aloe vera lässt sich leicht extrahieren: Ein großes, saftiges Blatt vorsichtig von der Mutterpflanze abschneiden. Die Pflanze sondert an der Schnittstelle eine gelartige Substanz aus, die diese innerhalb weniger Stunden verschließt. Am Blattrand längs aufschlitzen (nur so weit, wie für eine Anwendung des Gels benötigt wird). Das Gel aus dem Blattinneren herauslöffeln. Die Haut der Pflanze sauber abschaben. Dieses Gel darf direkt auf jede Verbrennung, Wunde oder Ausschläge aufgetragen werden. Wenn nicht das ganze Blatt benötigt wird, den Rest in Folie einschlagen und im Kühlschrank aufheben. Das Blatt bleibt monatelang verwendbar.

Hinweis: Verwenden Sie das Gel niemals bei einer Staphylokokkeninfektion. Es versiegelt die Bakterien im Körper und erzeugt einen perfekten Nährboden zu ihrer Vermehrung.

- Kühlender, desinfizierender Umschlag mit 2 bis 3 Tropfen essenziellem Pfefferminzöl in 125 ml Honig.
- Aloe-Vera-Gel wirkt kühlend, desinfizierend und heilend.

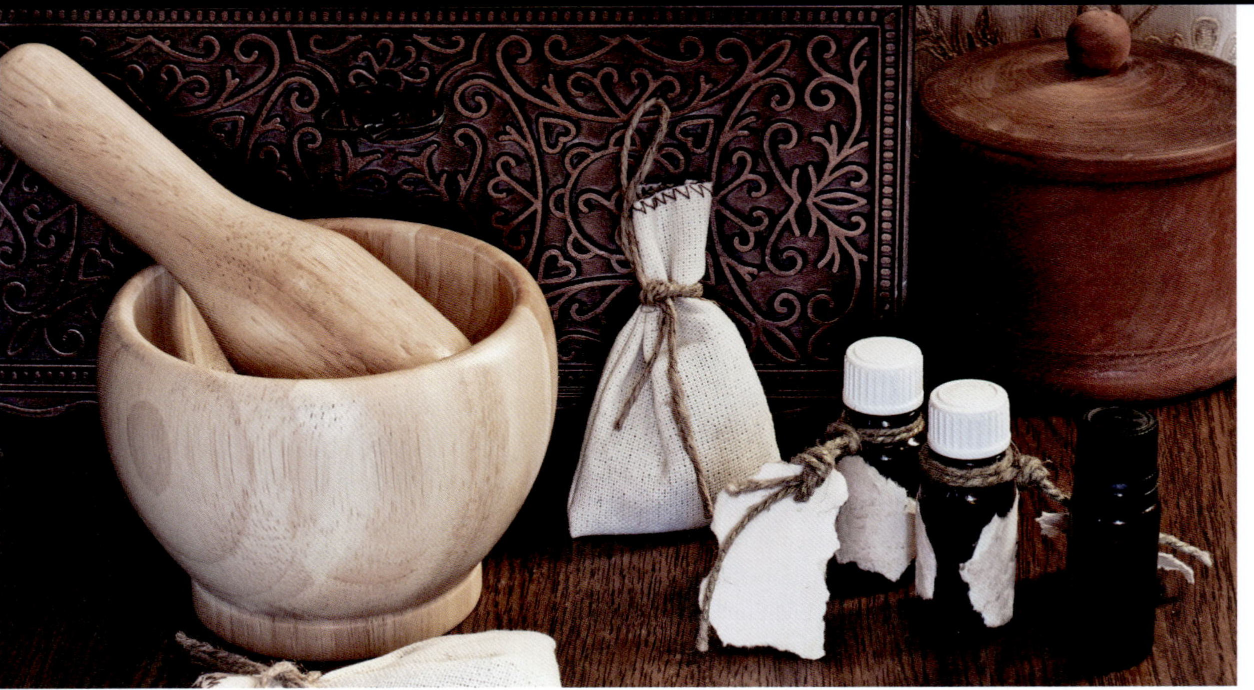

- Baldriantinktur trägt zur Schmerzlinderung bei (zur Dosierung siehe Seite 402).
- Bei Verbrennungen am Gaumen durch zu heiße Speisen lindert eine Lutschkugel (siehe Seite 399) mit Rotulme und Honig die Schmerzen und unterstützt die Heilung.
- Johanniskrautsalbe (siehe nebenstehendes Rezept) hilft bei allen Verletzungen von Nervenenden.

JOHANNISKRAUTSALBE

Johanniskrautsalbe oder -öl helfen bei äußerlicher Anwendung gut gegen Verbrennungen. Diese spezielle Salbe ist auch bei Ausschlägen, Schnittverletzungen und anderen Wunden von großem Nutzen. Ich wende sie seit 1974 an. Sie wirkt so gut, dass ich sie seither immer wieder angerührt habe.

1 Teil Ringelblumenblüten (Calendula)
1 Teil Beinwellblätter
1 Teil Johanniskraut (Blätter und Blüten)

Gemäß den Anweisungen auf Seite 400 eine Salbe herstellen. 2- bis 3-mal täglich auf die betroffene Stelle auftragen.

Verdauungsstörungen

Probleme mit der Verdauung verzögern die Ausscheidung, erschweren die Nährstoffaufnahme und begünstigen das Auftreten von Blähungen. Die Ursache der Bauchschmerzen liegt zwar meist in einem Mangel an Verdauungsenzymen oder einer ungünstigen Darmflora, geht aber letztlich auf falsche Ernährungsgewohnheiten und Stress zurück. Deshalb sprechen Verdauungsbeschwerden gut auf eine Umstellung der Lebensweise an.

Die Lebensweise umstellen

Bevor man bei Verdauungsstörungen Ergänzungsmittel und Kräuter nimmt, sollten diese einfachen Empfehlungen umgesetzt werden.

- Sprechen Sie vor dem Essen ein Gebet, um die bereitstehende Nahrung zu würdigen. Machen Sie sich bewusst, wie viel Arbeit in diese Mahlzeit geflossen ist, und danken Sie dafür.
- Langsam und aufmerksam kauen. Gespräche beim Essen sollten mit ruhiger Stimme und in friedlicher Atmosphäre ablaufen.
- Nicht zu hastig essen. Erfreuen Sie sich am Geschmack, am Duft und an den Farben. Stellen Sie sich vor, es wäre die letzte Mahlzeit Ihres Lebens, und genießen Sie jeden einzelnen Bissen.
- Keine kalten Getränke zum Essen. Unmittelbar vor und nach dem Essen sollte man eigentlich gar nichts trinken.
- Achten Sie bewusster auf die Lebensmittelkombination. Welche Auswirkungen hat die jeweilige Kombination auf Ihre Verdauung? Die beliebte Kombination von Kohlenhydraten und Proteinen führt bei vielen Menschen zu Gasbildung und Gärung. Über eine individuelle Ernährungsberatung kann man herausfinden, welche Kombinationen die Verdauung fördern, anstatt sie zu stören. Zu diesem Thema halten Bibliotheken und Buchhandlungen zahlreiche gute Bücher bereit.

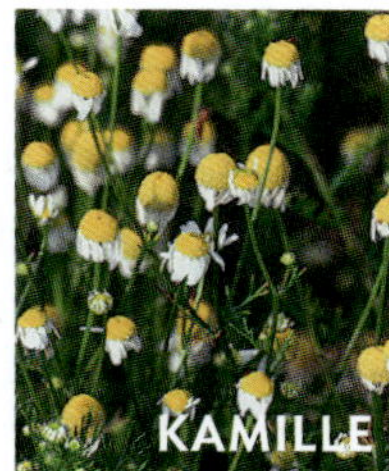
KAMILLE

Einfache Hausmittel

Neben einer Umstellung der Lebensgewohnheit kommen folgende Mittel infrage:

- 30 Minuten vor und nach dem Essen je 1 Tasse Pfefferminz- oder Kamillentee trinken.
- Ein Digestif, zum Beispiel Schwedenkräuter, oder verdauungsfördernde Digestif-Tinktur.
- Mit Ingwer und Cayennepfeffer würzen oder einen Tee daraus zubereiten. Nehmen Sie frisch geriebenen Ingwer und nur wenige Krümel Cayenne.
- Zu den Mahlzeiten Papayaenzyme einnehmen, um die Verdauung zu unterstützen.
- Täglich ergänzend Acidophiluskulturen einnehmen. Damit wird die geschwächte Darmflora neu aufgebaut.

- Blähungslösende Samen wie Anis, Kardamom, Kumin, Dill und Fenchel mischen und zwischen den Mahlzeiten kauen. Alle diese Sorten wirken Gasbildung, Aufstoßen und Blähungen entgegen.

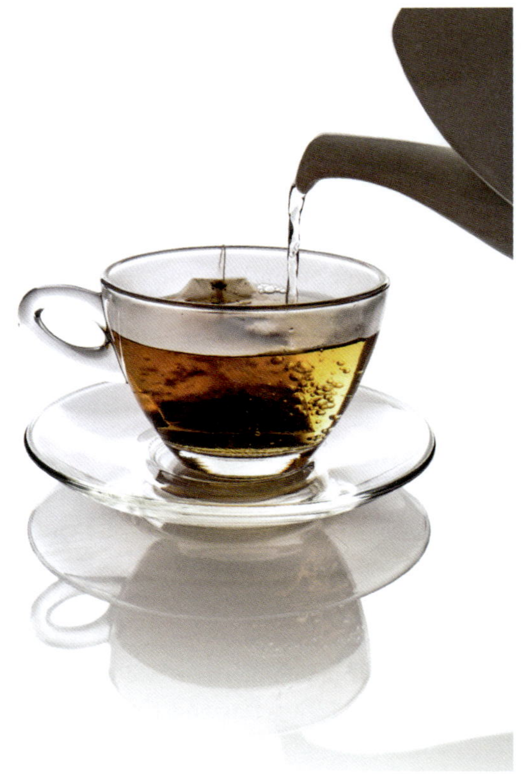

DIGESTIF-TINKTUR

2 Teile Fenchel
1 Teil Artischockenblätter
1 Teil Löwenzahnwurzel
1 Teil Enzian aus Bio-Anbau
½ Teil Ingwer

Nach dem Grundrezept auf Seite 401 eine Tinktur herstellen. Vor und nach dem Essen je ½ bis 1 Teelöffel einnehmen.

Verstopfung

Bei Darmträgheit oder Verstopfung sind Kräuter eine gute Wahl. Ich rate von allopathischen Mitteln ab, da sie nur an den Symptomen herumdoktern, ohne die Ursache anzugehen. Bei chronischer Verstopfung sollten Sie einen ganzheitlich orientierten Arzt oder Heilpraktiker zu Rate ziehen.

Normalerweise sollte man mindestens einmal am Tag Stuhlgang haben. Achten Sie zunächst darauf, keine Lebensmittel zu verzehren, die das Problem verschlimmern können. Käse, Nudeln und Weißbrot führen häufig zu Verstopfung. Bei vielen Menschen streikt der Darm auch bei Stress und Anspannung. In diesen Fällen hilft mehr Bewegung. Eine Verstopfung kann auch auf mangelnde Wasserzufuhr zurückgehen. Man sollte jeden Tag 1,5 bis 2 Liter reines Wasser trinken.

Sehr gesund ist die tägliche Einnahme von je 1 Esslöffel gemahlenen Flohsamen und gemahlenen Leinsamen, die man über das Müsli, Salate oder andere Speisen streuen kann. Wer diese Samen einnimmt, muss unbedingt auch reichlich Wasser trinken!

KRAUSER AMPFER BEI VERSTOPFUNG

Meiner Erfahrung nach hilft Krauser Ampfer wunderbar bei Verstopfung und erzeugt keinerlei Abhängigkeit.

2 Teile Krauser Ampfer (Wurzel)
1 Teil Löwenzahnwurzel
1 Teil Süßholzwurzel

Alle Kräuter mischen. Nach dem Grundrezept auf Seite 397 einen Sud herstellen. 3 Tassen pro Tag trinken.

DARMPUTZER

Hin und wieder braucht man einen kräftigen Kick, um den Darm in Gang zu setzen. Dann ist dieses Rezept genau richtig. Setzen Sie es jedoch allenfalls sporadisch ein. Sennesblätter und Faulbaumrindenextrakt (Cascara sagrada) sind sehr starke Mittel, die bei zu häufiger Verwendung abhängig machen können.

4 Teile Fenchelsamen
3 Teile Süßholzwurzel
2 Teile Krauser Ampfer (Wurzel)
1 Teil Cascara sagrada
1 Teil Flohsamen
1 Teil Sennesblätter

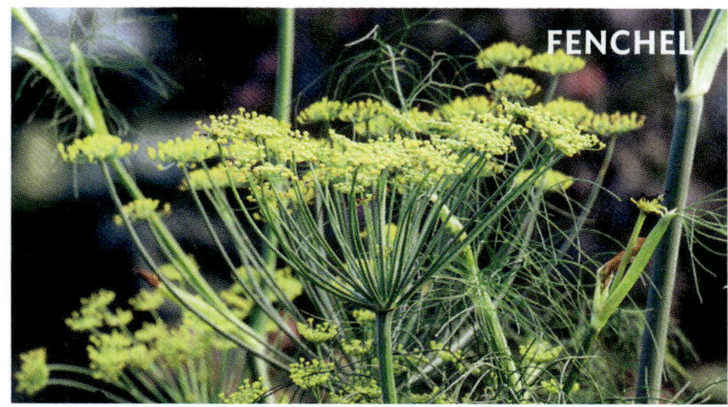

Nach dem Grundrezept auf Seite 396 einen Kräuteraufguss herstellen. Zunächst 1 bis 2 Tassen pro Tag trinken und die Dosis bei Bedarf langsam steigern.

Warzen

Warzen sind Virusinfektionen, die auf der Haut als kleine, knotig harte Erhebungen in Erscheinung treten. Sie sind unschön und störend, aber selten ernsthaft problematisch.

Warzen sprechen auf die unterschiedlichsten Behandlungsansätze an. Man kann ein Beefsteak über die linke Schulter werfen oder sie mit Chemie verätzen – alles Mögliche hilft. Manchmal hilft allerdings auch gar nichts. Im Laufe der Jahre habe ich von den unterschiedlichsten Therapien gehört. Die folgenden Ideen funktionierten am besten:

- **Bananenschale.** Cascade Anderson Geller und David Winston, zwei bekannte Kräuterexperten, empfehlen die Innenseite der Schale einer reifen Banane. Die Schale mit Heftpflaster über die Warze kleben und mehrmals täglich wechseln. Es dauert 2 bis 3 Wochen, aber sie schwören, dass es hilft.

- **Scharbockskrautsaft.** Frischer Saft vom Scharbockskraut ist ein ausgezeichnetes Warzenmittel. Die frische Pflanze zerdrücken und als Umschlag auflegen. Mehrmals täglich wechseln.
- **Anti-Warzen-Tinktur.** Eine Tinktur aus Schwarznuss, Echinacea und Pau d'Arco zu gleichen Teilen hilft besonders, wenn die Warzen sich vermehren. 3-mal täglich ½ Teelöffel einnehmen und auch oberflächlich auftragen.
- **Essenzielle Öle.** Das mehrwöchige Auftragen antiviraler essenzieller Öle wie Teebaumöl, Cajeputöl und Thujaöl kann den gewünschten Erfolg bringen.
- **Dr. Kloss' Einreibung.** Bei mir hilft das direkte Aufbringen von Dr. Kloss' Einreibung (siehe Seite^104) und Cayennepfeffer.

Natürlich können Sie auch meine höchst persönliche Warzenkur ausprobieren: Mit 13 Jahren war ich ein ungelenkes, mageres Mädchen mit langen, schwarzen Haaren. Als eine Warze auf meinem Kinn auftauchte, war mir dies unendlich peinlich. Jeden Tag durchbohrte ich sie vor dem Spiegel mit Blicken und befahl ihr zu verschwinden. Nach sieben Tagen war sie weg.

Zahnschmerzen

Zahnschmerzen können durch Stress und Angst entstehen, werden aber normalerweise durch Bakterien verursacht, welche in die Tiefen des Zahns eindringen. Die Schmerzen am gereizten Nervenende sind ein Signal, dass hier etwas nicht stimmt.

Bei Zahnschmerzen sollte man also immer zum Zahnarzt gehen. Bis zum Termin kann man die Schmerzen häufig durch Kräuter, die direkt auf den Zahn gelegt werden, lindern oder auch abstellen. Bei äußerlicher Anwendung hilft essenzielles Nelkenöl gegen die Schmerzen. Auch hoch dosierter Baldrian (alle 30 Minuten ½ Teelöffel) kann den Schmerz lindern. Zusätzlich kann man essenzielles Teebaumöl direkt auf die infizierte Stelle auftragen.

ERSTE HILFE BEI ZAHNSCHMERZEN

Wenn keine biologisch angebaute Gelbwurz erhältlich ist, sollten Sie in diesem Rezept stattdessen Kreosotbusch verwenden.

1 Teil Gelbwurzpulver aus Bio-Anbau
1 Teil Myrrhepulver
1 Teil Parakressepulver
(Spilanthes oleracea), falls verfügbar
1 Teil Kurkumapulver
1 Tropfen essenzielles Nelkenöl

Die Kräuter mit dem Nelkenöl und etwas Wasser zu einer dicken Paste verkneten. Eine kleine längliche Portion direkt auf oder in den Zahn legen.

HEILENDES MUNDWASSER

Dank dieses Mundwassers muss ich deutlich seltener zum Zahnarzt.

750 ml Wasser
250 ml Wodka
2 Pipetten Calendulatinktur
2 Pipetten Gelbwurztinktur aus Bio-Anbau oder Kreosotbuschtinktur
1 Pipette Myrrhentinktur
1 bis 2 Tropfen essenzielles Pfefferminzöl

Wasser und Wodka verrühren. Die Tinkturen und das Öl hinzufügen und gut schütteln. Einige Esslöffel Mundwasser mit 1 Esslöffel Wasser verrühren und als Mundspülung verwenden.

Erste Hilfe mit Kräutern

Zur Behandlung von Alltagsbeschwerden müssen wir uns bewusst machen, wie viele Heilkräuter uns im Alltag umgeben. In Haus und Garten sind zahlreiche natürliche Heilmittel vorhanden. Unsere Nahrung, Gewürze, die Pflanzen der Wiesen, Wälder und Sümpfe unmittelbar vor der Haustür, das alles stellt die Natur uns großzügig zur Verfügung. Denken Sie nur an Giftsumach. Wer ihn berührt, bekommt prompt einen schmerzhaft juckenden Ausschlag. Das Gegenmittel? Springkraut, das praktischerweise bevorzugt die gleichen Plätze besiedelt wie Giftsumach.

Optimal machen wir uns die Gaben der Natur natürlich zunutze, wenn wir sie im eigenen Medizinschränkchen lagern. Wer bei einer Verletzung oder Krankheit oder einfach Unwohlsein nicht das passende Mittel zur Hand hat, sollte sich zunächst einmal gründlich umsehen. Fast immer stehen die passenden Heilkräuter schon griffbereit.

Wildkräuter

Am Straßenrand, auf Abrissgrundstücken, auf den Feldern und unter großen Brücken – überall sind wertvolle Heilpflanzen zu entdecken, die fast überall in Hülle und Fülle wachsen. Diese „Unkräuter“ sind ebenso vielseitig wie wirksam. Also sollte man sich mit ihnen anfreunden!

- **Brennnessel.** Ein sehr guter Kraftspender, der uns unter anderem mit Eisen, Kalzium, Kalium, Silizium, Magnesium, Mangan, Zink und Chrom versorgt. Brennnessel ist ein gutes Tonikum für Haare und Kopfhaut, stärkt bei Männern wie Frauen die Fruchtbarkeit und tut insgesamt dem Urogenitalsystem gut. Auch bei der Behandlung von Leberproblemen, Allergien und Heuschnupfen leistet Brennnessel gute Dienste.
- **Große Klette.** Reich an Vitaminen und Mineralien. Klette tut der Haut gut und reinigt sehr gut das Blut.

- **Himbeere.** Aus der wilden Himbeere lässt sich ein sehr nahrhaftes Tonikum für das Urogenitalsystem zubereiten, das die Sexualorgane strafft und stärkt. Neben sehr viel Eisen enthält die Himbeere auch reichlich Niacin und Mangan. Dieses Spurenelement benötigt der Körper zur Herstellung von gesundem Bindegewebe wie der Knochenmatrix oder Knorpel.
- **Huflattich.** Huflattich wird aufgrund seiner auswurffördernden, antiasthmatischen Wirkung gern bei Husten, Erkältungen und Bronchitis eingesetzt. Es unterstützt die Weitung der Bronchien und das Abhusten von Schleim.
- **Johanniskraut.** Johanniskraut ist wegen seiner stimmungsaufhellenden Wirkung bekannt, aber auch als Heilmittel für Nervenrezeptoren, zum Beispiel bei Verbrennungen, Neuralgien und Wunden. Gut bewährt hat es sich auch zur Linderung von Stress, Ängsten, Depressionen, jahreszeitlich bedingten Depressionen (SAD oder Winterblues) und chronischer Müdigkeit.
- **Kletten-Labkraut.** Auch Labkraut wirkt leicht entwässernd. Es kann eine gereizte Niere oder Blase besänftigen und kräftigen. Außerdem reinigt es die Lymphe.
- **Königskerze.** Königskerze hilft bei Atemwegs- und Bronchialinfekten und bei Asthma. Die Blätter leisten bei der Behandlung von Drüsenproblemen hervorragende Dienste, und aus dem Öl der Blüten kann man ausgezeichnete Ohrentropfen herstellen.

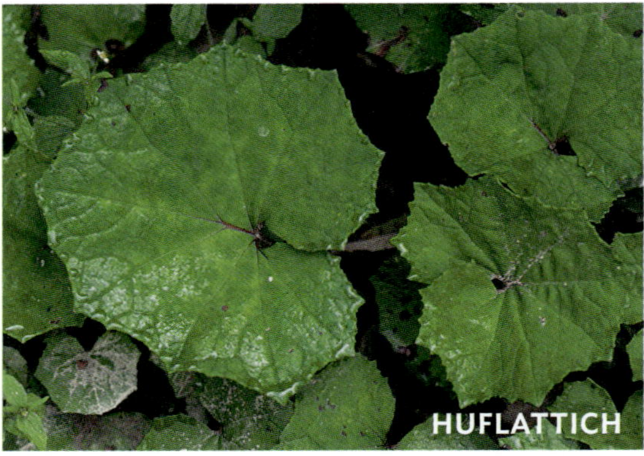
HUFLATTICH

- **Krauser Ampfer.** Der Krause Ampfer gilt als eines der besten Kräuter für die Verdauung und die Leber. Dank seines Gehalts an bioverfügbarem Eisen eignet er sich zur Behandlung von Anämie und Müdigkeit. Besonders Frauen mit PMS-Beschwerden sowie Männer und Frauen mit Hormonstörungen profitieren von Krausem Ampfer.
- **Löwenzahn.** Als Heilpflanze bringt der Löwenzahn neue tonisierende Energie. Seine Bitterstoffe fördern die Verdauung, er zählt zu den sichersten und wirksamsten Entwässerungsmitteln und liefert reichlich Vitamine und Mineralstoffe wie Kalzium, Magnesium, Eisen und die Vitamine A und C.
- **Rotklee.** Rotklee zählt zu den besten Kräutern zur Entgiftung und zur Stärkung der Atemwege. Er eignet sich besonders für Kinder

mit chronischen Atemwegsbeschwerden, also häufigen Erkältungen, Husten und Bronchitis. Zudem enthält er viele Mineralien, vor allem Kalzium, Stickstoff und Eisen.

- **Schafgarbe.** Schafgarbe wirkt schweißtreibend. Deshalb mischt man sie gern in Fiebertees, um das Schwitzen zu unterstützen und so das Fieber zu senken. Innerlich und äußerlich angewandt stillt sie Blutungen und lindert sowohl Menstruations- als auch Magenkrämpfe. Schafgarbe wird ein positiver Effekt auf Herz und Lunge zugeschrieben.
- **Vogelmiere.** Vogelmiere liefert viel Kalzium, Kalium und Eisen. Dank ihrer reizlindernden, pflegenden Wirkung eignet sie sich gut für Umschläge, besonders bei gereizter Haut und entzündeten Augen. Außerdem unterstützt Vogelmiere auf sanfte Weise die Entwässerung.
- **Wegerich.** Wegerich hat nicht nur einen hohen Nährwert, sondern zählt auch zu den besten Pflanzen für Umschläge. Bei einer drohenden Blutvergiftung empfehle ich gern Wegerich, den ich äußerlich auf die infizierte Stelle auflege und innerlich als Tee verabreiche. Die Samen sind reich an Schleimstoffen, weshalb die gut quellenden, schonenden Wegerichsamen gern in Abführmittel einbezogen werden. Auch eine träge Leber und Entzündungen im Verdauungstrakt sprechen gut auf Wegerichsamen an.

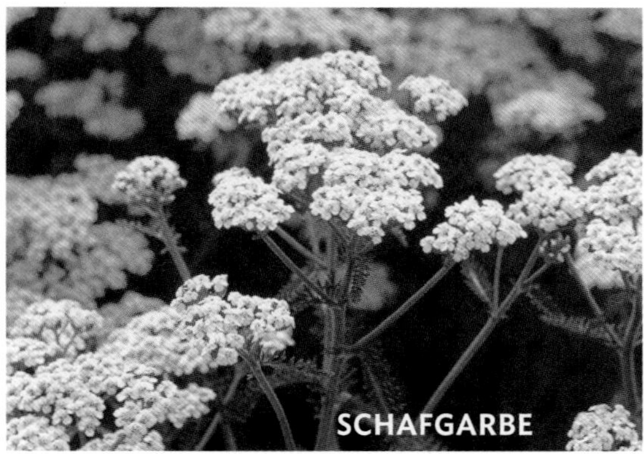
SCHAFGARBE

Heilsame Küchenkräuter

Viele Heilpflanzen haben über die Küchentür Einzug in unser Leben gehalten, hereingelotst durch die Herrin der Gewürze und unter der Tarnkappe des kulinarischen Genusses. Die meisten beliebten Küchenkräuter sind auch seit jeher für ihre Heilkraft bekannt. Viele kommen noch heute in wirksamen Heilmitteln und pharmazeutischen Medikamenten vor.

Basilikum

Basilikum ist ein beliebtes Tonikum bei Melancholie und Niedergeschlagenheit. Dank seiner krampflösenden Wirkung kann es auch Kopfschmerzen lindern. Basilikum wird gern bei stressbedingten Schlafstörungen und Anspannung eingesetzt, aber auch bei nervös bedingten Verdauungsbeschwerden. Darüber hinaus ist es als Aphrodisiakum bekannt.

Cayennepfeffer

Diese Gewürzpflanze wird wegen ihrer medizinischen Wirkung, aber auch wegen ihres feurigen Geschmacks geschätzt. Cayenne ist ein ausgezeichnetes Herztonikum, das seit Langem zur Verbesserung der Durchblutung und bei schwachem und unregelmäßigem Herzschlag genutzt wird. Bei Erkältungen und grippalen Infekten verstärkt Cayennepfeffer die Durchblutung der Extremitäten. Außerdem unterstützt er die Verdauung und bringt den Darm auf Trab. Zum Stoppen von Blutungen kann Cayenne innerlich und äußerlich angewandt werden.

Dill

Dill zählt zu den beliebten alten Hausmitteln für Säuglingskoliken. In England gab es Kinderlieder dazu. Die wärmenden, beruhigenden Eigenschaften des Dills helfen bei Blähungen und kolikartigen Beschwerden.

Ingwer

Ingwer kommt in meiner persönlichen Wertschätzung gleich nach Knoblauch. Er zählt zu den besten Kräutern gegen Übelkeit, morgendliches Erbrechen und Reisekrankheit. Beliebt ist er aufgrund seiner wärmenden, lösenden Wirkung bei kältebedingten Regulierungsstörungen wie mangelhafter Durchblutung, Halsschmerzen, Erkältung und grippalen Infekten sowie verlegten Atemwegen. Ingwer kann das Sexualsystem von Männern und Frauen positiv beeinflussen und wird gern bei Krämpfen und PMS-Beschwerden eingesetzt. Und obendrein schmeckt Ingwer einfach köstlich.

Kardamom

Kardamom mit seinem unglaublich sinnlichen Aroma gehört derselben Pflanzenfamilie an wie Ingwer. Er stimuliert den Verstand und weckt die Sinne. Kardamom wird seit Langem als Aphrodisiakum gerühmt, was unter anderem an seinem unwiderstehlichen Duft liegt. In der ayurvedischen Medizin zählt Kardamom zu den besten und schonendsten Verdauungshilfen. Daneben nutzt man ihn als Beigabe für Rezepte gegen Lungenkatarrh.

Knoblauch

Wenn ich nur ein einziges Gewürz in meiner Küche haben dürfte, würde ich Knoblauch wählen. Nichts kann den Geschmack von Speisen derart hervorheben oder tut der Gesundheit so gut wie Knoblauch. Knoblauch ist bei Erkältung, Grippe, Halsschmerzen und Darmträgheit das Mittel der Wahl. Er stimuliert die Immunabwehr, verbessert die Durchblutung und senkt den Cholesterinspiegel. Sowohl als Küchenkraut als auch als Heilpflanze ist Knoblauch schon ewig bekannt. Trotz (oder wegen) seines intensiven Geruchs ist Knoblauch vermutlich die beste Medizin der Welt.

Kurkuma

Eines der besten Heilkräuter für das Immunsystem, das wegen der hohen Popularität von Echinacea leicht übersehen wird. Dass Kurkuma die Abwehrkräfte unterstützt, ist seit Jahrhunderten bekannt. Auch seine tumor- und bakterienhemmenden Wirkungen werden hoch geschätzt. In der ostindischen

Medizin wird Kurkuma eingesetzt, um das Blut zu reinigen und den Stoffwechsel anzuregen. Außerdem soll er die Menstruation regulieren, Krämpfe lindern, Fieber senken, die Durchblutung verbessern und Hautkrankheiten bessern. In der Ersten Hilfe hat sich Kurkuma insbesondere bei der Behandlung von Furunkeln, Verbrennungen, Zerrungen, Schwellungen und Blutergüssen bewährt.

Majoran und Oregano

Sowohl Majoran als auch Oregano wirken beruhigend und lindern Nervosität, Reizbarkeit und Schlaflosigkeit bei Anspannung und Angst. Beide ergeben ausgezeichnete Tees, sowohl einzeln als auch zusammen, mit denen man die Nerven oder aber die Schmetterlinge im Bauch besänftigen kann. Zudem haben diese köstlichen Kräuter eine krampflösende Wirkung, die bei Verdauungs- und Muskelkrämpfen hilfreich sein kann.

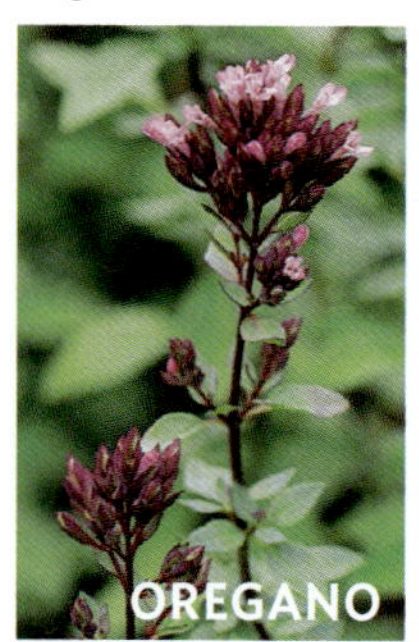
OREGANO

Meerrettich

Gibt es etwas Besseres gegen Nebenhöhlenentzündungen und Erkältungen? Meerrettich ist diesbezüglich mein Favorit. Die Wurzel ist sehr mineralstoffhaltig und liefert insbesondere Silicium, aber auch Vitamine, darunter Vitamin C. Mit seiner wärmenden, antiseptischen Wirkung empfiehlt sich Meerrettich für die Behandlung von Asthma, Bronchialkatarrh und Infektionen der Lunge. Hinzu kommt, dass Meerrettich auch die Verdauung anregt, was besonders nach schweren Fleischmahlzeiten eine Wohltat ist.

Minze (Pfefferminze, Grüne Minze, Zitronenmelisse)

Neben ihrem hohen Gehalt an Vitamin C, Betakarotin und Chlorophyll stimulieren die verschiedenen Minzearten den Geist und machen wach. Schon der Duft des essenziellen Öls oder sogar des Tees verbessert Geistesgegenwart und Wachsamkeit. Deshalb ist Minze gerade beim Fahren, Lernen oder in stressigen Zeiten so hilfreich. Bei Krämpfen kommt ihre krampflösende Wirkung zum Tragen. Außerdem lindert Minze hervorragend Anflüge von Übelkeit und wird daher Kindern und Erwachsenen bei Reisekrankheit und Schwangerschaftserbrechen, aber auch einfach bei Bauchschmerzen empfohlen. Der Minzgeschmack reinigt den Gaumen, und das Ausspülen mit Minztee oder -lösung verhilft nach Erbrechen zu einem frischen Mundgefühl.

Nelken

Nelkenöl ist insbesondere wegen seiner schmerzstillenden Wirkung bei Zahnschmerzen bekannt. Genauso wirkungsvoll ist die ganze Nelkenknospe, wenn man sie pulverisiert und direkt aufs Zahnfleisch aufträgt. Neben ihren schmerzstillenden Eigenschaften haben Nelken eine stimulierende, wärmende und stimmungsaufhellende Wirkung. Sie helfen auch bei Darmträgheit und Übelkeit.

Petersilie

Verschmähen Sie dieses feine Küchengewürz nie als reine Garnitur. Es ist womöglich das Nahrhafteste, was Sie auf dem Teller haben. Dank ihres Gehalts an Eisen, Betakarotin und Chlorophyll wirkt Petersilie Eisenmangelanämie, Blutarmut und Müdigkeit entgegen. Sie verbessert die Immunität und ist bei Infektanfälligkeit angezeigt. Bei Blasen- und Nierenproblemen ist sie aufgrund ihrer auf schonende Weise entwässernden Wirkung das Mittel der Wahl. In der Abstillphase trägt Petersilie zum Rückgang der Milchproduktion bei, und bei einer Brustentzündung oder geschwollenen, vergrößerten Brüsten helfen Umschläge mit Petersilie. Umgekehrt sollte Petersilie aus diesem Grund von stillenden Müttern nicht in großen Mengen verzehrt werden – sie kann den Milchfluss hemmen.

Rosmarin

Rosmarin ist mein Namenspatron, sodass ich eine besondere Vorliebe dafür hege. Seine stärkende, anregende Wirkung auf die Hirnfunktion ist legendär. Er hilft besonders bei jenen Formen geistigen Abbaus, die mit Gedächtnisverlust, Verlust des Geruchssinns, Sehschwäche, Anspannung und Nervosität einhergehen, und verbessert insgesamt die Sauerstoffaufnahme durch die Zellen. Außerdem hilft Rosmarin bei verschleimten Atemwegen und erhält die Funktion von Leber und Verdauung.

Rucola

Als mir klar wurde, dass mein grüner Lieblingssalat, Rucola, ein bekanntes Aphrodisiakum und Tonikum ist, war ich begeistert. Ich weiß allerdings nicht, ob ich mir noch mehr davon gönnen darf oder mich lieber mäßigen sollte.

Salbei

Auch Salbei ist ein Küchenkraut mit bemerkenswerter Heilkraft. Er unterstützt die Verdauung von fettem Fleisch, senkt den Cholesterinspiegel und stärkt die Leber. Seine antiseptischen Eigenschaften kommen bei Erkältungen, Halsschmerzen und Ohreninfekten zum Einsatz. Bei Entzündungen von Hals und Rachen hilft Salbei in Form von Sprays und Gurgelmitteln sehr zuverlässig.

Schnittlauch

Schnittlauch hat dieselben antiseptischen Wirkungen wie Knoblauch, ist aber nicht ganz so stark. Er unterstützt die Fettverdauung und schützt die Atemwege. Wer Knoblauch schlecht verträgt, profitiert meist von den medizinischen und kulinarischen Eigenschaften des Schnittlauchs.

Schwarzer Pfeffer

In der traditionellen chinesischen Medizin gilt schwarzer Pfeffer mit seiner wärmenden, anregenden Wirkung als wichtiger Energielieferant. Empfehlenswert ist er bei allen „Kälte"-Beschwerden wie grippalen Infekten, Husten, Erkältungen, Durchblutungsstörungen und Verdauungsstörungen.

Thymian

Thymian ist eines der besten Mittel zur Stimulierung der Thymusdrüse, die für das Immunsystem von großer Bedeutung ist. Bei Abgeschlagenheit liefert er neue Energie. Seine krampflösenden Eigenschaften helfen bei Lungenproblemen und krampfhaften Hustenanfällen, zum Beispiel bei Keuchhusten. Zusammen mit Salbei ist er bei Halsschmerzen sehr zu empfehlen, zusammen mit Meerrettich hilft er bei Schnupfen. Auch bei steifen Gliedern im Rahmen einer Erkältung oder Verkühlung ist Thymian von Nutzen, denn er kurbelt das Immunsystem an (besonders zusammen mit Echinacea).

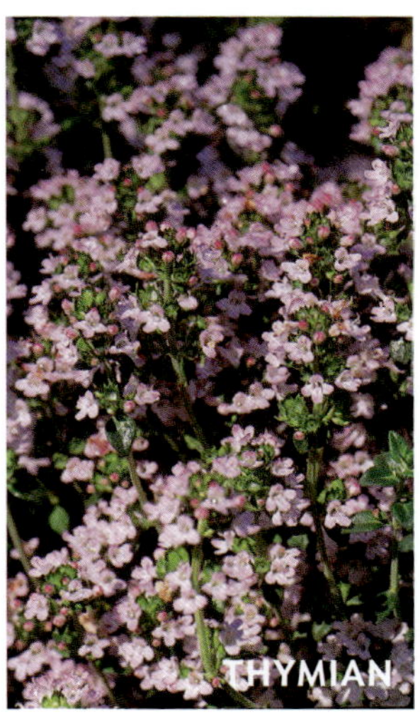
THYMIAN

Zimt

In der chinesischen Medizin gilt Zimt als hoch geschätztes „wärmendes" Heilkraut und dient zur Stärkung der Vitalität, Verbesserung der Durchblutung und zur Auflösung von Stauungen. Zimt unterstützt die Verdauung und wirkt zudem deutlich antiseptisch. Bei Verdauungsbeschwerden, Erkältungen und Grippe ist Zimt als Heilpflanze angezeigt, er wird aber auch gern verwendet, um den Geschmack weniger ansprechender Kräuter zu überdecken.

Erste Hilfe Set mit Kräutern selber machen

Viele Menschen entwickeln eine wahre Leidenschaft für Kräuter, welche langsam, aber sicher das ganze Haus erobern: Anfangs ist es nur ein kleiner Raum im Badezimmerschränkchen, dann räumt man ein Küchenregal für sie frei, und irgendwann stehen überall Kräuter herum, und die Autos parken in der Einfahrt, weil die ganze Garage mit wundersamen Kräuterzubereitungen vollgestellt ist. Spätestens dann beginnt die Familie zu meutern. Nehmen wir jedoch an, Sie stehen noch ganz am Anfang und möchten nur eine kleine Hausapotheke mit nützlichen Kräuterheilmitteln anlegen.

Prüfen Sie in diesem Fall zunächst die persönlichen Bedürfnisse und typische Erste-Hilfe-Situationen. Haben Sie kleine Kinder? Welche Gesundheitsbeschwerden treten des Öfteren auf? Eine gute Hausapotheke enthält Mittel, die zu unterschiedlichen Zwecken einsetzbar sind.

Alles sollte am gleichen Ort aufbewahrt werden, damit es im Zweifelsfall für alle schnell greifbar ist. Als Medizinköfferchen eignen sich Körbe, Nähkästchen, ein kleiner Koffer oder eine Reisetasche, Kosmetiktaschen oder eine Anglerkiste. Der Inhalt sollte verständlich beschriftet sein, damit auch andere die Mittel einsetzen können.

HAUSAPOTHEKE AUS DER NATUR

Bei kleinen Notfällen leisten viele Kräuter gute Dienste. Nachfolgend sind ein paar besonders vielseitig einsetzbare Mittel aufgeführt. Neben diesen Pflanzen und Ihren Lieblingsheilkräutertees sollten Sie auch pulverisierte Kräuter im Haus haben, die man schnell für eine Auflage nutzen oder in Kapseln abfüllen kann.

Heilmittel	Form	Hilfreich bei
Allzwecksalbe/ Verbrennungssalbe	Salbe	Wunden, Schnittwunden, Verbrennungen, Sonnenbrand
Aloe vera	Gel	Schnittwunden, Wunden, Verbrennungen
Baldrian	Tinktur	Schmerzen, Schlaflosigkeit, Stress und Nervosität, Muskelschmerzen
Echinacea	Tinktur	Erkältungen, grippale Infekte, Infektanfälligkeit, Immunschwäche
Erkältungskapseln	Kapseln	Erkältungen, träge Verdauung, Infekte
Eukalyptus	Essenzielles Öl	Schnupfen (im Dampfbad), Muskelschmerzen, Insektenabwehr, Schnitt- und Schürfwunden, Warzen, Aphten
Grüne Tonerde	Pulver	Splitter, Wunddesinfektion, Umschläge nach Hautkontakt mit Giftsumach, Hautinfektionen
Johanniskraut	Öl	Verbrennungen, Schwellungen, Schmerzen, Blutergüsse, Sonnenbrand, Muskelschmerzen
Johanniskraut	Tinktur	Verbrennungen, Schmerzen, Nervenschäden, Depressionen, Angst
Kloss' Einreibung	Tinktur/Einreibung	Splitter, Kontakt mit Giftsumach. Nur äußerlich anzuwenden. Siehe Rezept auf Seite^104.
Knoblauch	Öl	Ohrenentzündungen, Parasiten, Erkältungen
Königskerzenblüten	Öl	Ohrenentzündung, Schmerzen
Lavendel	Essenzielles Öl	Kopfschmerzen, leichte Verbrennungen und Sonnenbrand, Insektenstiche, Schnupfen

Heilmittel	Form	Hilfreich bei
Notfalltropfen	Blütenessenz	Emotionales oder körperliches Trauma; bei Erwachsenen, Kindern und Haustieren innerlich und äußerlich anwendbar
Pilzhemmende Salbe	Salbe	Wunden, Schnittwunden, Verbrennungen, Sonnenbrand
Pfefferminze	Essenzielles Öl	Verdauungsbeschwerden, Verbrennungen, Mundspülung, anregend
Süßholzwurzel	Tinktur	Halsschmerzen, Bronchitis, Herpes simplex I und II
Teebaum	Essenzielles Öl	Schnupfen (im Dampfbad), Muskelschmerzen, Ins ektenabwehr, Schnitt- und Schürfwunden, Warzen, Aphten, Zahnschmerzen

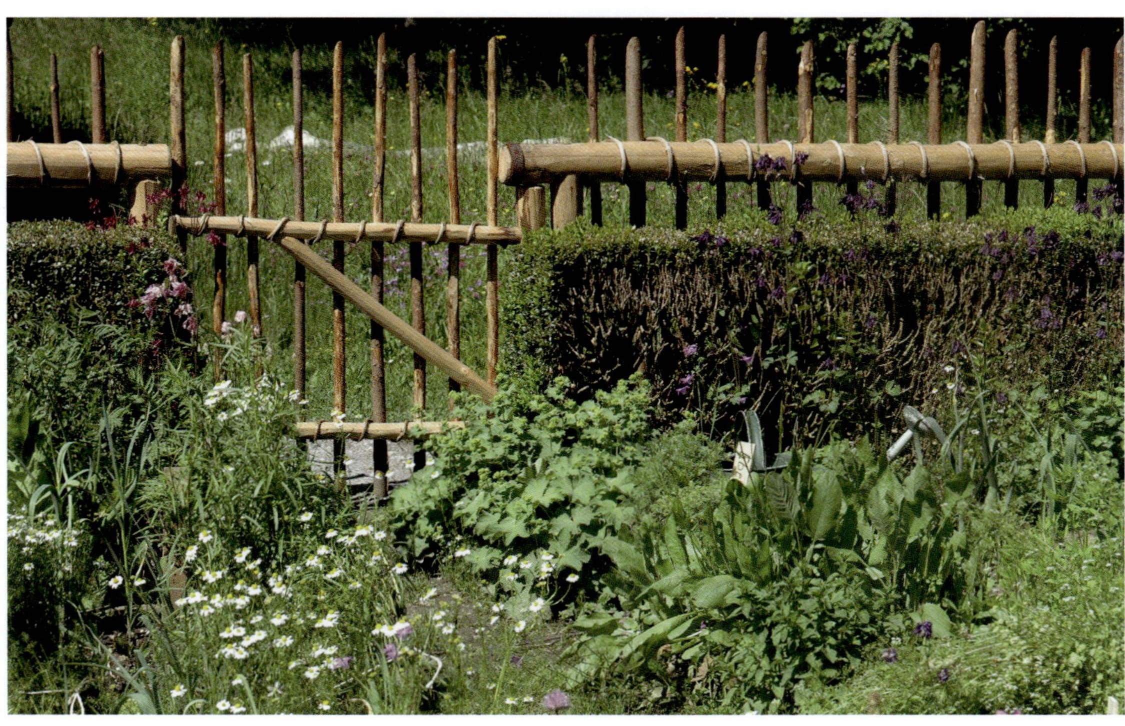

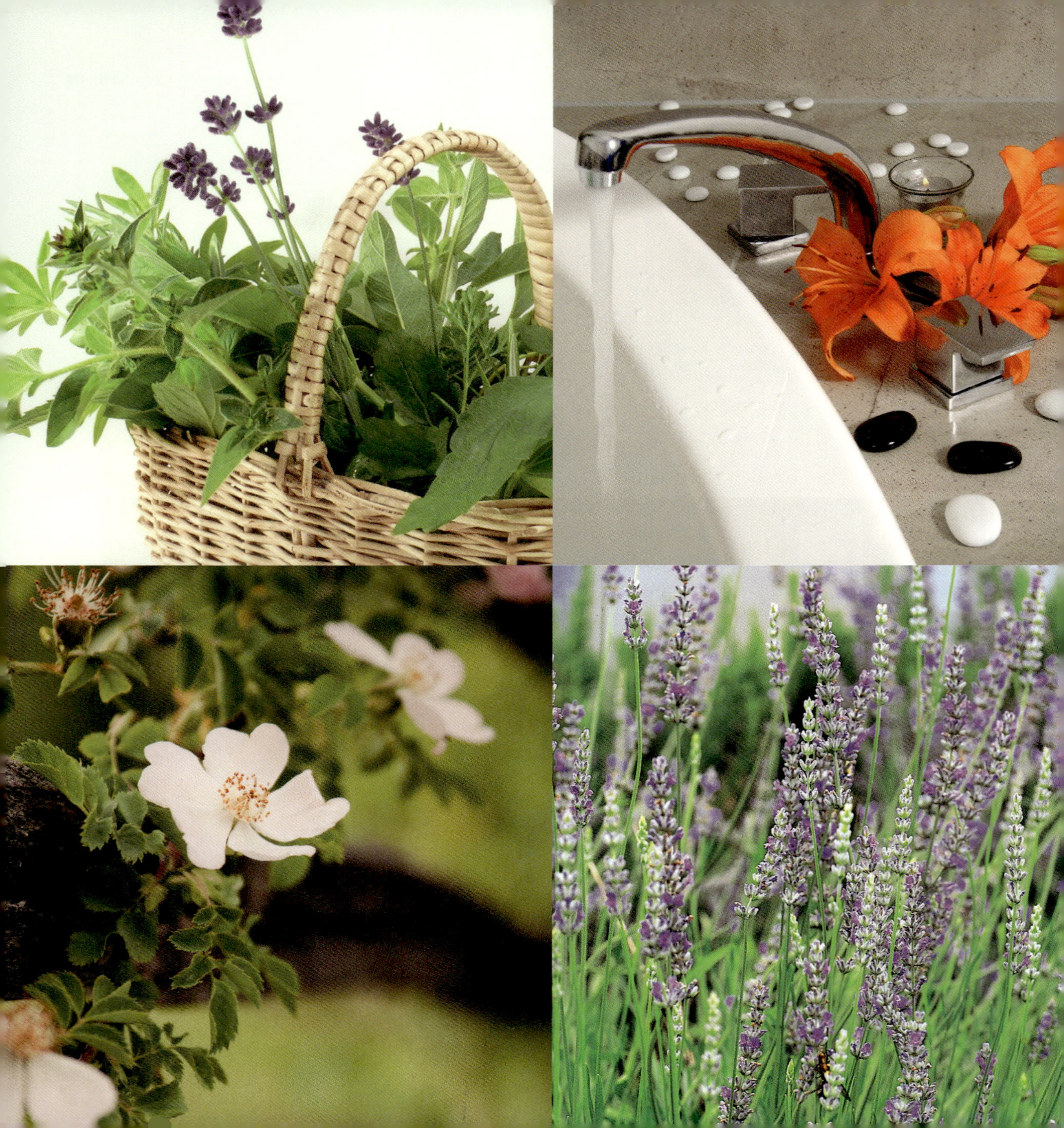

5 Rezepte für strahlende Schönheit

Einst beschenkte die heute vergessene Göttin des harmonischen Gleichgewichts, Cosmeos, die Sterblichen mit den Kräutern, den Blumen und anderen schlichten Freuden zum Nähren von Körper und Seele. Cosmeos stand für strahlende Schönheit aus dem inneren Gleichgewicht heraus. Sie wollte nie kaschieren, wer sie war oder wie sie aussah, sondern nährte ihr inneres Feuer mit den ewigen Gaben der Erde. Ihre Schönheit entsprach der wilden Fülle der Blüten auf den Bergwiesen und der Kraft der Granitfelsen der Berge.

Das Wort Kosmetik leitet sich von dem altgriechischen Verb *kosméo* (ordnen, schmücken) ab. Genau dies verkörperte Cosmeos – sie nutzte ihre Schöpfung, um in dem zu schwelgen, was sie war. Deshalb zählt sie zu meinen Lieblingsgöttinnen. Vor meinem inneren Auge sehe ich ein wildes Geschöpf des Waldes, das mit seiner ebenfalls kräuterkundigen Schwester Artemis – deren Name auch in einem Pflanzennamen unsterblich wurde – frei durch die Wälder streift.

Obwohl Cosmeos in der heutigen Welt der Schönheit meist missverstanden wird, möchte sie nach wie vor in uns erblühen. Ihre Lebenskraft steckt in der einzigartigen Schönheit, die dem Herzen innewohnt, dem Strahlen in den Augen und dem leuchtenden Teint. Cosmeos lehrt uns nicht, mit welchen Farben wir das Gesicht bemalen oder welchem Schwung die Augenbrauen folgen sollten. Ihre Lektionen umfassen das traditionelle Wissen über Pflanzen, Gesundheit und den spielerischen Umgang damit.

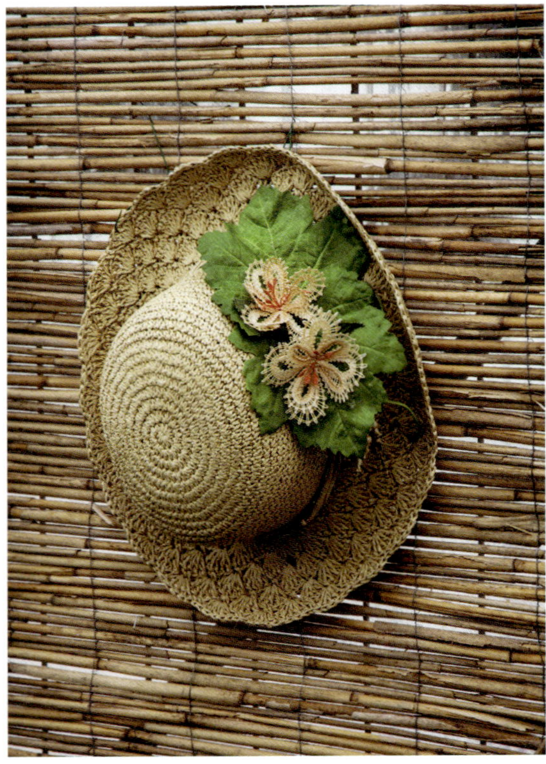

Die Lektionen der Göttin

Cosmeos war mir über all die Jahre hinweg eine besondere Lehrmeisterin. Sie lehrte mich, mir Zeit zu nehmen, die Blumen zu riechen und mich rundum mit deren Saft einzureiben. Von ihr habe ich auch gelernt, meine Arbeit nicht zu ernst zu nehmen – Medizin kann sich auf vielerlei Weise Ausdruck verschaffen. Eine milde Tasse Tee kann selbst bei schweren Erkrankungen das richtige Heilmittel sein. Sie zeigte mir, dass das Nähren des Körpers mit heilsamen Kräuterbädern und medizinischen Ölen genauso hilfreich sein kann wie das Schlucken von Tinkturen und Pillen. Vor allem aber zeigte sie mir, dass Schönheit so individuell ist wie die Vielfalt der Kräuter, die auf den Wiesen blühen.

Ob im Garten oder in der freien Natur – hässliche Blumen gibt es nicht. Manche sind merkwürdig, ungewöhnlich, auffällig oder total verrückt, manche springen sofort ins Auge, andere übersieht man leicht. Aber ich habe noch nie einen Blumenstrauß gesehen und eine einzelne Blume daraus als unschön bezeichnet. Jede ist einzigartig und in der ihr eigenen Schönheit ein perfekter Teil der Schöpfung. Warum erkennen wir diese einzigartige Schönheit nicht im anderen Menschen?

Schönheit um jeden Preis?

Das flüchtige Konzept von Schönheit und Kosmetik hat eine bizarr anmutende Industrie hervorgebracht, in der die Selbstmanipulation als schön gilt. Wir hungern im Namen der Mode oder lassen am Körper herumoperieren, um fremden Schönheitsidealen zu entsprechen. Schönheit im eigentlichen Sinne stellt kaum noch jemanden zufrieden, sondern wird zum unerreichbaren Ziel, dem wir ewig nachjagen.

Aus dem alten Sprichwort „Die Schönheit liegt immer im Auge des Betrachters“ wird die neue Maxime „Schönheit um jeden Preis“. Ob wir dafür seltene, kostbare Ressourcen verbrauchen oder Tiere für Testreihen missbrauchen, scheint keine Rolle mehr zu spielen. Aber Schönheit allein währt nicht lange. Damit sie von Dauer ist, muss sie auf Gleichgewicht und Harmonie basieren, den Gaben von Cosmeos.

Die Heilkraft der Schönheit

Ich wuchs in Kalifornien auf der Farm meiner Eltern auf, wo ich gern über die Felder streifte oder im hohen Gras lag. Manchmal zog ich meine Kleider aus und legte mich nackt auf den Boden, um die Erde unter mir zu spüren. Sie nährte mich und vermittelte ein Gefühl für wahre Schönheit. Dann schaute ich zum blauen Himmel auf und bat darum, selbst zum Spiegel all dessen zu werden, was ich in der Natur vorfand – wer mich ansah, sollte die Felder und die wilden Blumen und den weiten Himmel in meinen Augen erblicken. Dieses frühe Schönheitsempfinden hat mich mein Leben lang durchdrungen und inspiriert.

In der Kräuterkunde habe ich mich lange auf Rezepte für kranke Menschen konzentriert, aber stets auch Wege gefunden, diese heilende Arbeit mit Schönheit zu durchweben. Ich möchte Cosmeos' Hand im Tiegel spüren!

Schon in meinen ersten Heiltees waren stets ein paar Kräuter „nur für die Schönheit" enthalten. Auch meine Tinkturen und Elixiere waren immer etwas süßer, um ihre Heilkraft durch etwas Schönes zu vervollständigen. All meine Rezepte für die Kräuterkooperative Frontier sind ästhetisch abgerundet. Ich bin davon überzeugt, dass Schönheit die Heilkraft unterstützt und ihr selbst große Heilkraft innewohnt. Sie lockt die Menschen zurück zum Wohlbefinden, zu jenem harmonischen Gleichgewicht, das die Seele des Lebens darstellt. Gäbe es ohne Schönheit einen Grund, gesund werden zu wollen? Die Blumen, die frische Luft, die sprudelnden Bäche und die Liebe derer, die uns mögen, das alles spiegelt die Schönheit des Lebens wider und ist das, was die Seele nährt und zur Rückkehr zur Ganzheit einlädt.

Der Wunsch nach Schönheit und Wohlbefinden

Wenn Sie mit den Rezepten aus diesem Kapitel herumexperimentieren und womöglich Freunde und Familie dabei einbeziehen, werden Sie sich hoffentlich von der Fülle des Lebens beschenkt fühlen, die daraus erwächst, dass wir Cosmeos' Geschenke teilen. Liebe geht angeblich durch den Magen, doch ich bin der Ansicht, dass das Herz am ehesten auf Berührungen anspricht. Mit diesen erdverbundenen Rezepten, die alles beinhalten, was die Natur für den Menschen bereithält, berühren Sie die Herzen derer, die Sie lieben. Das ist Heilkunst im besten Sinne, die unsere Kinder, Partner und andere geliebte Menschen zu schätzen wissen.

Ich habe es viele Jahre genossen, wunderbare, rundum natürliche Kosmetika und Hautpflegeprodukte herzustellen. Es war eine angenehme Abwechslung von den Heilmitteln für die ständig wachsende Klientel meiner Familienmitglieder und Freunde, welche die Heilkraft der Pflanzen entdeckten. Ganze Abende spielte ich mit selbst gemachten Kräutermasken, Bädern, Shampoos und Cremes herum, bis ich die Rezepte mit anderen teilen konnte. Wir beriefen Schönheitspartys ein, wo meine Freundinnen einander mit Hand- und Fußbädern, Dampfbädern fürs Gesicht und Masken verwöhnten. Anschließend erfolgte gern eine sanfte Massage mit meiner Lieblingsgesichtscreme. Himmlisch!

Solche Veranstaltungen machte ich auch unterwegs und schleppte bei meinen Workshops körbeweise Material an. Dort durfte sich jeder behandeln lassen, sodass diese Kurse sehr gefragt waren. Nach meinem Umzug nach Neuengland wurde ich prompt von Rick Scalzo zum jährlichen Gaia Herbal Symposium eingeladen. Anstelle eines Vortrags wollte ich jedoch lieber einen Kosmetikworkshop anbieten. Rick reagierte zunächst skeptisch. Er war sich nicht sicher, ob Kosmetik bei einer Konferenz zu Kräuterheilmitteln das passende Thema wäre. Ich hingegen fand, es würde sich auch lohnen, wenn sich nur wenige Teilnehmer fänden. Also kam der Workshop ins Programm, und Rick, der immer noch von begrenztem Interesse ausging, wies mir dafür einen kleinen Raum zu. Als es losgehen sollte, mussten wir eilig umdisponieren, denn es wollten über 150 Menschen dabei sein.

Wenn ich nicht immer so sehr mit meiner übrigen Kräuterarbeit beschäftigt gewesen wäre, hätte ich vielleicht irgendwann ein Naturkosmetikstudio für Gesundheit und Heilung eröffnet. Es hätte allen offen gestanden, die krank sind und Schmerzen leiden. Ich hätte sie mit Salz eingerieben, in aromatische Kräuterbäder gesteckt und in duftende Laken voller essenzieller Öle gewickelt. Zu trinken gäbe es feine Gartentees und gesunde, natürliche Nahrung. Selbst Henna für die Haare hätte ich eingesetzt, denn bei richtiger Verwendung kann Henna noch die kränksten Menschen verwandeln. Dieses kleine Studio hätte ich nach meinem ersten Kräuterladen benannt, *Rosemary's Garden of Earthly Delights*, der in Nordkalifornien seit 25 Jahren floriert.

„**Hier im Körper** sind die heiligen Flüsse, hier sind Sonne und Mond und die Pilgerorte. Ich habe keinen Tempel vorgefunden, der so heilig wäre wie mein eigener Körper."

— **Sahara**

Selbst gemachte Schönheitselixiere

Die folgenden Rezepte zählen zu meinen Lieblingsmitteln. Viele habe ich selbst entwickelt; bei einigen sind kreative Vorschläge von anderen eingeflossen.

Die Inspiration kam häufig, wenn ich draußen bei meinen Blumen war. An einigen Rezepten habe ich aber auch lange getüftelt, bis die Mengen der gewünschten Wirkung entsprachen. Und manches stammt von meinen Schülerinnen, die einen meiner Vorschläge aufnahmen und exakt die richtige Zutat für ein ganz besonderes Produkt beisteuerten.

Viele meiner Rezepte sind inzwischen relativ verbreitet, werden in anderen Büchern erwähnt oder auf Kräuter- und Handwerkermärkten im ganzen Land verkauft. Das befriedigt mich ungemein!

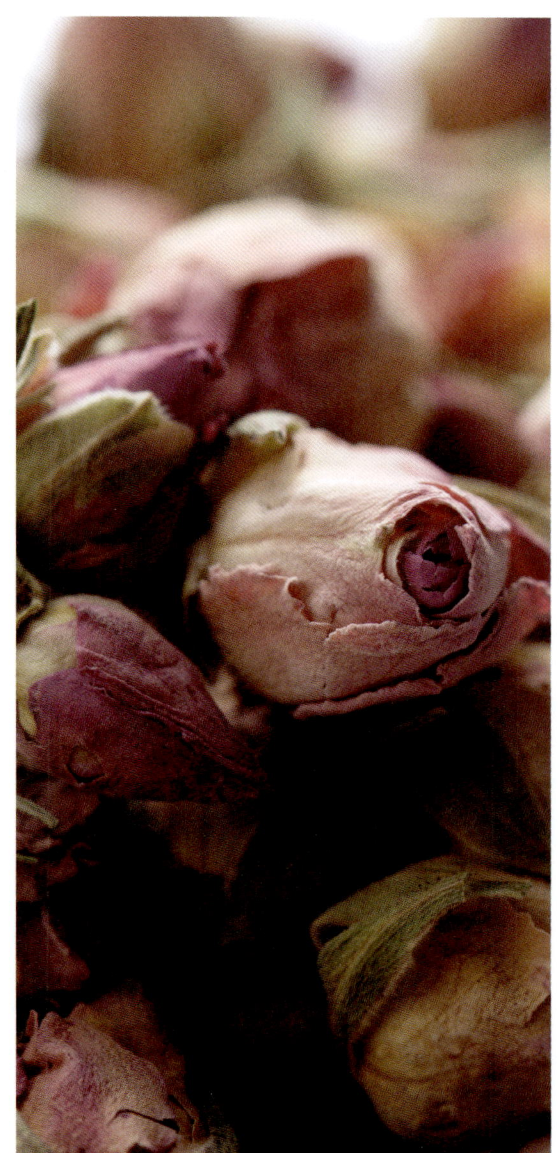

Zutaten vorbereiten

Alle Zutaten und Geräte für die Herstellung sollten vor Beginn der Herstellung bereitstehen. Wenn ich selbst diesen Tipp nicht beherzige, kommt es immer wieder vor, dass ich mittendrin bemerke, dass etwas Wichtiges fehlt. Das kann kontraproduktiv oder auch nur etwas unangenehm sein, ist aber immer ärgerlich.

Wie bei jedem Rezept kann man Zutaten ersetzen und eigene Mischungen erfinden. Allerdings sollte man dazu verstehen, wozu die einzelnen Zutaten gut sind, damit man stattdessen eine Substanz mit vergleichbaren Eigenschaften wählen kann und die Mühe nicht vergebens ist. Die folgenden Fragen sind hilfreich: Ist die Zutat ein Emulgator? Dickt sie das Produkt an? Fügt sie Feuchtigkeit hinzu? Wenn man beispielsweise in meiner Creme auf Seite 140 ein flüssiges Fett gegen ein festes Fett eintauscht, kann die Creme flüssiger werden als erwünscht.

Alle Hautpflegeprodukte und -rezepte hier sind zu Ehren von Cosmeos präsentiert. Mögen sie Ihren Sinn für innere Harmonie stärken und ein Gefühl für Ihre ganz persönliche, einzigartige Schönheit vermitteln.

Meine Rezepte lassen aber stets viel Freiraum für die Kreativität. Ich bin ein Mensch, der sich selten an genaue Mengenangaben hält. Am liebsten messe ich in Kaffeebechern und meinen schönen alten Silberlöffeln ab. Bei essenziellen Ölen vergesse ich nach dem vierten oder fünften Tropfen meist das Mitzählen und verlasse mich ganz auf den Duft und den gesunden Menschenverstand. In meiner Welt ist nichts exakt, weshalb die Ergebnisse logischerweise auch nicht immer identisch sind. Aber ich habe gelernt, gerade in kreativen Dingen auf meine Intuition zu hören. Mein Gefühl ist für ausgezeichnete Ergebnisse oft hilfreicher als genaue Maße und Gewichte.

Für alle, die sich gern an exakte Vorgaben halten, habe ich jedoch alle Rezepte ganz genau abgemessen. Sie dürfen sich ruhig Schritt für Schritt danach richten. Die ersten paar Male bleibt man dem Ursprungsrezept am besten treu – bis man ein Gefühl dafür entwickelt, was beim Anrühren geschieht. Später kann man eigene Duftmischungen hinzufügen, mit anderen pflanzlichen Ölen herumspielen oder auch andere Kräuter einsetzen. Schreiben Sie neue Zutaten und Mengenverhältnisse immer auf, damit Sie ein gelungenes Rezept später reproduzieren können. Man redet sich gern ein, dass man es dann noch weiß, doch ich bedaure, wie oft mir ein perfektes Produkt geglückt ist – und hinterher wusste ich nicht mehr, welche Düfte ich verwendet hatte oder wie das Wasser-Öl-Verhältnis war.

Hilfreiche Küchenutensilien

Um die Kosmetika aus diesem Buch herzustellen, benötigt man keine besonderen Gerätschaften. Jede normal ausgestattete Küche enthält praktisch alles Erforderliche, und die Zutaten sind in Supermärkten und Naturkostgeschäften erhältlich. Was Sie nicht vor Ort bekommen, können Sie normalerweise online bestellen. Dennoch sollten Sie vor dem Loslegen prüfen, ob die folgenden hilfreichen Gegenstände vorhanden sind:

- Mixer (unverzichtbar für Körperlotionen und Cremes)
- Feinmaschiges Metallsieb
- Separate Handreibe für Bienenwachs (Bienenwachs ist essbar, aber aus der Reibe kaum mehr zu entfernen)
- Diverse Fläschchen und Schraubgläser
- Rührschüsseln aus Glas oder Edelstahl
- Messbecher

Die Wahl der Zutaten

Nachfolgend sind die beliebtesten Kosmetikinhaltsstoffe und ihre Verwendung aufgeführt. Das ist nicht nur praktisches Alltagswissen, sondern ermöglicht auch das Erdenken eigener Rezepte.

Wer weiß, was eine Zutat im Rezept bewirkt, kann sie leichter durch Alternativen ersetzen. Das ist besonders hilfreich, wenn einem das eine oder andere ausgeht oder man eine bestimmte Substanz ablehnt.

Aloe vera

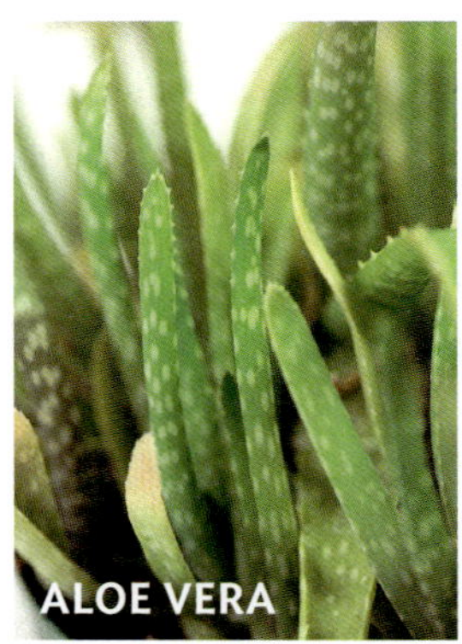

Beschreibung: Aloe vera stammt ursprünglich aus Afrika, gedeiht aber fast überall gut in Haus und Garten.

Wirkung: Das Gel aus den dicken, saftigen Blättern der Aloe vera wird gern zur Behandlung von Verbrennungen und Wunden und zum Beruhigen rauer oder gereizter Haut verwendet. Aloe spendet viel Feuchtigkeit und strafft zugleich die Haut. Sie ist in vielen Naturkosmetika enthalten.

Verfügbarkeit: Gel und Saft der Aloe vera gibt es in Naturkostläden, im spezialisierten Vertrieb und in der Apotheke. Ich selbst habe eine Topfpflanze zu Hause und damit immer frisches Gel zur Hand. Das frische Gel eignet sich nur für Produkte, die innerhalb weniger Tage verbraucht werden. Für längere Haltbarkeit sollten Sie Aloe-Vera-Gel mit mindestens ein Prozent Zitronensäure als natürliches Konservierungsmittel verwenden.

Warnhinweis: Das Gel der Aloe vera ist bei Staphylokokken-Befall kontraindiziert. Es kann die Infektion einschließen und verschlimmern.

Aprikosenöl

Beschreibung: Aprikosenöl wird durch kalte Pressung aus Aprikosenkernen gewonnen und ist ein vielseitiger Feuchtigkeitsspender.

Wirkung: Ein flüssiges, geruchloses Öl, das man gut zu hervorragenden Hautpflegeprodukte verarbeiten kann. Es macht die Haut angenehm weich und eignet sich für die meisten Hauttypen.

Verfügbarkeit: Aprikosenöl gibt es zum Beispiel in Naturkostläden.

Borax

Beschreibung: Unsere Badesalze verwenden denselben Inhaltsstoff wie ein beliebtes Waschmittel für die Handwäsche. Borax – bei den Inhaltsstoffen von Kosmetika als „sodium borate" aufgeführt – ist ein natürliches Mineralsalz, das nur an wenigen Orten in der Welt abgebaut wird.

Wirkung: Borax macht das Wasser weich, reinigt die Haut und hat die einzigartige Fähigkeit, Seifenpartikel im Wasser zu lösen, sodass sie nicht an der Haut kleben oder die Poren verstopfen. Das macht die Haut sauberer und weicher.

Verfügbarkeit: Borax darf in der Europäischen Union nicht mehr in großen Gebinden an den Endverbraucher verkauft werden. In kleinen Mengen kann man es über die Apotheke beziehen.

Hamamelisextrakt

Beschreibung: Ein überliefertes Heilmittel aus der Rinde der Virginischen Zaubernuss, einem buschigen Baum aus Nordamerika. Hamamelisextrakt wird durch Destillation gewonnen.

Wirkung: In der Kosmetik wird Hamamelisextrakt wegen seiner leicht adstringierenden und festigenden Eigenschaften geschätzt. Daneben hat er eine leicht antibakterielle Wirkung, die ihn für Akne und andere Hautprobleme empfiehlt.

Verfügbarkeit: Hamamelisextrakt gibt es in Apotheken und Drogerien. Man kann ihn auch selbst herstellen: Kaufen Sie die Rinde bei einem guten Hersteller und weichen Sie diese in Alkohol ein (vergällter Alkohol zur äußeren Anwendung, Branntwein oder Wodka für die innere Anwendung). Da die handelsüblichen Extrakte qualitativ hochwertig sind, kaufe ich Hamamelisextrakt gern fertig zubereitet.

Kakaobutter

Beschreibung: Kakaobutter ist das Fett, welches die Kakaobohne umgibt. Deshalb riecht sie auch so köstlich, und wenn man nicht gut Acht gibt, kann alles, was daraus erzeugt wird, nach Schokoladenmilch duften.

Wirkung: Eines der reichhaltigsten Öle überhaupt – Kakaobutter ist fest und dickflüssig. In Zubereitungen für fettige Haut sollte sie nur sparsam verwendet werden. Für trockene, reife Haut hingegen ist sie unübertrefflich. Neben ihren pflegenden Eigenschaften kann sie Produkte auch andicken. Wenn in der Creme kleine Körnchen auftauchen, die an Tapioka erinnern, enthält die Basis zu viel Kakaobutter.

Verfügbarkeit: Kakaobutter ist in Naturkostläden, Apotheken und online erhältlich.

Kokosöl

Beschreibung: Vermutlich das meistverwendete Öl im Kosmetikbereich. Auf den tropischen Inseln, von denen es stammt, wird Kokosöl seit Langem wegen seiner schützenden, pflegenden Wirkung geschätzt. Man cremte sich damit großzügig die Haut ein, um nicht auszutrocknen, und kämmte es in die Haare, um gesunde, glänzende Locken zu erzeugen.

Wirkung: Kokosöl hat hervorragende Pflegeeigenschaften. Da es einen niedrigeren Schmelzpunkt hat und nicht ganz so fett ist wie Kakaobutter, ist es für die meisten Hauttypen besser geeignet. Kokosöl wird gern als Feuchtigkeitslieferant für Haut und Haar verwendet.

Verfügbarkeit: Kokosöl gibt es in den meisten Naturkostläden und Apotheken und natürlich im Onlinehandel. Die beste Quelle ist natürlich der Direktbezug von den Inseln, wo Kokospalmen wachsen.

Lanolin (Wollfett)

Beschreibung: Lanolin ist das schützende Fett aus der Schafwolle. Es trägt dazu bei, die Schafe warm zu halten, und macht ihre Wolle einigermaßen wetterfest.

Wirkung: Diese zähe, dicke Substanz ist unserem eigenen Hautfett am ähnlichsten, sodass sie dem Menschen optimal Feuchtigkeit spendet.

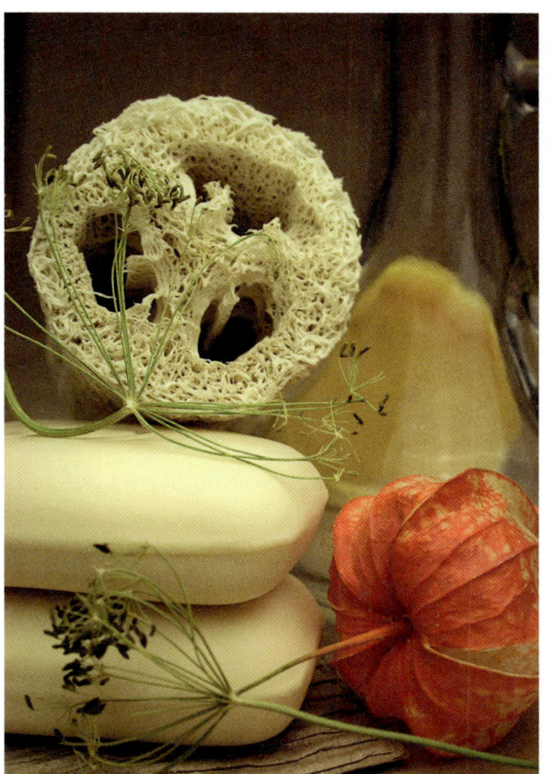

Verfügbarkeit: Hydrolisiertes Lanolin aus der Apotheke ist zwar geruchlos, aber stark verarbeitet und häufig mit synthetischen Chemikalien versetzt. Trotz der schwierigeren Verarbeitung empfehle ich daher reines, nicht hydrolisiertes Lanolin. Verwenden Sie reines Lanolin nur in kleinen Mengen, sonst übertönt der Schafgeruch alle anderen Duftzusätze. Auch reines Lanolin kann man über Apotheken, Naturkostläden und online beziehen.

Mandelöl

Beschreibung: Ein süßes Öl aus Mandelkernen, das in der Hautpflege äußerst vielseitig verwendbar ist.

Wirkung: Flüssiges Mandelöl ist leicht und eignet sich für fast alle Hauttypen. Außerdem riecht es wunderbar.

Verfügbarkeit: Mandelöl gibt es zum Beispiel in Naturkostläden.

Rizinusöl

Beschreibung: Rizinusöl ist ein zähflüssiges Öl aus den giftigen Bohnen des Wunderbaums *(Rizinus communis)*. Es wird nicht zum Kochen genutzt, hat aber in der Medizin nach wie vor einen guten Ruf, weil es abführend und damit reinigend wirkt und Zysten und Tumoren auflösen kann.

Wirkung: In der Kosmetik nutzt man Rizinusöl, weil es die Haut bis in die Tiefen weich macht. Es eignet sich gut für die trockene, reife Haut.

Verfügbarkeit: Rizinusöl ist in Apotheken erhältlich.

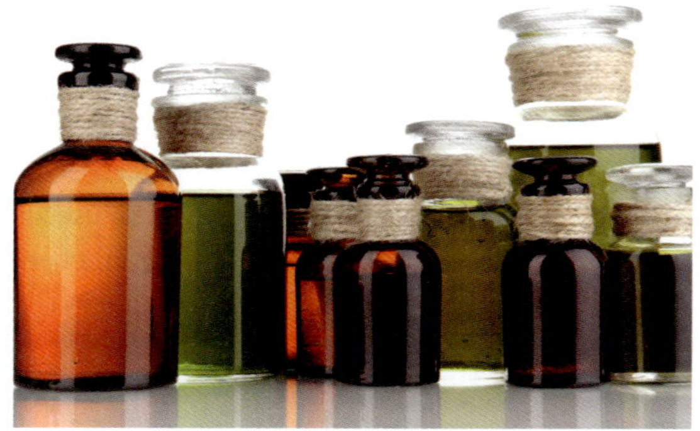

Rosenwasser

Beschreibung: Bei Rosenwasser ist Vorsicht geboten. Kaufen Sie nur 100 Prozent reines Rosenwasser. Das, was in Apotheken und Supermärkten angeboten wird, ist häufig synthetisches Rosenöl, das mit Wasser und Konservierungsstoffen vermischt ist. Reines Rosenwasser ist direkt aus Rosen destilliert. Normalerweise wird es durch Dampfdestillation gewonnen, duftet hinreißend und schmeckt köstlich.
Wirkung: Rosenwasser wird Kosmetika hauptsächlich wegen seines lieblichen Dufts beigemischt. Es hat aber auch eine leicht adstringierende Wirkung. Deshalb verwendet man es zur Tonisierung heller, trockener Haut.
Verfügbarkeit: Rosenwasser gibt es in Bioläden und Kräutergeschäften. Im Supermarkt findet man es häufig bei den Backzutaten, weil man damit Kuchen und Pudding aromatisieren kann. Suchen Sie einen zuverlässigen Lieferanten, oder stellen Sie Ihr Rosenwasser selbst her:

ROSENWASSER HERSTELLEN, METHODE 1

Normalerweise wird Rosenwasser durch Destillation frischer Rosenblütenblätter gewonnen, doch die nachfolgend beschriebene Methode ist einfach und effektiv und ergibt stets perfektes Rosenwasser. Verwendet werden Rosenblüten, die sich gerade erst öffnen. Zu diesem Zeitpunkt sind sie am stärksten konzentriert und ergeben das beste Wasser. Je stärker die Rose duftet, desto stärker duftet auch das Rosenwasser. Achtung: Wenn die Rosen mit Pestiziden besprüht wurden, werden die Toxine mit extrahiert!

3 Teile Hamamelisextrakt, Wodka oder Gin
1 Teil destilliertes Wasser
Frische, ungespritzte Rosenblüten

1. Den Hamamelisextrakt (oder den Alkohol) mit destilliertem Wasser verdünnen. Die frischen Rosen in ein Einmachglas füllen. Die Rosenblütenblätter vollständig mit der Alkoholmischung bedecken. Der Pegel des Alkohols soll mindestens fünf Zentimeter über den Blüten liegen. Fest verschlossen an einen warmen, schattigen Ort stellen. Das Rosenwasser 2 bis 3 Wochen ziehen lassen.
2. Die Rosen abseihen und das Rosenwasser wieder verschließen. Rosenwasser mit Alkohol muss nicht in den Kühlschrank, ist bei kühler Aufbewahrung aber länger haltbar.

ROSENWASSER HERSTELLEN, METHODE 2

Das ist die traditionellere Form der Rosenwasserherstellung. Sie ist ein wenig aufwendiger, macht aber Spaß, und das Ergebnis ist phänomenal. So erzeugen Sie in nur 40 Minuten ein Rosenwasser von hervorragender Qualität. Wenn das Wasser zu lange siedet, erhalten Sie zwar mehr destilliertes Wasser, aber die Rosenessenz wird verdünnt. Dann geht viel von dem himmlischen Duft verloren.
Vor dem Anfangen bitte einen Ziegel und eine hitzebeständige Edelstahl- oder Glasschüssel bereitstellen.

2 bis 3 Liter frische Rosenblütenblätter
Wasser
Eiswürfel oder Crushed Ice

1. In einen großen Topf mit gerundetem Deckel (idealerweise einen klassischen Einmachtopf) einen Ziegelstein legen. Die Schüssel auf den Stein stellen. So viele Rosenblüten in den Topf geben, dass sie bis zur Oberkante des Ziegels reichen. Die Rosen gerade eben mit Wasser bedecken. Es soll den Ziegelrand knapp übersteigen.
2. Den Deckel umgekehrt auf den Topf legen. Das Wasser auf hoher Stufe kräftig aufkochen. Herunterschalten, bis es nur noch leise vor sich hin köchelt und eine Packung Crushed Ice oder Eiswürfel aus mehreren Behältern auf den Deckel geben. Jetzt haben Sie eine Privatdestille! Wenn das Wasser kocht, trifft der aufsteigende Dampf auf den kalten Deckel, wo er kondensiert. Beim Kondensieren fließt er in die Mitte des Deckels und tropft in die Schüssel.
3. Alle 20 Minuten kurz den Deckel anheben und 1 bis 2 Esslöffel Rosenwasser entnehmen. Sobald Sie zwischen ½ und 1 Liter Wasser haben, das intensiv nach Rosen duftet und schmeckt, bitte aufhören!

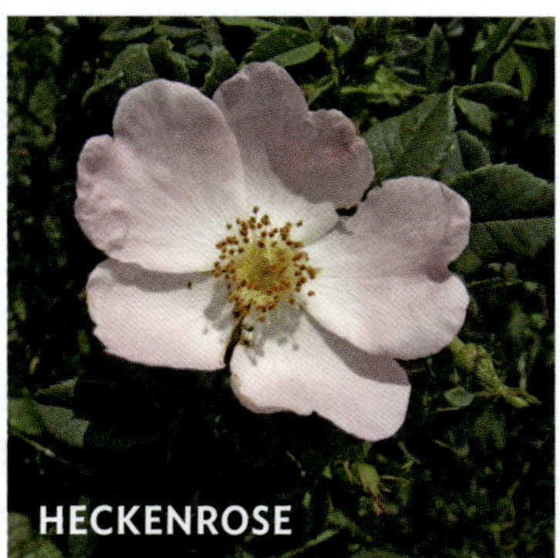
HECKENROSE

Tonerde

Beschreibung: Ton ist ein wunderbares Geschenk der Erde, in dem die Berge selbst über die Zeiten hinweg zu einem weichen Pulver zermahlen vorliegen. Tonerde hat Tausende an Sonnenaufgängen, Sonnenuntergängen, Stürmen und Regengüssen hinter sich. In der Kosmetik steuert Ton die Energie der Jahrtausende bei, die wir für die Schönheit nutzen dürfen. In Europa wird Ton daher seit langer Zeit medizinisch und kosmetisch eingesetzt, ob in Bädern, Gesichtsmasken oder anderen Hautpflegeprodukten. In Amerika hingegen ist dieser Trend noch neu.

Wirkung: Die vielen Sorten Ton werden für unterschiedliche Zwecke genutzt. Farbe und Einsatzgebiet richten sich nach dem jeweiligen Mineralstoffgehalt.
Verfügbarkeit: In Naturkostläden und Drogerien findet man normalerweise verschiedene Tonarten. Interessant sind vor allem folgende Sorten:

- *Bentonit.* Die Eigenschaften dieses weichen, schleimigeren Tons tun bei den meisten Hautproblemen gut. Innerlich angewendet kann Bentonit auch Mineralstoffmangel ausgleichen. Er unterstützt die Bindung giftiger Mineralien, indem er sie unlöslich macht, sodass sie leichter ausgeschieden werden können.
- *Grüner Ton.* Die grüne Farbe und der hohe Mineralstoffgehalt von grünem Ton (oder grünem Lehm) stammen aus der hohen Konzentration aus Pflanzenmaterial und Vulkanerde. Für medizinische Zwecke verwende ich am liebsten grünen Ton, doch er hat sich auch in der Kosmetik gut bewährt. Wegen seiner milden Wirkung ist er für fast alle Hauttypen geeignet. Nur bei Körperpuder ist die grüne Farbe etwas abträglich.
- *Roter Ton.* Roter Ton hat aufgrund seines Eisengehalts eine rostrote Farbe. Er hat eine austrocknende Zugwirkung, weshalb man ihn in der Medizin gern nach Kontakt mit Giftsumach sowie bei Ausschlägen und Wunden einsetzt. Roter Ton eignet sich auch gut für die Behandlung von fettiger Haut, Akne und sonstiger Problemhaut.
- *Weißer Ton.* Eine der vielseitigsten Tonerden, die in der Kosmetik besonders häufig verwendet wird. Weil weißer Ton milder ist und die Haut weniger

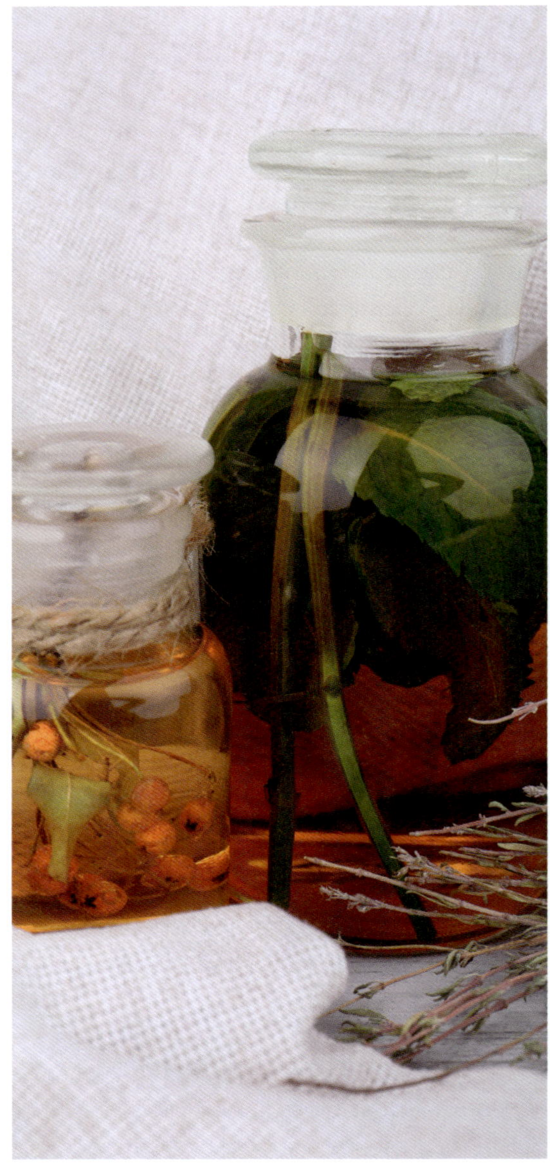

austrocknet als andere Tonsorten, nimmt man ihn gern für Masken, Packungen, Puder oder Badesalze. Üblicherweise wird Kaolin eingesetzt. Kaolin gibt es in Naturkostläden und Drogerien, aber auch deutlich preiswerter im Töpfereibedarf.

Traubenkernöl
Beschreibung: Dieses Öl zählt zu den leichtesten und besten Ölen überhaupt.
Wirkung: Traubenkernöl gilt als „nicht fettend“, denn es wird von der Haut schnell resorbiert und hinterlässt keine Rückstände. Deshalb eignet es sich besonders für fettige, unreine Haut und für Jugendliche. Außerdem ist es geruchlos.
Verfügbarkeit: Traubenkernöl gibt es in Naturkostläden und manchen Supermärkten.

Keine reine Frauensache!

Scheuen Sie sich nicht davor, Männern Kosmetik nahezubringen. Anfangs reagieren sie zurückhaltend, aber sie fangen rasch Feuer. Wenn Sie ein Auge auf jemanden geworfen haben oder Ihrer Ehe neuen Schwung verleihen möchten, laden Sie ihn in Ihren privaten Schönheitssalon ein. Dimmen Sie das Licht, stellen Sie all die duftenden, cremigen Tiegel und Fläschchen bereit, die Sie hergestellt haben und verwöhnen Sie ihn mit einem Männerabend der besonderen Art.

Als ich meinen Freund Robert kennenlernte, war ich schwer beeindruckt. Er war nicht nur ein guter Schreiner mit eigener Firma, sondern auch unglaublich charmant, freundlich und hilfsbereit. An seinem Geburtstag wollte ich ihm eine besondere Freude machen und lud ihn nachmittags zu mir ein. Anfangs war er etwas misstrauisch, aber er kam. Ich platzierte ihn in meinen besten Sessel und zog ihm zuallererst die Schuhe aus. Dann stellte ich beide Füße und seine großen Schreinerhände in einen Topf mit dampfendem Wasser und duftenden Kräutern, trug eine feuchtigkeitsspendende Maske auf sein Gesicht auf, und während er so dasaß, Hände und Füße im Wasserbad, die Augen geschlossen und die Maske auf dem Gesicht, massierte ich ihm sanft Füße, Schultern und schließlich den Kopf. Der Mann fühlte sich wie ihm Himmel, und dort blieb er auch! Wobei er mir allerdings auftrug: „Dass du mir das ja nicht meinen Freunden erzählst!“ Das habe ich natürlich nie getan ...

Meine Lieblingsrezepte für die Hautpflege

Hier kommen meine bewährten Lieblingsrezepte für Kosmetika. Die Herstellung ist nicht schwer, macht Spaß und kostet nicht viel. Und alle Produkte wirken Wunder! Alle Rezepte in diesem Kapitel bestehen aus feinsten natürlichen Zutaten, die alle einzeln zur Qualität des Endprodukts beitragen. Das Schöne an selbst gemachten Kosmetika ist, dass man sehr günstig erstklassige Qualität erhält. Außerdem behalten Sie die Kontrolle darüber, was in das Produkt und später auf Ihre Haut gelangt.

Lassen Sie sich nicht von den vielen „natürlichen" Inhaltsstoffen in kommerziellen Kosmetika täuschen. Vieles davon wird nur hinzugefügt, um den Verbraucher zu beeindrucken. (*Verbraucher* ist der etwas geringschätzige Titel, den uns die Hersteller verpasst haben. Ich spreche lieber von der aufgeklärten Öffentlichkeit.) Achten Sie darauf, an welcher Stelle der Inhaltsstoffe die natürlichen Bestandteile aufgelistet sind. Je weiter unten, desto geringer ist ihr Anteil am Gesamtprodukt. Prüfen Sie auch die Menge der Konservierungsstoffe, Farbstoffe, synthetischen Düfte und Chemikalien.

Es sind tatsächlich nicht alle Inhaltsstoffe, die synthetisch klingen, auch schädlich. Aber die meisten Zutaten, die ihren natürlichen Zustand bewahrt haben, werden auch so bezeichnet. Wenn ein natürlicher Inhaltsstoff einen künstlich klingenden Namen erhält, liegt das oft daran, dass er zu etwas ganz und gar nicht mehr Natürlichem verarbeitet wurde. Wenn man nicht weiß, was für Stoffe das sind und was diese bewirken, gehören sie meiner Meinung nach auch nicht ins Gesicht.

Bitte beachten

Bevor Sie sich auf die Rezepte stürzen, denken Sie daran, dass es in erster Linie um die Freude am eigenen Tun geht. Wir wollen kreativ werden. Sie dürfen mit diesen Rezepten experimentieren! Fügen Sie andere Kräuter hinzu, eine neue Duftnote, eine Prise von diesem und jenem. Gute Köche kochen ein Rezept nur beim ersten Mal nach und folgen danach der eigenen Inspiration, und so sind auch meine Vorgaben nur das, was Ihre eigenen Träume zum Leben erweckt.

Halten Sie sich bei eigenen Experimenten jedoch an folgende Regeln:

- Immer nur kleine Portionen zubereiten. Dann verschwendet man im Zweifelsfall nicht so viele wertvolle Inhaltsstoffe.
- Die Eigenschaften der einzelnen Zutaten beachten, wenn man sie durch etwas Ähnliches ersetzen möchte.
- Eine Sammlung mit persönlichen Lieblingsrezepten anlegen. Diese Sammlung können Sie eines Tages an Ihre Enkel weitergeben oder selbst ein Buch daraus machen.
- Wenn nicht gesondert erwähnt, sind alle Kräuter in diesen Rezepten getrocknet!

Peelings

Peelings können die Seife ersetzen. Sie reinigen alle Hauttypen in sanfter, pflegender Form und sind zur täglichen Verwendung geeignet. Ich habe zahllose handelsübliche Produkte ausprobiert. Manche sind richtig gut, aber am liebsten benutze ich doch die eigenen, die ich genau für meine Bedürfnisse zurechtmischen kann. Zugleich sind sie so preisgünstig, dass ich damit auch Ganzkörperpeelings mache. Sie sind vollständig biologisch abbaubar und schmecken sogar – ich könnte sie glatt aufessen.

Kommerzielle Peelings sind häufig so grob, dass sie sich auf der Haut wie Sandpapier anfühlen. Jugendliche mit Akne greifen oft zu solchen Peelings, weil sie glauben, sie könnten damit die Pickel wegschrubben, doch das stimmt nicht! Gerade unreine Haut bedarf einer sehr sanften Behandlung. Scharfe Reinigungsmittel reizen die ohnehin entzündungsgeplagte Haut umso mehr. Diese feinen Körnchen hingegen sind perfekt für unreine Haut. Sie reinigen auf sanfte Art, verteilen überschüssiges Öl, entfernen tote Zellen und verbessern die Durchblutung.

Peelings vorbereiten

Die Zutaten für das Wunderpeeling müssen sehr fein gemahlen werden, sollen aber einen Hauch „Biss“ behalten. Damit wird die Haut glatt geschmirgelt. Mit Lavendel und Rosen ist das ganz leicht, weil das Gefühl hier immer leicht rau bleibt.

Meiner Erfahrung nach eignen sich elektrische Kaffeemühlen bestens zum Mahlen kleiner Mengen Kräuter, Blüten oder Gewürze. Allerdings sollten Sie dieselbe Mühle nicht auch für Kaffee verwenden, sonst duften Ihre Kräuter am Ende nach Kaffee und der Kaffee schmeckt und duftet für immer leicht nach Rose und Lavendel.

WUNDERPEELING

Diesem Grundrezept kann man vieles hinzufügen, zum Beispiel Algen, die Vitamine A und E und weitere Kräutermischungen. Seien Sie kreativ! Vielleicht finden Sie ein perfektes, absolut individuelles Rezept für Ihre Haut.
Ein paar Tropfen essenzielles Öl (Lavendel, Rose, Zitronenmelisse) verbessern nicht nur den Duft, sondern auch den Peeling-Effekt. Verwenden Sie in diesem Fall bitte reines Öl, kein synthetisches. Synthetisch erzeugte Duftöle können die Haut reizen.

500 ml weißer Ton (Kaolin)
250 ml fein gemahlener Hafer
4 Esslöffel fein gemahlene Mandeln
2 Esslöffel fein gemahlener Lavendel
2 Esslöffel Mohnsamen oder fein gemahlener blauer Mais (wahlweise)
2 Esslöffel fein gemahlene Rosen

1. Alle Zutaten mischen. Das Peeling in einem Glasbehälter oder in einem Gewürzbehälter mit Streuaufsatz im Bad aufbewahren.
2. Bei Bedarf 1 bis 2 Teelöffel Peeling mit Wasser zu einer Paste verrühren und sanft auf das Gesicht auftragen. Mit warmem Wasser abwaschen.

WUNDERPEELING, GEBRAUCHSFERTIG

In trockenem Zustand ist mein Peeling lange haltbar. So verschenke ich es auch. Für mich selbst rühre ich es gleich gebrauchsfertig an. So ist die Verwendung einfacher, und es enthält noch mehr köstliche Zutaten.
Der Honig dient als natürliches Konservierungsmittel und spendet zugleich Feuchtigkeit. Die Masse wird dadurch keineswegs klebrig! Damit nichts verdirbt, mische ich nur die nötige Menge für 1 bis 2 Wochen an. Wenn doch einmal etwas schiefgeht, hat das Verhältnis von Honig zu destilliertem Wasser nicht gestimmt. Das destillierte Wasser soll die Masse geschmeidiger machen. Nehmen Sie nicht zu viel.

Wunderpeeling (siehe Rezept auf Seite 127)
Honig
Reines destilliertes Rosenwasser
(oder normales destilliertes Wasser)

1. Das trockene Wunderpeeling mit ausreichend Honig und Rosenwasser zu einer Paste verarbeiten.
2. Sanft auf das Gesicht aufmassieren. Mit warmem Wasser abwaschen.

Kräuterdampfbad

Hier kommen zwei Rezepte für die Gesichtsbedampfung, die ich sehr liebe. Die Rezeptur ist ausgesprochen individuell und hängt häufig davon ab, welche Kräuter gerade zur Hand sind. Verwenden Sie bei eigenen Ideen stets Kräuter, die traditionell für die Hautpflege benutzt werden, und beachten Sie eine eventuelle austrocknende, straffende oder feuchtigkeitsspendende Wirkung. Blüten können dem Dampfbad Farbe und Substanz hinzufügen. Es ist einfach sehr hübsch, wenn man das Gesicht über einen Topf hält, in dem Rosen, Ringelblumen, Kamille und Lavendel schwimmen.

Für ein Dampfbad für das Gesicht bringt man in einem großen Topf 2 bis 3 Liter Wasser zum Kochen. Eine großzügige Handvoll Kräuter hineingeben und mit Deckel einige Minuten leicht kochen lassen. Danach den Topf vom Herd nehmen und auf einer hitzebeständigen Fläche in einer Höhe abstellen, in der Sie bequem und sicher davorsitzen und Ihr Gesicht in den Dampf halten können. Legen Sie wie bei einer Erkältung ein großes Handtuch über Topf und Kopf, damit der aufsteigende Kräuterdampf konzentriert bleibt. Vorsicht, es wird sehr heiß unter dem Tuch! Zur Regulierung der Hitze den Kopf höher oder tiefer halten oder einen Zipfel von dem Handtuch anheben, um kühlere Luft einzulassen. Bei Bedarf hin und wieder auftauchen und tief durchatmen. Das Dampfbad darf 5 bis 8 Minuten dauern.

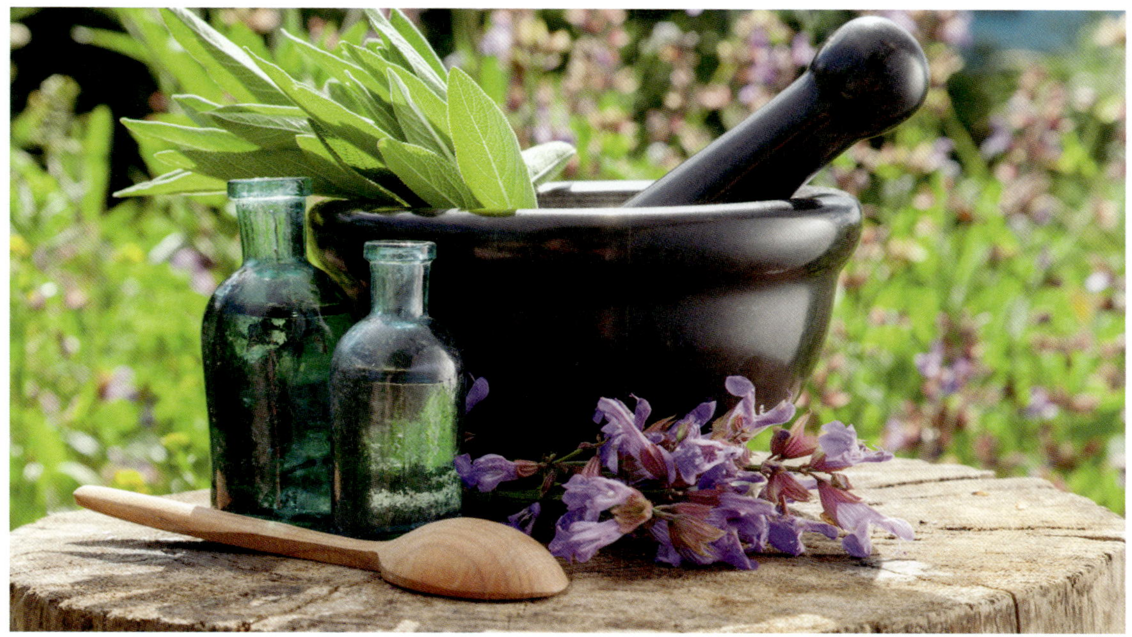

DAMPFBAD FÜR NORMALE BIS TROCKENE HAUT

3 Teile Beinwellblätter
2 Teile Calendula
2 Teile Kamille
2 Teile Rosenblüten
1 Teil Lavendel

Die Kräutermenge je nach Hauttyp anpassen und in einem luftdicht verschlossenen Einmachglas aufbewahren. Anwendung wie zuvor beschrieben.

DAMPFBAD FÜR NORMALE BIS FETTIGE HAUT

3 Teile Beinwellblätter
2 Teile Calendula
1 Teil Himbeerblätter
1 Teil Salbei
¼ Teil Rosmarin

Die Kräutermenge je nach Hauttyp anpassen und in einem luftdicht verschlossenen Einmachglas aufbewahren. Anwendung wie zuvor beschrieben.

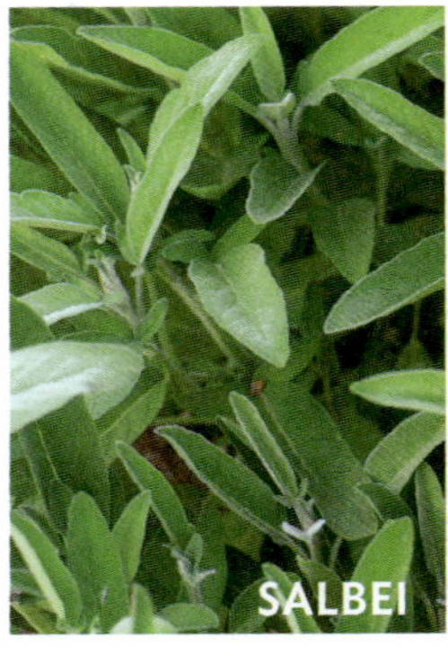

Straffende Kräuter

Straffende Kräuter haben eine adstringierende, tonisierende Wirkung. Sie entziehen der Haut überschüssiges Fett. Normalerweise werden sie nach der Reinigung eingesetzt. Sie entfernen Reste der Reinigungsmilch, straffen die Haut und bereiten sie auf die Aufnahme von Feuchtigkeit vor. Von dem Effekt straffender Kräuter auf die Poren profitieren alle Hauttypen, ganz besonders aber fettige Haut.

UNGARISCHES KÖNIGINNENWASSER

Ein wunderbar straffendes Gesichtswasser – angeblich das erste Kräuterprodukt, das je offensiv vermarktet wurde. Der Legende nach stammt das Ungarische Königinnenwasser von Angehörigen der fahrenden Völker, die es als Allheilmittel priesen. Ob es das ist, kann ich nicht sagen, doch ich weiß, dass es die Gesichtshaut strafft und auch als Spülung für dunkle Haare geeignet ist.

Für mich zählt es zu den besten Kosmetikrezepten der Welt. Es kombiniert sanfte, gebräuchliche Kräuter auf meisterliche Weise, ist schnell gemacht und so vielseitig, dass man es für alles Mögliche nehmen kann. Traditionell diente Königinnenwasser als Haarspülung, Mundspülung, Kopfschmerzmittel, Rasierwasser, Fußbad und vieles mehr. Im Geschäft kostet es in exotischen Fläschchen ein Vermögen! Wer es selber macht, braucht nur ein paar Kräuter und eine Flasche Essig.

6 Teile Zitronenmelisse
4 Teile Kamille
4 Teile Rosenblüten
3 Teile Calendula
3 Teile Beinwellblätter
1 Teil Zitronenschale
1 Teil Rosmarin
1 Teil Salbei
Ausreichend Apfelessig oder Weinessig
Rosenwasser oder Hamamelisextrakt
Essenzielles Lavendelöl oder Rosenöl (nach Wunsch)

1. Die Kräuter in ein Einmachglas füllen. Mit so viel Essig aufgießen, dass der Spiegel 3 bis 5 Zentimeter über den Kräutern liegt. Fest verschlossen an einem warmen Ort 2 bis 3 Wochen ziehen lassen.

2. Den Essig durch ein Sieb abgießen und auffangen. Pro 250 ml Kräuteressig 160 bis 250 ml Rosenwasser oder Hamamelisextrakt hinzufügen. Auf Wunsch den Duft mit 1 bis 2 Tropfen Lavendelöl abrunden und in Flaschen abfüllen. Ungarisches Königinnenwasser muss nicht in den Kühlschrank und hält sich ewig.

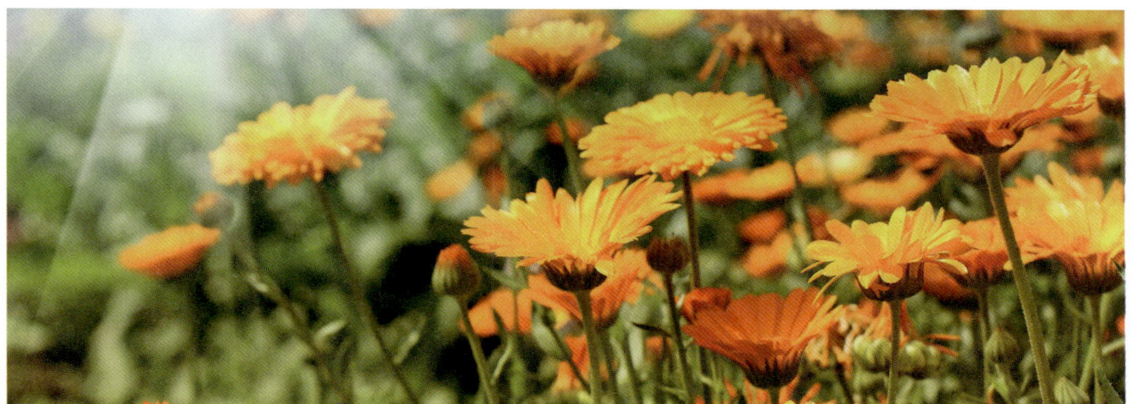

LORBEER-RUM-RASIERWASSER

Dieses Rezept ist von den prächtigen Lorbeerbäumen inspiriert, die in meiner Heimat an der kalifornischen Küste so gut gedeihen. Es ist ein wunderbares, absolut natürliches Tonikum, das die Haut stark strafft und als perfektes Rasierwasser die Poren verschließt. Damit ist es gut zum Verschenken geeignet.
Am besten nimmt man frische Lorbeerblätter. Getrocknete Blätter duften lange nicht so intensiv.

Lorbeerblätter (am besten frisch)
Pimentpfeffer, gemahlen oder gerieben
Ganze Nelken
Ingwer, gemahlen oder gerieben (möglichst gerieben)
Rum

1. Ein Einmachglas etwa zur Hälfte mit Lorbeerblättern füllen. Die gewünschte Menge Pimentpfeffer, Nelken und Ingwer hinzugeben, damit das Rasierwasser angenehm würzig riecht. Mit so viel Rum aufgießen, dass der Spiegel 3 bis 5 Zentimeter über den Kräutern liegt. Fest verschlossen an einem warmen Ort 3 bis 4 Wochen ziehen lassen.
2. Die Kräuter abgießen, den Kräuterrum auffangen und gebrauchsfertig abfüllen. Eventuell noch 1 bis 2 Tropfen essenzielles Lorbeeröl hinzufügen, um den Duft zu intensivieren. Das gilt besonders, wenn getrocknete Lorbeerblätter verwendet wurden.

Gesichtscreme

Dieses Rezept ergibt die beste Gesichtscreme, die ich kenne. Ich verwende es seit Jahren in immer neuen Variationen und creme damit den ganzen Körper ein. Meine Haut ist damit auch mit über 50 noch weich und geschmeidig (nicht gerade wie bei einem jungen Mädchen, aber das Gefühl ist wirklich wunderbar).

Die Creme enthält viele natürliche Inhaltsstoffe. Sie spendet reichlich Feuchtigkeit, nährt die Haut und kostet kein Vermögen. Das Grundrezept ist perfekt, so wie es hier ist, lässt sich aber jederzeit kreativ ausbauen. Setzen Sie eigene Ideen um. Das ist Freiheit!

ROSEMARYS PERFEKTE CREME

Dieses Rezept erscheint täuschend einfach, enthält aber durchaus Knackpunkte. Wasser und Öl lassen sich beispielsweise nur unter besonderen Voraussetzungen mischen. Halten Sie sich diesbezüglich genau an das Rezept. Wenn die Zubereitung beim ersten Mal misslingt, bitte nicht den Mut verlieren. Versuchen Sie es noch einmal. Diese reichhaltige Creme ist die Mühe wert. In Glastiegeln ist die Creme anschließend gut aufgehoben. Sie muss nicht im Kühlschrank gelagert werden.

WASSER

- 160 ml destilliertes Wasser (oder Rosenwasser)
- 80 ml Aloe-Vera-Gel
- 1 bis 2 Tropfen essenzielles Öl nach Wahl
- Vitamine A und E, falls gewünscht

ÖLE

- 180 ml Aprikosenöl, Mandelöl oder Traubenkernöl
- 80 ml Kokosöl oder Kakaobutter (zerlassen)
- ¼ Teelöffel Lanolin
- 15 bis 30 g geriebenes Bienenwachs

1. Wasser, Aloe-Vera-Gel, essenzielles Öl und die Vitamine in einem Messbecher aus Glas abmessen. (Statt destilliertem Wasser kann man auch Leitungswasser verwenden, was allerdings manchmal das Wachstum von Bakterien oder Schimmel begünstigt.) Beiseitestellen.
2. Die Öle im Wasserbad auf kleiner Stufe gerade eben schmelzen lassen.
3. Die Öle in einen Standmixer gießen und auf Zimmertemperatur abkühlen lassen. Die Mischung soll dick, halbfest und cremig werden. Im Kühlschrank kühlt das Öl natürlich schneller ab, wird aber leicht zu hart.
4. Wenn die Mischung kalt genug ist, den Mixer auf höchste Stufe stellen. In die Mitte des Ölstrudels ganz langsam das vorbereitete Wasser hineingießen.
5. Kurz vor Ende die Creme und das Mixergeräusch genau beobachten. Wenn der Mixer stockt und „hustet" und die Creme dick und weiß wie Buttercreme erscheint, den Mixer abschalten. Eventuell langsam mehr Wasser hinzufügen und von Hand mit einem Löffel unter-

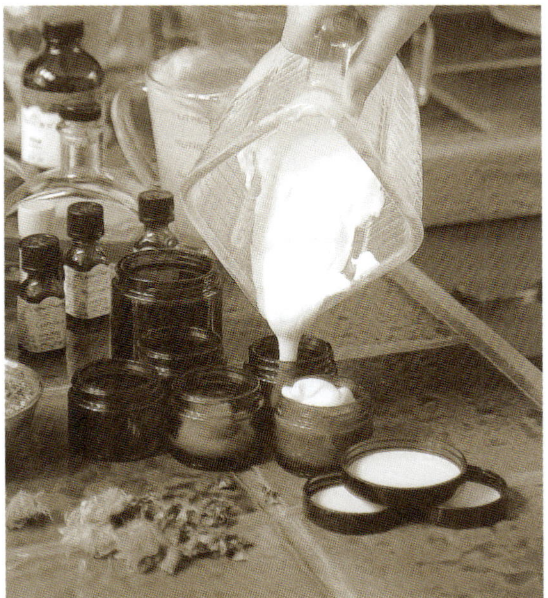

schlagen, aber nicht zu lange. Die Creme dickt noch nach.

6. Gleich in Cremetiegel abfüllen. Kühl aufbewahren.

Tipps für die Herstellung und den Einsatz der „Perfekten Creme“

Ich habe jahrelang erst das Wasser in den Mixer getan und dann das Öl hinzugegeben – bis eine Kursteilnehmerin mir sagte, sie hätte den Prozess umgekehrt und nie wieder Probleme mit der Emulsion gehabt. Dank derart einfacher Vorschläge ist diese Creme so erfolgreich. Spielen Sie also weiter mit dem Rezept herum und sagen Sie mir, was dabei herauskam.

Im Gegensatz zu vielen kommerziellen Cremes, die nur die Hautoberfläche überziehen, dringt diese Creme in die Epidermis ein und spendet der Haut Feuchtigkeit. Dabei ist sie so konzentriert, dass schon kleine Mengen viel bewirken. Massieren Sie eine kleine Menge mit der Fingerspitze ein. Das anfänglich ölige Gefühl verschwindet nach wenigen Minuten, weil die Creme schnell einzieht. Im Gesicht empfehle ich sparsame Verwendung; den Körper jedoch dürfen Sie großzügig eincremen.

Die einzige Regel für diese Creme lautet, dass man beim Auftragen keine negativen Gedanken über den Körper haben sollte, der sie gerade erhält. Streichen Sie alle Fältchen und Muster der Haut mit Liebe glatt, als würden Sie sich einen kostbaren Balsam verabreichen. Denn genau das tun Sie! Das gehört zur Magie dieser Creme.

Was heißt hier „perfekt“?

Was unsere Haut austrocknen lässt, ist Wassermangel. Eine gute Feuchtigkeitscreme hat also einen hohen Wasseranteil. Das verwendete Öl hüllt ein, beruhigt, schützt und speichert vor allem das Wasser. Eine perfekte Creme besteht etwa zu gleichen Teilen aus Wasser und Öl. Weil Wasser und Öl einander abstoßen, muss man sie mit der richtigen Behandlung zur Teamarbeit verlocken.

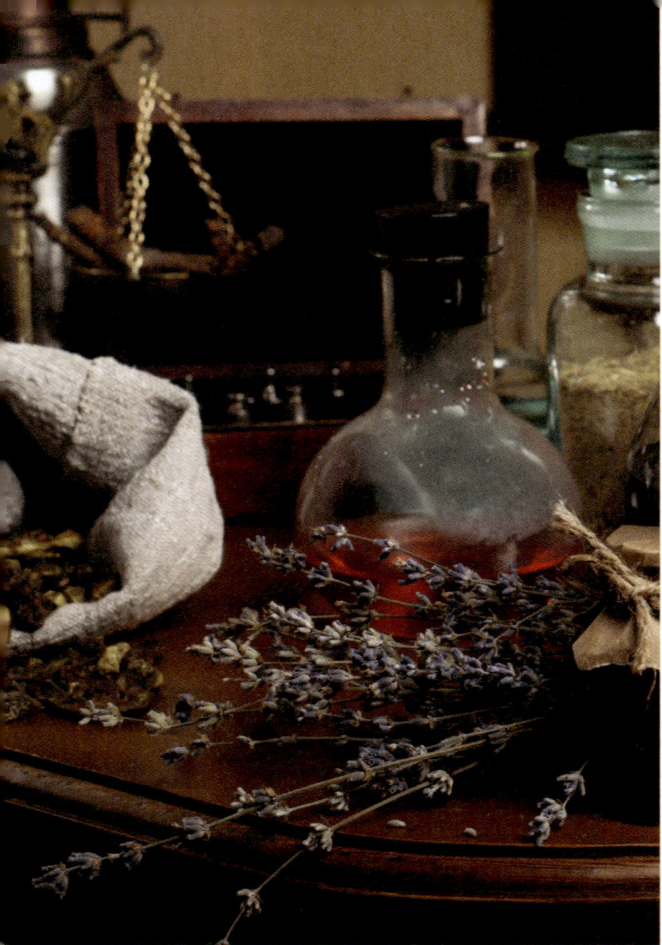

Das richtige Verhältnis

Der Erfolg von Rosemarys Perfekter Creme beruht auf den richtigen Mengenverhältnissen. Man nimmt grob gerechnet 1 Teil Wasser auf 1 Teil Öl. Die Öle sollten etwa im Verhältnis von 125 ml flüssigem Öl (zum Beispiel Mandelöl und Aprikosenöl) zu 80 ml festem Öl (Kakaobutter, Kokosöl, Bienenwachs und Lanolin) stehen.

Bei genauer Befolgung müsste das Rezept funktionieren. Wenn Wasser und Öl sich trennen, stimmte vermutlich die Temperatur nicht. Der wässrige Anteil muss zimmerwarm sein und das Öl vollständig abgekühlt. Wenn die Emulsion auseinanderfällt, können Sie Wasser und Öl komplett trennen und von vorne anfangen. Oder Sie füllen beides in eine Lotionflasche mit der Aufschrift: VOR GEBRAUCH GUT SCHÜTTELN.

Rosemarys Perfekte Creme dürfte niemals verderben oder schimmeln. Wenn doch, liegt das meist an einem (oder mehreren) der folgenden Gründe.

Deckelrecycling Wenn Sie alte Kosmetikbehälter erneut verwenden, müssen Sie unbedingt die Pappe im Inneren des Deckels entfernen. Sie bildet einen perfekten Nährboden für Bakterien.

Nahrhafte Inhaltsstoffe. Lebensmittel begünstigen häufig das Wachstum von Bakterien. Wenn Sie beispielsweise möchten, dass die Creme nach Erdbeeren duftet und deshalb frisches Erdbeerpüree unterrühren, wird diese Erdbeerlotion innerhalb weniger Tage zu schimmeln beginnen.

Falsche Lagerung. Die Creme bitte nicht zu warm aufbewahren. Sie gehört in den Kühlschrank oder in eine kühle Speisekammer.

Regelmäßige Hautpflege

Regelmäßige Pflege sorgt für eine schöne Haut.

Täglich

- Reinigung mit Peeling.
- Poren schließen mit straffendem Gesichtswasser.
- Eine leichte Creme einmassieren.
- Zum Schluss mit Rosenwasser oder Gesichtswasser leicht einsprühen.

Wöchentlich

- Eine Maske mit Honig oder Ton, je nach Hauttyp.

Monatlich

- Verwöhntag für sich selbst und einen lieben Menschen! Gehen Sie hierzu alle *Fünf Schritte für einen strahlenden Teint* durch.

Fünf Schritte für einen strahlenden Teint

Diese Behandlung nimmt 45 herrliche Minuten in Anspruch und sollte 1- bis 2-mal im Monat durchgeführt werden. Innerhalb von 2 bis 3 Monaten winkt zur Belohnung eine gesündere, strahlende Haut, und das ganz ohne teuren Aufwand. So ist man auf jeder Party ein gern gesehener Gast. Laden Sie Ihre Freundinnen doch mal zur Maskenparty der etwas anderen Art ein. So ein Maskenköfferchen sorgt für viel Hallo, und Sie dürfen garantiert wiederkommen.

> „**Jeder**, der sich die Fähigkeit erhält, Schönes zu erkennen, wird nie alt werden."
>
> — **Franz Kafka**

Meine Teepartys sind sehr beliebt. Ich lade meine Freundinnen zum Tee in die Gärten ein, und wenn wir dann fröhlich beim Tee sitzen, hole ich meine Kosmetika. Bald darauf streichen alle den anderen Masken auf oder lassen sich selbst behandeln. Das ist sehr heilsames Tun. Es macht glücklich, macht Spaß, und wir genießen die Segnungen des Lebens. Anschließend geht es allen besser.

Sanfte Reinigung von Gesicht und Hals mit Wunderpeeling (siehe Seite 136). Die Haut mit den Körnchen leicht massieren und liebevoll anregen. So werden trockene Hautschüppchen entfernt, wir verbessern die Durchblutung und nähren die Gesichtshaut. Am Ende mit warmem Wasser abwaschen.

Schritt 1: Wunderpeeling

Sanfte Reinigung von Gesicht und Hals mit Wunderpeeling (siehe Seite 136). Die Haut mit den Körnchen leicht massieren und liebevoll anregen. So werden trockene Hautschüppchen entfernt, wir verbessern die Durchblutung und nähren die Gesichtshaut. Am Ende mit warmem Wasser abwaschen.

Schritt 2: Kräuterdampfbad

Wählen Sie eine Kräutermischung, die zu Ihrem Hauttyp passt (siehe Seite 144). Die Kräuter in einem großen Topf Wasser aufkochen. Vom Herd nehmen und das Gesicht 5 bis 8 Minuten bedampfen.

Ein Dampfbad ist optimal für die porentiefe Reinigung, und alle empfohlenen Kräuter sind reich an straffenden Nährstoffen. Im heißen Dampf sind die gelösten ätherischen Öle der Pflanzen enthalten. Sie werden von der Haut aufgenommen. Vor allem aber fühlt es sich fantastisch an.

Personalisierte Tonmasken

In eine individuelle Gesichtsmaske kann man viele Inhaltsstoffe hineinmischen, zum Beispiel zerdrückte, reife Avocado, Joghurt, Banane, etwas Mandelöl oder etwas Traubenkernöl. Jede Zutat steuert besondere Heilkräfte bei. Als ich mit Masken anfing, stand ich mit Handtüchern um den Kopf in der Küche und hatte praktisch alles im Gesicht, was es auch zum Abendessen geben sollte. Die Reaktionen waren sehr unterschiedlich, aber auf diese Weise hatte ich schnell raus, was für meinen Hauttyp das Richtige war.

Unmittelbar nach dem Dampfbad das Gesicht mit kaltem Wasser waschen und vorsichtig Ungarisches Königinnenwasser (siehe Seite 138) oder Rosenwasser (siehe Seiten 138 und 139) einklopfen, bis die Haut trocken ist. Das Gesicht fühlt sich weich an und hat jetzt einen wunderbaren Teint.

Schritt 3: Gesichtsmaske

Masken regen die Hautdurchblutung an, indem sie das frische Blut an die Oberfläche lenken. Gleichzeitig fördern sie die porentiefe Reinigung und tragen zur Heilung von Hautreizungen und Akne bei. Eine Maske strafft und kräftigt die Haut.

Es gibt die unterschiedlichsten Rezepturen. Meine Lieblingsmasken basieren auf kosmetischem Ton (oder Lehm), der sich besonders für zusammenziehende Masken eignet. Ton ist sehr mineralhaltig und nährt damit die Haut. Vor allem aber sind diese Ablagerungen Jahrtausende alt. Unzählige Male sind Sonne und Mond darüber auf- und untergegangen. Sie haben Regengüsse und Gewitter hinter sich. Diesen Ton mischen wir mit etwas Wasser und streichen ihn im Namen von Cosmeos auf unser Gesicht. Das ist Medizin pur!

Auch Honig hat eine eigene Magie. Als Maske weiß ich ihn zu schätzen. Er kann der Haut sehr guttun. Honig spendet Feuchtigkeit und reinigt zugleich die Haut. Außerdem können Bakterien darin nicht überleben. Eine Honigpackung ist eine etwas klebrige Angelegenheit, aber das Ergebnis kann sich sehen lassen.

Ton wird mit etwas Wasser zu einer angenehmen Paste angerührt. Je dicker das Ton-Wasser-Gemisch, desto stärker ist die straffende Wirkung. Lassen Sie die Masse vollständig antrocknen. Man neigt instinktiv dazu, sie vorzeitig abzuspülen, sobald sie sich zusammenzieht, aber eine Tonmaske sollte wirklich erst abgenommen werden, wenn sie ganz trocken ist.

Bei trockener Haut empfiehlt sich weiße Tonerde zu Kosmetikzwecken. Weißer Ton ist leicht adstringierend, aber sehr sanft zur Haut. Nahrhafter wird die Maske mit etwas Jogurt oder Avocado.

Fettige Haut verlangt nach grünem, rotem oder gelbem Ton. Diese Sorten trocknen die Haut deutlich stärker aus als der weiße Ton. Außerdem sind sie sehr mineralhaltig und ausgezeichnet für unreine, problematische Haut. In der Naturheilkunde werden diese Tonarten gern nach Hautkontakt mit Giftsumach, Bienenstichen und anderen Insektenstichen zum Beruhigen der Haut eingesetzt.

Eine Honigmaske eignet sich für alle Hauttypen. Sie fördert die Hautdurchblutung, entfernt Unreinheiten und macht die Haut glatt und weich.

Für eine Honigpackung wird auf die richtig trockene Haut ein wenig Honig aufgetragen. Die Haut darf nicht nass oder auch nur feucht sein. Auch die Haare müssen gut zurückgekämmt sein; Honig macht sie sehr klebrig. Den Honig sanft einmassieren, einklopfen und einreiben. Lassen Sie sich von Ihren Sinnen leiten. Ich neige dazu, kräftig zu reiben und zu klopfen – andere bevorzugen sanftes Dehnen und tätscheln lieber die Haut. Auf alle Fälle wird

Möge dein Körper **gesegnet** sein.
Möge dir bewusst werden, dass dein
Körper ein **treuer** und **schöner**
Freund deiner Seele ist.
Mögest du erkennen, dass deine Sinne
heilige Schwellen sind.
Möge dir bewusst werden, dass
achtsames Hinsehen, achtsames
Fühlen, achtsames Zuhören und
achtsames Berühren heilig sind.
Mögen deine Sinne dich immer
befähigen, das **Universum zu feiern**
und mit ihm das Geheimnis und die
Möglichkeiten deiner Gegenwart.
Möge Eros dich segnen.
Mögen deine Sinne dich **führen** und
sicher nach Hause leiten.

— Keltischer Segen

die Haut davon strahlend schön. Den Honig mit warmem Wasser abwaschen. Er löst sich recht leicht, aber man sollte ihn wirklich gründlich entfernen, um nicht den ganzen Tag zu kleben. Die verstärkte Durchblutung nach einer Honigmaske erzeugt einen anhaltenden, warmen Glanz von innen heraus.

Schritt 4: Straffende Tonika

Wenn die Maske vollständig trocken ist, mit warmem Wasser abspülen. Dabei gehen wir sehr liebevoll vor. Honig löst sich schnell und leicht, der Ton jedoch etwas mühsamer. Arbeiten Sie mit sanften, kreisenden Bewegungen. Die Haut bitte massieren, nicht schrubben! Gleich nach dem Abspülen tragen wir ein straffendes Tonikum auf, das die Haut zusammenzieht und die Poren schließt. Dieser Arbeitsgang erfolgt mit einem Wattebausch oder durch Aufsprühen. Es gibt zwei Möglichkeiten:

- Für trockene Haut nehmen wir Rosenwasser, das sehr sanft und leicht strafft.
- Für normale bis fettige Haut eignen sich Ungarisches Königinnenwasser oder Lorbeer-Rum-Rasierwasser (siehe Seite 138).

Schritt 5: Massage und Creme

Die Schlussbehandlung besteht in einer leichten Gesichtsmassage mit Ihrer individuell angepassten Perfekten Creme (siehe Seite 140). Das ist normalerweise das Beste an der ganzen Behandlung – besonders wenn jemand diesen Teil für Sie übernimmt und Sie sich entspannt zurücklehnen dürfen.

Ein wenig Creme auf beide Handflächen geben und sanft kreisend am Außenrand des Gesichts beginnen. Wir streichen stets nach oben und außen. Folgen Sie den Konturen des Gesichts. Die Finger fahren alle Strukturen nach. Arbeiten Sie in sanften, kreisenden oder wischenden Bewegungen immer aufwärts und vom Gesicht weg.

Schönheitsbäder

Schon Kleopatra schwor auf ihr Schönheitsbad. Kräuterbäder dienen schon immer nicht nur kosmetischen Zwecken, sondern haben auch wichtige therapeutische Wirkungen. Ich habe damit erfolgreich Menschen helfen können, die unter furchtbaren Kopfschmerzen, Stress und Hautproblemen litten. Auch die schlimmste Gürtelrose, die ich je gesehen habe, reagierte gut auf ein Kräuterbad mit Hafer, Meersalz und essenziellem Lavendelöl.

Leider sind ausgiebige Bäder mittlerweile dem Trend zur schnellen Dusche zum Opfer gefallen. Eine Dusche ist definitiv erfrischend, aber kein Ersatz für langes Schwelgen in Kräuterwasser. Manche Menschen liegen nicht gern im Badewasser, weil sie es als „schmutzig" empfinden. Wer so argumentiert, kann ja vorher duschen. Die Freude am Bad sollte einem dieser Gedankengang nicht nehmen.

Der richtige Ort für die Badewanne

Abgesehen vom Zeitmangel liegt der wahre Grund dafür, dass viele Menschen ungern baden, meines Erachtens in der Badewanne selbst. Die Wannen

„Wenn ich mir am Waschbecken das Gesicht wasche, mich mit Wasser aus dem Brunnen beklatsche oder ein Bad nehme, erinnert mich das stets an den Bach oder Fluss oder Ozean, aus dem diese Wassertropfen stammen."

— Svevo Brooks

wurden in den letzten Jahren immer kleiner, wohingegen der menschliche Körper immer mehr Raum einnimmt. Letztlich ist nichts so gemütlich wie eine gute alte Standbadewanne. Manchmal findet man so etwas noch in Antiquitätengeschäften – mit einer neuen Keramikbeschichtung sind solche alten Wannen so gut wie neu. In diesen Wannen (oder anderen, die ebenso lang und tief sind) werden Kräuterbäder wieder zum Hochgenuss.

Wer einen geschützten Garten sein eigen nennt, kann im Freien einen Badepavillon aufstellen, der dem inneren König oder der inneren Königin gerecht wird. Stellen Sie die Badewanne im Garten auf. Pflanzen Sie blühende Ranken drumherum, die von einem Rankgitter oder einem Baum gestützt werden. Wenn Sie beim Baden die Sterne sehen möchten, lassen Sie den Raum über der Badewanne einfach offen. In warmen Nächten können Sie inmitten eines duftenden Pflanzendschungels ein kühles Bad genießen. Wenn es kälter wird, füllen Sie die Wanne mit heißem Wasser und tauchen in die herrliche Wärme ein, während die Lungen die frische Luft genießen. Erzählen Sie aber nicht allen Leuten von Ihrer Wanne – sonst bleibt für Sie selbst kaum noch Gelegenheit, ein Bad zu nehmen.

Eine Weile lebte ich im schönen Carmel Valley in der Nähe des Pacific Coast Highway. Dort lernte ich eine entzückende alte Dame kennen. Ich war per Anhalter auf dem Heimweg zu meinem Zeltplatz am Carmel Valley River, als sie mich in ihrem großen Oldtimer auflas. Sie erzählte mir von der Zeit, als sie dort ein junges Mädchen war. Damals gab es weiter unten an der Küste einen alten Farmer, der heiße Quellen auf seinem Land hatte. Er hatte einige alte Badewannen auf die Klippen über dem Meer gestellt, in die er das natürliche heiße Mineralwasser leitete. Diese Wannen vermietete er stundenweise, und sie und ihre Freundinnen verabredeten sich dort und vergnügten sich in den heißen Wannen, während die Sonne im Meer versank. Das war der Beginn von Esalen, das wegen seiner heißen Quellen heute ein berühmter Badeort ist.

Therapeutische Bäder

Kräuterbäder können überaus heilsam sein. Wenn man im Wasser liegt, öffnen sich alle Poren für die heilenden Wirkstoffe der Kräuter. Daher ist diese Behandlung so effektiv. Viele bekannte Kräuterheilkundige schworen auf heilende Bäder.

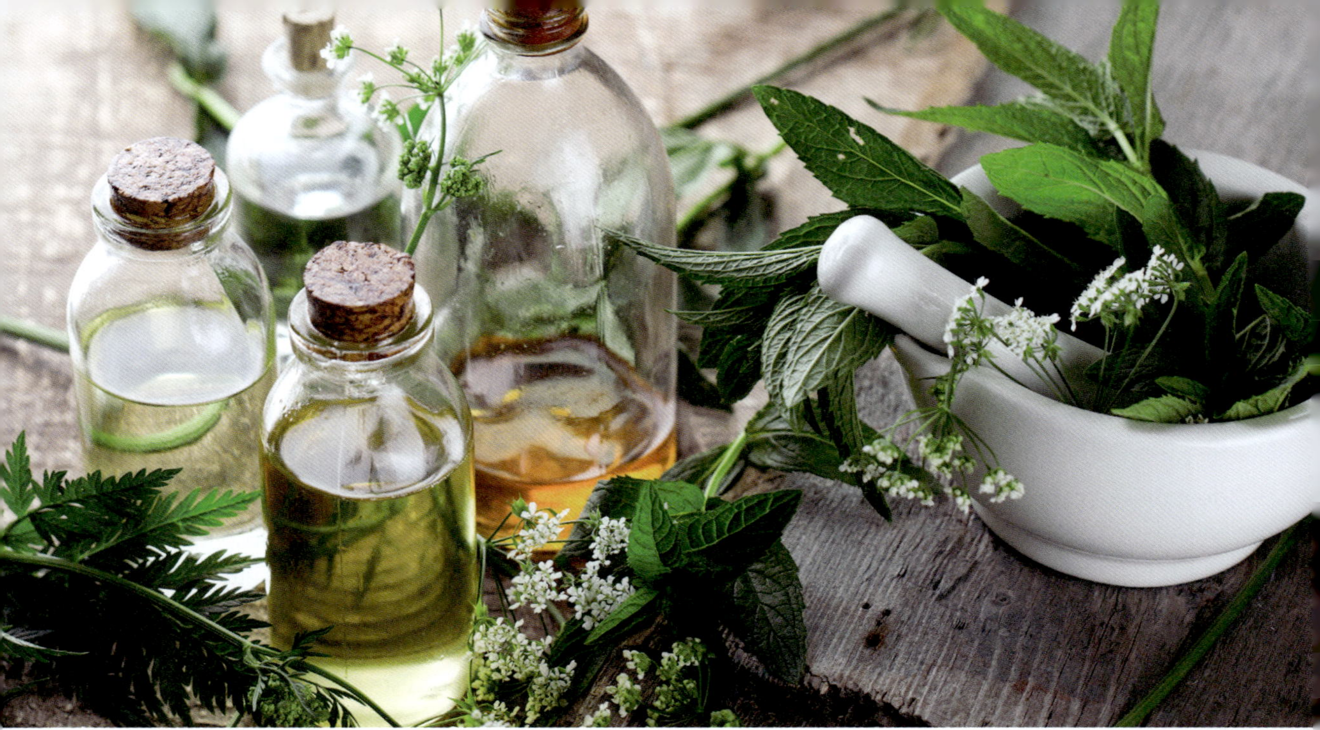

Auf den Folgeseiten sind meine Lieblingsrezepte für Kräuterbäder aufgeführt. Entwickeln Sie daraus eigene, genussvolle Baderituale.

ENTSPANNENDES KRÄUTERBAD

Die Zutaten für dieses Bad fördern den inneren Frieden. Die Mischung ist immer richtig, wenn man Entspannung sucht.

2 Teile Kamille
2 Teile Lavendel
2 Teile Rosenblüten
1 Teil Beinwellblätter

1. Die Kräuter gut vermischen. 1 oder 2 Handvoll der Kräutermischung in ein Baumwolltuch oder Taschentuch einknoten und diese Kräuterkugel unter den Zulauf hängen.
2. Erst das heiße Wasser anstellen und durch den Kräuterbeutel strömen lassen, bis das Wasser einem starken Kräutertee entspricht.
3. Mit kaltem Wasser auffüllen, bis die gewünschte Temperatur erreicht ist.
Hinweis: Beim Duschen den Kräuterbeutel um den Duschkopf binden. Wenn er tropfnass ist, abnehmen und als Waschlappen verwenden. Das ist nicht so wirkungsvoll wie ein Kräuterbad, aber zumindest ähnlich.

ANREGENDES KRÄUTERBAD

Ein Kräuterbad ist, als ob wir den ganzen Körper in eine Riesentasse Tee tauchen. Alle Poren öffnen sich, und die Haut als unser größtes Resorptions- und Ausscheidungsorgan nimmt die heilenden Kräuteressenzen auf. Danach steigt man erfrischt und runderneuert aus dem Wasser.

Ich fülle meine Kräuter gern in Wäschesäckchen. Dann kann ich mich beim Baden damit „einseifen“.

3 Teile Pfefferminzblätter
2 Teile Calendula
1 Teil Lorbeerblätter oder Eukalyptus
1 Teil Rosmarin
1 Teil Salbei

1. Die Kräuter gut vermischen. 1 oder 2 Handvoll der Kräutermischung in ein Baumwolltuch oder Taschentuch einknoten und diese Kräuterkugel unter den Zulauf hängen.
2. Erst das heiße Wasser anstellen und durch den Kräuterbeutel strömen lassen, bis das Wasser einem starken Kräutertee entspricht.
3. Mit kaltem Wasser auffüllen, bis die gewünschte Temperatur erreicht ist.
Hinweis: Beim Duschen den Kräuterbeutel um den Duschkopf binden. Wenn er tropfnass ist, abnehmen und als Waschlappen verwenden. Das ist nicht so wirkungsvoll wie ein Kräuterbad, aber zumindest ähnlich.

KÖRPERPUDER

Das angenehmste Puderrezept, das ich kenne: Ein weicher, seidiger Puder, der zugleich auf natürliche Weise desodoriert, weil er Feuchtigkeit aufsaugt. Man kann ihn beliebig parfümieren, doch vor allem ist er ganz schnell und leicht zusammengemischt.

Kleine Kinder lieben dieses Rezept! Sie können sich austoben und haben am Ende neben jeder Menge Spaß ein tolles, brauchbares Ergebnis. (Klingt, wie wenn ich mit Kräutern spiele!)

Füllen Sie den Puder in traditionelle Puderdosen oder Streubehälter ab. Eine hübsche Puderquaste kann man aus selbst gesammelten Federchen selbst herstellen: Zusammenkleben und ein Band um den Ansatz binden. Federn gibt es notfalls auch im Bastel- oder Anglerbedarf in den verschiedensten Varianten.

250 ml weiße Tonerde (Kosmetikqualität)
500 ml Pfeilwurzelpulver oder Maisstärke (oder beides gemischt)
Essenzielles Öl nach Wahl (auf Wunsch)
Lavendel und Rosenblüten (auf Wunsch)

1. Tonerde und Pfeilwurzelpulver in einer großen Schüssel mit dem Handmixer gut vermischen. Das essenzielle Öl hinzufügen. (Wegen seiner absorbierenden Fähigkeiten nimmt das Pulver deutlich mehr Öl auf, als man erwartet. Kaufen

Sie Ihr Öl in Fläschchen von 30 bis 100 ml. Das sieht auf den ersten Blick teuer aus, aber im Endeffekt sparen Sie erheblich.)

2. Falls Sie Lavendel und Rosen (oder andere Kräuter) einbeziehen möchten, bitte in der Kaffeemühle oder in einer Nussmühle fein zermahlen. Durchsieben und noch einmal mahlen. Die Kräuter müssen so fein wie möglich pulverisiert sein, sonst fühlt sich der Puder körnig an. Die Kräuter zum Puder hinzufügen und gut untermischen.

3. Den Körperpuder mit einem großporigen Tuch abdecken und einige Stunden trocknen lassen. Anschließend in kleine Behälter abfüllen.

BADESALZE

Ein einfaches, aber pfiffiges Rezept. Badesalze fügen dem Badewasser wertvolle Salze hinzu, machen es weich und reinigen sanft die Haut. Badesalze bestehen aus unterschiedlichen Mineralien. Die meisten Menschen reagieren überrascht oder gar pikiert, wenn sie erfahren, dass Borax ein Hauptbestandteil vieler Badesalze ist. Tatsächlich ist Borax (Natriumborat) eine sehr interessante Substanz. Es handelt sich um ein natürliches Mineralsalz, das nicht überall auf der Welt vorkommt und ausgesprochen vielseitig ist. Es wird insbesondere als Waschmittel verwendet, aber auch in der Kosmetik. Aufgrund neuerer Erkenntnisse zur Giftigkeit wird es inzwischen nur noch in kleinen Mengen über Apotheken an Privatverbraucher verkauft.

In Glasfläschchen oder bunten Dosen mit einer kleinen Muschel darauf ist so ein selbst gemachtes Badesalz ein hübsches Mitbringsel. Inspiriert wurde dieses Rezept durch einen guten alten Freund, Warren Raysor, den wir gern „Dr. Astrologie" nennen. Er ist der Gründer des Naturkosmetikherstellers Abracadabra.

500 ml Borax
2 Esslöffel Meersalz
2 Esslöffel weißer Ton (Kaolin)
Essenzielles Öl nach Wahl

1. Das Borax mit Salz und Ton mischen, am besten mit einem Schneebesen. Mit essenziellem Öl den passenden Duft verleihen. Die Mischung nimmt reichlich Öl auf! Im Idealfall sollten Badesalze etwa doppelt so intensiv riechen wie später das Badewasser. Wenn man an dem Behälter schnuppert und denkt: „Mhm, riecht das gut!", ist es nicht intensiv genug. Die spontane Reaktion sollte in „Puh, ist das stark" bestehen, weil das Salz im Badewasser wirklich stark verdünnt wird.

2. Die Mischung mit einem großporigen Tuch abdecken und einige Stunden trocknen lassen. Noch einmal mit dem Schneebesen durchrühren. Zum Baden 4 bis 6 Esslöffel ins Badewasser einrühren. Das Salz sollte sich vor dem Bad vollständig auflösen.

Hinweis: Badesalze sind ein sehr gutes, altmodisches Heilmittel bei Muskelschmerzen, Grippe,

Schnupfen und Nebenhöhlenentzündungen. Verwenden Sie in solchen Fällen essenzielle Öle mit einem durchdringenden, stechenden Geruch, zum Beispiel Eukalyptus, Thymian und Pinie.

SCHIMMERSALZ

Dieses Rezept ist für seine Wirkung erstaunlich einfach. Wie üblich sind die einfachsten Gaben des Lebens mal wieder die besten. Schimmersalz eignet sich hervorragend als Ganzkörperpeeling. Die Haut fühlt sich danach seidenweich und jung an, entspannt und erfrischt zugleich.

Diese wunderbare Anwendung lernte ich beim Zelten in Südostohio kennen. Zwei Freundinnen wollten mich unbedingt verwöhnen. Dazu sage ich niemals Nein und erklärte mich gern bereit. Als sie meinen Körper mit Ölen und Salz einrieben, beides sanft einmassierten und schließlich mit warmem Wasser abspülten, fühlte ich mich wie im Paradies. Das ist keine Übertreibung!

Salz-Öl-Massagen werden in vielen Wellnesseinrichtungen angeboten, sind aber so einfach und preiswert, dass man sie ruhig einmal zu Hause machen sollte. Am besten laden Sie eine Freundin ein und verwöhnen sich gegenseitig. Man kann die Massage gut im Freien machen und das Salz dort abspülen; dann muss man hinterher weniger putzen.

500 ml feines Meersalz
1000 ml Traubenkernöl, Aprikosenöl oder Mandelöl
25 Tropfen essenzielles Öl nach Wahl

1. Das Salz in ein Einmachglas geben und mit dem Öl bedecken. Mit essenziellem Öl den passenden Duft verleihen. Am besten kühl lagern.
2. Vor der Verwendung sollte der ganze Körper feucht sein. Die Salz-Öl-Mischung mit den Händen oder einem Luffaschwamm sanft, aber nachdrücklich in die Haut reiben. Wir beginnen an den Füßen und arbeiten mit kreisenden Bewegungen aufwärts. Kratzer oder wunde Stellen bitte aussparen! Zum Schluss den ganzen Körper mit warmem Wasser abspülen und mit einem Handtuch trocken rubbeln.

Glänzendes Haar

Ob lang oder kurz, blond oder schwarz, dick oder dünn – unser Haar ist ein lebendiger Garten. Das Haarwachstum reagiert auf die Nährstoffe und die Energie seiner Umgebung. Unsere Haare sind wie eine Antenne, die uns mit den Energien der Welt verbindet.

Bei Tieren gehören die Haare zur Körpersprache. Wenn eine erschrockene oder wütende Katze die Haare sträubt, ist das überdeutlich! In Comics und Bilderbüchern trägt die Frisur viel zur Charakterisierung der Figuren bei. Mal liegen die Haare platt am Gesicht an, mal stehen sie zu Berge, mal knistern sie vor Energie. Schon in der Bibel ging es um die Macht der Haare: Samson zum Beispiel wusste, worin seine Stärke lag. Delila allerdings auch!

Natürliche Haarpflege

Auch für mich waren meine Haare seit der Kindheit mein Garten. Ich trage sie gern lang und meist offen, damit sie über meine Schultern fließen können. Wann immer ich sie kurz schneiden ließ, um vielleicht etwas adretter, moderner oder jünger auszusehen, fühlte ich mich irgendwie verloren. Ein Kurzhaarschnitt mit weichen Locken gefiel mir zwar, aber in der Regel ließ ich sie doch wieder lang wachsen, bis sie mir wie unaufhaltsam wie Unkraut über den Rücken strömten. Für diese Haarpracht zu sorgen, hat mich viel über natürliche Haarpflege gelehrt, weshalb ich meine Rezepte dankbar weitergebe.

Der größte Fehler bei Locken besteht darin, sie zu viel zu waschen. Es gibt heute viele gute Haarpflegeprodukte. Aber selbst das beste Shampoo wird die Haare bei zu häufiger Verwendung austrocknen und wichtige natürliche Fette auswaschen – egal wie viel Spülung wir anschließend verwenden.

Menschen über 50 haben nur selten glänzendes gesundes Haar. Das hat seine Gründe. Dass die Haare mit der Zeit weniger werden, liegt am Alter, doch ihren Glanz müssen sie keineswegs einbüßen. Häufig jedoch haben die Haare viel gelitten. Ihre Leblosigkeit liegt praktisch nie am Alter, sondern zumeist an zu viel Waschen, Fönen und chemischen Produkten wie Haarspray, Festiger und Gel.

Dabei ist gesunde, natürliche Haarpflege eigentlich ganz einfach. Hier kommen ein paar Tipps für die tägliche Pflege:

- Gesunde, ausgewogene Ernährung. Alles, was gut ist für die Haut, ist auch gut für den Garten auf dem Kopf.
- Nur sanfte, nicht schäumende Shampoos verwenden. Das Kräutershampoo auf Seite 157 ist ausgesprochen sanft.
- Zwischen zwei bis drei Lieblingsshampoos abwechseln. Bei ständiger Anwendung bewirkt auch das beste Shampoo ein Ungleichgewicht.
- Nicht zu häufig Haare waschen. 1- bis 2-mal pro Woche reicht. Anfangs kommt einem das unangenehm vor. Aber das quietschsaubere

Ich begann über den Eifer der Natur nachzudenken, überall **Leben zu säen**. Jede leere Ecke, jeden vergessenen Winkel und jedes Ding will die Natur mit **Leben erfüllen**, gießt das Leben in Totes und in das Leben selbst. Dieses unendliche, überwältigende, rastlos **brennende** Streben der Natur nach dem Lebensfunken!

— **Henry Beston**

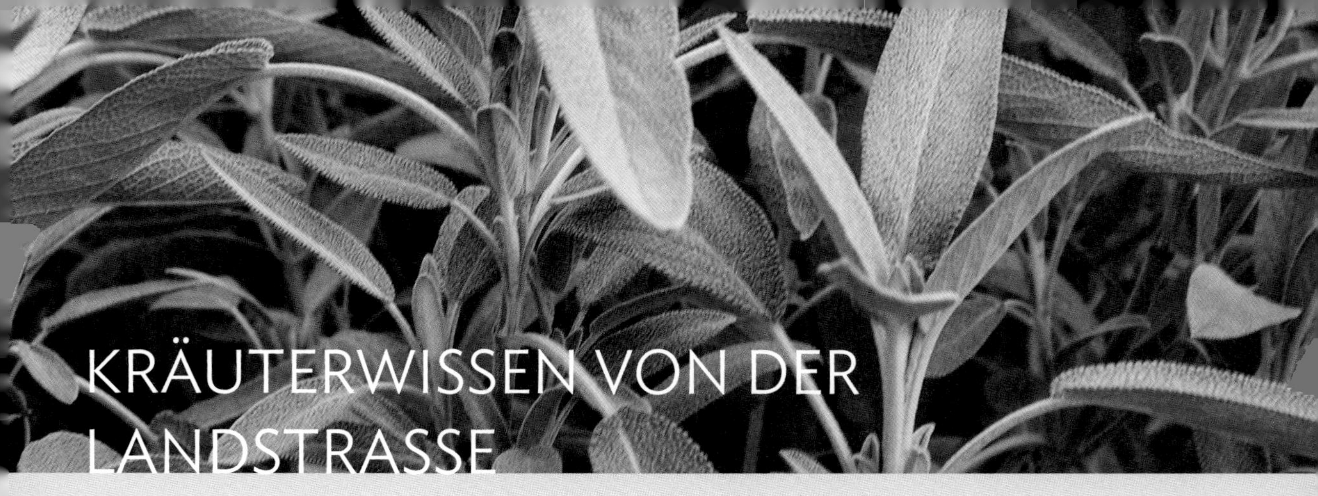

KRÄUTERWISSEN VON DER LANDSTRASSE

Juliette de Bairacli Levy (1912-2009) ist lange mit den fahrenden Völkern umhergezogen und hat in vielen Ländern mit den Bauern gesprochen. In meinen Augen gibt es niemanden in Amerika, der die Kräuterkunde der letzten Jahrzehnte stärker beeinflusst hat als sie. Sie hat viel veröffentlicht, in der ganzheitlichen Veterinärmedizin Pionierarbeit geleistet und ihr Leben lang dazugelernt. Ihre Lehren durchziehen die ganze Palette der Kräuterkunde.

Mein erster Kontakt mit Juliette trug sich in der Sonoma County-Bibliothek zu, wo mir eines ihrer Bücher in die Hände fiel. Ich war sofort fasziniert – von dem Buch und von ihr. Wer war diese Gelehrte und Landfahrerin, die mit ihren Hunden, ihren Kräutertaschen und kleinen Kindern durch die Welt zog? Also schrieb ich sie an.

Ich war erst 22 Jahre alt, als ich jenen begeisterten Brief schrieb. Was ich damals schrieb, weiß ich nicht mehr, doch auf alle Fälle war daraus ersichtlich, wie sehr ich das Grün dieser Welt liebe. Einige Monate später kam zu meiner Überraschung eine zauberhafte Antwort. So begann ein Briefwechsel, der ewig hielt, und eine Freundschaft, die mein Leben veränderte.

Nachdem ich mehrere Jahre mit Juliette im Briefkontakt gewesen war und alles gelesen hatte, was ich von ihr auftreiben konnte, wollte ich sie gern besuchen. Mit meinem Freund Svevo Brooks organisierte ich eine Kräuterreise nach Griechenland, wo wir auch

Kythera, Juliettes Inselheimat, einen Besuch abstatten wollten. Bis wenige Wochen vor unserer Abreise hatte ich jedoch noch keine Nachricht, ob wir willkommen wären. Allmählich wurde ich nervös. Die Reise führte zu vielen interessanten Orten, doch der Höhepunkt war für mich und viele andere die Begegnung mit Juliette. Zwei Tage vor der Abfahrt traf schließlich ein Luftpostbrief mit der mir vertrauten kritzeligen Handschrift ein. Natürlich könnten wir kommen, schrieb Juliette.

Inzwischen weiß ich, dass es bei Juliette immer so war. Nichts ist sicher, alles ist ein Abenteuer. Jahre später lud ich sie zu einer großen Kräuterkonferenz ein. Sie sollte den Hauptvortrag halten, und sie willigte ein. Die Tage verstrichen, aber Juliette hatte immer noch kein Flugticket gebucht. Wir zahlten natürlich das Ticket, aber Juliette hatte darauf bestanden, es selbst zu besorgen, weil sie Anreise und Abreise persönlich festlegen wollte. Wieder wurde ich nervös. Als schließlich nur noch zwei Wochen verblieben waren und noch immer kein Ticket bestätigt war, wollte ich sie anrufen.

Juliette anzurufen, war allerdings nicht so einfach. Sie lebte am liebsten fernab der Zivilisation. Und sie hatte kein Telefon. Damals befand sie sich auf Kythera. Also rief ich einen Taxifahrer an, Tarzan (er heißt wirklich so!), den ich von früheren Besuchen her kannte. Ich bat ihn, Juliette zu suchen und zur nächsten Telefonzelle im Dorf zu bringen, die ich einige Stunden später anrufen würde. Dankenswerterweise war er einverstanden. Schließlich hatte ich Juliette am Apparat, die mir in breitem freundlichem Cockney-Englisch erklärte: „Rosemary, ich möchte lieber doch nicht kommen. Aber ich schicke euch ein paar Kassetten, die könnt ihr abspielen. Sie sind sehr gut; es sind meine Lieblingsgeschichten.“ Ich stellte mir vor, wie ich 600 Konferenzteilnehmern, die darauf brannten, Juliette endlich persönlich kennenzulernen, klarmachen sollte, dass sie lieber Kassetten geschickt hatte. Also sagte ich: „Juliette, pack deine Koffer. Ich komme und hole dich." Und dann flog ich rüber und holte sie her.

Juliette nach Amerika und zu ihren Anhängern zu holen, war vielleicht das Beste, was ich je getan habe. Zum ersten Mal konnte sie persönlich erleben, welche Wirkung ihre Arbeit auf andere Menschen hatte und wie sehr sie geschätzt wurde. Die Dankbarkeit, die man ihr entgegenbrachte, war überwältigend. Bei dieser Konferenz und auf späteren Veranstaltungen standen Leute Schlange – manchmal mehrere Generationen einer Familie –, um mit ihr zu sprechen, und ließen sich von ihr Bücher voller Markierungen signieren. Wieder und wieder hörte ich, wie ihr kluger Rat Haustieren, Nutztieren, Kindern oder den Leuten selbst geholfen hatte.

Juliette war weltbekannt und mit Menschen aller Schichten befreundet. Sie zählte zu den großen Kräuterexperten unserer Zeit. Noch mit weit über 80 bereiste sie von den Azoren aus die halbe Welt, setzte sich für die Rechte der Tiere und für Kräuter ein und plädierte für ein einfacheres, gesünderes Leben. Nicht nur ihre oft poetisch gefassten Worte haben mich viel gelehrt, sondern vor allem ihr Leben. Sie war eine wunderbare, schöne, exzentrische Frau und eine meiner größten Mentorinnen.

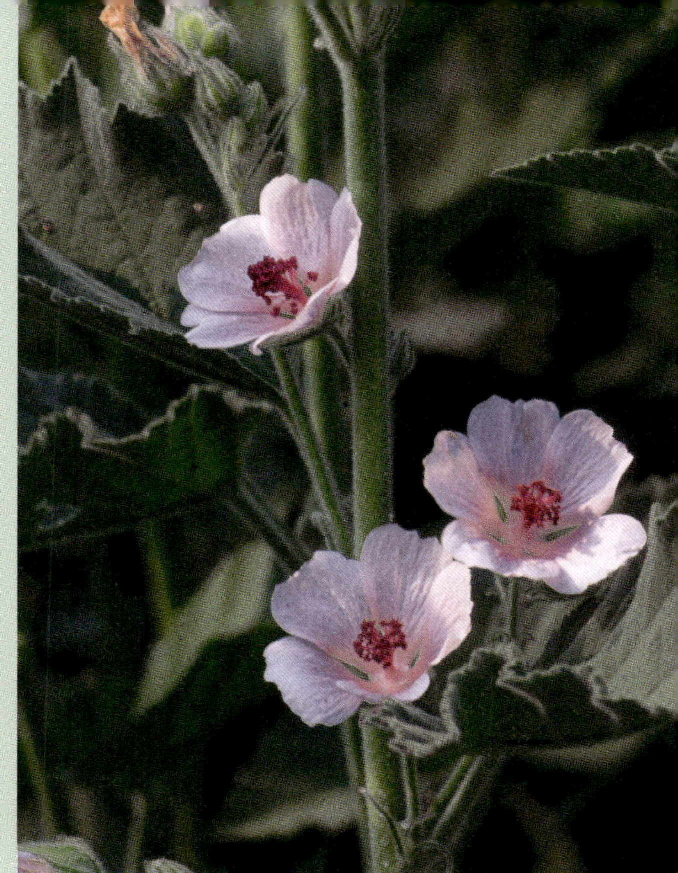

Je sauberer, desto besser?

Mit Anfang 20 durchstreifte ich einen Sommer lang den Olympic National Forest an der nordwestlichen Pazifikküste. Ich war jung und sorglos. Alles, was ich brauchte, trug ich auf dem Rücken. Die Flüsse, die von den schneebedeckten Gipfeln unseres „Olymps" herabströmten, waren eiskalt. Ich ging zwar häufig schwimmen, aber zum Haarewaschen war mir das Gletscherwasser dann doch zu frisch. Außerdem wollte ich das kristallklare Wasser nicht mit Seife verunreinigen.

Also verzichtete ich einige Monate lang weitgehend aufs Haarewaschen. Dabei machte ich eine interessante Beobachtung. Etwa eine Woche nach dem letzten Waschen fühlten meine Haare sich schmutzig und fettig an. Normalerweise hätte ich sie spätestens zu diesem Zeitpunkt wieder gewaschen. Wenn ich jedoch abwartete, nahm das Haar sein eigenes Fett irgendwann wieder auf. Es wurde keineswegs immer fettiger, sondern begann mit einem Selbstreinigungsprozess. Je seltener ich meine Haare wusch, desto weniger fettig waren sie.

Seither habe ich zwar nie wieder einen Sommer ohne Haarewaschen verbracht, aber ich habe aus dieser Erfahrung dennoch etwas gelernt. Ich wasche meine dichten, dunklen, glänzenden Haare weitaus seltener als viele andere Menschen, und das scheint ihnen sehr gut zu bekommen.

Gefühl, das wir erlernt haben, bedeutet, dass die Haare alle schützenden natürlichen Öle eingebüßt haben.

- Jeden Monat eine natürliche Kräuterspülung (siehe nachfolgende Rezepte).
- Alle paar Tage oder mindestens 1-mal pro Woche die Kopfhaut gründlich massieren. Eine gute Kopfmassage kann fast so sinnlich sein wie eine Ganzkörpermassage. Kinder mögen es sehr gern, wenn die Eltern ihnen den Kopf massieren.
- Täglich möglichst ausgiebig die Haare bürsten. Die Bürste sollte immer sauber sein. Am besten wäscht man sie immer mit, wenn man die Haare wäscht. Wie die Kopfmassage ist auch das Haarebürsten für Kinder oder den Partner ein Hochgenuss.

Kräutershampoo

Ein Kräutershampoo ist schnell zusammengerührt und lässt sich individuell anpassen. Essenzielle Öle können dem Haar einen zarten Duft verleihen, eine trockene Kopfhaut beruhigen oder das Haarwachstum anregen.

SELBSTGEMACHTES KRÄUTERSHAMPOO

Alle Zutaten gibt es im Naturkost- oder Kräuterladen. Bei besonders fettigem Haar sollte man statt Jojobaöl (ein wunderbarer, nicht fettender Nährstoff) lieber essenzielles Rosmarinöl verwenden.

240 ml destilliertes Wasser
30 ml Kräuter (Kombinationen wie rechts aufgeführt)
90 ml flüssige Olivenseife
¼ Teelöffel Jojobaöl
25 Tropfen reines essenzielles Öl (siehe Tabelle auf Seite 157)

ESSENTIELLE ÖLE FÜR DIE HAARPFLEGE

Essenzielles Öl	Haartyp	Auswirkungen
Basilikum	Fettig	Fördert das Haarwachstum
Kamille	Normal bis fein	Für goldene Lichtreflexe
Lavendel	Normal	Pflegt die Kopfhaut bei Juckreiz, Schuppen und sogar Läusen!
Muskatellersalbei	Alle Typen	Gegen Schuppen
Myrrhe	Trocken	Zur Behandlung von trockener Haut, Schuppen, Läusen und trägen Fettdrüsen
Patchouli	Fettig	Gegen Schuppen
Pfefferminze	Trocken	Fördert das Haarwachstum
Rose	Fein	Beruhigt die Kopfhaut
Rosmarin	Fettig	Gegen Schuppen; fördert das Haarwachstum
Teebaumöl	Fettig	Zur Behandlung von trockener Haut, Schuppen, Läusen und trägen Fettdrüsen
Ylang-Ylang	Fettig	Gegen Schuppen
Zitrone	Fettig	Für goldene Lichtreflexe; zur Behandlung von trockener Kopfhaut, Schuppen, Läusen und trägen Fettdrüsen

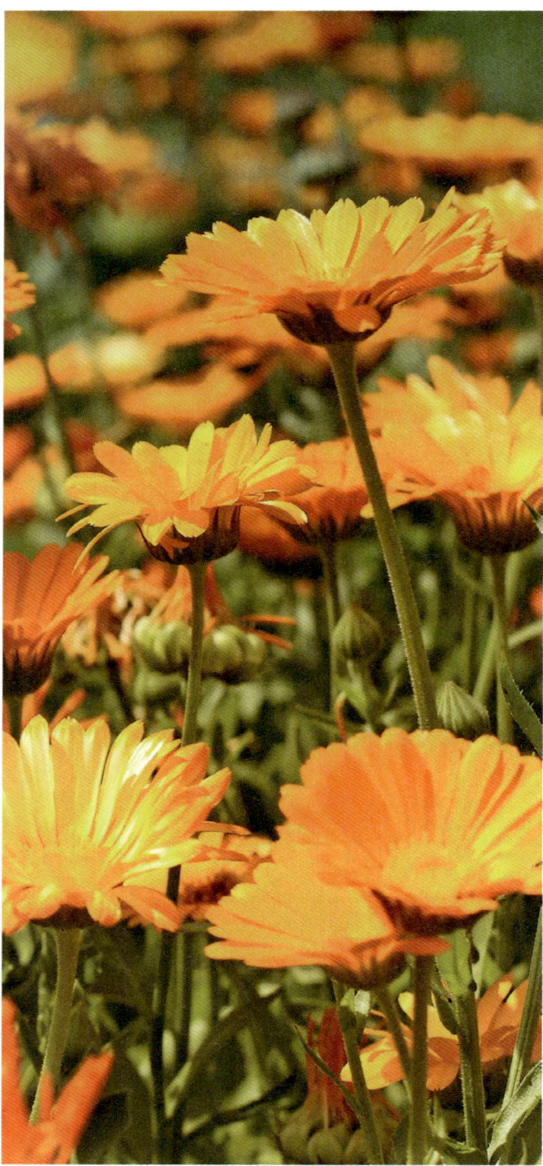

1. Das Wasser zum Kochen bringen. Die Kräuter hineingeben und auf kleiner Stufe 15 bis 20 Minuten sieden lassen. Abgießen, die Flüssigkeit auffangen und abkühlen lassen.
2. Die Olivenölseife langsam in den Tee einrühren, danach das Jojobaöl und das essenzielle Öl unterrühren. In einer Kunststoffflasche mit Deckel im Bad aufbewahren. Vor Gebrauch schütteln.

GOLDLÖCKCHENSUD

Ein Rezept für goldene Lichtreflexe.

2 Teile Ringelblumenblüten (Calendula)
1 Teil Kamillenblüten
1 Teil Beinwellblätter

SCHNEEWITTCHENSUD

Zur Betonung dunkler Strähnen.

2 Teile Gartensalbeiblätter
1 Teil Schwarznussschalen, gehackt
1 Teil Beinwellblätter

WÜSTENBLUMENSUD

„Wüstenblume“ ist ein gutes Rezept für trockenes Haar.

1 Teil Ringelblumenblüten (Calendula)
1 Teil Eibischwurzel
1 Teil Brennnesselblätter

RAPUNZELSUD

Die Haare fetten zu schnell nach? Probieren Sie dieses Rezept.

1 Teil Rosmarinblätter
1 Teil Hamamelisrinde (kein Extrakt)
1 Teil Schafgarbe (Blätter und Blüten)

Haarspülungen

Die meisten marktüblichen Spülungen sollen die Haare entwirren und krause Locken zähmen. Leider enthalten selbst Bioprodukte häufig Glyzerin. Das ist eine wunderbare natürliche Substanz, die den Haarschaft umschließt und dadurch glatt und glänzend erscheinen lässt. Leider zieht sie auch Staub und Schmutz aus der Luft an. Ich verwende lieber Kräuterspülungen oder einfach Kräuteressig.

Meine Mutter, die nach dem exotischen Nachtblüher Jasmin benannt ist, liebt noch mit Ende 70 die Schönheit von Cosmeos. Ihr silberdurchwirktes Haar ist noch heute blauschwarz. Ihr Geheimnis? Fantastische armenische Gene – und ihre berühmte Essigspülung.

ESSIGSPÜLUNG FÜR DIE HAARE

Diese Spülung hält ewig. Deshalb rühre ich sie kanisterweise an. Essig eignet sich insbesondere für fettiges Haar, aber durchaus auch für trockene Haare. Normalerweise ist Apfelessig am besten. Weinessig hingegen ist milder und eher für trockenes Haar zu empfehlen. Essigspülungen helfen bei Juckreiz am Kopf, Schuppen und stumpfem, glanzlosem Haar. Sie stellen den natürlichen Säuremantel der Kopfhaut wieder her. Man kann dafür alle Kräuterzusammenstellungen und essenziellen Öle verwenden, die im Shampooteil aufgeführt sind, oder eigene Mischungen erfinden. Keine Scheu vor dem Essiggeruch. Er wird von den essenziellen Ölen abgemildert und verfliegt rasch.

Kräutermischung nach Wahl
(siehe Seite 158)
Apfelessig oder Weinessig
Einige Tropfen essenzielles Öl nach Wahl
Destilliertes Wasser

1. Ein Einmachglas mit 1 Liter Inhalt zur Hälfte mit der Kräutermischung füllen. Die Kräuter vollständig mit Essig bedecken. Das Glas fest verschließen. An einem warmen Ort 3 bis 4 Wochen ziehen lassen. Täglich schütteln, damit die Mischung in Bewegung bleibt.
2. Den Essig durch ein feines Sieb oder ein doppelt gelegtes Baumwolltuch abseihen und auffangen. Essenzielles Öl hinzufügen, in eine Kunststoffflasche umfüllen und im Bad lagern.
3. Vor dem Baden etwas Spülung mit destilliertem Wasser verdünnen. Für fettiges Haar im Verhältnis 1:4 verdünnen, für trockenes Haar im Verhältnis 1:6. Nach dem Shampoonieren und Ausspülen die Essigspülung langsam über das Haar gießen und in die Kopfhaut einmassieren. Mit warmem Wasser ausspülen, danach

am besten noch mit kaltem Wasser. (Diese „Wechseldusche" regt die Kopfhaut an und erhöht den Glanz zusätzlich.)

KRÄUTERSPÜLUNG FÜR DIE HAARE

Die ersten Haarspülungen bestanden aus frischen Kräutern und reinem Wasser. Erstaunlicherweise erfreuen sich solche ganz einfachen Methoden noch heute großer Beliebtheit, obwohl unablässig neue Produkte auf den Markt gelangen.

30 bis 60 Gramm Kräutermischung nach Wahl (wie im Abschnitt Shampoo angegeben oder selbst gemischt)
1 Liter Wasser
Einige Tropfen essenzielles Öl nach Wahl

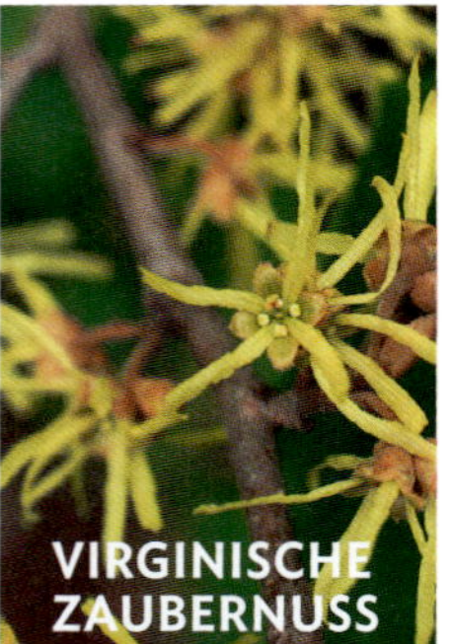
VIRGINISCHE ZAUBERNUSS

1. Die Kräuter im Wasser 15 bis 20 Minuten leicht sieden lassen. Gründlich abseihen und den Sud auffangen. Dem abgekühlten Tee 1 oder 2 Tropfen essenzielles Öl hinzufügen.
2. Den abgekühlten Sud nach dem Shampoonieren und Ausspülen langsam über die Haare gießen und in die Kopfhaut einmassieren. Nicht ausspülen.

HAARKUR FÜR TROCKENES HAAR

Ich mag zwar nährstoffreiche Packungen wie die Kräuterspülung, doch für meine Haare ist eine Kur mit warmem Öl unschlagbar. Ölspülungen sind besonders gut für trockenes Haar, lassen sich aber auch auf fettiges Haar abstimmen. Die Haare fühlen sich anfangs zwar ungewohnt fettig an, nehmen etwaige Überschüsse jedoch rasch auf. Vor der Sauna oder vor einem Dampfbad angewendet schützt diese Behandlung und sorgt anschließend für wunderbar glänzendes Haar.

Etwas Jojobaöl, Olivenöl oder Kokosöl
Kräutermischung nach Wahl (auf Wunsch)
Essenzielle Öle nach Wahl (auf Wunsch)

1. Das Öl im Wasserbad auf 38 bis 40°C erhitzen. Falls gewünscht, die Kräuter und die essenziellen Öle hinzufügen.
2. Normalerweise feuchte ich die Haare vor der Behandlung an; viele Leute verzichten aber darauf. Für langes oder dickes Haar benötigt man 1 bis 2 Teelöffel Ölspülung. Kurze oder feine Haare benötigen nicht einmal ½ Teelöffel. Massieren Sie das Öl zunächst in die Kopfhaut ein. Anschließend strähnenweise zu den Spitzen hin arbeiten, bis das gesamte Haar geölt ist. Eine Duschkappe über die Haare ziehen und mit einem Handtuch umschlingen oder eine Wollmütze aufsetzen. Am besten in die Sonne oder an den Kamin setzen. Hitze begünstigt

die Wirkung der Kur. Nach 1 bis 2 Stunden Einwirkzeit ausshampoonieren und gut spülen.

Mehr Farbe im Leben durch Henna

An Henna, einem der wunderbarsten Kräuter für Haut und Haar, kommt kein Buch über Kosmetik und Hautpflege vorbei. Meine Liebe zu dieser magischen Pflanze begann schon in der Schulzeit und hat seither gehalten, sodass ich viel zu diesem Thema erzählen kann.

Henna *(Lawsonia inermis)* hat eine lange, abwechslungsreiche Geschichte, die vor undenklichen Zeiten begann. Niemand weiß genau, wann und wo es zuerst genutzt wurde. Nachweislich wurde es schon vor über 5000 Jahren als Medizin und für Talismane, in Zeremonien und – zum Haarefärben und für die Körperbemalung – in der Kosmetik genutzt. Die Pflanze stammt ursprünglich aus Nordafrika, Asien und Australien und hat sich von dort aus über die ganze Welt verbreitet. Inzwischen gedeiht sie auch in den subtropischen Regionen Amerikas.

Normalerweise denkt man bei Henna zuerst an ein Färbemittel. In Wahrheit jedoch hat Henna zahlreiche medizinische Eigenschaften und gilt vielerorts noch heute als gutes Kopfschmerzmittel, als Gurgelmittel für Halsschmerzen und als Mittel gegen Magenbeschwerden und Magenschmerzen. Ich selbst verwende Henna in erster Linie für die Haare, gehe aber schon lange davon aus, dass es eine starke medizinische Wirkung hat.

Schon früh habe ich bemerkt, dass Menschen auf den Einsatz von Henna reagierten: Ihr Energiepegel veränderte sich, sie lebten auf und wirkten erfrischt und verjüngt. Das war anders als das Färben im Friseursalon. Es ging den Menschen einfach besser. Henna half definitiv gegen Spannungskopfschmerz und erleichterte auch das Entspannen (abgesehen vielleicht von der vorübergehenden Sorge, wie rot die Haare nach dem Auswaschen wohl sein würden).

„Blüten verströmen ihren Duft nicht aktiv, sondern es geschieht einfach **mühelos**. Wenn das Herz aufgeht, **erwacht die Liebe** und strömt heraus wie der Duft einer Blüte.“

— Amrit Desai

Das richtige Henna wählen

Bei Henna kommt es auf die Quelle an. Schlechtes Henna erzeugt lange keine solchen Effekte wie ein hochwertiges Produkt. Ich kenne natürlich nicht jedes gute Henna. Meiner Erfahrung nach kann man sich auf Rainbow Henna und Persisches Henna in der Regel verlassen. (Erhältlich beispielsweise über Frontier Herbs, Wild Weeds und Mountain Rose Herbs; siehe Anhang.)

Die Grundschattierung von Henna ist rot, und alle Sorten erzeugen einen gewissen Rotstich. Doch durch sorgfältiges Mischen verschiedener Pflanzenteile, die zu unterschiedlichen Zeiten geerntet werden, lässt sich eine breite Farbpalette erzielen. Die Farben reichen von neutral über blond bis hin zu knallrot und schwarz. Und diese Schattierungen mische ich wiederum gern zu bestimmten Farben. Das Wissen dazu muss man sich aneignen, aber ich gebe gern weiter, was ich entdeckt habe.

Erfahrungsgemäß ist man anfangs eher vorsichtig und wählt beim ersten Mal nicht unbedingt den kräftigsten Ton, doch später bereut man diese Vorsicht oft. Vertrauen Sie Ihrer Intuition (und dem Friseur) – nur Mut!

Blondes Haar

Bei blonden Haaren würde ich Henna nur empfehlen, wenn Sie lieber rote Haare hätten. Und selbst dann wäre ich vorsichtig. Da jedes Henna, auch die neutralen und blonden Schattierungen, einen roten Unterton mitbringt, neigen blonde und helle Haare dazu, dieses Rot anzunehmen. Das sogenannte „Henna Blond" macht blondes Haar nicht unbedingt blonder, sondern eher röter oder dunkler. Wer hellblonde Haare hat, darf also nicht erwarten, dass Henna diese Haare noch blonder macht, auch wenn auf der Packung „Henna Blond" steht.

Neutrales oder blondes Henna kann blonden Haaren guttun, macht sie aber häufig etwas dunkler. Erdbeerrotes Henna verleiht blonden Haaren wunderbare Schattierungen zwischen Gold und

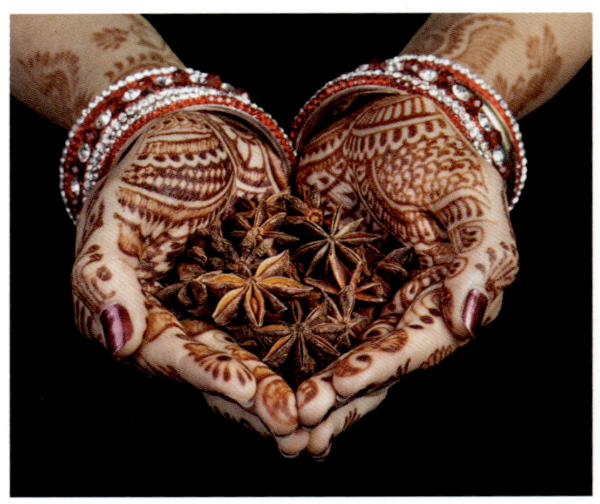

Kupferrot. Auch dieses Henna macht die Haare weder heller noch blonder, denn es enthält keinerlei Bleichmittel. Dadurch entzieht es dem Haar aber auch nichts von seiner natürlichen Farbe.

Dunkelblondes bis hellbraunes Haar

Bei helleren Farbtönen sollte man mit Henna eher vorsichtig sein, weil es die Tönung leicht aufnimmt. Wenn man nur die natürliche Haarfarbe hervorheben möchte, sollte man die Schattierung wählen, die ihr am nächsten kommt. Für dunkelblonde Haare wäre das also Henna Blond, für hellbraune Haare eben hellbraunes Henna. Eine Farbe, die praktisch immer gut ankommt und zu meinen absoluten Favoriten zählt, ist eine Mischung, die einen warmen Kupferton erzeugt. Ich mische dafür folgende Henna-Arten – achten Sie darauf, die Mengenverhältnisse auf Ihren eigenen Naturton abzustimmen.

- 1 Teil neutrales Henna
- 1 Teil hellbraunes Henna
- 2 Teile kupferfarbenes Henna (mit weniger Kupfer kann man die Farbe etwas dämpfen)

Mittelbraunes bis dunkelbraunes Haar

Diese Haartöne lassen wildere Experimente zu, zumal man mit den dunkleren Hennasorten viel mehr erreichen kann als mit den zurückhaltenderen hellen Farben. Ermitteln Sie zunächst den natürlichen Farbton und wählen Sie dann einen Hennaton, der genau diese natürliche Haarfarbe hervorhebt. Mir gefallen braune Haare mit einem leichten Rotschimmer ausgesprochen gut. Wenn die natürliche Haarfarbe in Richtung Kupfergold geht, passt auch Henna Kupfer. Probieren Sie die folgenden Grundrezepte aus:

Für rötliche Töne:

- 1 Teil Mittelbraun
- 1 Teil Rot
- 1 Teil Kupfer

Magische Wirkung

Ein weiser alter Mann sagte einst zu mir, dass Henna mit den Magnetfeldern und Leylinien der Erde zu tun hätte und diese anziehen würde. Das erwähnte ich eines Tages vor einer Gruppe, die gerade ihre erste Hennabehandlung hinter sich hatte. Eine der Teilnehmerinnen ging kurz danach zu ihrer Geistheilungsgruppe. Ihre Lehrerin sprach sie an und sagte: „Alle Energielinien in diesem Raum kreisen um dich. Sie verlaufen mitten durch deine Haare.“ Die Teilnehmerin lachte und sagte, jetzt würde sie daran glauben.

Ich nutze Henna als Werkzeug zur Transformation – nicht um die natürliche Haarfarbe abzudecken, sondern um sie zu betonen. Auf diese Weise verändert man nicht das Aussehen, sondern die Einstellung zu sich selbst. Auf Reisen habe ich häufig pfundweise Henna in unterschiedlichen Farbtönen dabei. Man weiß nie, wann eine Transformation ansteht.

So hatte ich Henna in den Schweizer Alpen, aber auch in Mittel- und Südamerika dabei. Ich werde nie vergessen, wie ich in Belize mit der Ethnobotanikerin und Heilerin Dr. Rosita Arvigo in ihrem Haus in Ix Chel saß. Wir waren tagelang im Dschungel unterwegs gewesen und sehnten uns nach etwas Komfort. Nachdem das Feuer brannte und das gute Essen vor sich hin kochte, holten wir das Henna heraus. Am Ende des Abends waren Rositas dunkle Locken weinrot getönt. Das Henna weckte die Lebensgeister der gesamten Truppe, und bald waren überall fröhliche Menschen mit grüner Pampe und roten Haaren zugange.

Für Kupfertöne:

- 2 Teile Kupfer
- 1 Teil Mittelbraun
- 1 Teil Neutral (für Konservative) oder 2 Teile Rot (für wilde Tage!)

Dunkelbraunes bis schwarzes Haar

Schwarze Haare sind aus Hennasicht dem blonden Haar sehr ähnlich. Normalerweise sind sie so intensiv, dass das Henna nur wenig Farbe beisteuern kann. Allerdings macht es das Haar weich und verleiht ihm Fülle. Bei dunkelbraunem Haar kann eine Spur hellrotes Henna eine faszinierende Wirkung entfalten.

Der Kommentar lautet meist: „Aber ich will doch keine orangen Haare!" Das kann ich gut nachvollziehen. Allerdings wird dunkelbraunes Haar wirklich nie orange, sondern verschmilzt mit dem roten Henna zu leuchtenden Tönen zwischen Kastanie, feurigem Kupferrot und vielen anderen erstaunlichen Farben. Zudem gibt es viele rote Hennatöne, beispielsweise Burgunderrot und Weinrot. Rot ist jeweils die Grundfarbe, aber sie erzeugen diverse Reflexe. Spielen Sie mit den verschiedenen Schattierungen herum. Die perfekte individuelle Farbnuance oder Farbkombination findet man am besten durch Experimentieren.

Beginnen Sie mit einem Grundton und probieren Sie dann eigene Mischungen. Bei dunkelbraunem Haar sollte die Einwirkzeit volle 2 Stunden betragen. Es wird trotzdem nicht zu grell, keine Sorge. Henna ist wie geschaffen für dunkelbraunes Haar und ergibt herrliche Tönungen. Nach dem Auswaschen werden Sie sich allenfalls wünschen, es wäre noch intensiver.

Graues Haar

Vor der Anwendung von Henna auf grauem oder grau durchwirktem Haar wird meist gewarnt. In der Tat kann das Haar bei falscher Verwendung karottenrot werden. Richtig eingesetzt verleiht Henna jedoch selbst stumpfen Tönen eine sanfte Tönung irgendwo zwischen Gold und hellem Erdbeerrot. Es kommt auf die richtige Farbmischung an. Außerdem sollte das Henna nur 30 bis 45 Minuten einwirken dürfen. Bei relativ grauem Haar sollten Sie mit dem Farbton vorsichtig sein – nehmen Sie beispielsweise Neutral mit etwas Hellbraun und einem Schuss Kupfer. Bei der ersten Anwendung nur 30 Minuten einwirken lassen. Das nächste Mal können Sie die Schattierungen exakter bestimmen und die Einwirkzeit eventuell ein wenig verlängern. Graue Haare sind schließlich nicht vollständig weiß, sondern haben immer noch Reste ihrer natürlichen Farbe. Mischen Sie daher:

- 2 Teile Neutral
- 2 Teile Hellbraun
- 1/8 Teil Kupfer oder Blond

Hinweis: Bei vielen grauen Haaren oder wenn Sie weniger rote Haare erzielen möchten, bitte den Kupferanteil verringern.

Henna auftragen

Henna ist keine Schnelltönung, sondern erfordert etwas mehr Arbeit, Zeit und Geduld. Außerdem macht es ziemlich viel Dreck. Ich gebe gerne Hennaparties im Garten und schließe einen Gartenschlauch an den Wasserhahn an, damit wir warmes Wasser zum Ausspülen haben. Henna ist schließlich komplett natürlich und damit gut für den Garten – in größeren Mengen allerdings weniger gut für den Ablauf im Bad!

Die folgende Vorgehensweise ist meiner Erfahrung nach am einfachsten, am saubersten und erzielt fantastische Ergebnisse.

Schritt 1: Henna-Paste anrühren

Das Henna in einer Glas-, Keramik- oder Kunststoffschüssel mit einem Holz- oder Kunststofflöffel mit sehr heißem Wasser zu einer dicklichen Paste verrühren. Die Paste darf weder zu nass noch zu trocken sein. Wenn sie zu trocken ist, lässt sie sich schlecht auftragen und zerfällt in Flocken. Außerdem trocknet sie dann die Haare aus. Wenn sie zu nass ist, läuft sie ins Gesicht und färbt Haut und Umgebung. Die richtige Konsistenz ähnelt der eines guten Haferbreis – bequem aufzutragen, aber nicht so flüssig, dass es über das Gesicht rinnt. Anfangs kämpft man ein bisschen mit der Konsistenz. Mischen Sie allmählich Wasser hinzu, bis die Paste weich und cremig ist. Man braucht dazu deutlich mehr Wasser als erwartet.

Schritt 2: Haare vorbereiten

Vor einer Hennabehandlung müssen die Haare nur gewaschen werden, wenn sie schmutzig sind. Ich rate eher davon ab. Zu häufiges Waschen zählt zu den Hauptursachen für trockene, widerspenstige Haare. Tragen Sie das Henna also lieber zu einem Zeitpunkt auf, wo Sie das Gefühl haben, Sie müssten demnächst mal wieder die Haare waschen. Das natürliche Fett der Kopfhaut und der Haare hält die Haare feucht und verhindert, dass sie zu trocken und nicht mehr zu bändigen sind.

Wie viel und wie oft?

Mischen Sie lieber zu viel Henna an als zu wenig. Mit Überschüssen kann man dem Hund den Schwanz färben oder dem Partner den Bart. Für kurze Haare benötigen wir 60 bis 90 Gramm Henna, ab Schulterlänge sollten es 120 bis 180 Gramm sein.

Zwischen den einzelnen Anwendungen sollten 10 bis 12 Wochen liegen. Im indischen und arabischen Raum wird Henna deutlich häufiger eingesetzt; dort arbeitet man allerdings auch weit weniger mit Shampoo, Dauerwelle und Fön. Wenn wir unsere Haare nach westlicher Art behandeln, trocknet Henna bei zu häufiger Verwendung die Haare aus.

Feuchten Sie das Haar gründlich an und trocknen Sie es mit dem Handtuch ab. Anschließend eine kleine Menge Olivenöl oder Jojobaöl einmassieren, besonders im Bereich der Spitzen.

Schritt 3: Henna auftragen

Bitte arbeiten Sie mit Wegwerfhandschuhen, sonst haben Sie die nächsten zwei Wochen orangerote Hände. Die Haare strähnenweise vollständig mit Hennapaste bestreichen. Wenn nicht alles gleichmäßig bedeckt ist, sehen blonde und graue Grundtöne anschließend leicht gescheckt aus. Bei kurzem Haar ist das einfach; für lange Haare braucht man Zeit. Wenn zwei Leute gleichzeitig mithelfen, geht es schneller.

Sobald die Haare vollständig bedeckt sind, nehmen Sie mehr Henna und verteilen es großzügig über das ganze Haar. Das Henna richtig dick aufklopfen! Das ist eine ziemlich schmierige Angelegenheit, und man kommt sich vor, als wäre der Kopf dick und schwer.

Schritt 4: Das Haar abdecken

Lange Haare zu einem Knoten aufstecken. Mit einer Duschkappe, Plastiktüte oder Frischhaltefolie abdecken. Anschließend mit einem alten Handtuch umwickeln, damit alles bleibt, wo es ist.

Schritt 5: Wecker einstellen

Je länger die Hennapackung einwirkt, desto intensiver und dunkler wird die Farbe und desto länger

Hennareflexe

Mit Henna behandeltes Haar scheint zu leuchten. Insbesondere im Sonnenschein beginnt es zu strahlen. (Das ist auf dem Foto rechts zu erkennen, wo Juliette und ich gerade eine Hennabehandlung hinter uns haben.) Damit die Schönheit von Henna richtig zur Geltung kommt, müssen die Haare richtig trocken sein. Reagieren Sie also nicht enttäuscht, wenn Sie nach dem ersten Auswaschen in den Spiegel sehen. Erst einmal sehen die Haare nur nass aus. Jetzt heißt es, geduldig (oder ungeduldig) abzuwarten, bis sie trocken sind. Und dann den zweiten Blick riskieren!

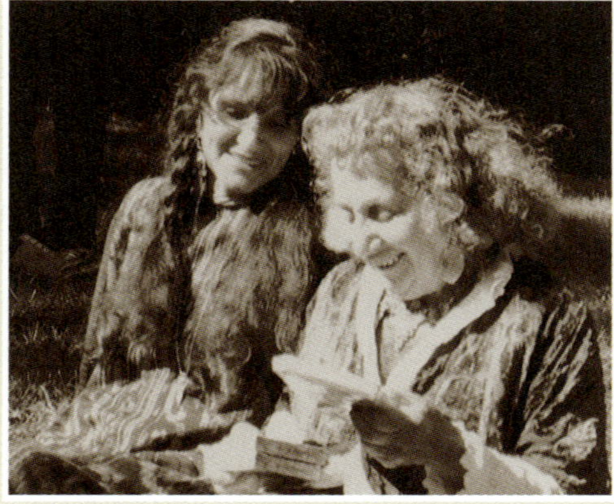

hält sie. Die hier angegebenen Zeitspannen sind nur Orientierungswerte. Haare reagieren sehr individuell und nehmen die Farbe unterschiedlich leicht auf.

Bei dunklem Grundton (mittelbraun, dunkelbraun, schwarz) sollte die Paste 2 Stunden einwirken.

Bei hellerem Grundton (hellbraun, leicht oder hauptsächlich grau) lässt man sie nur 30 bis 60 Minuten auf dem Haar. Der kräftigere Farbton bei längerer Einwirkzeit ergibt hier nicht immer den gewünschten Effekt!

Weitgehend graues Haar (mehr als ¾ der natürlichen Haarfarbe) sollte beim ersten Mal maximal 30 Minuten behandelt werden. Man kann graue Haare erfolgreich mit Henna tönen, muss aber sehr genau auf die Farbwahl und die Einwirkzeit achten.

Schritt 6: Henna auswaschen

Beim Auswaschen hat man das Gefühl, kiloweise Schlamm abzuspülen. Es scheint kein Ende zu nehmen. Zugleich macht das viele Shampoo all die Pflege zunichte, die das Haar gerade erhalten hat.

Ich persönlich wasche meine Haare nur einmal ganz normal. Wer normalerweise anschließend eine Spülung verwendet, kann dies gerne tun. Selbst wenn Sie das Gefühl haben, danach immer noch Henna im Haar zu haben, sollten die Haare jetzt an der Luft trocknen dürfen. Alle Überschüsse lassen sich später leicht aus dem trockenen Haar ausbürsten. Das ist viel einfacher und besser für die Haare. (Ich gebe nur ungern zu, dass ich diesen kleinen Trick erst nach Jahren entdeckt habe.)

Bitte sehen Sie wirklich erst in den Spiegel, wenn die Haare vollständig trocken sind! Daran hält sich zwar niemand, aber ich sage es trotzdem immer wieder. Die tatsächliche Wirkung ist erst nach dem Trocknen zu sehen. Dann jedoch ist der Effekt umwerfend! Die Haare sind göttlich schön, und Sie werden schnell hennasüchtig!

Nach den ersten Haarwäschen geht viel von der Farbintensität verloren. Der Rest jedoch hält und verblasst erst nach 2 bis 3 Monaten.

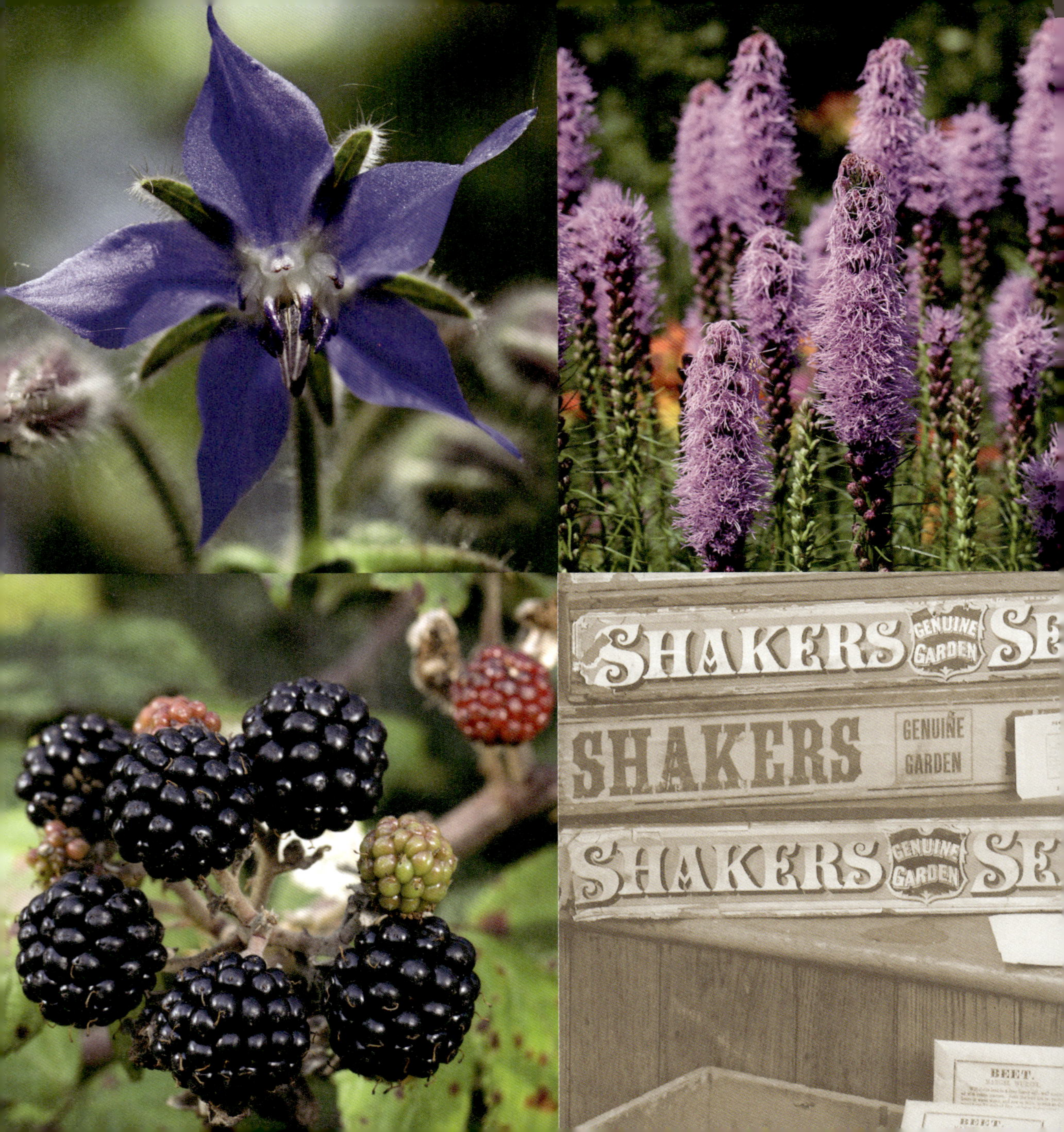
SHAKERS
GENUINE GARDEN
SHAKERS
GENUINE GARDEN
SHAKERS
GENUINE GARDEN
BEET.

6 Für Kinder

Während ich dies schreibe, freue ich mich auf den Übernachtungsbesuch meiner Schwägerin mit ihren zwei Töchtern, Samantha (10) und Lindsey (6). Sie bringen ihre Freundin Melissa (11) mit, die eine große Pflanzenliebhaberin ist. Für diese Mädchen wird das ein besonderer „Kräuterbesuch" bei „Tante Rosie". In den letzten Tagen habe ich genau geplant, was ich mit ihnen machen möchte. Wobei die Wahl schwerfällt – es gibt so vieles, was grün und schön zugleich ist. Wir werden meine beliebte Gesichtscreme herstellen und vielleicht auch Kräuterdampfbäder machen und uns gegenseitig eine Gesichtsbehandlung zukommen lassen. Ich habe ein paar kleine blaue Glasdöschen für selbstgemachten Lippenbalsam gesammelt, den wir mit dem Rot der Schminkwurz (Alkanna tinctoria) aus meinem Garten anfärben können.

Es ist Herbst, und das goldene Laub Neuenglands bildet einen prächtigen Teppich auf dem Waldboden. Aktuell regnet es zwar, aber wir machen ganz bestimmt einen langen Waldspaziergang, um uns vor dem langen Winter noch einmal mit Farben vollzusaugen und nachzusehen, ob hier und da noch eine Pflanze wächst, die wir bestimmen und ernten können. Ich überlege mir auch, welche Geschichten ich heute Abend am Lagerfeuer erzählen möchte. Wir werden in der Jurte schlafen, einem runden Kuppelzelt mit Holzofen zum Warmhalten, denn das Wetter in den Bergen von Vermont schlägt bereits um.

Solche Tage erinnern mich am stärksten an meine eigene Kindheit und meine ersten Begegnungen mit den Pflanzen. Für das, was meine Großmutter mich als Kind in ihrem Garten lehrte, werde ich ihr ewig dankbar sein. Wie wenig (oder wie viel) wir über Pflanzen zu wissen glauben – dieses Wissen ist ein Geschenk, das wir weitergeben sollten. Was wir in der Kindheit lieb gewinnen, werden wir auch als Erwachsene lieben und achten.

Pflanzen und Kinder

Als ich klein war, führte meine Großmutter mich gern durch ihre Gärten und stellte mir ihre Kräuter vor. Im duftenden Eichenwald rieb sie meine Haut mit frischen Lorbeerblättern ein und versicherte mir, das würde den Giftsumach und die Insekten von mir fernhalten. Wenn ich in die Brennnesseln fiel, linderte sie die schmerzhaften Schwellungen mit frischem Brennnesselsaft.

Sie zeigte mir, wie man mit Hühnerfedern strickt und lehrte mich besondere Spiele mit den glänzenden, glatten Knochen auf ihrem Kaminsims. All das geschah wie nebenbei. Die Worte dieser starken, charismatischen Frau berührten eine tiefe Ebene meines Kinderherzens. Die Magie, die meine Großmutter mir in ihrem Garten nahebrachte, hat mich mein Leben lang begleitet, und ich habe die Reise ins Grün fortgesetzt.

Inzwischen habe ich bei begnadeten Lehrmeistern viel über die Heilkraft der Kräuter gelernt, habe viele botanisch reiche Gegenden bereist und kann auf viele Jahre als Kräuterfachfrau zurückblicken, welche die Kunst und die Wissenschaft des Heilens mit Kräutern erlernt hat. Und doch zählen die Dinge, die mir meine Großmutter so früh beibrachte, zu den wichtigsten Erfahrungen meines Lebens. Diese schlichte, starke Weisheit möchte ich an andere Eltern und Kinder weitergeben.

Kräuterwissen erfüllt uns Menschen mit tiefer Ehrfurcht vor Mutter Erde und Verständnis für Naturheilkunde und Wohlergehen. Diese Liebe zur Erde und den Respekt vor den Pflanzen und der Natur sollten wir frühzeitig an die Kinder weitergeben. Von einer engen Verbindung zur Natur, dem Einsatz von Kräutern und den alten Traditionen der Kräuterkunde profitiert jedes Kind. Was ein Mensch als Kind zu lieben lernt, schätzt er als Erwachsener oft am meisten.

Zudem sind Kräuter ideal für die Gesundheit von Kindern. Die meisten kleineren Beschwerden sprechen gut auf Kräuteranwendungen an. Bei Schnittwunden, kleinen Kratzern, Verbrennungen, Bienenstichen, Erkältungen und Schnupfen erfahren Eltern und Kinder, wie schön Kräuter helfen können. Auch ernstere Krankheiten wie Windpocken oder Masern, Grippe, Fieber und Allergien sind mit Kräutern gut zu beeinflussen. Falls man doch auf die Schulmedizin zurückgreifen muss, stellen Kräuter eine hervorragende Ergänzung dar, denn sie unterstützen den kleinen Körper, während die Medikamente ihre Wirkung tun. Einfaches Kräuterwissen und eine gut sortierte Hausapotheke können normale Kinderkrankheiten deutlich lindern.

Kräuter weise einsetzen

Der kindliche Körper ist sehr sensibel und reagiert prompt auf die sanfte, natürliche Heilenergie von Kräutern. Das liegt vermutlich an der inneren Weisheit, die bei ihnen noch stärker ausgeprägt ist. Die Nabelschnur der Natur ist noch fest mit dem Körper von Mutter Erde und den vielen Gaben verbunden, die wie ein lebensspendender Strom aus ihrem Innersten fließen. Wenn wir weise vorgehen, bringen Kräuter das feine ökologische Gleichgewicht der kleinen Kinderkörper nicht so leicht durcheinander wie vieles andere der modernen Medizin, sondern unterstützen ihn harmonisch.

Wann sind Kräuter angezeigt?

Kräuter helfen bei kleineren Gesundheitsbeschwerden wie Erkältungen, Koliken und Zahnen, aber auch bei vielen Kinderkrankheiten. Bei ernsteren gesundheitlichen Problemen können sie die Maßnahmen der allopathischen Medizin unterstützen. Im Gegensatz zur landläufigen Meinung sind Kräu-

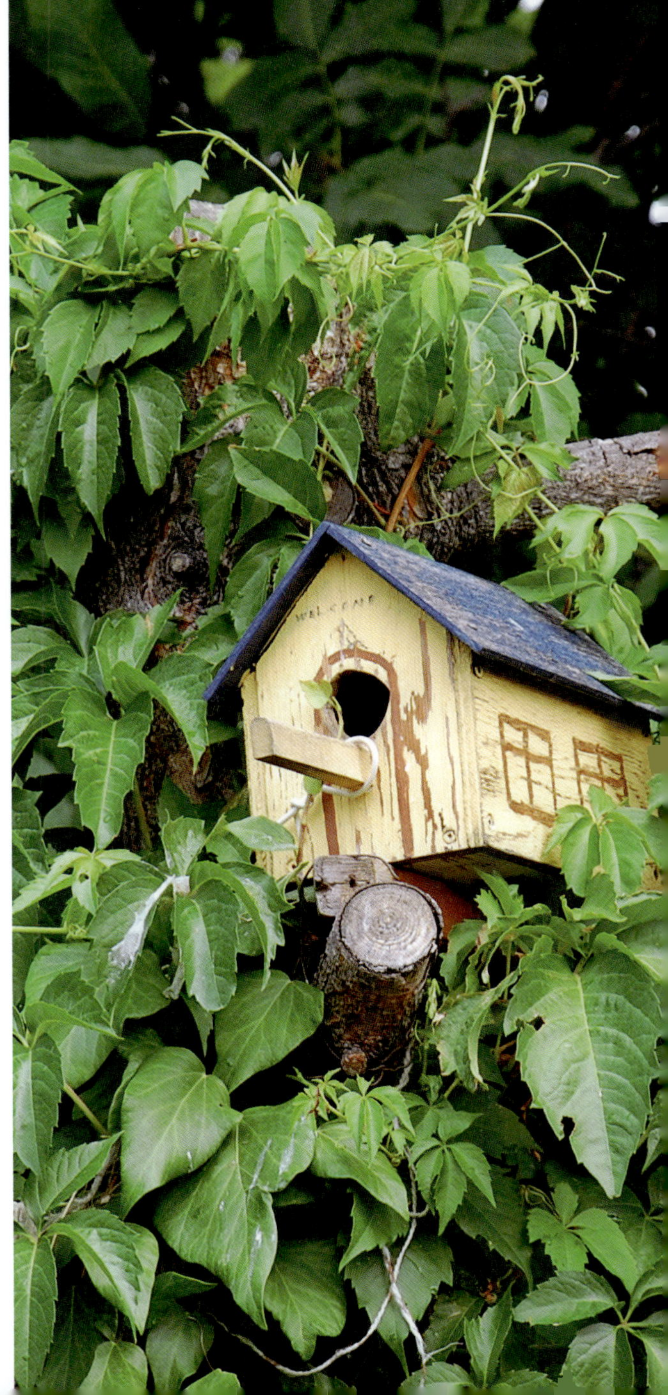

ter und Schulmedizin zwei Heilsysteme, die einander geschmeidig ergänzen können. Lassen Sie sich von Ihrem Arzt, Apotheker oder Heilpraktiker beraten, wenn Sie pharmazeutische Arzneimittel und Kräuter kombinieren möchten.

Wann brauchen Sie ärztlichen Rat?

Die moderne Medizin kann hervorragend Krisen bewältigen. Deshalb müssen wir sehr genau einschätzen, wann eine Verletzung oder Erkrankung bei Kindern sofortiger ärztlicher Hilfe bedarf. Am besten baut man mit einem ganzheitlich orientierten Kinderarzt eine gute Vertrauensbasis auf, solange ein Kind gesund ist. Bei einer schlimmen Verletzung oder akuten Krankheit wird man das Kind so gern dort vorstellen und den ärztlichen Rat befolgen. In diesen Fällen brauchen Sie einen Arzt:

- Das Kind spricht nicht auf die eingesetzten Kräuter an.

Kinder und ihre Verbindung zu den Pflanzengeistern

Mary, eine Kräuterfrau aus Tahoe in Kalifornien, hatte einen wunderschönen Kräutergarten, in dem sich besonders ihre jüngste Tochter, Amber, gern aufhielt. Als Amber drei Jahre alt war, entwickelte sie eine Vorliebe für die Elfen und Pflanzengeister in diesem Garten. Sie brachte ihre Mutter dazu, den Feenwesen kleine Gärtchen aufzubauen oder sie mit winzigen Einladungskärtchen und blütenbekränzten Torbögen zum Tee zu bitten.

Mary war gern dazu bereit und hatte viel Freude an dem Spiel ihrer Tochter. Irgendwann jedoch konnte Amber nachts nicht mehr schlafen. Gegen Mitternacht tauchte sie im Schlafzimmer ihrer Eltern auf und wollte bei ihnen schlafen. „Die Elfen lassen mich nicht in Ruhe“, sagte sie. „Sie haben im ganzen Zimmer Lichter aufgehängt und wecken mich mit ihrem Singen.“ Im Halbschlaf ließen die Eltern ihre kleine Tochter zu ihnen ins Bett kriechen.

Eines Nachts reichte es ihnen. Amber sollte wieder in ihrem eigenen Zimmer schlafen. Als sie jedoch vor der Tür standen, erzählte Mary mir viele Jahre später mit raunender Stimme, da hörten sie es klingeln und singen. Und als sie die Tür aufmachten, tanzten winzige Lichter durch das Zimmer.

Ich liebe diese Geschichte, denn es gibt noch heute viele Kinder, die die Lieder der Pflanzen vernehmen. Sie reden mit ihnen, und die Pflanzen antworten ihnen. Die Kinder scheinen zu wissen, was sie auf ihre kleinen Wehwehchen auflegen müssen. Und sie sollten ohnehin lieber im Garten sein, als vor dem Fernseher zu hocken.

- Das Kind wirkt schwer krank, zum Beispiel mit Fieber über 38,5 Grad, hat längere Zeit leichtes Fieber, hat Blut im Stuhl, im Urin oder in Erbrochenem, fällt ins Delirium, verliert das Bewusstsein oder hat starke Bauchschmerzen.
- Das Kind erscheint schwach und lethargisch, reagiert nicht oder ist schwer zu wecken.
- Das Kind klagt über einen steifen Hals und Kopfschmerzen und kann das Kinn nicht zum Knie führen. Bei Säuglingen kann sich die Fontanelle (die weiche Stelle in der Schädeldecke) wölben. Das sind mögliche Frühzeichen für eine Meningitis (Hirnhautentzündung), die schnellstens ärztlicher Behandlung bedarf.
- Das Kind hat immer wieder Ohrenschmerzen.
- Das Kind droht an einem Fremdkörper zu ersticken – es ringt um Luft, japst und läuft blau an.
- Bei Dehydrierung. Warnzeichen sind trockene Lippen, ein trockener Mund und 6 Stunden kein Wasserlassen.
- Wenn nach einem Bienen- oder Insektenstich eine allergische Reaktion oder ein Schock eintritt. Warnzeichen sind extreme Angst, Atembeschwerden oder andere ungewöhnliche Reaktionen.
- Wenn von einer Infektion aus rote Linien in der Haut erkennbar sind. Hier kann eine Blutvergiftung vorliegen.
- Bei Verbrennungen: Ab der doppelten Größe einer Kinderhand oder wenn die Verbrennung sich infiziert. Achten Sie auch auf Anzeichen für einen Schock oder Verbrennungen dritten Grades.

Sicherheitshinweise

Unabhängig von dem, was Sie vielleicht gehört oder gelesen haben, sind meiner Erfahrung nach nahezu alle Kräuter, die Erwachsene bedenkenlos verwenden können, auch für Kinder unbedenklich, solange man Größe und Gewicht des Kindes berücksichtigt und die Dosierung entsprechend anpasst. Bei stärkeren Heilpflanzen wie Kanadischer Gelbwurz, Baldrian oder Johanniskraut werden oft Bedenken geäußert, doch ich finde sie sehr hilfreich und wirkungsvoll. Nehmen Sie solche Kräuter jedoch nur kurzfristig und in kleinen Mengen, möglichst zusammen mit den in diesem Buch aufgeführten milderen Kräutern.

Jede Heilpflanze kann Menschen individuell unterschiedlich beeinflussen, selbst wenn sie als „harmlos“ und wissenschaftlich gut erforscht gilt. Genau wie der Einzelne auf Kontakt mit Erdbeeren, Milch oder Pollen heftige allergische Symptome entwickeln kann, können solche Reaktionen auch auf grundsätzlich wohltuende Kräuter entstehen. So etwas ist selten und ungewöhnlich und gerade deshalb gerne eine Schlagzeile wert. Wenn über Medikamente ähnlich reißerisch berichtet würde, hätten wir panische Angst vor Aspirin und Hustensaft. Mögliche allergische Reaktionen auf Kräuter sind jedoch ein guter Grund, bei neuen Mitteln zunächst vorsichtig vorzugehen.

Mit kleinen Dosen beginnen. Probieren Sie erst anhand kleiner Mengen, wie eine Pflanze bei Ihnen und Ihrem Kind hilft. Optimal ist ein äußerlicher Test: Bereiten Sie einen Kräutertee zu und streichen Sie ein wenig davon auf die Innenseite des Unterarms. Wenn innerhalb von 24 Stunden Abwehrreaktionen auftreten – ein Ausschlag, juckende Augen, Anschwellen der Kehle, allgemeiner Juckreiz –, sollten Sie das Mittel sofort absetzen. Wenn nichts geschieht, dürfen zunächst kleine Mengen eingenommen werden. Bei Anzeichen für eine allergische Reaktion das Mittel bitte sofort absetzen. Im Einzelfall kann man das Mittel einige Tage später auf dieselbe Weise zubereitet und in derselben Menge erneut verabreichen. Falls erneut eine Gegenreaktion auftritt, würde ich sie dem jeweiligen Rezept oder der Pflanze zuschreiben und etwas Verträglicheres nehmen.

Arzneimittel für Kinder unzugänglich aufbewahren. Alle Arzneimittel, ob Kräuter, homöopathische Mittel oder pharmazeutische Medikamente, müssen kindersicher gelagert werden. Medizin – auch Kräuterzubereitungen – wird gern angenehm schmackhaft gemacht. Die meisten Kräutermittel sind glücklicherweise auch in größeren Mengen harmlos. Dennoch empfiehlt es sich, sie grundsätzlich außer Reichweite und gut verschlossen aufzubewahren.

Kräuterheilmittel für Kinder

Von Zeit zu Zeit findet man ein Kind, das alle Kräuter verzehrt, die man ihm gibt, egal wie bitter oder unangenehm sie schmecken. Mein Sohn und mein Enkel waren von diesem Schlag – sie nahmen absolut alles!

Mein Enkel Andrew reagiert hervorragend auf bittere Kräuter. Bei Problemen mit den Atemwegen bekommt er ein stark verdünntes, aber immer noch ziemlich bitteres Rezept mit Gelbwurz, 30 ml in einem kleinen Nuckelfläschchen. Damit läuft er herum und trinkt es so bereitwillig wie Apfelsaft.

Meistens aber muss man ziemlich erfinderisch sein, um Kindern Heilkräuter zu verabreichen. Der Geschmack ist ungewohnt und mitunter bitter, scharf oder sauer, sodass die Kinder ihn eher ablehnen. Kranke Kinder lehnen manchmal ohnehin sogar ihre Leibspeisen ab. Weil es bei Heilkräutern sowohl bei Erwachsenen als auch bei Kindern auf die regelmäßige Einnahme ankommt, brauchen wir Zubereitungsformen und Rezepte, die so angenehm schmecken, dass Kinder sie gerne einnehmen.

Nachfolgend habe ich einige Methoden aufgeführt, Kinder zu Heilkräutern zu verführen. Sie beruhen auf langen Beobachtungen, was Kinder akzeptieren und was nicht. Letztlich ist natürlich jedes Kind einzigartig. Was die eine mag, findet der andere eklig. Zudem stellen verschiedene Altersstufen unterschiedliche Ansprüche. Seien Sie innovativ und bereit, sich auf das jeweilige Kind einzustellen.

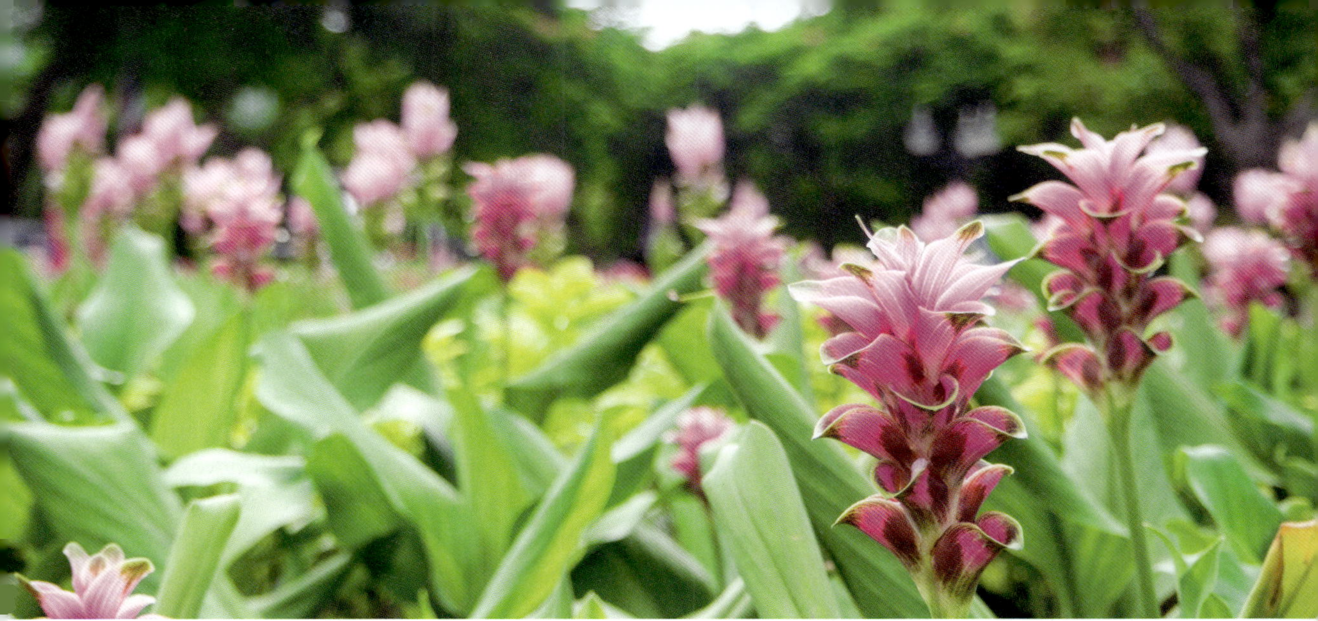

Kräuterzucker

Diese Kräuterbonbons nenne ich „Glücksbomben". So verabreiche ich Kindern (und Erwachsenen) ihre Kräuter am allerliebsten, denn sie schmecken fein und sind sehr wirksam. Die Kräuter werden pulverisiert und mit einer Paste aus gemahlenen Früchten und Nüssen oder Nussbutter mit Honig verknetet. Geschmacklich gibt es da zahlreiche Optionen. Seien Sie kreativ und laden Sie Ihre Kinder ein, Ihnen bei der Zubereitung zu helfen. Kinder lieben die eigene Kräutermedizin. Aber bitte außer Reichweite aufbewahren.

Ein einziges Mal habe ich den Fehler begangen, meine Powerbällchen – ein hoch energiereiches Kräuterrezept, das nicht für Kinder gedacht ist – auf den Kühlschrank zu stellen. Mein ehrgeiziger und höchst erfinderischer Enkel schaffte es, einen Stuhl auf die Küchenarbeitsplatte zu stellen, auf den Kühlschrank zu klettern und die Hälfte der Powerbällchen zu vertilgen, bevor wir ihn entdeckten. Das wurde für alle Beteiligten eine lange Nacht.

Zur Ermittlung der Tagesdosis muss man wissen, wie viel pulverisierte Kräuter das Gesamtrezept enthält und wie viele Kräuterpillen man daraus gerollt hat. Zur Dosierung beachten Sie bitte die Tabelle auf Seite 178. Die Bällchen sollten einer Tagesdosis entsprechen.

Herstellung von Kräuterzucker:

1. Rosinen, Datteln, Aprikosen und Walnüsse in der Küchenmaschine fein zerkleinern. Alternativ Nussbutter (aus Erdnüssen, Mandeln oder Cashewkernen) zu gleichen Teilen mit Honig mischen und dann die restlichen Schritte durchführen.

Hinweis: Wenn Sie wegen der Meldungen zu Vergiftungen durch Botulismus Bedenken haben, kleinen Kindern Honig zu geben, können Sie den Honig durch Ahornsirup ersetzen.

2. Ungesüßte Kokosraspel und Carobpulver unterrühren.

3. Das Kräuterpulver hinzugeben. Gründlich verkneten.

4. Aus der Mischung Kugeln rollen. Die Kugeln in Carobpulver oder Kokosraspeln wenden. Im Kühlschrank aufbewahren.

Kräuterlutscheis

Mit Kräuterlutscheis sind Kinder schnell zu überreden, ihren Tee einzunehmen. Besonders im Sommer ist es eine willkommene Erfrischung und liefert die heilenden Wirkstoffe der Kräuter auf sehr angenehme Weise. Wegen der Kälte empfehle ich das Eis nicht bei kältesensitiven Erkrankungen wie Grippe, Koliken, Ohrenschmerzen oder Atemwegsinfekten. Für zahnende Babys hingegen ist Kräutereis wunderbar.

Herstellung von Kräutereis:

1. Gemäß den Anweisungen auf Seite 396 einen starken Tee herstellen. Die übliche Kräutermenge jedoch verdreifachen. Abseihen.

2. Den Tee 1:1 mit Apfelsaft oder einem anderen gern getrunkenen Saft vermischen. In Lutscheis-Förmchen gießen und einfrieren.

Glyzerintinkturen

Meiner Ansicht nach sind Glyzerite (Tinkturen auf Glyzerinbasis) für Kinder deutlich gesünder als Tinkturen auf Alkoholbasis. Richtig hergestellt sind sie auch stark genug. Dank des süßen Glyzerins schmecken sie deutlich ansprechender als alkoholische Tinkturen. Und sie sind lange haltbar. Auf Seite 401 steht, wie man eigene Glyzerintinkturen herstellt. Meine Freundin Sunny Mavor hat eine hervorragende Serie an Kräutertinkturen für Kinder entwickelt, alle auf Glyzerinbasis. Ihre Marke *Herbs for Kids* ist in amerikanischen Naturkostläden erhältlich.

Ein Löffelchen Süßes

Viele köstliche Kräuter eignen sich dank ihrer natürlichen Süße dazu, bittere oder ungewohnte Geschmäcker anderer Heilpflanzen zu überspielen. Mit Anis, chinesischem Sternanis, Eibischwurzel, Fenchelsamen, Hibiskus, Ingwer, verschiedenen Sorten Minze, Stevia, Süßholzwurzel oder Zimt verleiht man Rezepten eine süße Note. Auch Fruchtsäfte können einen Tee versüßen. Warmer Apfelsaft und eine Zimtstange passen zu den meisten Teesorten.

Sirups für Kinder

Ein Sirup ist ein köstlicher, konzentrierter Kräuterextrakt, der mit Honig oder Fruchtsaft (oder beidem) zu einer süßen Medizin verkocht wurde. Statt Honig eignet sich auch pflanzliches Glyzerin. Für Kräuter ist es eine ausgezeichnete Trägersubstanz und zugleich sehr nährstoffreich.

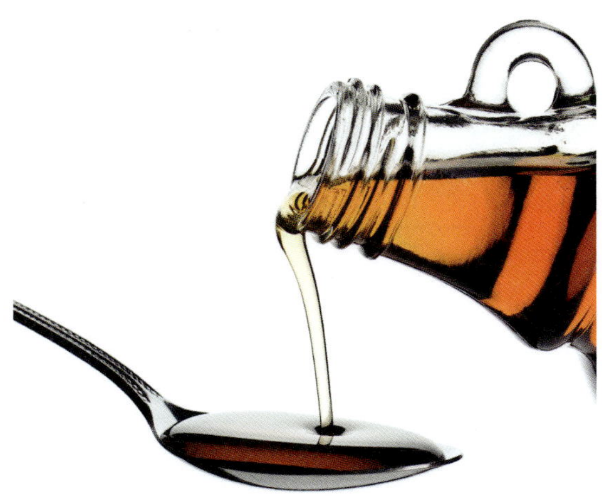

Zubereitung:

1. Für 1 Liter kaltes Wasser brauchen Sie 60 Gramm Kräutermischung. Bei geringer Hitzezufuhr auf knapp ½ Liter einkochen. Das ergibt einen konzentrierten Sud.

2. Die Kräuter abseihen und den Sud auffangen. Die Kräuter kompostieren und den Sud wieder in den Topf gießen.

3. Pro ½ Liter Flüssigkeit ¼ Liter Honig, Ahornsirup, pflanzliches Glyzerin oder braunen Zucker hinzufügen. Die meisten Rezepte raten zu einem Verhältnis von 1:1 (½ Liter konzentrierter Kräutersud und ½ Liter Sirup oder Honig). Für meinen Geschmack ist das deutlich zu süß. Früher ließ sich der Sirup durch den Zuckergehalt jedoch besser konservieren.

4. Den Honig und den Sud gerade so weit erwärmen, dass beides sich gut verrühren lässt. Die meisten Rezepte raten dazu, diesen Honigsud noch 20 bis 30 Minuten zu kochen, doch damit werden die lebenden Honigenzyme ausgekocht.

5. Vom Herd nehmen und in Flaschen abfüllen. Auf Wunsch können Sie den Geschmack mit Fruchtkonzentrat oder einigen Tropfen essenziellem Öl (zum Beispiel Pfefferminzöl) verändern. Ein kleiner Schuss Brandy verbessert die Haltbarkeit und kann bei einem Hustenrezept zudem die Entspannung fördern. Im Kühlschrank ist ein solcher Sirup mehrere Wochen bis Monate haltbar.

Kräuterbäder für Kinder

Ein beruhigendes Kräuterbad kann bei Kindern (und Eltern) wahre Wunder wirken. Das warme Wasser öffnet die Poren der Haut, die unser größtes Organ zur Assimilierung und Ausscheidung ist, und

DOSIERUNGSEMPFEHLUNGEN FÜR KINDER

Wenn Erwachsene eine große Tasse erhalten (240 ml)

Alter	Dosis
Unter 2 Jahre	½ bis 1 Teelöffel
2 bis 4 Jahre	2 Teelöffel
4 bis 7 Jahre	1 Esslöffel
7 bis 11 Jahre	2 Esslöffel

Wenn Erwachsene einen Teelöffel oder 60 Tropfen/Körner verwenden

Alter	Dosis
Unter 3 Monate	2 Körner/Tropfen
3 bis 6 Monate	3 Körner/Tropfen
6 bis 9 Monate	4 Körner/Tropfen
9 bis 12 Monate	5 Körner/Tropfen
12 bis 18 Monate	7 Körner/Tropfen
18 bis 24 Monate	8 Körner/Tropfen
2 bis 3 Jahre	10 Körner/Tropfen
3 bis 4 Jahre	12 Körner/Tropfen
4 bis 6 Jahre	15 Körner/Tropfen
6 bis 9 Jahre	24 Körner/Tropfen
9 bis 12 Jahre	30 Körner/Tropfen

die Nährstoffe können hineinströmen. Das ist, als würde man das Kind in eine große Kanne Tee legen.

Auch die Wassertemperatur hat Einfluss auf die heilende Wirkung eines Bads. Kühles bis lauwarmes Wasser trägt gut zur Fiebersenkung bei. Ein warmes Bad entspannt und beruhigt das Kind. Meine Lieblingskräuter für ein Babybad sind Beinwell, Calendula, Kamille, Lavendel und Rosen.

Ein Kräuterbad vorbereiten:

1. Eine Handvoll Kräuter in ein Baumwollsäckchen, einen Nylonstrumpf oder ein geschlossenes Sieb geben und unter den Wasserhahn der Badewanne binden. Einige Minuten heißes Wasser durchlaufen lassen, bis das Badewasser einem starken Kräutertee entspricht.

2. Den Behälter oder Beutel in der Wanne belassen. Mit kaltem Wasser auffüllen, bis die gewünschte Temperatur erreicht ist.

Die richtige Dosierung für Kinder

Die passende Dosis für ein Kind lässt sich anhand von unterschiedlichen Techniken ermitteln. Wie Eltern, die sich im Laufe der Jahre an die Eigenarten und Bedürfnisse ihrer Kinder gewöhnen, entscheidet man auch in der Naturheilkunde aufgrund von Erfahrung und Intuition. Bei Empfehlungen für Kleinkinder berücksichtige ich die Größe des Kindes, seine allgemeine Konstitution, die Art der

Erkrankung und die infrage kommenden Kräuter. Danach bete ich und lasse mich vom Geist der Kräuter leiten. (Natürlich beruht mein Gebet auf soliden Kenntnissen der verwendeten Kräuter und auf jahrelanger Erfahrung in der Behandlung von Kindern mit Kräutern.)

Wer noch nicht lange mit Kräutern arbeitet oder Pflanzen benutzt, die er nicht gut kennt, sollte anhand der nebenstehenden Tabelle vorgehen. Das ist ein bewährter Ansatz zur Verordnung der richtigen Kräutermengen für Kinder aller Altersgruppen.

Dosierungen für Kinder und Kleinkinder

Anhand dieser Formeln kann man die altersgemäße Dosis sehr genau ermitteln.

Kinderregel: Alter des Kindes in Jahren + 12. Das Alter des Kindes durch diese Summe teilen. Die Dosierung für einen Vierjährigen wäre dann: 4 geteilt durch 16 = 0,25 (¼ der Dosis für Erwachsene)

Kleinkinderregel: Das Alter beim nächsten Geburtstag durch 24 teilen.

Für einen Dreijährigen, der demnächst vier wird, wäre dies: 4 geteilt durch 24 = 0,16 (⅙ der Dosis für Erwachsene)

Bedenken Sie jedoch, dass diese Regeln nur Anhaltswerte darstellen. Man sollte immer das Gewicht und den Gesamtzustand des Kindes einbeziehen. Beachten Sie auch Art und Schwere der Erkrankung sowie die Qualität und Stärke der verwendeten Kräuter. Das alles sind wichtige Überlegungen, besonders wenn man in Kinderrezepten stärkere Kräuter einsetzt.

Kräuterarzneien für Säuglinge

Einem Säugling verabreicht man seine Kräuter am besten über die Muttermilch. Die Mutter muss in diesem Fall täglich mindestens 4 bis 6 Tassen von dem Heiltee trinken. So profitiert nicht nur das Kind von den heilenden Kräutern, sondern auch die Mutter. Wenn ein Kind nicht gestillt wird, kann man die Kräutertees oder Tinkturen direkt ins Fläschchen mit der Säuglingsnahrung geben.

Kräuterheilmittel für häufige Gesundheitsbeschwerden von Kindern

Durch gute Beobachtung lässt sich in der Regel feststellen, ob ein Kind gestresst, verängstigt oder aus dem Gleichgewicht geraten und damit krankheitsanfälliger ist. Eine Krankheit fällt selten vom Himmel. Zumeist beruht sie auf einem gestressten Immunsystem, emotionalem Ungleichgewicht, Schlafmangel, falscher Hygiene oder falscher Ernährung.

Mitunter wird ein Kind auch krank, weil es zu intensiv durchs Leben wirbelt. Kinder leben voller Leidenschaft, und die viele Energie, die man benötigt, um derart aktiv zu sein, kann auch den überschäumendsten Geist überfordern.

Jedes Kind hat von Natur aus bestimmte Stärken und Schwächen. Solche Verhaltensmuster fallen schon sehr früh auf. Achten Sie genau auf das jeweilige Energieniveau. Beobachten Sie, wie es sich im Verlauf der Jahreszeiten verändert und welche Zeiten das Kind auf welche Weise fordern. So merkt man, wann es besonders anfällig ist, und kann bewusster auf seine Gesundheit achten.

Diese Informationen teile ich Ihnen mit, weil ich hoffe, dass Sie Ihr Kind dadurch leichter durch die üblichen Kinderkrankheiten lotsen können. Das soll ärztlichen Rat keinesfalls ersetzen, sondern vielmehr ergänzen.

Zahnen

Alle Kinder bekommen irgendwann Zähne. Wie unangenehm das ist, ist unterschiedlich. Sie sind dabei nicht krank, aber es ist doch für Eltern und Kind eine schwierige Zeit. Die Eltern können dem Kind den Schmerz nicht nehmen, egal, was sie tun, und fühlen sich hilflos. Das Kind muss früh im Leben irgendwie mit seinen Schmerzen fertigwerden. Beim Zahnen treten oft verschiedene Symptome auf. Nicht selten fiebert das Kind ein wenig, bekommt Ausschlag im Windelbereich und andere Hautprobleme, ist besonders weinerlich oder hat Durchfall. Behandeln Sie die einzelnen Symptome nach den Vorgaben in die-

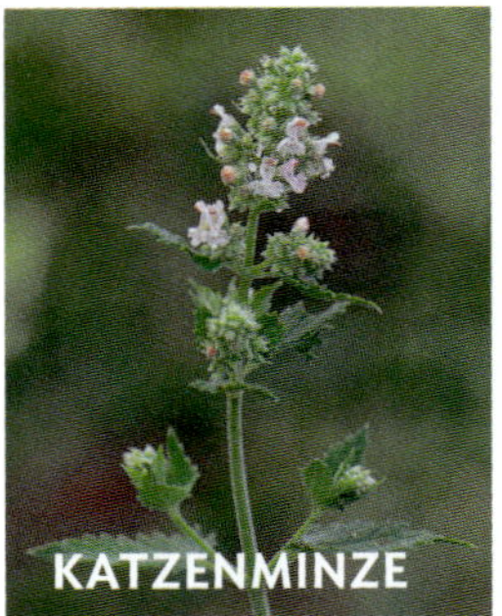
KATZENMINZE

sem Buch, aber bedenken Sie dabei, dass es in erster Linie ums Unterstützen geht. Zahnen ist ein natürlicher Prozess und nur einer von vielen Zyklen, die wir im Leben durchlaufen. Das Kind muss sich zum ersten Mal „durchbeißen". Es lernt, mit Belastungen umzugehen und diese aus eigener Kraft, aber auch mit der Unterstützung von Familie und Freunden zu meistern. Anstatt das Kind nun zu isolieren oder zu beschützen, sollte man ihm (und sich selbst) die Sicherheit vermitteln, dass dies alles ganz normal ist. Alle Menschenkinder haben das einmal durchgemacht, also schafft dieses Baby das auch. Zum Lohn winken blitzblanke, gesunde Zähnchen und die Fähigkeit, eine neue große Freude im Leben kennenzulernen: Die Kunst des guten Essens.

Katzenminzetee

Ein altes Hausmittel für Eltern und Kinder während des Zahnens. Katzenminze besänftigt die Nerven und lindert den akuten Schmerz. Außerdem hilft sie gegen Fieber im Zusammenhang mit dem Zahnen. Katzenminze kann als Tee oder Tinktur in häufigen kleinen Dosen gegeben werden. Der Tee schmeckt nicht sonderlich gut und sollte daher mit anderen sanften Beruhigungskräutern wie Kamille, Rose, Passionsblume oder Zitronenmelisse versetzt werden. Der Kräuterdoktor Jethro Kloss lobte die Katzenminze Anfang des 20. Jahrhunderts in höchsten Tönen: „Wenn jede

Mutter Katzenminze im Küchenschrank hätte, würde ihr dies viele schlaflose Nächte und dem Kind viel Leid ersparen.“ Nett, dass er auch an die Mutter dachte! Diesem guten Beispiel möchte ich folgen und empfehle den Eltern zahnender Kinder stets einen Tee aus Katzenminze und Passionsblume.

Kalziumtee

Ein kalziumreicher Tee unterstützt die Kinder während des Zahnens. Am besten ist seine Wirkung, wenn er schon Wochen oder gar Monate vor Beginn des Zahnens verabreicht wird. Er stellt das nötige Kalzium in leicht verwertbarer Form bereit und ergänzt damit eine naturnahe, kalziumreiche Ernährung.

KALZIUMTEE FÜR KINDER

Eine hervorragende Kräutermischung, die hochwertiges bioverfügbares Kalzium und andere wichtige Mineralien bereithält und zahnenden Säuglingen sehr guttut. Empfehlenswert ist der Tee auch für ältere Kinder während eines Wachstumsschubs oder nach Knochen- oder Muskelverletzungen.

3 Teile getrocknete Hagebutten
2 Teile Zitronenmelisse
2 Teile Zitronengras
2 Teile Haferflocken
1 Teil Brennnesselblätter
1 Teil Himbeerblätter
½ Teil Zimt
1 Prise Stevia (auf Wunsch)

Die Kräuter mischen und in einem luftdicht verschlossenen Behälter lagern. Nach dem Grundrezept auf Seite 396 einen Kräuteraufguss zubereiten. Die richtige Menge ergibt sich aus der Dosierungstabelle auf Seite 178.

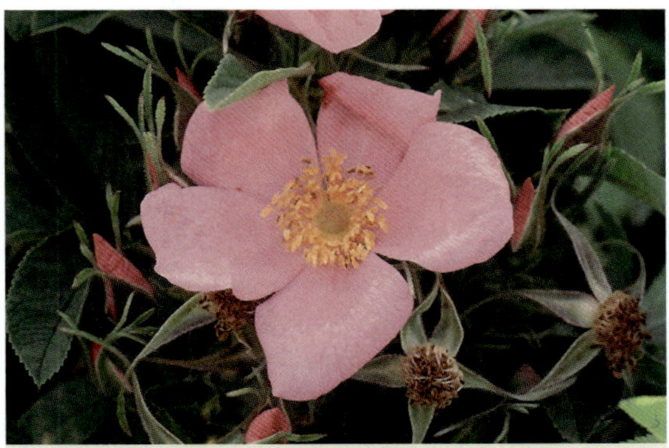

Ergänzungsmittel mit Kalzium

Kalziumtabletten sind schwer verdaulich und teuer. Der Körper bemüht sich, sie wieder auszuscheiden. Es werden jedoch auch gute Kalziumpräparate angeboten. Meist ist das Kalzium niedrig dosiert und aus hundertprozentig natürlichen Grundstoffen wie Sesamsamen, dunkelgrünem Blattgemüse, Algen und Kräutern gewonnen. Setzen Sie auch im Bioladen bitte die Lesebrille auf und prüfen Sie ganz genau das Kleingedruckte.

Hagebuttensirup

Häufig lassen sich Zahnungsbeschwerden mit Hagebuttensirup in häufigen, kleinen Mengen lindern. Säuglinge bekommen stündlich 4 bis 6 Tropfen Sirup. Älteren Kindern kann man täglich 100 bis 200 mg Vitamin C und immer wieder einen Teelöffel Hagebuttensirup geben. Wie ein Kräutersirup hergestellt wird, steht auf Seite 177.

Hylandsche Zahntabletten

Hyland Homeopathic Pharmacy stellt wunderbare Tabletten für zahnende Kinder her. Viele Eltern berichten, dass dieses Rezept zwar gut hilft, das Kolikrezept für zahnende Babys jedoch noch besser ist. Deshalb empfehle ich bei Problemen mit dem Zahndurchbruch normalerweise Hylands Kolikrezept. Probieren Sie selbst aus, was Ihrem Kind besser hilft.

Kräuterlutscheis

Zahnende Kinder lutschen gern an Wassereis mit Katzenminze oder Kamille. Die Kälte betäubt den Gaumen und lindert die Schmerzen. Die meisten Kinder lieben Eis und lutschen intensiv daran, bis der Schmerz nachlässt. Danach glucksen sie wieder fröhlich.

Nelkenöl

Nelkenöl wird meist bei Zahnfleischproblemen und Zahnfäule empfohlen. Für zahnende Babys empfeh-

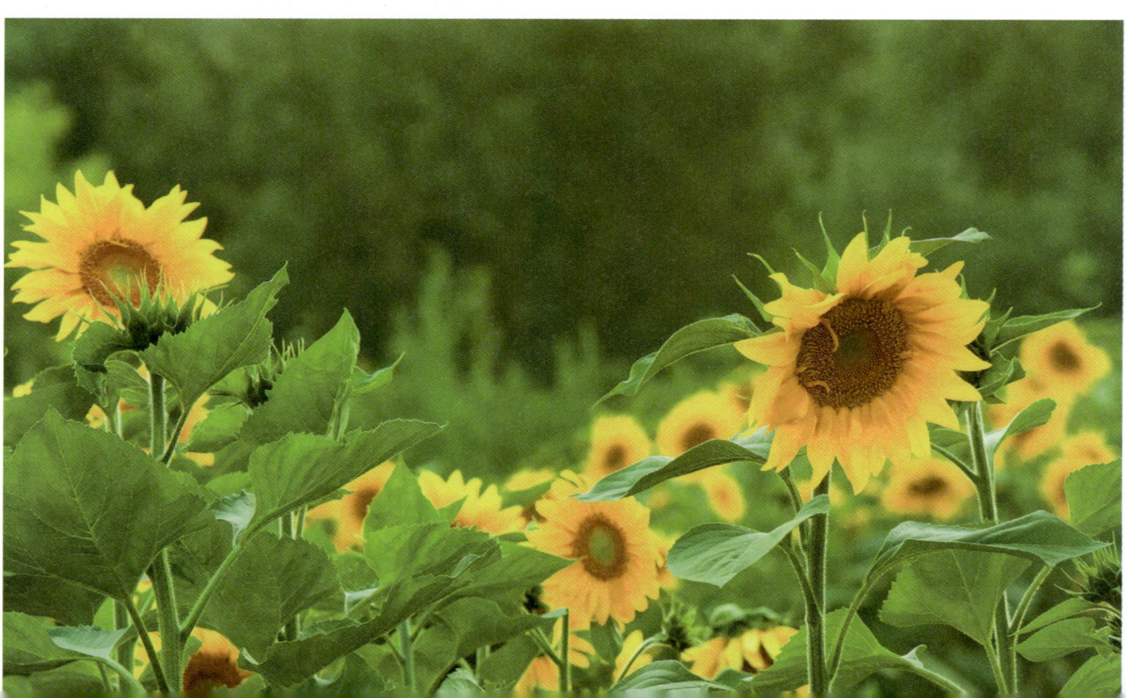

le ich es normalerweise nicht, weil es für den Kindermund viel zu intensiv ist. Wenn gar nichts hilft und man es mit Nelkenöl versuchen möchte, sollte es in Pflanzenöl verdünnt werden: 1 Tropfen essenzielles Nelkenöl auf 15 ml Olivenöl (oder anderes gutes pflanzliches Öl). Prüfen Sie den Geschmack am eigenen Gaumen, aber bedenken Sie, dass ein Säuglingsgaumen viel sensibler ist als unserer. Der Geschmack sollte kaum wahrnehmbar sein. Das Zahnfleisch sanft mit dem Öl massieren. Nelkenöl kann für ein zahnendes Baby sehr tröstlich sein. Es betäubt die schmerzende Stelle und lindert eventuelle Entzündungen. Lassen Sie Kinder Nelkenöl niemals selbst bei sich auftragen und setzen Sie es nur stark verdünnt ein.

Koliken

Bauchschmerzen bei Säuglingen werden oft als Kolik bezeichnet und können Eltern und Kind schwer zu schaffen machen. Die Ursache liegt normalerweise in schmerzhaften Krämpfen des unausgereiften kindlichen Verdauungsapparats, mitunter auch in eingeschlossener Luft. Magen und Darm von Säuglingen sind meist erst nach drei Monaten ausgereift. Nach diesem Zeitraum hören die Koliken in der Regel auf.

Je nach Empfindlichkeit kann das Füttern zur Qual werden. Mit etwas Geduld, einfachen Ernährungsumstellungen und einigen sanften überlieferten Kräuterheilmitteln lassen sich aber selbst hartnäckigste Koliken zumindest lindern.

Vor Kurzem jedoch stieß auch ich erstmals an meine Grenzen! Eine gute Freundin und Kursteilnehmerin war zum ersten Mal Mutter geworden. Bald darauf entwickelte der kleine Dylan die wohl schlimmsten Säuglingskoliken, die ich je gesehen habe. Seine Eltern versuchten wirklich alles, was Freunde, Eltern, Kräuterexperten und die Mitglieder ihrer Gemeinde ihnen rieten. Nichts schien zu helfen. Nach mehreren Monaten verschwanden die Koliken jedoch auf ebenso mysteriöse Weise, wie sie gekommen waren. Heute ist Dylan ein unglaublich fröhliches Kind ganz ohne Bauchweh. Auch hier zeigt sich, dass wir mitunter einfach nur Unterstützung benötigen, wenn wir eine schwierige Phase durchlaufen.

Die folgenden Vorschläge sind ebenso schonend wie wirkungsvoll und entsprechen der empfindsamen Konstitution des Säuglings.

Entspannte Umgebung

Kinder, die Koliken entwickeln, reagieren häufig besonders sensibel auf ihre Umgebung. Diese Umgebung besteht in erster Linie aus den Eltern, von denen sie emotional ebenso zehren wie körperlich. Wenn es den Eltern gut geht, gehen mitunter auch die Koliken zurück. Häufig hilft ruhige, friedliche Musik während der Mahlzeiten. Mütter sollten vor dem Stillen einen warmen Beruhigungstee trinken. Wann immer möglich sollte das Füttern ruhig und entspannt verlaufen. Stellen Sie auch den Fernseher ab. Ihr Baby nimmt alles, was dort läuft, als Teil der Mahlzeit wahr. Wenn Sie gestresst und nervös sind, reagiert das Kind oft mit derselben Energie. Das soll nicht heißen, dass alle Kinder, die zu Koliken neigen, gestresste Eltern haben, doch man sollte sich bewusst machen, dass eine friedliche Umgebung dem Gedeihen des Säuglings förderlich ist.

Blähende Speisen meiden

Stillende Frauen sollten nichts zu sich nehmen, was das empfindliche Verdauungssystem des Kindes reizen kann. Jedes Kind reagiert anders, aber bestimmte Nahrungsmittel sind für viele schwer verdaulich. Kohl zum Beispiel, ob Weißkohl, Brokkoli, Blumenkohl oder Grünkohl, führt aufgrund seines hohen Schwefelgehalts dazu, dass sich im Bauch Gase ansammeln. Meiden Sie auch stark gewürzte, scharfe Speisen. Ihr Kind ist einfach noch nicht so weit. Schokolade, Erdnüsse und zuckerreiche Lebensmittel können ebenfalls problematisch sein. Sie verlangsamen die Verdauung, und die entsprechende Stauung trägt zu den kolikartigen Krämpfen bei. Beobachten Sie einfach, welche Lebensmittel dem Kind besonders zu schaffen machen.

Kein Koffein

Auf Sie selbst hat die Koffeinmenge im täglichen Kaffee oder Tee vielleicht keine große Wirkung mehr. Trotzdem wirkt sie stark stimulierend. Der kleine Säuglingskörper reagiert sehr prompt auf

Klassische Hausmittel gegen Koliken

Während einer Kolik können bestimmte altmodische, aber wirkungsvolle Methoden weiterhelfen. Legen Sie das Kind in ein warmes Kamillen- oder Lavendelbad. Flaschenkinder kann man sogar in diesem entspannenden Bad füttern. Alternativ können Sie die Magenmuskulatur entspannen, indem Sie dem Säugling ein Handtuch auf den Bauch legen, das Sie zuvor in heißen Kräutertee (Kamille oder Lavendel) getaucht haben. Das Handtuch soll angenehm warm (Körpertemperatur!), aber nicht heiß sein. Warmes Wasser mit Kräuteressenzen lässt die Krämpfe oft zurückgehen. Sie können auch 1 oder 2 Tropfen essenzielles Lavendel- oder Kamillenöl in das Badewasser oder auf das feuchtwarme Handtuch träufeln.

Und natürlich sollte man das Baby stets aufstoßen lassen: Eine weiche Baumwollwindel auf die Schulter legen und den Kopf des Kindes daran anlehnen. Nun dem Kind liebevoll den Rücken klopfen. Dabei scheinen viele Babys ihr Problem wie hypnotisiert zu vergessen. Tatsächlich lenken Sie das Kind ein wenig von seinem Leid ab und unterstützen die Eingeweide beim Ausscheiden der aufgenommenen Luft.

die stimulierende Wirkung von Koffein und wird nervös und stark erregbar. Was könnte schlimmer sein als eine Kolik im Verbund mit einem kräftigen Koffeinschub? Hinzu kommt, dass Kaffee mit seinem hohen Säuregehalt das unausgereifte Verdauungssystem des Kindes angreift und damit zu den Koliken beiträgt.

Acidophilus verabreichen

Bei Säuglingskoliken werden gern Acidophilus- und Bifidus-Keime empfohlen. Das sind natürliche Darmbakterien, die den Aufbau einer gesunden Darmflora und die Produktion von Verdauungsenzymen unterstützen. Für Kinder gibt es in Drogerien und Apotheken spezielle Präparate mit diesen Keimarten. Sie benötigen unbedingt lebende Acidophiluskulturen. Lassen Sie sich vom Kinderarzt, von der Hebamme oder in der Apotheke beraten. Zur Behandlung von Koliken kann man die Herstellerempfehlungen je nach Präparat verdoppeln. Bei Koliken gibt man am besten 4- bis 5-mal täglich eine kleine Menge.

Ein Kind, das schon Beikost erhält und keine Laktoseintoleranz hat, kann auch täglich etwas Joghurt, Kefir oder Buttermilch bekommen, die ebenfalls Acidophilus enthalten. Stillende Mütter sollten mehrmals täglich solche Produkte zu sich nehmen.

Homöopathische Koliktabletten

In Amerika sind die homöopathischen Koliktabletten von Hyland Pharmacy empfehlenswert, die in Naturkostläden verkauft werden. Das ist ein absolut natürliches, sicheres Heilmittel, das schon zahllosen kolikgeplagten Kindern helfen konnte. Lassen Sie sich von Ihrem Arzt oder Apotheker beraten.

Kräutertee trinken

Bei Koliken haben sich Anis, Dill, Fenchel, Katzenminze und Rotulme bewährt. Mit diesen Tees lassen sich akute Koliksymptome eventuell lindern.

ROTULMENTEE

Dieser etwas dickflüssige, süße Tee ist beruhigend und heilend und zugleich ausgesprochen nahrhaft. Da pulverisierte Kräuter verwendet werden, muss man ihn nicht abseihen. Sowohl Rotulme als auch Eibischwurzel sind stark schleimbildend. Darauf spricht der Verdauungsapparat sehr gut an.

1 Teil Eibischwurzel, Pulver
1 Teil Rotulmenrinde, Pulver
1/8 Teil Zimtpulver
1/8 Teil Fenchelsamen, Pulver
Wasser
Ahornsirup

1. Alle Kräuter mischen. Ich bereite diese Kräutermischung gern in größeren Mengen zu. Überschüsse werden luftdicht verschlossen gelagert, bis man sie benötigt.
2. Wir benötigen 1 Esslöffel Kräuterpulver pro 250 ml Wasser. Das Wasser zum Kochen bringen. Die Kräuter hineinrühren, Deckel aufsetzen

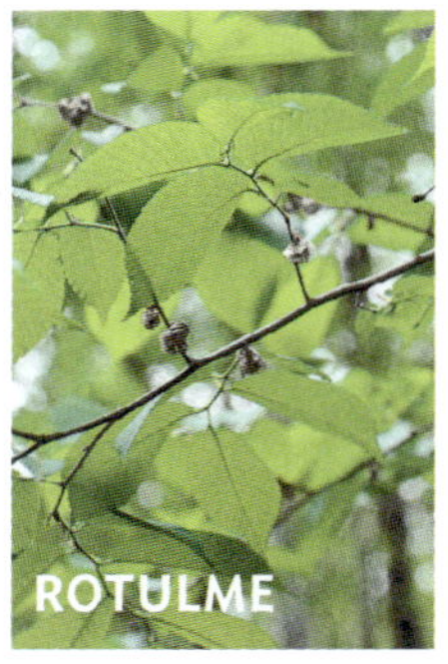
ROTULME

und auf kleiner Stufe 10 bis 15 Minuten sieden lassen.
3. Mit Ahornsirup abschmecken. Nach dem Abkühlen im Kühlschrank aufbewahren.
4. Vor Verwendung den Tee aufwärmen und mit Saft oder Brei mischen. Säuglinge dürfen davon beliebig viel trinken. Bei Stillkindern sollte die Mutter 3 bis 4 Tassen pro Tag zu sich nehmen.

Milchschorf

Milchschorf ist nicht ansteckend und nichts Schlimmes. Er verschwindet zu gegebener Zeit. Bei den meisten Kindern sind die Talgdrüsen noch nicht ausgereift und sondern oft zu viel Talg ab, der die Kopfhaut mit einer gelblichen, fettigen Kruste überzieht. Zur Entfernung des Schorfs und besseren Regulierung der Talgdrüsen kann man die Kopfhaut 2- bis 3-mal am Tag liebevoll mit etwas Olivenöl mit Kräutern massieren. Das Kräuteröl über Nacht einwirken lassen. Am nächsten Morgen lässt sich der Schorf durch leichtes Massieren ablösen. Bitte nicht daran herumzupfen oder zu kräftig reiben und den Babykopf nur mit mildem Babyshampoo waschen, wenn es wirklich nötig ist.

MILCHSCHORF-TEE

Bei hartnäckigem Milchschorf kann das Kind diesen warmen Kräutertee bekommen.

1 Teil Klettenwurzel
1 Teil Königskerzenblätter
1 Teil Rotkleeblüten

1. Die Kräuter mischen und in einem luftdicht verschlossenen Behälter lagern.
2. In 250 ml aufgekochtes Wasser 1 Teelöffel Kräutermischung einrühren und 30 Minuten ziehen lassen. Abseihen.
3. Dem Kind mehrere Wochen lang 3- bis 4-mal am Tag 2 Teelöffel Tee verabreichen.

MILCHSCHORF-ÖL

1 Teil Kamillenblüten
1 Teil Königskerzenblätter
1 Teil Brennnesselblätter, getrocknet
Olivenöl
Essenzielles Lavendelöl

1. Die Kräuter in eine Bain Marie geben. Mit Olivenöl bedecken. Im Wasserbad 1 Stunde auf sehr kleiner Stufe erhitzen. Danach abgießen und in Fläschchen abfüllen.
2. Pro 30 ml Kräuteröl 1 Tropfen Lavendelöl hinzufügen. Im Kühlschrank aufbewahren. Vor dem Verwenden auf Zimmertemperatur erwärmen.

Windelausschlag

Windelausschlag lässt sich mit Naturheilmitteln meist sehr gut behandeln. Vertrauen Sie den nachfolgenden Hausmitteln, die schon viele Mütter erfolgreich eingesetzt haben. Bei hartnäckigem Windelausschlag, der darauf nicht anspricht, könnten sich Herpesviren oder Hefepilze breitgemacht haben. In solchen Fällen sollten Sie die Hebamme oder den Arzt zu Rate ziehen.

Meistens jedoch liegt eine der folgenden Ursachen vor:

- Auf Baumwollwindeln können starke Waschmittel Rückstände hinterlassen. Wechseln Sie das Waschmittel. Empfehlenswert sind natürliche Waschmittel ohne Ammoniak und Bleichmittel. Umweltschädliche Bleichmittel schaden auch dem Baby!
- Scharfe Speisen, Zitrusfrüchte und andere säurereiche Nahrung kann den Verdauungstrakt kleiner Kinder reizen – sogar bei Stillkindern, die dies nur über die Muttermilch aufnehmen. Die gestörte Verdauung wiederum führt zu Windelausschlag.
- Zahnen, Fieber und andere stressreiche Begebenheiten führen dazu, dass im Körper des Kindes Toxine freigesetzt werden, die mitunter Windelausschlag und andere Hautprobleme auslösen.

Dagegen helfen oft die folgenden Vorschläge:

Den Babypopo schützen

Verwenden Sie ausschließlich Windeln aus reiner Baumwolle und wechseln Sie diese nach jedem Stuhlgang. Den Babypopo häufig und sorgfältig trockenlegen.

Kinder, die zu Windelausschlag neigen, profitieren meist davon, wenn man kein Plastikhöschen über die Windel zieht (was zugleich die Umwelt schont). Nehmen Sie eine Windelhose aus natürlicher Schafwolle. Sie ist hautschonend und sehr saugfähig. Denise, die Mutter meines Enkels, stellte alle Stoffwindeln und Wollhöschen für Andrew selbst her. Es waren die niedlichsten weit und breit, und er hatte weder als Baby noch als Kleinkind jemals Windelausschlag.

Acidophilus-Präparate

3-mal täglich ¼ Teelöffel Acidophilus-Kulturen verabreichen (aus der Apotheke). Wählen Sie ein Präparat, das speziell für Kinder hergestellt wurde. Sie können die Kulturen auch in Naturjoghurt einrühren und so direkt auf den Ausschlag auftragen.

Weg mit den Windeln!

Lassen Sie viel Luft an den Babypopo. Je häufiger die Haut mit Luft und Sonne in Kontakt kommt, desto besser. Natürlich darf die zarte Kinderhaut dabei keinen Sonnenbrand bekommen! Bei ungünstiger Witterung oder anhaltendem Windelausschlag kommen Kräuteranwendungen infrage. Anhaltender oder wiederkehrender Windelausschlag sollte dem Kinderarzt vorgestellt werden.

Kräuterpuder

Als Babypuder und Heilmittel gegen Windelausschlag eignen sich Pfeilwurzpulver oder eine Kräuter-Ton-Mischung. Auch Maisstärke kann gut helfen, wird aber bei Hefepilzbefall nicht empfohlen, weil sie das Wachstum unerwünschter Bakterien fördern kann. Kommerzieller Babypuder enthält Talkum, dem karzinogene Wirkungen nachgesagt werden. Außerdem ist er mit synthetischen Düften parfümiert, welche die empfindliche Babyhaut reizen können. Machen Sie Ihren Babypuder lieber selbst (siehe Seite 204) oder kaufen Sie Puder aus natürlichen Bestandteilen.

Kräuterpaste

Bei schlimmem Ausschlag kann man das Kräuter-Ton-Pulver mit Wasser oder Beinwelltee zu einer dünnen Paste vermischen. Auf die wunde Stelle auftragen und 30 bis 45 Minuten einwirken lassen. Anschließend mit warmem Wasser oder in der Wanne vorsichtig abwaschen. Die Paste bitte nicht abkratzen und abschrubben, sonst wird die gereizte Haut noch wunder.

Kräutersalbe

Die Salbe für den Windelbereich (siehe Seite 205) mit Calendula, Beinwell und Johanniskraut zählt zu den besten Heilmitteln, die mir bei Windelausschlag bekannt sind. Es ist ein uraltes, bewährtes Rezept, das ich seit über 25 Jahren herstelle. Bis heute ist es ein hervorragendes Mittel gegen Windelausschlag. Waschen Sie den Babypopo nach jedem Stuhlgang und trocknen Sie ihn sorgfältig ab. Danach die Kräutersalbe auftragen und einen Hauch Puder darübergeben. Zusammen mit den oben genannten Vorschlägen geht mit dieser Salbe selbst der hartnäckigste Windelausschlag zurück, solange keine Herpesviren oder Staphylokokken im Spiel sind.

Bloßer Hintern

Als mein Sohn klein war, lebten wir die meiste Zeit sehr naturnah in den Bergen. Er trug nur selten Windeln (oder überhaupt Kleidung), denn es gab einfach keinen Grund dafür. Außerdem war ich froh, so weniger Wäsche zu haben. Jason hatte niemals Windelausschlag. Andererseits haftet ihm das Stigma der Nacktheit an, und ich frage mich, ob das an seiner aus der Art geschlagenen Mama liegt.

Durchfall

Fast jedes Kind hat hin und wieder einmal Durchfall oder auch Verstopfung. Durchfall kann unterschiedliche Ursachen haben, zumeist Reaktionen auf bestimmte Lebensmittel (oder zu viel davon), Bakterien und Viren, Zahnen, Fieber, emotionale Erschütterungen oder eine Infektion an anderer Stelle.

Die Hauptgefahr bei Durchfall besteht im Wasserverlust, der bei zu geringer Flüssigkeitszufuhr schnell zu Austrocknung führen und lebensgefährlich sein kann. Achten Sie also darauf, dass das Kind genug Flüssigkeit bekommt. Bitte nicht schätzen – schreiben Sie auf, wie viel das Kind trinkt, und machen Sie warme Bäder. Das unterstützt die Flüssigkeitsaufnahme.

Feste Nahrung ist aktuell weniger wichtig. Am besten bekommt das Kind vornehmlich wärmende, flüssige Kost wie Kräutertee, Gemüsebrühe und Hühner- oder Misosuppe. Feste Nahrung überfordert das gestresste Verdauungssystem momentan. Außerdem beschert sie weitere überlaufende Windeln, denn alles, was gegessen wird, kommt rasch wieder heraus. Wenn ein Kind essen möchte, sind Joghurt, Kefir, Buttermilch, körniger Frischkäse, Kartoffelsuppe, Kartoffelbrei (ohne Sauce oder Butter) und Rotulmen-Tee (siehe Seite 185) zu empfehlen. Diese Nahrung ist leicht verdaulich und unterstützt die Heilung des gereizten Verdauungsapparats. Milchprodukte machen Durchfall häufig schlimmer, doch gesäuerte Milchprodukte wie Joghurt oder Buttermilch liefern erwünschte Darmbakterien. Hilfreich ist auch ⅛ Teelöffel Acidophilus-Kulturen jede Stunde, bis der Durchfall aufhört. Daneben können kindgerechte Elektrolytlösungen aus der Apotheke einer Austrocknung gut vorbeugen.

BROMBEERWURZEL-TEE

Zusammen mit einer hohen Flüssigkeitszufuhr, Kräuterbädern und leichter Kost (siehe oben) kann auch dieser Tee Durchfall lindern. Aus unerfindlichen Gründen ist Brombeerwurzeltinktur schwer aufzutreiben. Am besten macht man sie daher selber. Das ist ganz einfach:

- 1 Teil getrocknete oder frische Brombeerwurzel, fein gehackt
- Alkohol oder pflanzliches Glyzerin
- 125 ml warmes Wasser

Befolgen Sie das Grundrezept für Tinkturen auf Seite 401. Bei Bedarf 1 Teelöffel Tinktur in 125 ml warmes Wasser einrühren und davon stündlich ¼ Teelöffel verabreichen.

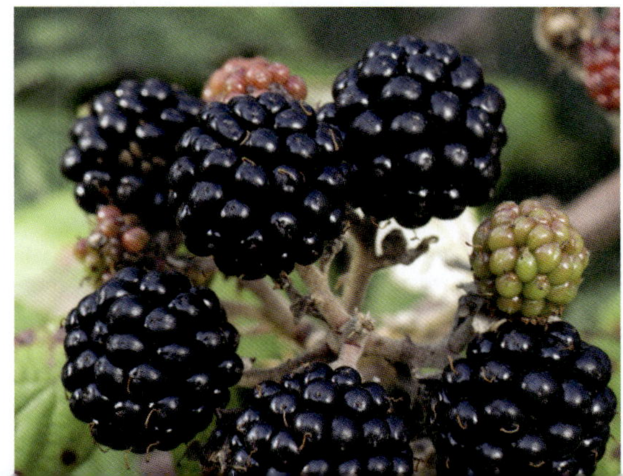

TEE GEGEN DURCHFALL

Mit etwas Ahornsirup oder konzentriertem Brombeersaft (aus dem Bioladen) schmeckt dieser Tee angenehmer.

3 Teile Brombeerwurzel
2 Teile Rotulme (Rinde)
1/8 Teil Zimt

Die Kräuter mischen und in einem luftdicht verschlossenen Behälter lagern. Bei Bedarf 1 Teelöffel der Kräutermischung in 250 ml Wasser 20 Minuten leicht sieden lassen. Abgießen, die Flüssigkeit auffangen und abkühlen lassen. Stündlich oder auch häufiger 2 bis 4 Esslöffel verabreichen.

Verstopfung

Verstopfung ist bei Erwachsenen ein verbreitetes Problem. Es gibt unzählige Mittel dagegen – die halbe Gesellschaft scheint verstopft zu sein. Meist geht Verstopfung mit emotionalen Problemen oder Gewohnheiten aus der frühen Kindheit einher, die eine gesunde Ausscheidung hemmen. Achten Sie darauf, wenn Ihr Kind sauber wird. Was es in diesem zarten Alter lernt, kann ihm später viele Medikamente ersparen. Wenn das Problem früh erkannt wird, muss es nicht sein Leben lang damit kämpfen.

Kinder leiden aus denselben Gründen an Verstopfung wie Erwachsene. Unter Zeitdruck, auf fremden Toiletten oder bei Unbehagen gegenüber den eigenen Körperfunktionen klappt es häufig nicht.

Bei Kindern sollte man zunächst stopfende Lebensmittel streichen. Die üblichen Verdächtigen sind fette Milchprodukte, Käse, Weizen, Eier und stark verarbeitete Lebensmittel – achten Sie darauf, ob das Kind nach dem Verzehr solcher Nahrung unter Verstopfung leidet. Bei Stillkindern sollte die Mutter diese Lebensmittel meiden, bis die Verstopfung nachlässt. Flaschenkinder, die eine Milch auf Kuhmilchbasis erhalten, kann man auf Ziegenmilch oder eine Säuglingsnahrung auf Sojabasis umstellen. Kuhmilch kann bei Kindern und Erwachsenen Verstopfung auslösen.

Ergänzen Sie die Ernährung um Lebensmittel, die eine gesunde Verdauung begünstigen: Früchte, Gemüse, Vollkorn, Wasser, Fruchtsaft und Gemüsesaft, Sirup, Trockenfrüchte und alles, was Ballaststoffe liefert. Für Kinder, die zu Verstopfung neigen, sind

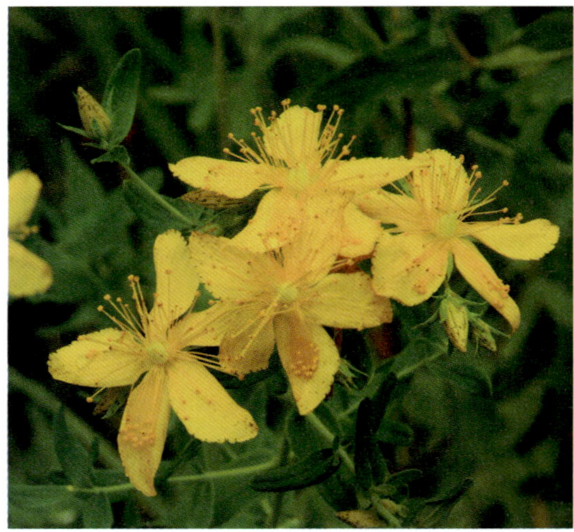

viele Kräuter hilfreich, darunter Carobpulver, Rotulme, Leinsamen, Psylliumsamen, Süßholzwurzel und Irisches Moos. Diese Kräuter kann man in der Kaffeemühle mahlen und den Mahlzeiten zufügen. Verabreichen Sie bei Bedarf bis zu 4-mal täglich 1 bis 4 Teelöffel. Kinder unter 10 bekommen weniger! Diese Kräuter sind kein Abführmittel, sondern liefern die nötigen Fasern, die eine gesunde Darmtätigkeit fördern.

Die nachfolgenden Vorschläge sollten dem verstopften Kind (zusammen mit den Diätempfehlungen) bald Erleichterung verschaffen:

- Zu jeder Mahlzeit ½ Teelöffel Acidophilus einnehmen. Diese erwünschten Darmbakterien unterstützen die gesunde Verdauung.
- Rotulme, Leinsamen und Psylliumsamen zu gleichen Teilen zu Pulver mahlen. Jeder Mahlzeit 1 Teelöffel davon beimischen.
- Dörrobst (Dörrpflaumen, Feigen, Aprikosen und Rosinen) fein zerkleinern und mit pulversisierten Psylliumsamen, Rotulme und Fenchelsamen mischen. Mit Carobpulver andicken. Carob liefert Geschmack und Substanz und hilft auch eigenständig gegen Verstopfung. Zu Kugeln rollen und täglich als gesunden, nahrhaften Snack anbieten.
- Achten Sie darauf, dass das Kind genügend zimmerwarmes Wasser trinkt. Bei Verstopfung sollte es schon vor dem Frühstück einen Becher warmes Psylliumwasser trinken. (1 Teelöffel Psylliumsamen über Nacht in 250 ml Wasser einweichen. Mit Zitronensaft abschmecken.)
- Bewegung ist wichtig für die gesunde Verdauung. Die meisten Kinder bewegen sich genug, aber man kann gemeinsam für mehr Regelmäßigkeit sorgen. Ein Morgenspaziergang bringt den Körper in Schwung und ist ein guter Zeitvertreib. Wichtig ist eine angenehme, friedliche Aktivität, die dem Körper Bewegung verschafft, aber Geist und Seele entspannt.

TEE GEGEN VERSTOPFUNG

4 Teile Fenchelsamen
2 Teil Flohsamen (Psyllium)
2 Teile Grüne Minze
1 Teil Süßholzwurzel
1 Teil Eibischwurzel
½ Teil Zimt
¼ Teil Orangenschalen
1 Prise Stevia (auf Wunsch)

„Jeder Grashalm hat seinen **Engel**, der sich über ihn **beugt und flüstert:** *Wachse! Wachse! Wachse!*“

— Aus dem Talmud

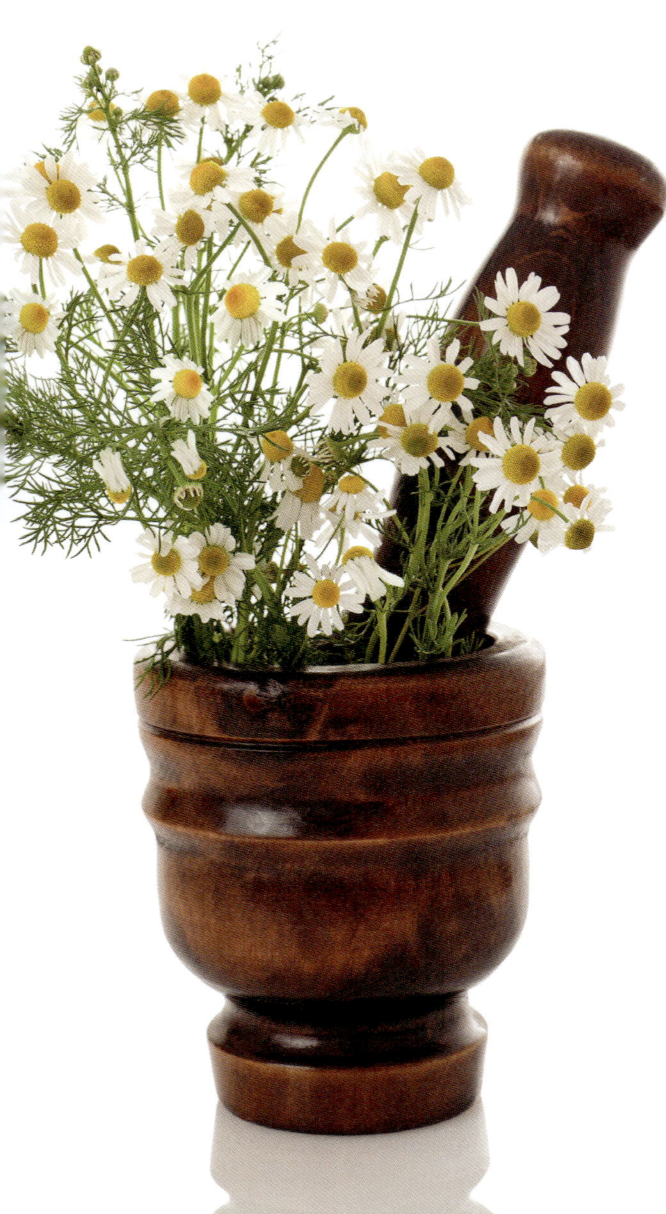

1. Die Kräuter mischen und in einem luftdicht verschlossenen Behälter lagern.
2. Für den Tee 1 Teelöffel Kräutermischung in 250 ml kochendem Wasser 20 Minuten auf kleiner Stufe sieden lassen. Abseihen und abkühlen lassen. ⅛ bis ½ Tasse Tee zu jeder Mahlzeit (oder nach Bedarf).
Hinweis: Bei anhaltender Verstopfung können Sie dem Rezept ⅛ Teil Sennesblätter oder -schoten hinzufügen.

Ohrenschmerzen

Bis zum Alter von drei bis vier Jahren ist der Ohrenkanal von Kindern nicht voll ausgeformt, sodass die Selbstreinigung nicht ausreichend funktioniert. Bei Schnupfen und Erkältungen schwellen die Kanäle leicht an, und der Schleim kann nicht mehr richtig ablaufen. In der angesammelten Feuchtigkeit können sich Bakterien vermehren, und es kommt häufig zu Entzündungen.

Eine andere mögliche Ursache sind Allergien. Wenn ein Kind trotz aller Bemühungen immer wieder entzündete Ohren hat, kommt eine Allergie in Betracht. Denken Sie an Weizen, Zitrusfrüchte und Milchprodukte – einschließlich Milch, Käse und Eis. Bei Allergieverdacht sollten Sie nicht verzweifeln. Dafür gibt es gute Naturheilmittel.

Ohrenentzündungen sollte man immer ernst nehmen. Ohne ausreichende Behandlung kann das Kind einen Hörschaden davontragen oder sogar taub werden. Deshalb sollten Ohrenschmerzen stets unverzüglich behandelt werden. Besprechen Sie die nötigen Schritte mit Ihrem Kinderarzt. Zu den Frühzeichen zählen: Schnupfen, Erkältungen, eine laufende Nase und Fieber, oder das Kind reibt immer wieder am Ohr oder zieht häufig am Ohrläppchen und ist reizbar und unzufrieden. Ein Kind, das nachts schreiend aufwacht und an seinen Ohren zieht, hat heftige Ohrenschmerzen, die sofort behandelt werden müssen.

In akuten Fällen können Antibiotika zwar helfen, vermögen jedoch nichts gegen die Ursache des Problems. Antibiotika, die wörtlich „gegen das Leben" gerichtet sind, können im kindlichen Körper viel Schaden anrichten, indem sie das Immunsystem durcheinanderbringen und das Kind noch krankheitsanfälliger machen, sodass man sie stets genau nach Vorschrift nehmen und dabei die nachfolgenden Hinweise beachten sollte.

Keine verschleimenden Speisen

Hierzu zählen Eier, Milchprodukte, Weizen, Zucker, Orangensaft und stark verarbeitete Fertigprodukte.

Ruhe und Schonung

Ein Kind mit Ohrenschmerzen braucht viel Ruhe und darf nicht zu früh wieder in die Kälte hinaus. Häufig glaubt man, ein Kind hätte sich bereits ausreichend erholt und könnte draußen spielen. So oft habe ich gehört: „Die Kleine hat die ganze Nacht vor Schmerzen geweint. Heute Morgen war alles gut, also habe ich sie zur Schule geschickt. Aber dann kamen die Ohrenschmerzen mitten in der Nacht mit voller Wucht zurück." Das ist typisch für Ohrenentzündungen. Das Kind ist einfach nur froh, dass es ihm besser geht, und will ins Freie. Lassen Sie es bitte einige Tage im Haus, bis es wieder ganz gesund ist!

Acidophilus-Präparate

Auch bei Ohrenentzündungen hat sich die mehrmals tägliche Gabe von je ½ Teelöffel Acidophilus-Kulturen sehr bewährt.

Warmer Tee

Ein wohlschmeckender Tee aus frisch geriebenem Ingwer, frisch gepresstem Zitronensaft und Honig oder Ahornsirup ist ein erfrischendes, abschwellendes Getränk.

Die Nieren unterstützen

Achten Sie darauf, dass die Nieren gut arbeiten und das Kind genug Flüssigkeit bekommt. Wärme im Nierenbereich hilft tatsächlich gegen Ohrenschmerzen. Diese Anwendung stammt aus der traditionellen chinesischen Medizin, in der ein direkter Zusammenhang zwischen der Gesundheit der Nieren und der Gesundheit der Ohren postuliert wird. Dieser Behandlungsansatz sollte jedoch immer mit anderen Therapien kombiniert werden. Und geben Sie dem Kind Cranberrysaft, der ebenfalls die Nieren stärkt.

Knoblauchöl mit Königskerze

Das Rezept finden Sie auf Seite 102. Dieses Öl zählt zu den besten Kräuterheilmitteln gegen Ohrenschmerzen. Wichtig ist die Behandlung beider Ohren. Die Ohrenkanäle stehen miteinander in Verbindung, sodass die Infektion hin und her wandern kann. Das Öl bekämpft sowohl die Infektion als auch die Schmerzen. Achtung, es soll warm sein, nicht heiß!

Ohrentinktur einsetzen

Bei regelmäßiger Einnahme kann Ohrentinktur (siehe Rezept auf Seite 194) dem Körper helfen, die Infektion zu besiegen.

OHRENTINKTUR

Für ältere Kinder kann man die Kräuter aus diesem Rezept auch pulverisiert in Kapseln füllen.

1 Teil Echinaceawurzel
1 Teil frischer Knoblauch
1 Teil Usnea
¼ Teil Ingwer
¼ Teil Gelbwurzpulver aus Bio-Anbau

Bereiten Sie gemäß den Anweisungen auf Seite 401 eine Tinktur zu. 3-mal täglich ⅛ Teelöffel Tinktur mit warmem Wasser oder Saft verdünnen und einnehmen.

Fieber

Fieber ist eine natürliche Körperreaktion im Rahmen der Infektabwehr und ein Zeichen für ein gesundes Immunsystem. Gefährlich wird es erst bei zu hohem oder zu lange währendem Fieber. Bei Kindern sollte man ab 38,5 °C oder mehrere Tage anhaltendem Fieber den Arzt hinzuziehen.

Wichtig ist, für ausreichende Flüssigkeitszufuhr zu sorgen. Gefährlich ist bei Kindern nicht unbedingt die tatsächliche Temperatur, sondern die damit einhergehende Austrocknung.

Mit folgenden Methoden behalten Sie das Fieber unter Kontrolle:

Behandlungen mit Apfelessig

Zur Fiebersenkung das Kind in lauwarmem Wasser baden, dem Sie 60 ml Apfelessig zugesetzt haben. Im Badezimmer darf keine Zugluft herrschen. Nach dem Bad das Kind gleich in ein warmes Frotteetuch hüllen.

Alternativ kann man ein Tuch in eine Mischung aus Apfelessig und kühlem Wasser tunken und es dem Kind um die Füße schlingen. Das ganze Kind warm einpacken.

Tee mit Katzenminze und Holunder

Ein traditionelles Mittel gegen Kinderkrankheiten, die mit Fieber und Stress einhergehen. Katzenminze und Holunder wirken auf milde Weise schweißtreibend. Katzenminze hat zudem eine schmerzlindernde Wirkung auf die Nerven.

FIEBERTEE MIT KATZENMINZE UND HOLUNDER

2 Teile Katzenminze
2 Teile Holunderblüten
1 Teil Echinaceawurzel
1 Teil Pfefferminzblätter

1. Die Kräuter mischen und in einem luftdicht verschlossenen Behälter lagern.
2. Bei Bedarf 1 Teelöffel Kräutermischung mit 250 ml kochendem Wasser übergießen und 1 Stunde ziehen lassen. Abseihen und alle 30 Minuten verabreichen. Zur Dosierung die Tabelle auf Seite 178 beachten.

Katzenminze-Einläufe
Ein warmer Einlauf mit Katzenminze kann das Fieber senken und für den Körper in extremen Fällen, wenn das Kind nichts bei sich behält, die nötige Flüssigkeitszufuhr sicherstellen. So kann der kranke, fiebergeplagte Körper die heilenden Kräuteressenzen gut aufnehmen. Einläufe sind heutzutage ein eher unbekanntes Hausmittel, haben sich jedoch lange Zeit bewährt. Kinder unter drei Jahren sollten einen Einlauf nur auf Anweisung und gemäß Anleitung des Kinderarztes erhalten.

Die korrekte Unterweisung ist ausgesprochen wichtig. Wer noch nie einen Einlauf verabreicht hat, sollte sich das Vorgehen vom Kinderarzt genau erklären lassen. Machen Sie einen Einlauf nur auf ärztlichen Rat hin.

Einen Kräutereinlauf vorbereiten:

1. In 1 Liter Wasser 3 Esslöffel Katzenminze rühren. Auf kleiner Stufe 15 Minuten erhitzen.

2. Vom Herd nehmen und ausreichend abkühlen lassen. Einläufe zur Fiebersenkung sollen kühl, aber nicht kalt sein. Gründlich abseihen und maximal 200 ml Flüssigkeit in einen Klistierbeutel füllen (das Klistier sollte regulierbar sein).

3. Den Klistierbeutel auf Schulterhöhe halten, damit die Flüssigkeit ungehindert ablaufen kann. Die Spitze des Klistiers mit Kräutersalbe oder Öl bestreichen und vorsichtig ins Rektum einführen. Die Flüssigkeit langsam und gleichmäßig einlaufen lassen. Am besten befindet sich das Kind dabei in der Badewanne.

Je länger das Kind die Flüssigkeit halten kann, desto besser wirkt der Einlauf. Die Medizin hilft aber auch schon, wenn es nur wenige Minuten sind. Nach dem Herausziehen der Spitze am besten ein Handtuch zusammenfalten und einige Minuten fest auf den Anus drücken, um das Halten zu erleichtern.

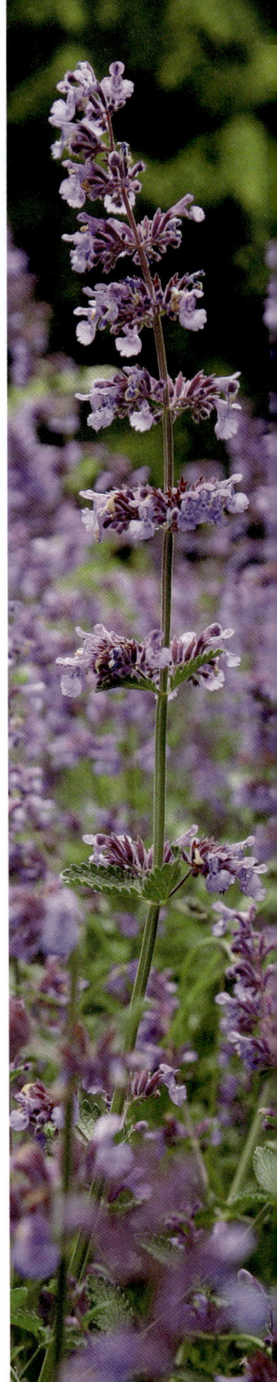

Windpocken, Masern und andere Krankheiten mit Hautausschlag

Windpocken und Masern sind völlig unterschiedliche Erkrankungen, aber die Behandlung ist ganz ähnlich. Bei allen Kinderkrankheiten geht es darum, das körpereigene Immunsystem zu stärken. Kinderkrankheiten sind sehr unangenehm, aber die meisten Kinder durchlaufen sie ohne Komplikationen. Mein Sohn Jason hat sie alle „stumm" durchgemacht. Ich habe ihn brav zu den Nachbarn mitgenommen, wann immer eine Ansteckung möglich war – je früher ein Kind sich diese Krankheiten zuzieht, desto besser wird es damit fertig. Das gilt natürlich nicht für Säuglinge! Aber sein Immunsystem schien dagegen resistent zu sein, sodass er zu meiner Überraschung nie etwas bekam.

Die folgenden Behandlungen sollen das Immunsystem unterstützen, damit es mit Kinderkrankheiten angemessen umzugehen lernt. Bei Kindern unter zwei Jahren und auch bei Masern sollten Sie stets den Kinderarzt hinzuziehen.

SUPERIMMUNSIRUP

Mein Superimmunsirup unterstützt die körpereigene Infektabwehr und lindert die unangenehmen Symptome des Ausschlags. Er hilft Kindern, Windpocken und Masern leichter durchzustehen und schneller wieder gesund zu werden. Man kann nach diesem Rezept auch einen Tee zubereiten. Dann sollte man aus geschmacklichen Gründen allerdings noch wohlschmeckende Kräuter wie Zitronenmelisse und Zitronengras einbeziehen.

2 Teil Grüner Hafer
1 Teil Astragaluswurzel
1 Teil Klettenwurzel
1 Teil Echinaceawurzel und -spitzen

Gemäß den Anweisungen auf Seite 177 einen Kräutersirup herstellen. Zu Beginn des Infekts stündlich 1 Teelöffel Sirup geben. Nach den ersten 24 Stunden 4- bis 6-mal täglich 1 Teelöffel reichen, bis die Symptome abklingen.

Haferbad

Nichts beruhigt gereizte, juckende Haut so gut wie ein warmes Haferbad. Kochen Sie einen großen Topf Haferbrei mit der dreifachen Menge Wasser. 5 Minuten kochen lassen, dann abseihen. Die Flüssigkeit in das Badewasser geben. Die ausgesiebten Haferflocken können Sie in einen Baumwollbeutel oder Socken füllen. Zuknoten und ins Badewasser hängen.

Ein paar Tropfen essenzielles Lavendelöl wirken nicht nur beruhigend, sondern steuern auch antibakterielle und desinfizierende Eigenschaften bei.

WINDPOCKEN- UND MASERNTEE

1 Teil Calendula
1 Teil Rotkleeblüten
2 Teile Grüner Hafer
2 Teile Zitronenmelisse
1 Teil Passionsblume

1. Die Kräuter mischen und in einem luftdicht verschlossenen Behälter lagern.
2. Bei Bedarf 1 Teelöffel Kräutermischung mit 250 ml kochendem Wasser übergießen und 30 Minuten ziehen lassen. Abseihen und mit Stevia, Honig oder Ahornsirup süßen. Davon darf das Kind trinken, so viel es will.

BALDRIAN-KLETTEN-TINKTUR GEGEN JUCKREIZ UND HAUTAUSSCHLAG

Mein Lieblingsrezept bei Juckreiz, denn es fördert auch die Entspannung. Kletten-, Echinacea- und Baldriantinktur gibt es fertig zu kaufen. Mischen Sie 2 Teile Klettenwurzeltinktur mit je 1 Teil Baldriantinktur und 1 Teil Echinaceatinktur.

2 Teile Klettenwurzel
1 Teil Echinaceawurzel
1 Teil Baldrianwurzel

Aus den Kräutern nach dem Grundrezept auf Seite 401 eine Tinktur zubereiten. Alle 2 Stunden 1/8 Teelöffel verabreichen (zur Menge siehe auch Tabelle auf Seite 178).

Hinweis: Bei manchen Kindern wirkt Baldrian anregend. Wenn ein Kind nach der Einnahme reizbarer und aktiver wirkt, die Behandlung bitte gleich absetzen.

Gegen das Aufkratzen
Wenn die Haut so sehr juckt, dass das kranke Kind sich ständig kratzt, können Sie ihm Socken über die Hände ziehen. Besonders nachts schützt dies die Haut. Empfehlenswert ist auch ein sanfter, aber starker Nerventee oder eine Tinktur aus Seitenblütigem Helmkraut, Baldrian oder Katzenminze.

Vitamin E kann äußerlich und innerlich eingesetzt werden, um Narbenbildung vorzubeugen. Eine Kapsel mit 1000 internationalen Einheiten auf einer Seite aufbrechen und das Öl direkt auf die verletzte Stelle träufeln, bevor Narben entstehen können. Zur innerlichen Anwendung gibt man je nach Alter des Kindes 2-mal täglich 50 bis 100 Einheiten pro Tag.

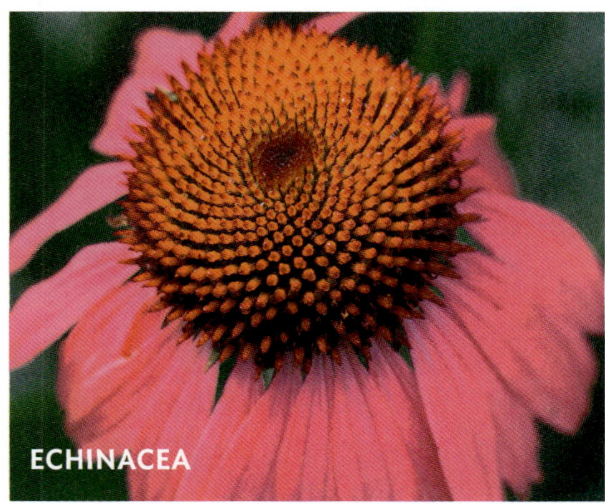
ECHINACEA

DESINFEKTIONSPUDER

Diesen Kräuterpuder kann man vorab anmischen und bei Bedarf zum Desinfizieren einsetzen. Er darf auf nässende Windpocken gestreut werden, denn er unterstützt das Austrocknen und verhindert Infektionen. Man kann die Stellen auch mit Rotulme pudern. Das ist sehr beruhigend und mindert den Juckreiz.

30 g grüner Ton (aus dem Fachhandel)
1 Esslöffel Calendulablüten, gemahlen
1 Esslöffel Beinwellwurzel, gemahlen
½ Esslöffel gemahlene Gelbwurz aus Bio-Anbau oder Kreosotbuschpulver

Alle Zutaten mischen. Auf die Pusteln aufstreuen, um den Juckreiz zu lindern und das Trocknen zu fördern. Den restlichen Puder in einem Streuer oder einer gut verschlossenen Glasflasche aufheben.

„Manchmal reichen eine Tasse Kamillentee und eine Umarmung für ein Wunder."

— **Amanda McQuade Crawford**

NOTFALLTROPFEN-RAUMSPRAY

Stress und Angst im Zusammenhang mit dem Drang, die juckenden Stellen aufzukratzen, lassen sich mit dem Versprühen von Notfalltropfen im Kinderzimmer etwas lindern.

100 ml destilliertes Wasser
1 Esslöffel Branntwein
4 Tropfen Notfallessenz (Bachblüten)
3 Tropfen essenzielles Lavendelöl

Alle Zutaten in eine kleine Sprühflasche mit Vernebler geben. Vor Gebrauch schütteln. Bei Bedarf im Raum versprühen.

Erkältungen und grippale Infekte

Jedes Kind macht im Laufe der Kindheit die eine oder andere Erkältung durch. Das ist also kein Grund zur Besorgnis, solange nicht eine Krankheit die nächste jagt. Die vielen verschiedenen Erreger schulen das Immunsystem und halten es auf Trab. Zugleich können wir dabei beobachten, wie schnell der Körper auf eine normale Krankheit reagiert. So dienen Erkältungen als Gradmesser für die Gesundheit insgesamt.

Mit viel Flüssigkeit, warmer Suppe, einigen Tagen Ruhe und gezielten Kräuterheilmitteln ist man normalerweise schnell wieder auf dem Damm. Wenn Kinder permanent erkältet sind, wiederholt fiebern oder nach einer schweren Grippe einfach nicht mehr auf die Beine kommen, sollten Sie einen ganzheitlich orientierten Arzt hinzuziehen.

Geben Sie einem Kind ab dem ersten Anzeichen einer Erkältung oder Grippe immer wieder leicht erhöhte Mengen Echinaceatinktur. Ein Vierjähriger bekäme beispielsweise stündlich ⅛ Teelöffel Echinaceatinktur, bis die Symptome abklingen.

Ernährung bei Erkältungen

Was und wie viel ein krankes Kind isst, hat großen Einfluss auf den Krankheitsverlauf. Milchprodukte, insbesondere Milch und Eis, machen Erkältungssymptome häufig schlimmer. Auch zuckerreiche Lebensmittel sollten gemieden werden. Das Gleiche gilt für Orangensaft (aller Werbung zum Trotz). Ein großes Glas eiskalter Orangensaft mag sehr gut schmecken, liefert aber viel Säure und bewirkt noch stärkere Schleimbildung. Bieten Sie lieber eine heiße Zitrone mit frisch gepresstem Zitronensaft, etwas Ingwer und ein wenig Honig oder Ahornsirup an. Zitronen liefern Vitamin C, alkalisieren den Körper und tragen zur Prävention bei.

Das Beste bei Erkältung und Grippe ist eine klassische Hühnersuppe (für Vegetarier Misosuppe oder Gemüsebrühe). Alles daran tut gut – die Mineralstoffe, die Flüssigkeit und die Wärme. Ich koche meine Heilkräuter meistens gleich mit. Astragalus, Löwenzahn- und Klettenwurzel, Echinacea und auf Wunsch Ginseng sorgen mit ihren Nährstoffen für mehr Kraft und Vitalität.

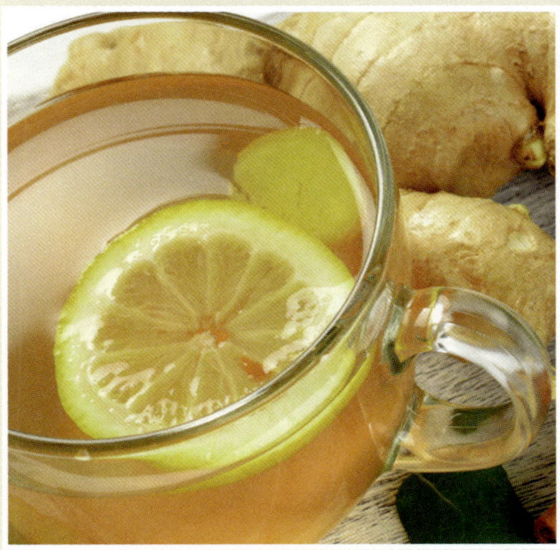

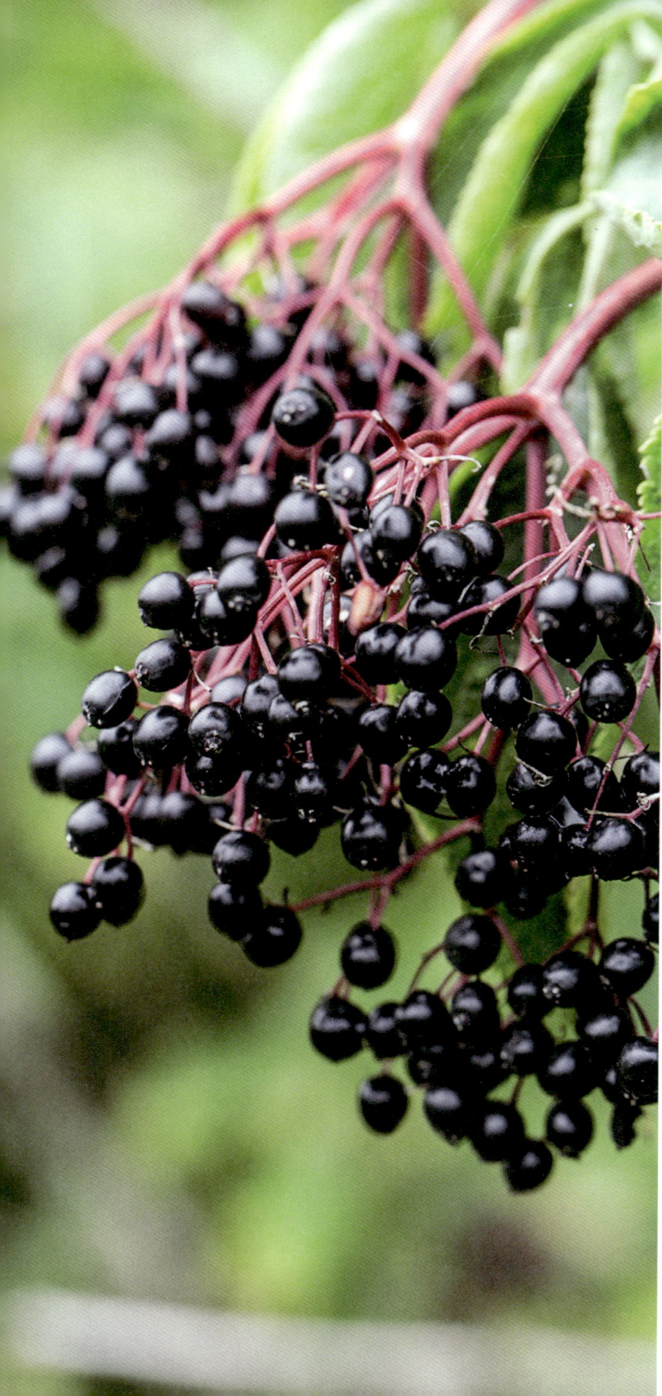

HOLUNDERBEERENSIRUP

In Europa ist dieser köstliche Sirup bei Erkältungen äußerst beliebt. Ich stelle möglichst jedes Jahr zwei bis drei Portionen davon her, und er ist am Ende des Winters immer weg. Frische Holunderbeeren kann man im Herbst praktisch überall sammeln. Achten Sie auf vollreife, glänzend schwarze Früchte!

250 ml frische oder 125 ml getrocknete Holunderbeeren
750 ml Wasser
250 ml Honig

1. Die Beeren in einen Topf geben und mit dem Wasser bedecken. Einmal aufkochen, dann die Hitzezufuhr drosseln und auf kleiner Stufe 30 bis 45 Minuten sieden lassen.
2. Die Beeren zerdrücken. Danach die Mischung durch ein feines Sieb abgießen, auffangen und mit etwa 250 ml Honig süßen.
3. Den Sirup in eine Flasche abfüllen. Im Kühlschrank ist er 2 bis 3 Monate haltbar.

Warnhinweis: Verwenden Sie nur reife, blaue oder schwarze Holunderbeeren. Die roten können in größeren Mengen giftig sein. Holunderbeeren vor dem Verzehr bitte immer kochen.

BRONCHIAL- UND LUNGENTEE

Mit dieser Mischung kann man Tee, Sirup oder Tinktur zubereiten. Sie ist sehr wirkungsvoll bei verschleimten Bronchien. Für einen Tee sollten Sie etwas mehr Süßholz, Zimt und Ingwer hinzufügen. Wenn ein Kind sich häufig Atemwegsinfekte zuzieht, sollte man rechtzeitig eine Tinktur herstellen.

2 Teile Süßholzwurzel
1 Teil Zimt
1 Teil Echinacea
1 Teil Echter Alant
¼ Teil Ingwer

1. Die Kräuter mischen und in einem luftdicht verschlossenen Behälter lagern.
2. Einen Tee gemäß den Anweisungen auf Seite 380 zubereiten. Für eine Tinktur befolgen Sie die Anleitung auf Seite 401. Zur Dosierung bitte die Tabelle auf Seite 178 beachten.

ERKÄLTUNGSSIRUP MIT ECHINACEA UND INGWER

Dieser köstliche Sirup ist ausgesprochen wirkungsvoll. Je nach Symptomatik kann man weitere Kräuter ergänzen – Wildkirschrinde und Süßholz bei Husten, Baldrian bei Unruhe oder Echten Alant für die Bronchien.

1 Teil Echinaceawurzel, getrocknet
1 Teil frische Ingwerwurzel, geraspelt oder gehackt

Nach dem Grundrezept auf Seite 177 einen Sirup zubereiten. Ingwer wärmt sehr gut. Wenn der Sirup dem Kind zu scharf ist, kann man ihn mit warmem Wasser oder Tee verdünnen.

Wärmeanwendung bei Bronchitis und Lungenentzündung

Eine heiße Wärmflasche zwischen den Schulterblättern hilft, tief sitzenden Schleim abzuhusten. Ich wickele die Wärmflasche ganz altmodisch in ein weiches Handtuch, damit sie warm bleibt. Am besten vorher Brust und Rücken mit einer Kräutersalbe für freie Atemwege einreiben. Die ätherischen Öle darin können allerdings die Augen reizen, sodass Kinder sie nie selbst auftragen sollten. Übernehmen Sie das bitte – und achten Sie darauf, die zarte Kinderhaut nicht zu überfordern.

SCHLEIMLÖSENDES DAMPFBAD

Inhalieren von Kräuterdampf ist ein beliebtes Heilmittel bei Nebenhöhleninfekten und Fließschnupfen.

Wasser
Essenzielles Eukalyptusöl

1. Einen großen Topf Wasser erhitzen, bis es dampft. Dem Wasser 1 oder 2 Tropfen Eukalyptusöl hinzufügen.

2. Den Topf auf den Tisch stellen. Das Kind soll sich über den Topf beugen, ihn aber nicht berühren. Legen Sie ein Handtuch über den Kopf des Kindes und den offenen Topf. Das Kind sollte den Dampf 5 bis 10 Minuten inhalieren, bis die Nebenhöhlen sich öffnen. Die Augen dabei bitte gut geschlossen halten. Das Kräuteröl kann sie zum Tränen bringen, was unangenehm wäre. Wenn der Dampf zu heiß wird, darf das Kind jederzeit das Handtuch anheben und etwas Dampf entweichen lassen.

Warnhinweis: **Da für ein Dampfbad ein großer Behälter mit heißem Wasser benötigt wird, dürfen Sie das Kind während des Inhalierens keinesfalls allein lassen. Achten Sie insbesondere bei kleinen Kindern darauf, dass sie den heißen Topf nicht berühren. Man kann das Wasser auch vor Hinzufügen des Öls in eine isolierte Schüssel oder einen Inhalierapparat gießen. Nicht bei Kindern unter vier Jahren anwenden!**

LUNGENTEE

Diese Mischung schmeckt gut und trägt zur Stärkung der Lunge bei. Der Tee empfiehlt sich besonders für Kinder, die immer wieder Probleme mit den Atemwegen haben, ob Erkältungen, Grippe, Heuschnupfen, Asthma, Ohrenentzündungen oder Verschleimung insgesamt. Der Lungentee ist eher nicht für die Akutphasen einer Atemwegsinfektion gedacht, sondern kann bei längerfristiger Anwendung zum Aufbau gesunder Atemwege beitragen.

4 Teile Fenchel
4 Teile getrocknete Hagebutten
2 Teile Zitronengras
1 Teil Calendula
1 Teil Huflattich
1 Teil Königskerze
1 Teil Rotkleeblüten

1. Die Kräuter mischen und in einem luftdicht verschlossenen Behälter lagern.

2. Nach dem Grundrezept auf Seite 396 einen Kräuteraufguss zubereiten.

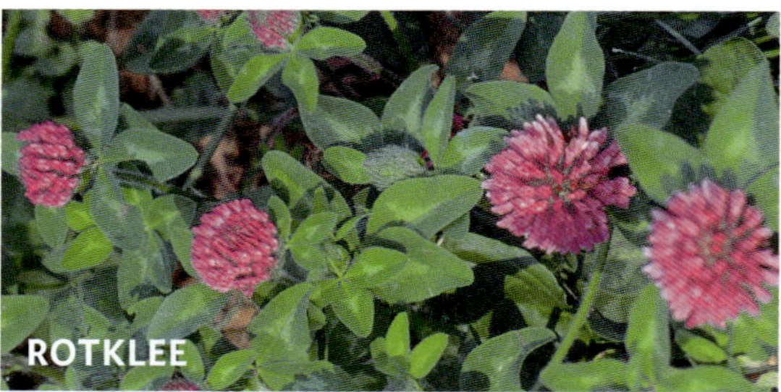

ROTKLEE

VITAMINTEE

Eine herrlich erfrischende Mischung mit zahlreichen Bioflavonoiden und Vitamin C in natürlicher, bioverfügbarer Form. So lassen sich alle Nährstoffe leicht resorbieren. Bei einer Erkrankung können hoch dosierte kommerzielle Vitamine aus therapeutischen Gründen sinnvoll sein, doch für die tägliche Grundversorgung ist eine natürlichere Darreichungsform für Kinder gesünder.

4 Teile getrocknete Hagebutten
3 Teile Hibiskus
2 Teile Zitronengras
1 Teil Zimtbrösel

1. Die Kräuter mischen und in einem luftdicht verschlossenen Behälter lagern.
2. Nach dem Grundrezept auf Seite 396 einen Kräuteraufguss zubereiten. Von diesem Tonikum dürfen Kinder beliebig viel trinken.

Insektenstiche, Schnittwunden und Kratzer

Jedes Kind wird irgendwann einmal von einer Biene oder anderen Insekten gestochen oder gebissen und trägt kleinere Wunden davon. Bei solchen Gelegenheiten können wir Kindern zeigen, wie man sich selbst helfen kann. So werden sie zu kleinen Heilern. Beziehen Sie bei der Herstellung eigener Heilmittel Ihre Kinder ein. Die meisten lieben solche Prozeduren und nehmen eine selbst gemachte Medizin viel bereitwilliger ein. Außerdem macht bereits das Pflücken von heilkräftigen „Unkräutern" wie Wegerich, Löwenzahn, Klette und anderen Gaben der Natur viel Vergnügen.

HEILERDE

Ton besteht aus mineralstoffreichen Ablagerungen, die sich über Jahrmillionen angesammelt haben. Der von mir bevorzugte grüne Ton enthält besonders viele Mineralien. Grüne Tonerde ist im Einzelhandel problemlos erhältlich. Sowohl allein als auch in Kombination mit Kräutern hilft er wunderbar bei kleineren Verletzungen und Insektenstichen.

4 Teile Tonerde
1 Teil Aloe-Vera-Pulver
1 Teil Beinwellwurzel, gemahlen
1 Teil Gelbwurzpulver (aus Bio-Anbau) oder Kreosotbuschpulver

1. Den Ton mit den pulverisierten Kräutern mischen. In einem Schraubglas aufbewahren.
2. Bei Bedarf eine kleine Handvoll der Mischung mit ausreichend Wasser zu einer Paste anrühren. Direkt auf die Wunde oder den Insektenstich auftragen.
Man kann die Mischung auch vorab zu einer Paste verarbeiten. In diesem Fall sollten Sie einige Tropfen essenzielles Lavendelöl und Teebaumöl hinzufügen und die Paste in einem fest verschlossenen Schraub- oder Einmachglas aufbewahren. Wenn die Masse zu trocken wird, einfach mit Wasser erneut befeuchten.

Rezepte für die Babypflege

Natürlich gibt es im Handel ausgezeichnete Babypflegeprodukte. Es macht jedoch viel Spaß, ganz einfach und kostengünstig etwas Eigenes anzumischen.

Als ich damit anfing, war ich eine junge, berufstätige, alleinerziehende Mutter. Die Kosten spielten selbstverständlich eine Rolle, noch wichtiger aber war mir die Reinheit des Produkts. Damals gab es nur kommerzielle Babypflege, die ganz und gar nicht natürlich war. Deshalb wollte ich lieber etwas Eigenes verwenden. 30 Jahre später sind diese Produkte immer noch sehr beliebt und in Hunderten von Familien verwendet worden. Alle folgenden Rezepte sind vollständig natürlich und leicht anzurühren.

KRÄUTERBAD FÜR SÄUGLINGE

Diese Mischung gehört ins Badewasser. Die Kräuter wirken entspannend und beruhigend (auch für Mama und Papa).

2 Teile Calendula
2 Teile Kamille
2 Teile Beinwellblätter
1 Teil Lavendel
1 Teil Rosenblüten

Alle Kräuter gut vermischen. Eine kleine Handvoll in ein Baumwollsäckchen füllen und dieses ins Badewasser geben. Das Kind mit dem duftenden Kräutersäckchen waschen.

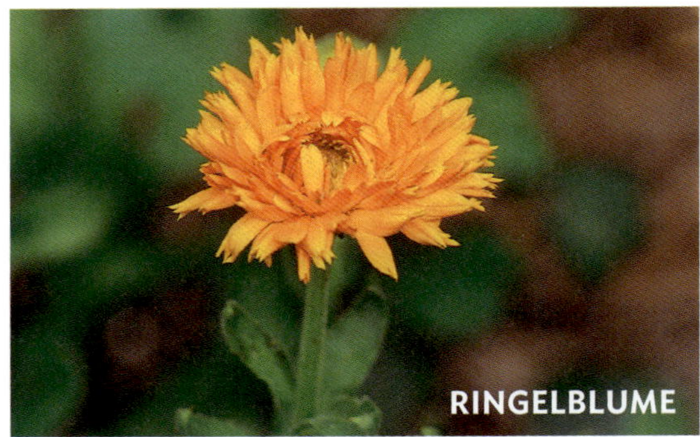
RINGELBLUME

BABYPUDER

Ein ausgezeichneter Babypuder zur täglichen Verwendung. Man kann den Puder mit reinem essenziellem Öl leicht parfümieren, aber achten Sie darauf, dass er die zarte Kinderhaut nicht irritiert. Orangenöl wird gern als leichter, erfrischender Duft für Babypuder genutzt.

2 Teile Pfeilwurzelpulver
2 Teile weißer Ton (aus dem Naturkosthandel, Drogerien oder Töpfereifachhandel)
¼ Teil Beinwellwurzel, gemahlen
¼ Teil Rotulme oder Eibischwurzel, gemahlen

Alle Zutaten vermischen und in eine Puderdose oder einen Gewürzstreuer füllen.
Bei Windelausschlag fügen Sie der Mischung noch je ⅛ Teil pulverisierte Kanadische Gelbwurz aus Bio-Anbau, Myrrhe und

Echinacea hinzu. Den Babypopo damit pudern oder eine dünne Paste anmischen und diese auf den Ausschlag auftragen.

BABYSALBE

Das ist mein Lieblingsrezept bei Windelausschlag, kleineren Verletzungen und Hautreizungen. Wenn Sie die Salbe nicht erst in zwei Wochen brauchen oder die Sonne nicht scheint, kann man die Kräuter auch auf sehr kleiner Stufe mehrere Stunden im Wasserbad in dem Olivenöl ziehen lassen. Bitte immer wieder prüfen, ob das Öl dabei nicht zu heiß wird. Die Kräuter sollen nicht brutzeln!

1 Teil Ringelblumenblüten (Calendula)
1 Teil Beinwellblätter
1 Teil Beinwellwurzel
1 Teil Johanniskrautblüten
Olivenöl
Geriebenes Bienenwachs

1. Die Kräuter mischen und in einem luftdicht verschlossenen Behälter lagern. Für einen Sonnentee 60 ml Kräutermischung in 470 ml Olivenöl 2 Wochen ziehen lassen. (Wie man einen Sonnentee herstellt, steht auf Seite 383.) Das ergibt einen guten halben Liter Kräuteröl.
2. Nach den 2 Wochen das Öl im Wasserbad 1 Stunde auf sehr kleiner Stufe erwärmen. Abseihen.
3. Pro 250 ml Kräuteröl geben Sie 60 ml Bienenwachs hinzu. Eventuell muss das Öl noch etwas wärmer werden, bis das Wachs schmilzt.
4. Sobald das Wachs geschmolzen ist, die Konsistenz prüfen: Dazu legen Sie 1 Esslöffel der Mischung einige Minuten in den Kühlschrank. Wenn die kalte Salbe zu fest ist, noch etwas Öl hinzufügen. Ist sie zu weich, geben Sie mehr Bienenwachs hinzu. Die Salbe in ein Schraubglas oder Einmachglas umfüllen. Bei kühler Lagerung (Kühlschrank ist nicht nötig) hält sich die Salbe Monate bis Jahre.

BABYÖL

Mit diesem ausgezeichneten Mehrzwecköl kann man Babys nach dem Baden einreiben oder ihnen eine liebevolle Massage verabreichen.

30 ml Kamille
15 ml Beinwellblätter
15 ml Rosenblüten
470 ml Aprikosenöl oder Mandelöl

1. Die Kräuter mit dem Öl mischen und in einem fest verschlossenen Glas 2 Wochen an einem warmen, sonnigen Ort ziehen lassen.
2. Noch stärker wird das Öl, wenn man es danach im Wasserbad erhitzt. Auf sehr kleiner Stufe 1 Stunde langsam erwärmen. Danach abgießen und in Fläschchen abfüllen. Auf Wunsch mit ein paar Tropfen essenziellem Öl (Lavendel, Rose oder Kamille) parfümieren. Zimmerwarm verwenden.

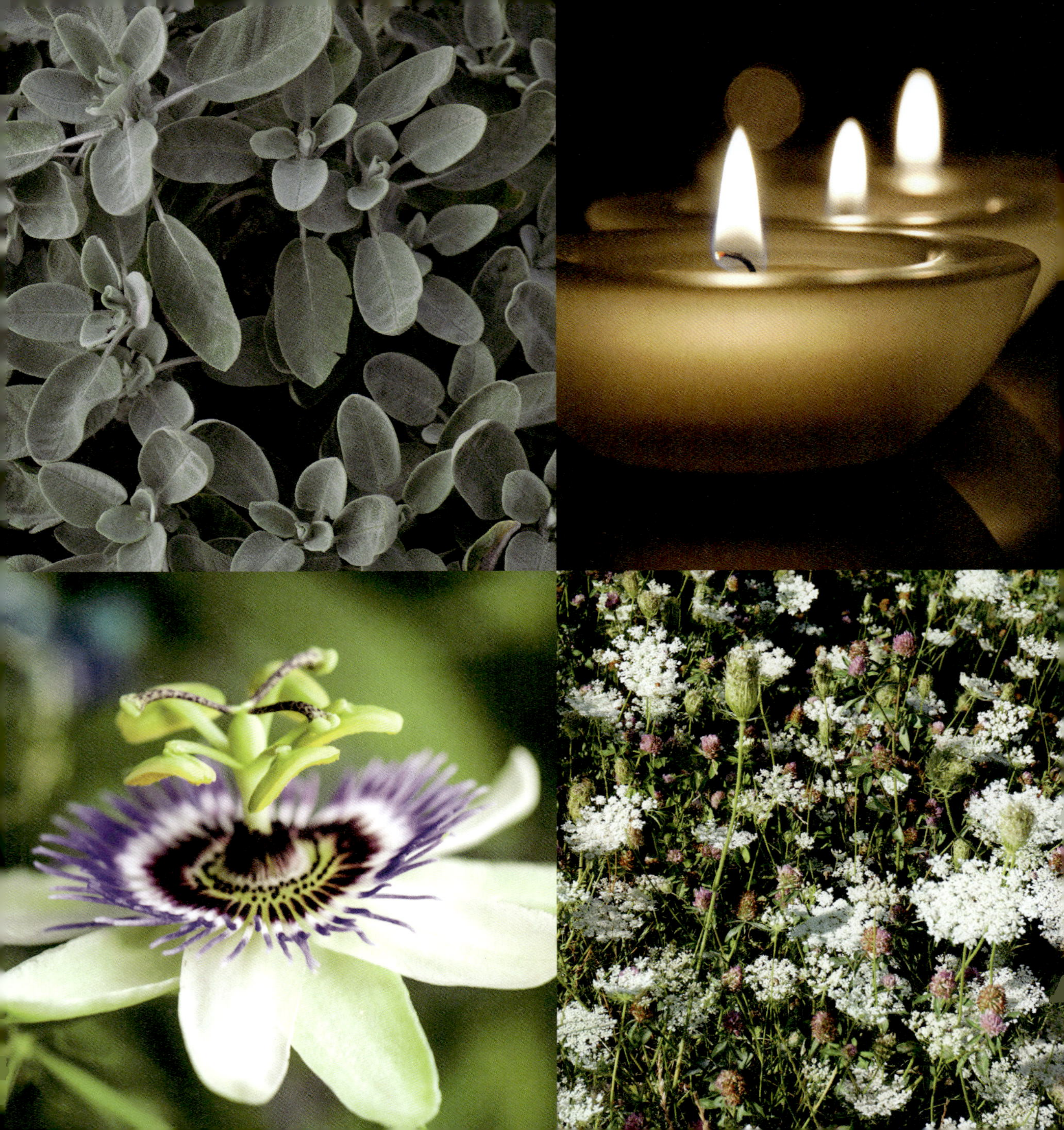

7 Für Frauen

Als ich in den 1980er Jahren von der Kräuterheilkunde leben wollte, beschäftigte ich mich viel mit Susun S. Weeds Werk, *Naturheilkunde für Schwangere und Säuglinge.* Dieses Buch war so gefragt, dass ich es häufig an Schwangere oder Frauen mit Kinderwunsch verlieh. Außer diesem Buch von Susun gab es nicht viel, was für das Thema Kräutermedizin für Frauen aussagekräftig gewesen wäre. Einige Bücher berührten Themen wie Menstruation und prämenstruelles Syndrom; noch weniger beschäftigten sich mit drängenderen Gesundheitsbeschwerden von Frauen. Ich hatte aus erster Hand erlebt, wie gut Kräuter und andere Naturheilmittel bei typischen Frauenproblemen helfen, und hielt es für wichtig, Frauen auf dieses heilende Potenzial hinzuweisen. So entstand mein erstes Kräuterbuch *Herbal Healing for Women,* das schon Tausenden von Frauen helfen konnte.

Im Laufe der Jahre wuchs mein Interesse an präventiver Medizin für Gesundheit und Wohlbefinden. Schließlich versucht die moderne Medizin – wie auch die Kräuterheilkunde – zumeist, etwas zu reparieren, was nicht mehr gesund ist. In meinen Augen sollten wir uns jedoch nicht auf mangelnde Gesundheit konzentrieren, sondern vielmehr darauf, uns rundum wohlzufühlen. Wenn wir uns für ein harmonisch ausgewogenes Leben tagtäglich um gesunde Vitalität kümmern, treffen wir Entscheidungen, die uns und der Erde guttun.

In diesem Kapitel stelle ich daher zwar auch Behandlungsansätze für häufige Gesundheitsbeschwerden von Frauen vor; vornehmlich geht es jedoch um das Thema eines gesunden Gleichgewichts, das harmonisch mit den natürlichen Lebensrhythmen mitschwingt. Vieles klingt daher wie eine Erinnerung an die Dinge, die für die Gesundheit am wichtigsten sind: frisches Wasser, tägliche Bewegung, Nahrung, die unsere Lebenskräfte stärkt, sinnvolle Arbeit, spirituelle Verbindung und wohltuende zwischenmenschliche Beziehungen. Bessere Prävention gibt es nicht! Gesundheit heißt nicht, dass man nicht krank ist, sondern sie spiegelt das innere Leuchten und die Vitalität. Wer sich für ein gesundes Leben entscheidet, wählt ein gutes, erfüllendes Leben voller Leidenschaft.

Gesund bleiben

Typisch weibliche Gesundheitsprobleme – wie unregelmäßige Blutungen, Krämpfe während der Menstruation, Depressionen oder Wechseljahresbeschwerden – zeigen, dass der Körper nicht im Gleichgewicht ist. Häufig lassen sie sich schon durch Umstellungen der Lebensweise beheben. Stärkende Kräuter, die passende Ernährung, ausreichend Schlaf, Kontakt mit dem Selbst und fröhliches Austoben bilden das Grundrezept für unser Wohlergehen.

Mehr Vitalität durch gesunde Ernährung

Nicht jede Ernährungsform ist für jeden Menschen gleich gut geeignet. Achten Sie daher darauf, wie Ihr Körper auf verschiedene Lebensmittel reagiert. Wie geht es Ihnen unmittelbar nach dem Essen und ein paar Stunden später? Normalerweise teilt der Körper uns mit, was gut für uns ist und was nicht.

Die Ernährungsregeln für Frauen entsprechen weitgehend dem, was hier bereits an anderer Stelle erwähnt wurde:

- Die Nahrung sollte möglichst naturbelassen sein.
- Die Nahrung sollte den Jahreszeiten entsprechen. Essen Sie, was in Ihrer Gegend aktuell gedeiht. Darauf sollten die Mahlzeiten basieren.
- Essen Sie, was Ihnen guttut! Beachten Sie grundsätzlich, wie es Ihnen nach jeder Mahlzeit geht, sowohl körperlich als auch emotional, denn bei Frauen schwankt der Nährstoffbedarf im Laufe des Lebens wie auch im Laufe des Monats, insbesondere während unserer fortpflanzungsfähigen Jahre. Wenn Sie den Eindruck haben, dass Sie bei bestimmten Lebensmitteln müde, träge oder auch reizbar werden oder Verstopfung bekommen – essen Sie etwas anderes!

- Wann immer möglich, sollte es Bioprodukte geben. Das ist nicht nur gut für uns, sondern auch für die Umwelt.
- Essen Sie warme Nahrung, die den Körper entsäuert. Viele Frauenbeschwerden gehen auf Übersäuerung infolge von zu vielen Süßigkeiten und Kohlenhydraten zurück. Essen Sie bevorzugt dunkelgrünes Blattgemüse, gedünstetes Getreide, hochwertige Proteine (Fisch, Tofu, Tempeh, Biogeflügel) und saure Früchte wie Zitronen, Grapefruits und Sauerkirschen.

SIEBEN ERGÄNZUNGSMITTEL FÜR FRAUEN

Ergänzungsmittel	Einsatzgebiet
Chinesische Engelwurz	Für Frauen ein Wundermittel. Nehmen Sie 3-mal täglich 2 Kapseln oder essen Sie ebenso oft ein kleines Stückchen Wurzel, etwa so groß wie der rosa Anteil des Fingernagels an Ihrem kleinen Finger. Während der Menstruation oder bei einer Schwangerschaft darf Chinesische Engelwurz nicht eingesetzt werden.
Spirulina	Ein vollständiges Protein und eine gute Energiequelle, die der Körper rasch aufnimmt. Täglich 1 bis 2 Teelöffel in Pulverform einnehmen.
Vitamin E	Ein wunderbarer Nährstoff für das Sexualsystem und sehr hilfreich gegen Hitzewallungen, Muskelkrämpfe und eine trockene Vagina. Außerdem wirkt Vitamin E stark antioxidierend. 200 bis 400 internationale Einheiten (IE) pro Tag einnehmen. (Wer Medikamente fürs Herz einnimmt, sollte ohne vorherige Rücksprache mit dem behandelnden Arzt maximal 50 IE nehmen.)
Floradix mit Eisen	Ein natürliches Tonikum mit Vitaminen und Mineralstoffen vom deutschen Hersteller Salus, von dessen hohem Eisengehalt viele Frauen profitieren. Erhältlich in Apotheken und Reformhäusern.
Antioxidantien	Sie haben eine merkliche Wirkung auf den Körper und unterstützen einen gesunden weiblichen Zyklus. Antioxidantien können wir über frisches Obst und Gemüse sowie Tee aus Kräutern wie Cayennepfeffer, Ginkgo, Knoblauch, Mariendistel, Waldheidelbeeren, Weißdorn und grünen und schwarzen Tee aufnehmen. In Reformhäusern und Drogerien gibt es sie auch in Form von Ergänzungsmitteln.
Omega-3-Fettsäuren	Reinigen die Arterien, unterstützen das Herz, stärken das Immunsystem und nähren das Gehirn. In der westlichen Ernährung nehmen wir meist zu wenig Omega-3-Fette auf.
Kalzium, Magnesium	Wichtig für ein gesundes Sexualsystem. Ergänzungsmittel sind verfügbar, sollten aber nicht an die Stelle einer gesunden Ernährung mit Algen, Samen (Sesamsamen!), Nüssen, Brennnessel, Kresse, Petersilie, Haferstroh, Ackerschachtelhalm und Krausem Ampfer treten.

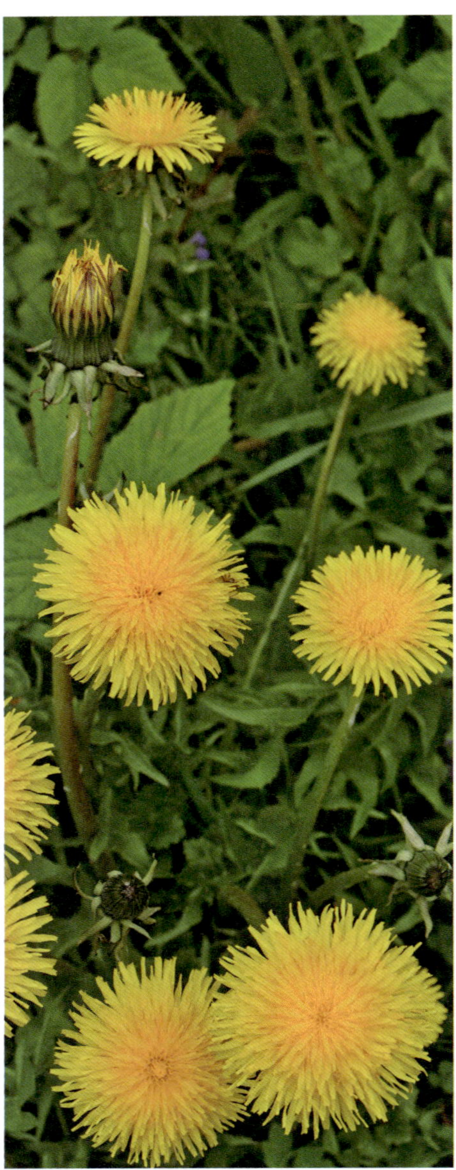

KRÄUTERSIRUP MIT EISEN

Dieses leckere Rezept strotzt nur so vor Vitaminen und Mineralstoffen, insbesondere Eisen, von dem Frauen oft zu wenig haben. Fruchtkonzentrate (zum Beispiel aus dem Reformhaus) werden aus frischen Früchten extrahiert und konzentriert. Sie sind eine gute Vitamin- und Mineralstoffquelle und schmecken hinreißend fruchtig.

3 Teile Löwenzahnblätter
3 Teile Löwenzahnwurzel
3 Teile Brennnessel
3 Teile Himbeerblätter
2 Teile Alfalfablätter
2 Teile Krauser Ampfer (Wurzel)
1 Teil Weißdornbeeren
Honig

1. Alle Kräuter mischen. Nach dem Grundrezept auf Seite 398 einen Sirup herstellen.
2. Den Sirup vom Herd nehmen. Auf je 500 ml Sirup Folgendes hinzugeben:

60 ml Branntwein
60 ml Fruchtkonzentrat (kein Saft!)
2 Esslöffel Rübensirup
2 Teelöffel Nährhefe
2 Teelöffel Spirulina, gemahlen

3. Gründlich unterrühren, dann in Flaschen abfüllen, versiegeln und beschriften. Im Kühlschrank ist der Sirup mehrere Monate haltbar. Nehmen Sie 4 bis 6 Esslöffel pro Tag.

Die Leber unterstützen

Bei Menstruationsstörungen, prämenstruellem Syndrom, Wechseljahresbeschwerden, Brustspannen und selbst bei Stimmungsschwankungen sollte sich das Augenmerk auf die Leber richten. Unserem größten und stoffwechseltechnisch vielseitigsten inneren Organ kommen mehr Funktionen zu als jedem anderen im Körper. Die Leber entgiftet und reinigt den Körper nicht nur von Toxinen aus der Umwelt, sondern auch von Stoffwechselprodukten. Außerdem spielt sie eine wichtige Rolle bei der Verdauung. Jede aufgenommene Substanz wird erst nach der Verarbeitung durch die Leber im Körper verteilt. Hier werden viele Bausteine für die Hormonproduktion erzeugt, was zur Hormonregulierung beiträgt. Auf diese Weise ist unsere Gesundheit, auch die des Sexualsystems, stets unmittelbar mit dem Zustand der Leber verknüpft.

Wenn Kräuter für das Sexualsystem auch die Leber ansprechen, verläuft die Genesung oft rascher und umfassender. Zum Glück – oder dank der Vorsehung der Natur – tun viele Kräuter, die für das Sexualsystem empfohlen werden, auch der Leber gut. Und natürlich ist es recht einfach, den entsprechenden Rezepten Kräuter für die Entlastung der Leber beizumischen, zum Beispiel Klette, Löwenzahn, Wildyams, Krauser Ampfer, Mariendistelsamen und Knoblauch.

Nachfolgend finden Sie zwei ausgezeichnete leberstärkende Tees, die zugleich das Sexualsystem fördern. Ich empfehle eine rotierende Einnahme.

TONISIERENDER LEBERTEE, NR. 1

Dieser Tee stärkt Sexualsystem und Leber gleichermaßen. Wenn Ihnen der Geschmack zu bitter erscheint, können Sie ihn mit Ingwer, Sassafras, Zimt oder Zitronenschale abmildern.

2 Teile Löwenzahnwurzel
1 Teil Keuschlammbeeren
1 Teil Wildyams (Wurzel)
1 Teil Krauser Ampfer (Wurzel)
½ Teil Gewöhnliche Mahonie (Wurzel)

Aus 4 Esslöffeln der Kräutermischung auf 1 Liter Wasser gemäß Anweisungen auf Seite 396 einen Sud kochen und 20 Minuten sieden lassen. Abseihen und 3 bis 4 Tassen pro Tag trinken.

TONISIERENDER LEBERTEE, NR. 2

Dieses Rezept ist etwas milder und schmeckt angenehmer als das vorhergehende.

3 Teile Brennnesselblätter
2 Teile Löwenzahnblätter
2 Teile Zitronenmelisse
2 Teile Rotkleeblüten
1 Teil Alfalfablätter

Aus 4 Esslöffeln der Kräutermischung auf 1 Liter Wasser gemäß den Anweisungen auf Seite 396 einen Sud kochen und 20 Minuten sieden lassen. Abseihen und 3 bis 4 Tassen pro Tag trinken.

Ruhe und Entspannung

Gründlich abzuschalten dürfte einer der wichtigsten Bausteine eines Gesundheitsprogramms für Frauen sein. Viele Frauen sind einfach nur ausgelaugt, weil sie beruflich stark gefordert sind oder sich bemühen, Arbeit, Familie und eigene Bedürfnisse unter einen Hut zu bekommen. Bei häufigen Gesundheitsproblemen ist man meist auch chronisch müde – aber die Müdigkeit ist kein Symptom, sondern eher die Ursache der Probleme.

Vielfach reicht es aus, wenn man einen Gang zurückschaltet und sich wieder Zeit nimmt, das Leben zu genießen. Das ist nicht unbedingt leicht, denn Ruhe und Entspannung kann man schließlich nicht flaschenweise kaufen und 2-mal täglich schlucken.

Doch man kann sich tatsächlich gesund schlafen. Bei Schlafproblemen beachten Sie bitte die Hinweise zu deren Überwindung ab Seite 65. Tagsüber empfiehlt sich eine regelmäßige kurze Auszeit am Nachmittag. Legen Sie sich aufs Ohr oder setzen Sie sich gemütlich in den Sessel, damit der Kopf abschalten kann. Außerdem sollten Sie sich Zeit nehmen für Massagen, ausgiebige Kräuterbäder, ruhiges Nachdenken und lange Spaziergänge. Sich Zeit für die persönliche Regeneration zu nehmen, entspricht bei vielen Frauen bereits einem rebellischen Akt. Wir tragen so viel Verantwortung, dass es uns selbstsüchtig (oder kostspielig) erscheint, aus dem täglichen Hamsterrad auszusteigen. Aber schon ein paar Minuten bewusste Entspannung am Tag schenken inneren Frieden – und damit neue Vitalität und Tatkraft.

Täglich Kräuter fürs Wohlbefinden

Nachfolgend finden Sie meine Lieblingsheilkräuter für Frauen. Von diesen Kräutern profitieren zwar meist auch Männer, Kinder und ältere Menschen, aber am häufigsten tauchen sie in Rezepten für Frauen auf.

Kräuter für Frauen fallen für gewöhnlich in eine von vier Kategorien: Stärkung der Gebärmutter, Förderung der Menstruation, Förderung des hormonellen Gleichgewichts, Förderung der Gebärmutterkontraktion. Aufgrund ihrer vielen chemischen Bestandteile können Kräuter natürlich stets auf mehrfache Weise wirken. Das Herunterbrechen auf die Hauptwirkung – wie in der Übersicht auf den Seiten 204 und 205 – gestattet jedoch ein besseres Verständnis, warum und wie Kräuter im Einzelfall kombiniert werden.

Uterustonikum

Diese Kräuter stärken das weibliche Sexualsystem insgesamt. Sie enthalten sehr viele Vitamine und Mineralstoffe, mit denen sie die Sexualorgane nähren und für mehr Vitalität und Ausgewogenheit sorgen. Normalerweise wird eine langfristige Einnahme empfohlen, wobei unerwünschte Nebenwirkungen kaum einmal zu befürchten sind.

Zu den Uterustonika zählen Brennnesselblätter, Dong-Quai-Wurzel, Grüner Hafer, Himbeerblätter, Ingwerwurzel, Keuschlammbeeren (Mönchspfeffer) sowie Blatt und Wurzel des Löwenzahns.

Anregung der Menstruation

Diese Kräuter unterstützen eine normale Menstruation. Sie lindern Menstruationskrämpfe und bringen eine unterdrückte oder verzögerte Menstruation in Gang. Viele dieser Mittel sind zugleich Uterustonika, bei anderen beruht die Wirkung darauf, dass sie die Uterusmuskulatur reizen oder anregen. Achten Sie also darauf, welche sonstigen Wirkungen die gewählten Kräuter haben.

Zur Anregung der Menstruation eignen sich Beifußblätter, Blauer Hahnenfuß (Frauenwurzel), Dong-Quai-Wurzel, Herzgespannkraut, Ingwerwurzel, Poleiminze und Schafgarbe (Blatt und Blüten).

Hormonregulierung

Kräuter zur Hormonregulierung normalisieren die Funktionen der Hormondrüsen und unterstützen auf diesem Weg eine angemessene Funktion des Sexualsystems. Sie sorgen für ein ausgewogenes Verhältnis zwischen Östrogen und Progesteron und helfen damit bei Menstruations- und Wechseljahresbeschwerden aller Art. Dank ihres reichen Gehalts an Phytohormonen beliefern sie den Körper mit den benötigten Hormonvorstufen. Viele davon haben eine starke Wirkung auf die Leber, was ihre Wirkung auf das Hormonsystem erklärt.

Zu dieser Gruppe gehören Keuschlammbeeren, Mariendistel (Samen), Süßholzwurzel, Traubensilberkerze (Wurzel) und Wildyams (Wurzel).

Uteruskontraktion

Diese Kräuter fördern das Zusammenziehen der Gebärmutter. Sie können eine starke Wirkung entfalten, deshalb sollte man sie gut kennen. Manche bringen eine stockende Menstruation in Gang; andere unterstützen die Wehentätigkeit. Einige dieser Kräuter enthalten Oxytocin, das die Prostaglandinproduktion anregt. Ein hoher Prostaglandinspiegel fördert Uteruskontraktionen. Andere erzeugen Kontraktionen, indem sie die Gebärmutterschleimhaut reizen, und manche sind schlichtweg giftig. Im Einzelfall können sie trotzdem eine große Hilfe sein. Diese Kräuter muss man sehr genau kennen und unter kundiger Anleitung studieren, bevor man sie eigenständig verwendet.

Kräuter zur Förderung der Uteruskontraktion sind die Baumwollwurzelrinde, die Wurzel des Blauen Hahnenfußes, Petersilienwurzel, Blatt und Blüte der Poleiminze und die Blätter von Rainfarn und Weinraute.

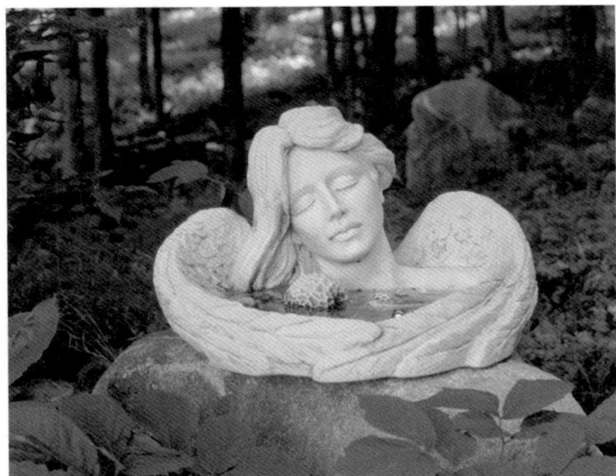

FRAUENKRÄUTER

Pflanze	Wirkung
Amerikanischer Schneeball *(Viburnum prunifolium)*	Wird seit Langem zur „Beruhigung“ der Gebärmutter verwendet, besonders bei drohender Fehlgeburt, Uteruskrämpfen und Dysmenorrhö.
Beifuß *(Artemisia vulgaris)*	Ein bitteres Tonikum für Leber und Verdauung. Beifuß regt auch die Gebärmutter an und bringt eine stockende Menstruation in Gang. Gut zur Zyklusregulierung für junge Frauen kurz nach der Menarche.
Blauer Hahnenfuß *(Caulophyllum thalictroides)*	Stark entspannende Wirkung auf die Muskulatur, regt die Blutung an. Gegen Ende der Schwangerschaft (in den letzten Wochen) trägt er zur Vorbereitung der Mutter auf die Geburt bei. Sehr wertvoll zur Förderung einer leichten Geburt. Nicht verwenden in frühen Stadien der Schwangerschaft und ohne Anleitung einer qualifizierten Kräuterheilkundigen. Bitte nur Pflanzen aus Bio-Anbau verwenden.
Brennnessel *(Urtica dioica)*	Eines der besten tonisierenden Allheilmittel für Frauen. Enthält viel Eisen, Kalzium und Vitamin A. Einsatz in der Schwangerschaft und Stillzeit zur Verbesserung der Milchproduktion, aber auch gegen Wassereinlagerungen.
Chinesische Engelwurz *(Angelica sinensis)*	Eines der besten Kräuter für Frauen. Verbessert die Durchblutung der Beckengegend. Bei längerer Anwendung Stärkung der Gebärmutter. Eine gute Hilfe für junge Mädchen beim Übergang in die Jahre der Menstruation und für ältere Frauen, die in die Menopause gleiten. Nicht während der Schwangerschaft oder während der Menstruation anwenden.
Echte Rebhuhnbeere *(Mitchella repens)*	Ein ausgezeichnetes Uterustonikum, gern empfohlen bei Hormonstörungen. Bei den Indianern für Schwangerschaft und Geburt eingesetzt. Bitte nur Pflanzen aus Bio-Anbau verwenden.
Frauenmantel *(Alchemilla vulgaris)*	Zur Regulierung unregelmäßiger Zyklen, gegen Krämpfe und zur Linderung starker menstrueller Blutungen. Fördert auch die Fruchtbarkeit.
Gewöhnlicher Schneeball *(Viburnum opulus)*	Ausgezeichnete Wirkung auf die Uterusnerven und sehr hilfreich zur Entspannung der Gebärmutter. Wird bei Menstruationskrämpfen und drohender Fehlgeburt eingesetzt, um die Uterusspannung herabzusetzen. Die entspannende Wirkung richtet sich gezielt auf das Sexualsystem.

Pflanze	**Wirkung**
Herzgespannkraut *(Leonurus cardiaca)*	Bei verzögerter Menstruation, zur Krampflinderung und bei gestressten Nerven. Besonders für Frauen in der Menopause.
Ingwer *(Zingiber officinalis)*	Lenkt das Blut in die Beckengegend und lindert dort Stauungen und Blockaden. Eines der besten Kräuter gegen Menstruationskrämpfe.
Himbeerblätter *(Rubus idaeus)*	Eines der bekanntesten, meistverwendeten tonisierenden Heilmittel für Frauen, besonders während der Schwangerschaft. Enthalten das Alkaloid Fragarin, das Uterus und Beckengegend strafft und nährt. Reich an Vitaminen und Mineralstoffen wie Eisen, Kalium, Kalzium, Phosphor und den Vitaminen B, C und E.
Keuschlamm *(Vitex agnus castus)*	Die Beeren regen die Schilddrüsentätigkeit an, über die der weibliche Zyklus reguliert wird. Zur Normalisierung der Menstruation und Förderung der Fruchtbarkeit. Reich an ätherischen Ölen, Alkaloiden und Flavonoiden.
Poleiminze *(Mentha pulegium)*	Hat einen sehr schlechten Ruf und ist vielerorts verboten. Gefährlich sind jedoch nicht die Blätter, sondern das Öl der Poleiminze. Die Blätter zählen zu den besten Kräutern überhaupt zur Förderung der Menstruation und gegen Stauungen. Auch hilfreich bei Erkältung, Husten und Muskelschmerzen.
Schafgarbe *(Achillea millefolium)*	Zur Reduzierung übermäßiger Menstruationsblutungen, zur Linderung von Menstruationskrämpfen und bei verzögerter oder ausbleibender Menstruation.
Süßholzwurzel *(Glycyrrhiza glabra)*	Normalisierung der Hormonproduktion. Unterstützt die Behandlung erschöpfter Nebennieren und hormoneller Schwankungen. Wird gern als Mittel gegen Unfruchtbarkeit empfohlen.
Traubensilberkerze *(Cimicifuga racemosa)*	Deutliche Entspannung für Nerven und Muskeln. Ausgezeichnetes Uterustonikum. Stimuliert den weiblichen Östrogenzyklus und hilft besonders Frauen in der Menopause. Bitte nur Pflanzen aus Bio-Anbau verwenden.
Wildyams-Wurzel *(Dioscorea villosa)*	Enthält steroidale Saponine, aus denen Diosgenin gewonnen wird, ein wichtiger Bestandteil der Pille. Wildyams ist jedoch kein natürliches Verhütungsmittel, sondern reguliert die Hormonwirkung. Sehr gutes Lebertonikum, das die Leberfunktion aktiviert und stimuliert.

Tonisierende Kräuter und schmackhafte Tees
Zur Ernährung und Belebung des weiblichen Körpers gibt es sehr viele schmackhafte Tees. Neben vielen anderen Rezepten aus diesem Buch greife ich sehr gern zu den zwei folgenden Sorten:

KRAFTTEE FÜR FRAUEN

Eine erfrischend leichte nahrhafte Kraftquelle für Frauen.

2 Teile Zitronenmelisse
2 Teile Brennnessel
2 Teile Pfefferminze oder Grüne Minze
2 Teile Himbeerblätter
1 Teil Grüner Hafer
Stevia

Alle Zutaten mischen und mit Stevia süßen. Nach dem Grundrezept auf Seite 396 einen Kräuteraufguss herstellen. 3 bis 4 Tassen pro Tag trinken.

Rosen und blaue Malvenblüten verleihen dem Tee eine ansprechende Farbe und passen

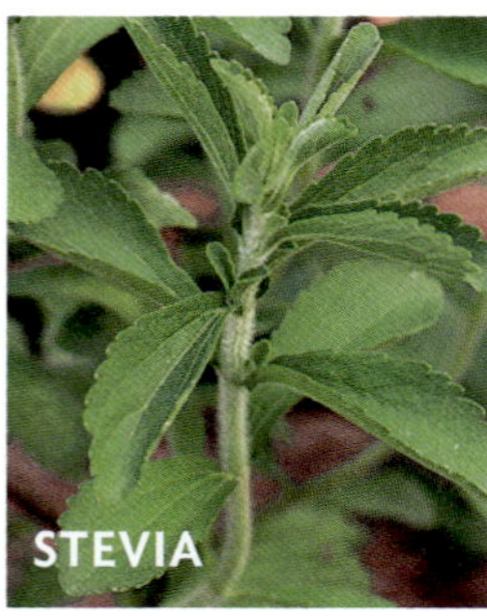
STEVIA

auch geschmacklich sehr gut. Die blaue Malve ergibt eine zauberhafte hellblaue Färbung. Nach einigen Minuten schlägt sie in ein intensives Dunkelgrün um, vorher jedoch ist sie richtig hübsch.

FREIHEITSTEE FÜR FRAUEN

Die Kräuter in diesem Rezept stimulieren die Leber und normalisieren die Hormonfunktion.

2 Teile Keuschlammbeeren
2 Teile Löwenzahnwurzel
2 Teile Sassafrasrinde
1 Teil Klettenwurzel
1 Teil Ingwer
1 Teil Süßholzwurzel
½ Teil Zimt
¼ Teil Orangenschalen

Alle Zutaten mischen. Nach dem Grundrezept auf Seite 397 einen Sud herstellen. 3 bis 4 Tassen pro Tag trinken.

Die weibliche Brust

Eine gesunde Brust ist für Frauen von großer Bedeutung, und dies zu Recht, denn allein in Deutschland werden rund 70.000 Neuerkrankungen pro Jahr diagnostiziert. Langfristig stirbt knapp jede vierte Brustkrebspatientin an dieser Erkrankung. Das sind erschütternde Zahlen.

Angesichts der Häufigkeit von Brustkrebs macht uns ein Knoten in der Brust erst einmal Angst. Allerdings entwickeln über 70 Prozent aller Frauen gutartige Bindegewebsknötchen oder Zysten in der Brust. Das Brustgewebe besteht aus fett- und milchproduzierenden Drüsen, die auf die Hormone

Östrogen, Progesteron und Prolaktin reagieren. Der Hormonspiegel schwankt im Laufe des Monats. Die hormonellen Veränderungen vor der Menstruation lassen die Milchdrüsen häufig anschwellen und Flüssigkeit speichern. Dann bilden sich kleine Zysten, insbesondere auch in den Lymphknoten unter den Achseln. Solche Bindegewebszysten fühlen sich wie kleine flüssigkeitsgefüllte Säckchen an. Wenn man darauf drückt, ist das Gefühl wie beim Augapfel unter dem geschlossenen Lid. Das geschwollene Gewebe kann schmerzhaft sein. Mit Einsetzen der Menstruation ändert sich die Hormonlage erneut, und die Zysten verschwinden oder schrumpfen.

Bindegewebszysten in der Brust sind bei Frauen so natürlich wie Menstruation und Menopause. Dennoch können sie beunruhigen und schmerzen, erschweren unter Umständen das Auffinden bösartiger Veränderungen und können auf ein unausgewogenes Hormonsystem hindeuten.

Eine wöchentliche Selbstuntersuchung der Brust ist unverzichtbar. Anleitungen erhalten Sie insbesondere bei der jährlichen Vorsorgeuntersuchung beim Gynäkologen. Bei regelmäßigem Abtasten kennt eine Frau bald die Größe und Form ihrer Brüste und weiß, welche Verhärtungen bei ihr persönlich normal sind. Wenn ein zuvor unbekannter Knoten auftaucht, der sich hart oder fest anfühlt oder dessen Größe nicht im Laufe des Zyklus schwankt, sollten Sie zügig beim Gynäkologen vorsprechen.

Muttermilch

Es ist eine traurige Tatsache: Die Muttermilch als einzigartiges menschliches Nahrungsmittel gilt heute als hochgradig schadstoffbelastet. Brustmilch steht in der Nahrungskette eine Stufe über den Lebensmitteln, die Erwachsene zu sich nehmen. Deshalb gehen alle Giftstoffe, die in unseren Körpern sind –natürliche Nebenprodukte des Stoffwechsels, die durch Umweltverschmutzung, Pestizide, Herbizide, Fungizide, synthetische Hormone und andere Wunderwaffen der Moderne enorm angereichert werden – hoch konzentriert in die Brustmilch über. Muttermilch kann daher bis zu 20-mal mehr Dioxin enthalten als Kuhmilch. Dennoch ist sie nach wie vor perfekt auf die Bedürfnisse von Babys zugeschnitten und kann einen Säugling deutlich besser schützen und nähren als kommerzielle Säuglingsnahrung oder Milch von anderen Tieren.

Diese Situation sollte uns wirklich auf die Palme bringen – das ist eine gesunde Reaktion, die zum Handeln drängt! Wir müssen uns gegen die Institutionen zur Wehr setzen, die eine Vergiftung der Umwelt zulassen, die unseren Kindern und anderen Lebensformen schadet.

Die Lymphknoten

Das Lymphsystem ist ein zentraler Bestandteil des Immunsystems. Es enthält Lymphozyten – weiße Blutkörperchen, die unerwünschte Bakterien angreifen und aus dem Körper schleusen. Auch an der Aufrechterhaltung des Säure-Basen-Gleichgewichts im Körper ist das Lymphsystem beteiligt. Bei einer Stauung in den Lymphknoten ist der Lymphabfluss behindert. Der Bereich um diese Drüsen herum wird übermäßig sauer, was einen Dominoeffekt in Gang setzt.

In den Brüsten liegt viel Lymphgewebe mit den entsprechenden Drüsen vor. Für die Gesundheit des Körpers wie auch der Brüste ist ein freier Lymphfluss wichtig.

MAMMATEE

Ein mineralstoffreicher Tee für das Blut und den gesunden Lymphfluss.

2 Teile Calendula
2 Teile Rotkleeblüten
1 Teil Kletten-Labkraut
1 Teil Frauenmantel
Grüne Minze oder Pfefferminze (auf Wunsch, für den Geschmack)

Aus 30 ml der Kräutermischung auf 1 Liter Wasser gemäß den Anweisungen auf Seite 396 einen Kräuteraufguss zubereiten und über Nacht ziehen lassen. 3 bis 4 Tassen pro Tag trinken.

LYMPHTEE

Die Kräuter in diesem Rezept haben eine positive Wirkung auf das lymphatische System. Bei regelmäßigem Genuss kann dieser Tee die Lymphdrainage fördern.

2 Teile Calendula
2 Teile Kletten-Labkraut
1 Teil Königskerze
1 Teil Grüne Minze (oder andere Geschmacksträger nach Wahl)

Nach dem Grundrezept auf Seite 396 einen Kräuteraufguss herstellen. Trinken Sie mehrere Wochen 2 bis 3 Tassen Tee pro Tag.

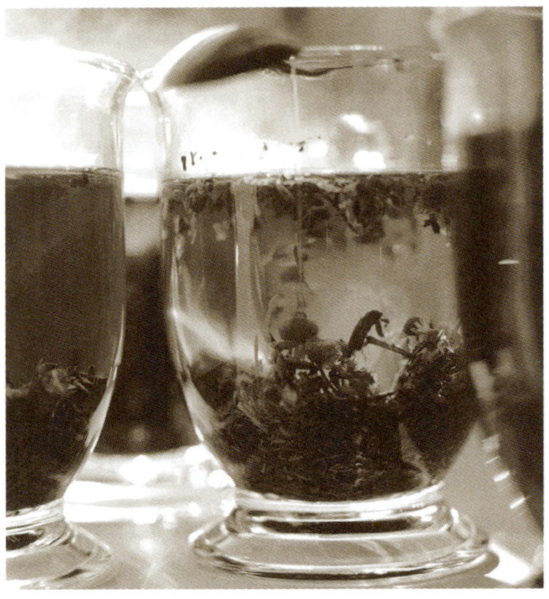

Brustmassage

Eine Brustmassage hat eine gute therapeutische Wirkung, ist angenehm sinnlich und hervorragende Prävention. Sie hält die Brüste geschmeidig und widerstandsfähig, fördert den Lymphtransport, wirkt Stauungen entgegen, entspannt den ganzen Körper und fühlt sich einfach gut an. Außerdem ermuntert die Massage eine Frau, ihre Brust genau kennenzulernen, und das wiederum unterstützt die Früherkennung von Krebs. Eine Brustmassage nimmt nur 5 bis 10 Minuten in Anspruch und eignet sich für Frauen aller Altersgruppen an mindestens 5 Tagen pro Woche. Ich empfehle, dabei etwas Schönes anzusehen – die freie Natur, ein Gemälde oder sich selbst im Spiegel. Dabei befolgen wir die folgenden Schritte:

Schritt 1: Etwas Massageöl auf beide Brüste geben. Grundsätzlich können Sie jedes Massageöl verwenden. Zur Verbesserung der Lymphdrainage sollten Sie eines der folgenden Öle nehmen.

Schritt 2: Beide Hände um die Brüste legen und kreisförmig voneinander weg bewegen. Umschließen Sie je eine Brust mit der ganzen Hand, so dass Sie die Bewegung der gesamten Masse spüren. Diese Bewegung kann sehr schnell oder langsam und rhythmisch erfolgen, so wie es Ihnen am angenehmsten ist. Arbeiten Sie sanft und folgen Sie Ihrer Intuition, denn die Brustdrüsen sind empfindsam. 25-mal wiederholen.

Schritt 3: Die Brüste weiterhin mit den Händen umschließen und weitere 25-mal nach innen kreisen lassen.

Schritt 4: Schritt 2 wiederholen und erneut 25-mal auswärts massieren.

MAMMAÖL

Ein Kräuteröl für eine anregende Massage. Beinwell ist sehr hautfreundlich und hat auf das Gewebe eine heilende und stärkende Wirkung. Calendulablüten sind besonders gut für das Lymphsystem und eine echte Unterstützung bei der Behandlung von Bindegewebszysten. Lavendel fördert die Durchblutung und aktiviert das Immunsystem. Essenzielles Pinienöl verbessert ebenfalls die Durchblutung der Brüste und enthält Bestandteile, die nachweislich Krebszellen zerstören. Rosmarin wärmt, entstaut und stimuliert das Lymphgewebe.

15 ml getrocknete oder frische Calendulablüten
15 ml getrocknete oder frische Beinwellblätter
500 ml Mandelöl
12 Tropfen essenzielles Lavendelöl
6 Tropfen essenzielles Pinienöl
6 Tropfen essenzielles Rosmarinöl

Die Calendulablüten und die Beinwellblätter nach dem Grundrezept auf Seite 399 in Mandelöl einlegen. Dem Kräuteröl die essenziellen Öle hinzufügen.

Bei Brustzysten oder geschwollenen, schmerzempfindlichen Brüsten dem Massageöl noch 30 ml Öl, in dem Phytolacca eingeweicht wurde, oder 12 Tropfen Phytolacca-Tinktur hinzufügen. Achtung, Phytolacca kann Hautreizungen hervorrufen; die angegebene Dosis nicht überschreiten! Die Beeren oder die reifen Halme und Blätter sind giftig und dürfen nicht verzehrt werden.

PHYTOLACCA-ÖL NACH YANCE

Donald Yance, ein ehemaliger Franziskanermönch und Autor des Buches ***Herbal Medicine, Healing and Cancer,*** ist unter Kräuterheilern sehr geschätzt, weil er sich intensiv um Menschen mit Krebs und anderen schweren Erkrankungen bemüht. Dieses Rezept hat er für alle entwickelt, die mit Bindegewebszysten in den Brüsten und Tumoren kämpfen. Es unterstützt die Prävention und kann bei Bindegewebszysten in der Brust als Massageöl eingesetzt werden. Sie können ruhig einen Tropfen Lavendelöl in das Öl geben.

- 30 ml Öl, in das Phytolacca americana eingelegt wurde
- 2 Teelöffel Öl, in das Arnica montana eingelegt wurde
- 2 Teelöffel Misteltinktur (Viscum album)
- 1 Teelöffel Öl, in das Johanniskraut eingelegt wurde
- 1 Teelöffel Vitamin-E-Öl

Alle Zutaten mischen. Abfüllen, verschließen und kühl und dunkel aufbewahren. Mit dem Öl die Brüste massieren.

Warnhinweis: Frische Kermesbeere (Phytolacca) ist besonders wirksam bei Brustzysten, reizt jedoch die Haut und kann Ausschlag hervorrufen. Die angegebenen Mengen bitte nicht überschreiten. Die Beeren oder die reifen Halme und Blätter sind giftig und dürfen nicht verzehrt werden.

Rizinusöl

Die Samen des tropischen Wunderbaums *(Ricinus communis)* sind giftig, doch ihr Öl, das es in Apotheken und Drogerien gibt, ist sehr nützlich. Traditionell ist Rizinusöl ein Mittel gegen Verstopfung, das äußerlich seit Langem zur Linderung von Lymphstaus und zum Auflösen von Zysten und Tumoren verwendet wird. Es ist ein ziemlich schmieriges Öl und die Arbeit damit kein leichtes Unterfangen, doch ich halte es aus persönlicher Erfahrung bei Brustzysten für sehr wirkungsvoll.

So macht man eine Rizinusölpackung:

Schritt 1: 250 ml Rizinusöl auf sehr kleiner Stufe erwärmen. Vom Herd nehmen. Die Wirkung (und der Duft) wird noch besser, wenn man jetzt einige Tropfen Lavendelöl oder Pinienöl hinzufügt.

Schritt 2: Ein weiches Flanelltuch gründlich mit dem warmen Öl vollsaugen lassen. Das Tuch direkt über dem Knoten auf die Haut legen. Wenn das Öl zu heiß ist oder Sie keinen direkten Hautkontakt wünschen, auf ein trockenes Flanelltuch legen.

Schritt 3: Die Kompresse mit einem oder zwei weiteren Tüchern bedecken, je nach Dicke, und eine Wärmflasche oder ein Wärmekissen auf die

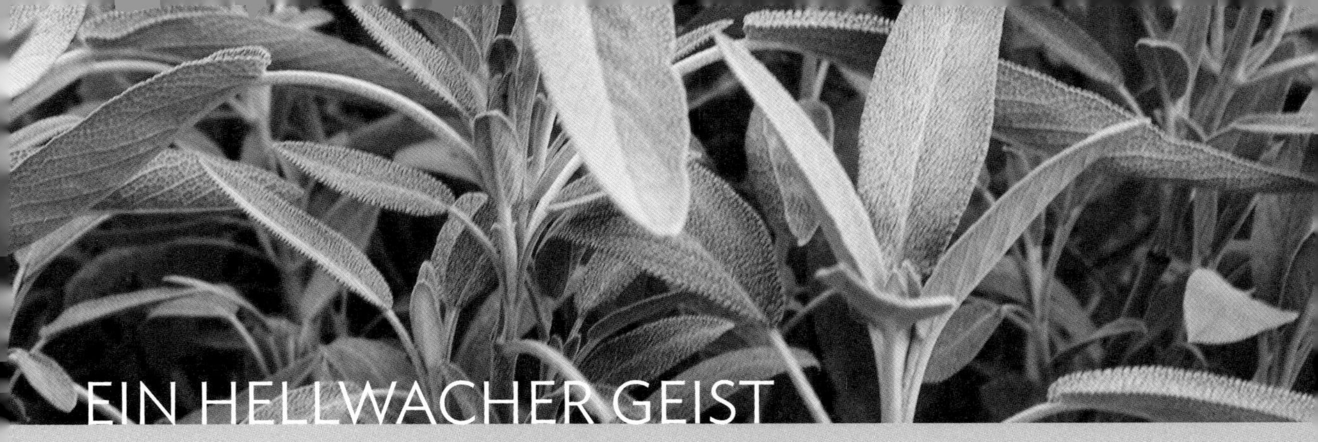

EIN HELLWACHER GEIST

Adele Dawson begegnete ich schon bald nach meinem Umzug nach Vermont. Ich hatte gerade mit Mühe meinen ersten Winter überlebt und fragte mich ernsthaft, warum eine Kräuterfrau freiwillig an einen Ort zieht, an dem sieben Monate im Jahr Winter herrscht. Wenn damals nicht Adele gekommen wäre und mir Pflanzen aus ihrem Garten mitgebracht hätte, wäre ich wohl in meine kalifornische Heimat zurückgekehrt. Als ich sah, wie diese zierliche, koboldhafte Frau durch die Gärten spazierte, mit den Pflanzen sprach und ihren Antworten lauschte, und als ich das Funkeln in ihren Augen wahrnahm, wusste ich, dass eine wahrhaft weise Kräuterfrau vor mir stand. Ihr Geist spann mich regelrecht ein und erstickte jeden Zweifel, was ich in Vermont zu suchen hatte.

Zum Glück wohnte Adele ganz in der Nähe, gleich hinter dem nächsten Berg. Ihr altes Farmhaus war von einem wuchernden Garten umgeben, der hangaufwärts in die Wildnis überging. Mit seiner Fülle an Kräutern, wilden Blumen und nützlichen Wildkräutern spiegelte der Garten den Freigeist seiner Besitzerin.

Was Adele vollbracht hatte, beeindruckte mich immer wieder. Ich kannte sie als Kräuterfrau, als außergewöhnliche Gärtnerin und als Heilerin. Andere hingegen kannten die Künstlerin, Autorin, politische Aktivistin und Weltreisende. Ehrlich gesagt, gibt es kaum etwas Gutes auf der Welt, womit sich Adele nicht auseinandergesetzt hätte, und alle Kreise, in denen sie auftauchte, profitierten von ihren Geschichten, ihrem Lachen, ihren politischen Beobachtungen und dem vielfältigen Wissen, das sie in ihrem langen, erfüllten Leben sammelte.

Oft wurde sie gefragt: „Adele, was ist dein Geheimnis für ein langes Leben?" Vielleicht erhofften sich die Leute einen Hinweis auf ein Geheimrezept oder zur Ernährung. Sie wussten ja nicht, dass Adele stets Mäßigung propagierte. Sie aß und trank, was sie mochte, aber „immer in Maßen". Außerdem hatte sie eine Vorliebe für ihre Tinkturen, die nach ihrem Rezept eher wie süßer Likör schmeckten als wie Medizin. Ihr Lieblingslikör war *Sweet Annie's Liqueur.* Wenn ich mit meinen Seminarteilnehmern zu Besuch kam, gab es schon zur Begrüßung ein kleines Gläschen Likör für uns und ein großes für sie. Ihr zweites Geheimnis, das sie häufig wiederholte, war ganz einfach: „Man muss bei der Wahl seiner Eltern gut aufpassen."

Adele war in Neuengland als Rednerin sehr gefragt. Ich avancierte bald zum Chauffeur für sie und fuhr sie zu allen Konferenzen und Veranstaltungen, zu denen sie geladen war. Einmal hatten bei einer Konferenz alle Redner eindrucksvolle Abkürzungen ihrer diversen Titel vorzuweisen. Also trug sich Adele in die Liste als „Adele Dawson, NBEIE" ein, „Natural born expert in everything" – von Natur aus Expertin für alles. Allerdings war ich die Einzige, die danach gefragt hatte.

Wenn Adele sprach, strömten die Leute in Massen. Sie hatte einen großartigen Humor und lachte viel. Allen älteren Damen legte sie ans Herz: „So lange man uns für übergeschnappt hält, sind wir sicher." Sie starb vor einigen Jahren im reifen Alter von 94. Vermutlich war sie über das sanfte Anklopfen des Todes ebenso überrascht wie alle anderen, denn sie starb inmitten ihrer Freundinnen am eigenen Frühstückstisch. Nur wenige Tage zuvor hatte ich mit ihr Mittag gegessen, und sie hatte wie immer vor Leben gesprüht.

Adele war ein wunderbarer, hochintelligenter Mensch und lebt in den Herzen derer weiter, die sie kannten.

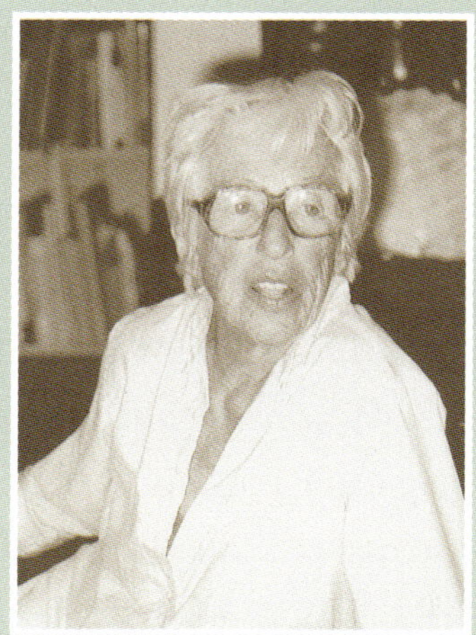

Packung legen. Jetzt lehnen Sie sich zurück und genießen mindestens 35 Minuten lang die Wärme und Heilkraft dieser einfachen Kräuteranwendung. Das ist ein guter Zeitpunkt für positive Visualisierungen. Machen Sie es sich gemütlich, schließen Sie die Augen und stellen Sie sich vor, wie die Zyste sich auflöst und immer kleiner wird, bis sie ganz verschwunden ist.

Gebärmutter und Sexualorgane

Wussten Sie, dass die Anzahl unserer Eizellen von Geburt an feststeht? Schon drei Monate nach der Befruchtung, wenn wir noch friedlich in der perfekten Umgebung des Mutterleibs schwimmen, werden tief im Inneren des Körpers in den Eierstöcken die Eizellen angelegt, wo sie geduldig ihre Reifung erwarten. Als Ihre Mutter noch in Ihrer Großmutter ruhte, waren Sie schon als Keim in ihr vorhanden, ein Ei inmitten ihrer Zellen, das dem Pochen des Herzens der Großmutter lauschte.

Wie die Ozeane die Erde umschließen, so umschließt der weibliche Körper die Gebärmutter. Die Gebärmutter liegt im Zentrum der Frau und ist weit mehr als ein Gefäß für unsere Kinder. Hier liegt der Ursprung der weiblichen Kraft. In der Gebärmutter und den Zyklen der Frau spiegeln sich die Rhythmen des Universums, die Gezeiten des Lebens und die Energien von Erde und Mond.

Gebärmuttermassage

Jahrhundertelang verabreichten die Heilerinnen in Zentral- und Südamerika Frauen eine Kombination aus Uterusmassage und Neustrukturierung. In Nordamerika hat besonders meine Freundin, Dr. Rosita Arvigo, diese Technik bekannt gemacht. Sie selbst lernte diese Massageform in Belize, wo sie seit über 30 Jahren lebt und lernt, und hält sie für eine ausgesprochen wirkungsvolle Therapie für viele frauenspezifische Gesundheitsprobleme. Bei naturheilkundlichen Konferenzen hält Dr. Arvigo Seminare zu diesem Thema und bietet seit Kurzem auch Ausbildungen für Beschäftigte aus Gesundheitswesen und Körperarbeit an.

Eine Uterusmassage kann die Gebärmuttermuskulatur anregen und entspannen und das Sexualsystem wieder ins Gleichgewicht bringen. Aufgrund von Geburten, Rückenverletzungen, traumatischen sexuellen Erfahrungen, zu schwerem Heben, Pressen beim Stuhlgang, dem chronischen Stress des modernen Lebens oder anderen Ursachen kann es zu einem Gebärmuttervorfall kommen. Eine falsche Position der Gebärmutter führt zu unzureichender Durchblutung, schlechtem Lymphabfluss und allgemeiner Stauung im Beckenbereich. Eine Uterusmassage trägt zur Repositionierung von Gebärmutter und Muskulatur bei. Schon nach wenigen Anwendungen erfahren viele Frauen eine vollständige Rückbildung von Symptomen wie unregelmäßiger Menstruation, schmerzhaften prämenstruellen Beschwerden, Rückenschmerzen und anderen Problemen. Dr. Arvigo sagt dazu: „Die Gebärmuttermas-

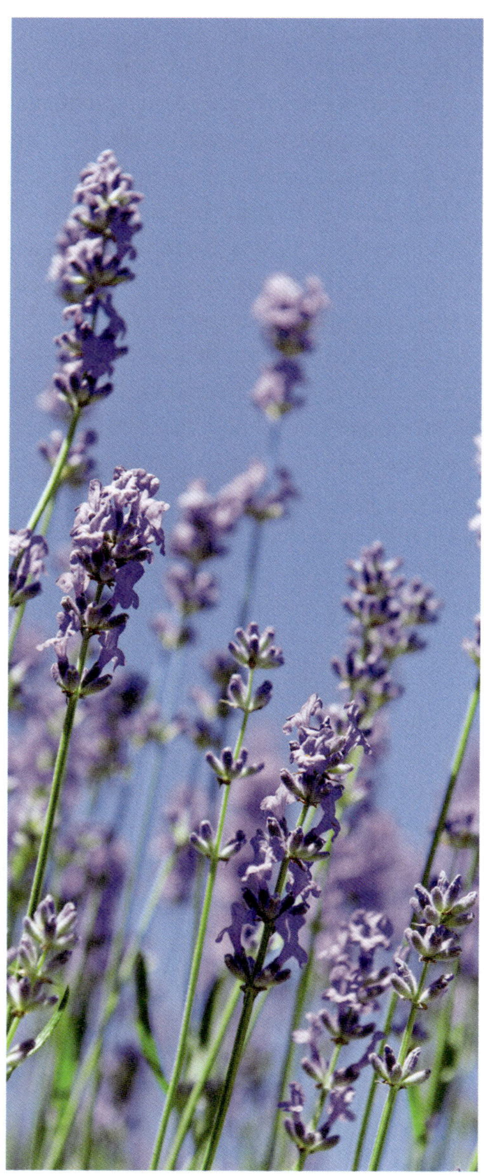

sagetechniken der Mayas beseitigen die eigentliche Ursache weiblicher Beschwerden, die Stauung in der Gebärmutter, und verhindern so, dass aus der Symptomatik eine chronische Erkrankung wird.“

Eine Uterusmassage kann zu Hause durchgeführt werden, entweder selbst oder vom Partner. Allerdings empfehle ich zuvor die Unterweisung durch eine entsprechend ausgebildete Fachkraft. Nähere Informationen, auch zu eventuellen Fachkräften in Ihrer Nähe, erhalten Sie bei Dr. Arvigos Organisation: The Arvigo Technique, c/o Coletta Abergale, 43 Beacon Street, Northampton, MA 01062, USA.

GEBÄRMUTTERTEE

Dieser einfache Tee strafft die Beckenregion und ist für die Gesundheit der Gebärmutter sehr zu empfehlen. Er kann parallel zu Gebärmuttermassagen eingesetzt werden.

2 Teile Brennnessel
2 Teile Quercus alba (Rinde)
1 Teil Frauenmantel
1 Teil Hafer
1 Teil Himbeerblätter
Grüne Minze oder Pfefferminze (auf Wunsch, für den Geschmack)

Nach dem Grundrezept auf Seite 396 einen Kräuteraufguss herstellen. 2 bis 3 Tassen pro Tag trinken.

BECKENMASSAGEÖL FÜR FRAUEN

Mit einer Massage des Unterbauchs kann dieses beruhigende, aromatische Öl den Beckenraum mit neuer Energie und Wärme versorgen.

250 ml Kokosöl
125 ml Kakaobutter
125 ml Sesamöl
1 Esslöffel Rizinusöl
Essenzielles Lavendelöl oder Vanilleöl

1. Die Öle anwärmen, bis sie sich gründlich vermischt haben, vom Herd nehmen und das essenzielle Öl zur Parfümierung hinzufügen.
2. Die Handflächen kräftig aneinander reiben, bis sie vor Hitze sprühen. Stellen Sie sich vor, Ihre Hände würden heilsame Energie verströmen. Wenn sie warm sind und vor innerem Feuer prickeln, beide Hände über die Beckenregion halten, ohne die Haut zu berühren. Das warme, heilende Feuer aus den Händen in die Gebärmutter fließen lassen. Stellen Sie sich heilende Lichtstrahlen vor, die Ihre Gebärmutter von allen Blockaden, Stauungen und schmerzlichen Erinnerungen reinigen.
3. Einen großzügigen Finger voll Öl nehmen und den Bereich langsam kreisförmig von rechts nach links in einwärts und auswärts drehenden Spiralen sanft massieren. Die Massage sollte 5 bis 10 Minuten dauern.

Wärmende Ingwerkompresse

Der Bereich rund um die Gebärmutter, jene weiche Kuhle über und zwischen den Beckenknochen, sollte stets warm, gut durchblutet und voller Leben sein, ist jedoch oft kalt oder feucht. Diese Stagnation kann durch einen Gebärmuttervorfall, schlechte Durchblutung, Stauungen infolge von Lebensmittelallergien oder Verletzungen und Missbrauch entstehen. In solchen Fällen spendet eine wärmende Ingwerkompresse neue innere Wärme.

Reiben Sie dafür frischen Ingwer und übergießen Sie ihn mit etwa 60 ml heißem Wasser, oder mischen Sie pulverisierten Ingwer mit ausreichend heißem Wasser zu einer Paste. Die heiße Ingwermischung auf ein weiches Baumwolltuch streichen und mehrmals einschlagen. Die Auflage direkt über die Gebärmutter legen, also in die Kuhle zwischen den Beckenknochen. Ein dickes Handtuch darüber decken und eine Wärmflasche oder ein Wärmekissen auflegen. Mit geschlossenen Augen in bequemer Rückenlage 20 bis 30 Minuten entspannen. Das ist der perfekte Zeitraum für eine Heilerdemaske oder ein entspannendes Augenbad.

Sitzbäder

Sitzbäder klingen abschreckend altmodisch, sind aber eine ausgezeichnete und sehr wirksame Methode zur Wiederherstellung eines gesunden Sexualsystems. Man kann sie monatlich zur Stärkung einsetzen, im Rahmen eines gezielten Gesundheitsprogramms auch häufiger. Der Wechsel aus kaltem und warmem Wasser fördert die Durchblutung des

Beckenbereichs und baut Stauungen und Energieblockaden ab. Sitzbäder sind bei unregelmäßiger Menstruation, Kongestion im Beckenbereich und Unfruchtbarkeit, aber auch zur allgemeinen Tonisierung der Beckenregion zu empfehlen.

Schritt 1: Zwei große Schüsseln in die Badewanne stellen. Die eine Schüssel mit sehr kaltem Wasser oder Eiswasser füllen. In die andere Schüssel kommt heißer Kräutertee (am besten Himbeer, Beinwell und Kamille).

Schritt 2: Gesäß und Becken in den heißen Tee tauchen. Achtung, die Temperatur soll so heiß wie möglich, aber nicht unangenehm heiß sein. Etwa 5 Minuten im heißen Wasser sitzen bleiben. Anschließend schnell in das kalte Wasser setzen. Etwa 3 bis 4 Minuten im kalten Wasser sitzen bleiben.

Schritt 3: Mindestens 4-mal abwechselnd heiß und kalt baden.

Kegelübungen

Kegelübungen zählen zu den wichtigsten Übungen zur Stärkung der Beckenorgane. Der M. pubococcygeus (PC) ist ein langer Muskel, der sich vom Steißbein zum Beckenknochen erstreckt und den gesamten Beckenbereich hält und stützt. Ohne regelmäßiges Training erschlafft die Beckenbodenmuskulatur (wie jeder andere Muskel) und atrophiert mit der Zeit. Bei mangelnder Beckenbodenspannung kann es zu Harninkontinenz, Gebärmuttervorfall, abnehmender Empfindsamkeit der Vagina und vaginaler Trockenheit kommen. Von regelmäßigen Beckenbodenübungen profitiert die gesamte Beckenregion (und auch unser Sexualleben). Die Übungen verbessern die Durchblutung der Scheidenschleimhaut, die dicker und feuchter wird. Auch die Stützmuskulatur wird stärker und die Scheide insgesamt gesünder.

Außerdem machen die Übungen durchaus Spaß. Der Beckenboden wird bei jeder Aktivität angeregt, in der man den Pubococcygeus anspannt und wieder lockert, also auch beim Sexualverkehr und beim Wasserlassen. Die Kegelübungen wurden schon 1940 von Dr. Arnold Kegel als nicht-chirurgische Alternative bei Harninkontinenz entwickelt. Sie sind ein exzellentes Beckenbodentraining und jederzeit und überall durchführbar. Machen Sie Ihre Übungen beim Autofahren, wenn Sie an der Kasse anstehen, beim Fernsehen oder am Computer bei der Arbeit. Niemand bekommt etwas davon mit.

Zunächst jedoch müssen Sie den Muskel identifizieren. Sie spüren ihn, wenn Sie den Schließmuskel zusammenkneifen oder wenn Sie während des Wasserlassens mittendrin eine Pause machen. Eine straffe Beckenbodenmuskulatur reagiert prompt wie ein Wasserhahn. Für Kegelübungen müssen Sie diesen Muskel lediglich anspannen und bewusst entspannen. Optimal sind 100 Kegelübungen pro Tag (das dauert nur rund 10 Minuten), mal schnell, mal langsam. Zu Beginn sollten Sie die Übungen über den Tag verteilen – 25 am Morgen, 50 am frühen Nachmittag und noch einmal 25 am Abend. Wie bei jedem Sport sollte man sich nur langsam steigern, dafür jedoch dran bleiben. Wählen Sie eine Tageszeit oder eine Tätigkeit, bei der Sie regelmäßig daran denken, und legen Sie los. Es lohnt sich!

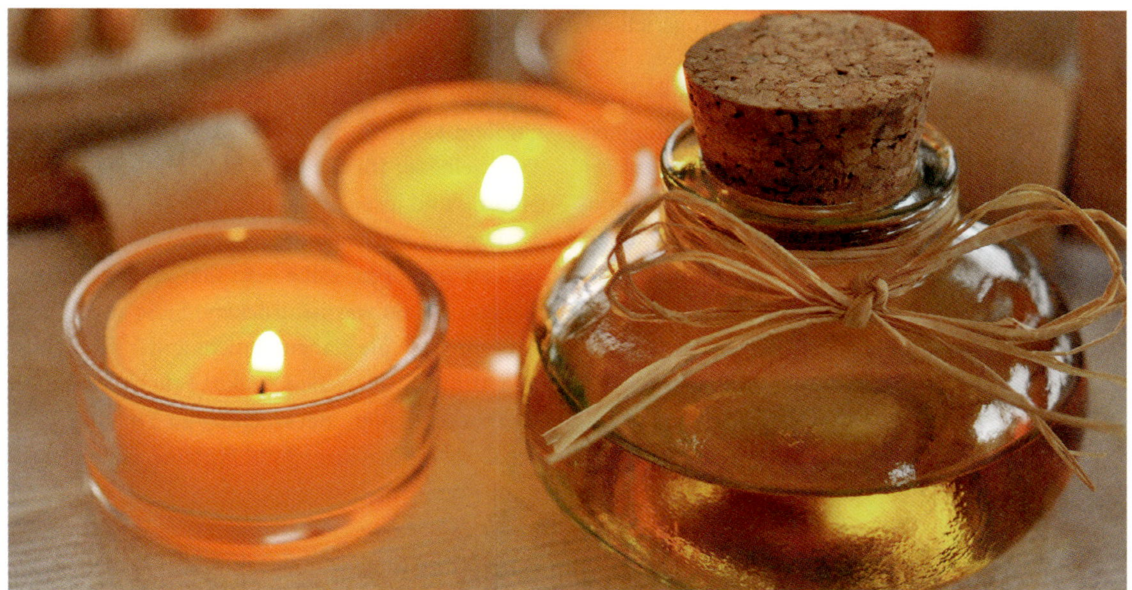

Gesunde Menstruation

Der weibliche Zyklus lässt sich grob in zwei Phasen unterteilen, die Follikelphase und die Gelbkörperphase. Während der Follikelphase steigt die Östrogenproduktion in den Eierstöcken zunehmend an. Östrogen beeinflusst nicht nur den Körper, sondern auch die Gefühlslage. Es stimuliert die Proteinsynthese und die Zellteilung. Die Vitalkapazität der Lungen und die Produktion der Schweißdrüsen sind in dieser Zyklusphase am höchsten. Am Ende der Follikelphase und auf dem Östrogengipfel findet der Eisprung statt.

Danach setzt die Gelbkörperphase ein. Der Östrogenspiegel nimmt ab, und der Progesteronspiegel nimmt zu. In dieser Phase steigt das Körpergewicht an, und der Darm reagiert träger als sonst. Auch der Aldosteronspiegel im Körper steigt an, was die Wassereinlagerung begünstigt. In der Gelbkörperphase tendiert der Stoffwechsel zu mehr Verlangsamung, Gewichtszunahme und Feuchtigkeit als während der Follikelphase.

Der gesamte Zyklus fließt zwischen Yin und Yang, den einwärts und auswärts gerichteten Bewegungen des Körpers, hin und her. Der anregenden, nach außen gerichteten Wirkung des Östrogens wirkt die depressivere, eher nach innen gerichtete Wirkung des Progesterons entgegen.

Menstruelle Yin-Beschwerden zeichnen sich durch dumpfe, schmerzhafte Krämpfe, Müdigkeit und Lustlosigkeit aus. Zu viel Yin kann von äußerer Kälte, Verkühlungen oder akutem Stress herrühren. In solchen Situationen sammelt sich das Blut vorzugsweise im Körperinneren, um unsere Wärme zu erhalten, und das führt zu Stauungen im Beckenbereich. Die Symptome lassen sich durch Wärme und Druck lindern. Zur Behandlung werden gern schweißtreibende Mittel eingesetzt, welche die periphere Durchblutung fördern und das gestaute Blut aus dem Körperinneren abziehen. Auch heiß-kalte Wechselbäder für die Füße verbessern die Durchblutung und lösen Stauungen im Beckenraum.

Um Yin-Beschwerden während der Menstruation vorzubeugen, sollte man sich schön warm anziehen und auf warme, trockene Füße achten. Außerdem sollte die Nahrung nicht zu yin-lastig sein, also nicht zu viel weißen Zucker, Früchte und rohes Gemüse enthalten. Bei Neigung zu Yin-Beschwerden sollte die Ernährung viel Proteine, Getreide und Bohnen enthalten.

Yang-Beschwerden zeichnen sich durch Unruhe, Durst, geschwollene oder schmerzende Brüste und heftige Bauchkrämpfe aus. Hitze und Berührung verschlimmern die Schmerzen. Ein Übermaß an Yang beruht häufig auf einem zu hohen Proteinverzehr. Um menstruellen Yang-Beschwerden vorzubeugen, sollten Sie mehr Gemüse, Obst, rohe Speisen und Vollkorn und weniger tierische Proteine verzehren. Achten Sie auf eine ausreichende Kalzium- und Magnesiumzufuhr und nehmen Sie ergänzend kühlende, leberreinigende Kräuter wie Löwenzahn, Klettenwurzel und Rotklee zu sich.

Ich bin meinen Kolleginnen Ellen Greenlaw und Bhavani Worden zu Dank verpflichtet, die in meinem Fernstudienkurs *The Science and Art of Herbalism* viel zum physiologischen Teil des Menstruationszyklus beigetragen haben. Ellen ist eine hochintelligente Studentin, die vor vielen Jahren

Erst die Leber behandeln

Vielen Menstruationsbeschwerden liegt ein unausgewogenes Verhältnis zwischen Östrogen und Progesteron zugrunde. Dieses Ungleichgewicht kann viele Ursachen haben, mitunter auch ernste Erkrankungen. Oftmals jedoch beruht es lediglich darauf, dass die Hormone nicht ausreichend abgebaut werden. Normalerweise werden Östrogen und Progesteron in der Leber zerlegt und von dort aus zur Ausscheidung an die Nieren weitergeleitet. Bei einer gestörten Leberfunktion werden die Hormone nicht ausreichend verarbeitet, was den Körper durcheinanderbringt. Die meisten Hormonstörungen reagieren auf eine Ernährung, welche die gesunde Leberfunktion unterstützt. Auf diesem Grundsatz beruhen die nachfolgenden Behandlungsansätze für Menstruationsbeschwerden.

meine Kräuterschule besuchte, sich zur praktizierenden Kräuterheilerin weiterqualifizierte und seit vielen Jahren in einem Frauengesundheitskollektiv mitarbeitet. Bhavani Worden war eine Freundin und Kräuterfrau, mit der ich in meiner Anfangszeit am Russian River zusammenarbeitete. Sie starb 1986 an Gebärmutterkrebs, hinterließ jedoch einen wahren Schatz an Informationen. Ihre Büchlein sind schon lange nicht mehr im Druck, aber nach wie vor eine Quelle der Information und Inspiration.

Schmerzen und Krämpfe bei der Menstruation (Dysmenorrhö)

Etwa zehn Tage vor Einsetzen der Menstruation und bis zum dritten Tag der Blutung fällt der Kalziumspiegel im Blut immer weiter ab. Viele Menstruationsbeschwerden wie Muskelkrämpfe, Kopfschmerzen, Wassereinlagerungen, Schmerzempfindlichkeit, Depressionen und Schlafstörungen gehen auf zu wenig Kalzium im Blut zurück.

Nachfolgend kommen einige Vorschläge zur Prävention und Linderung von Menstruationskrämpfen. Wenn Sie sich an dieses Programm halten, sollten die Symptome innerhalb von drei bis vier Zyklen merklich zurückgehen.

Krämpfen vorbeugen

Damit Krämpfe gar nicht erst auftreten:

- Zehn Tage vor Einsetzen der Periode die Kalziumzufuhr erhöhen. Kalziumreiche Speisen und Kräuter in die Ernährung einbeziehen (siehe Seite 209).
- Die Leberfunktion mit einem der nachfolgenden Tonika stärken.

LEBERTEE BEI MENSTRUATIONSBESCHWERDEN

Wenn Sie dieses Rezept als Tee trinken möchten, empfiehlt sich eine Prise Stevia zur Geschmacksverbesserung.

2 Teile Klettenwurzel
2 Teile Löwenzahnwurzel
2 Teile Sassafras (für den Geschmack)
1 Teil Keuschlammbeeren
1 Teil Süßholzwurzel
¼ Teil Ingwer

Für einen Tee aus 1 Teelöffel der Kräutermischung auf 250 ml Wasser gemäß den Anweisungen auf Seite 396 einen Kräuteraufguss zubereiten und 5 bis 10 Minuten ziehen lassen. 3 bis 4 Tassen pro Tag trinken.

Für eine Tinktur das Grundrezept auf Seite 401 befolgen. 2- bis 3-mal täglich ½ bis 1 Teelöffel Tinktur einnehmen.

KALZIUMTEE BEI MENSTRUATIONSBESCHWERDEN

Diese Variante des Kalziumtees zielt besonders auf die Verhütung von Menstruationskrämpfen ab. Die Blätter der Poleiminze fördern die Regelblutung und lindern eine Uteruskongestion. Himbeerblätter stärken das gesamte

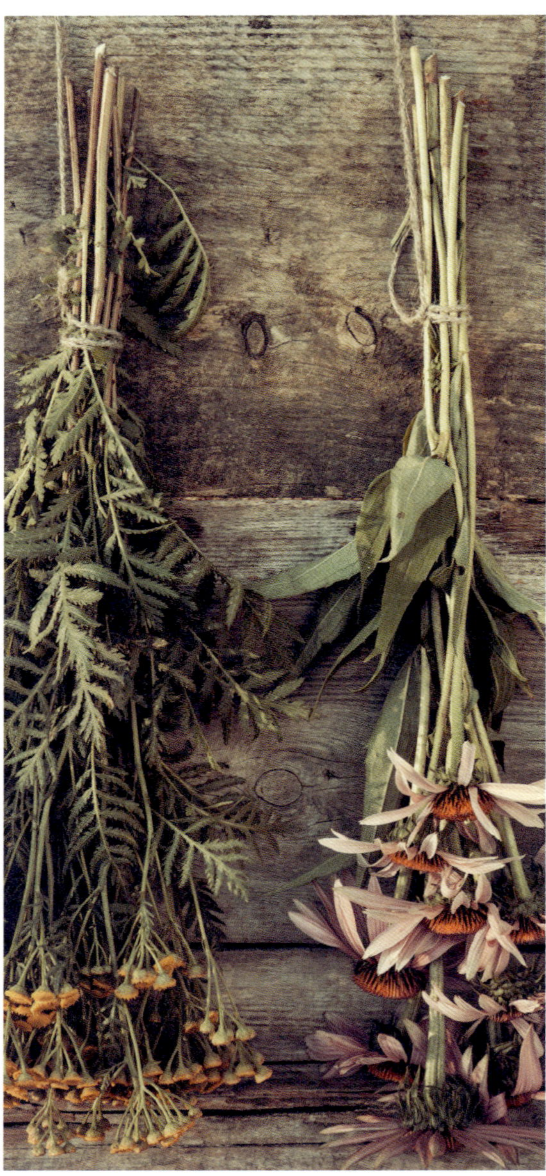

Sexualsystem, und Pfefferminze verleiht dem Tee einen erfrischenden Geschmack. Ich füge aus geschmacklichen und optischen Gründen gern noch ein paar Rosenblütenblätter (aus Bio-Anbau) hinzu.

2 Teile Brennnessel
2 Teile Haferstroh
2 Teile Poleiminze (Blätter)
1 Teil Ackerschachtelhalm
1 Teil Pfefferminzblätter
1 Teil Himbeerblätter

Alle Zutaten mischen. Aus 1 Teelöffel der Kräutermischung auf 250 ml Wasser gemäß den Anweisungen auf Seite 396 einen Kräuteraufguss zubereiten und 15 bis 20 Minuten ziehen lassen. Ab 10 Tage vor der Periode täglich 3 bis 4 Tassen trinken.

Warnhinweis: Das Öl der Poleiminze nie innerlich verwenden; es ist hochgiftig.

Krämpfe lindern

Bei Menstruationskrämpfen können Sie Folgendes probieren:

- Keine kalten Speisen oder Getränke. Sie verschlimmern die Krämpfe.
- Warme Ingwerumschläge (siehe Seite 225) oder ein Wärmekissen auf das Becken legen.
- Alle paar Minuten Krampflöser-Tee oder -Tinktur einnehmen, bis die Krämpfe nachlassen.

KRAMPFLÖSER

1 Teil Gewöhnlicher Schneeball (Rinde)
1 Teil Poleiminze (Blätter)
1 Teil Schafgarbe
Pfefferminze (nach Wunsch, aus geschmacklichen Gründen)

Für einen Tee aus der Schneeballrinde nach dem Grundrezept auf Seite 397 einen Sud zubereiten. Vom Herd nehmen und die Poleiminze, die Schafgarbe und die Pfefferminze hinzufügen. Abdecken und 15 bis 20 Minuten ziehen lassen, dann abseihen. Alle 15 Minuten ¼ bis ½ Tasse trinken, bis die Krämpfe abklingen.

Für eine Tinktur das Grundrezept auf Seite 401 befolgen. Stündlich ½ bis 1 Teelöffel einnehmen, bis die Krämpfe abklingen.

Übermäßige Menstruationsblutung (Menorrhagie)

Bei übermäßigen Blutungen kommt es darauf an, Leber und endokrines System zu stärken, besonders die Schilddrüse, die hier oft eine Rolle spielt. Erwarten Sie in den ersten ein bis zwei Zyklen jedoch keine deutlichen Veränderungen. Der Körper stellt sich nur allmählich um, doch das Ergebnis ist dafür von Dauer.

Die folgenden Kräuter konnten schon vielen Frauen mit übermäßigen Blutungen helfen.

- **Algen.** Täglich Algen verzehren. Sie enthalten massenweise Spurenelemente, Vitamine und Kalzium und werden bei hormonellem Ungleichgewicht wärmstens empfohlen, insbesondere bei Schilddrüsenproblemen. Man kann auch Algenkapseln nehmen, aber am besten isst man das „Gemüse aus dem Meer" im Rahmen einer Mahlzeit. Wer den Geschmack eher ablehnt, kann es mit Hizike versuchen, einer recht milden Alge. Auch Dulse schmeckt sehr gut. Mischen Sie Ihre Algen in Getreide, Suppen, Aufläufe und Salate.

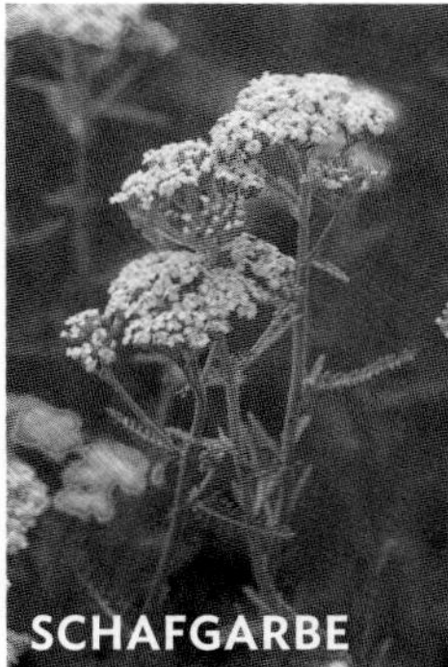
SCHAFGARBE

- **Eisen.** Bei starken Regelblutungen geht viel Eisen verloren. Frischen Sie Ihren Eisenspiegel über flüssiges Floradix mit Eisen wieder auf oder nehmen Sie täglich Kräutersirup mit Eisen ein (siehe Seite 210).
- **Sexualtonika.** Zur Stärkung und Verbesserung der allgemeinen Gesundheit der Sexualorgane empfiehlt sich die tägliche Einnahme eines Sexualtonikums.

SEXUALTONIKUM FÜR FRAUEN

Dieser Tee unterstützt die Leber wie auch die Sexualorgane. Geschmacklich kann man ihn mit Sassafras, Birkenrinde und Orangenschale abrunden.

3 Teile Süßholzwurzel
1 Teil Klettenwurzel
1 Teil Keuschlammbeeren
1 Teil Löwenzahnwurzel
½ Teil Zimt
½ Teil Ingwer

Nach dem Grundrezept auf Seite 397 einen Sud herstellen. Trinken Sie mindestens 4 Monate lang 3 bis 4 Tassen Tee pro Tag.

HARMONIE-KAPSELN

Diese Mischung sollte den ganzen Monat eingenommen werden, um den Hormonhaushalt zu stabilisieren.

2 Teile Keuschlammbeeren, gemahlen
2 Teile Löwenzahnwurzel, gemahlen
1 Teil Chinesische Engelwurz, gemahlen
1 Teil Mariendistelsamen, gemahlen
1 Teil Krauser Ampfer (Wurzel), gemahlen

Alle Kräuterpulver mischen und in Kapseln der Größe 00 füllen. 3-mal täglich je 2 Kapseln nehmen, und zwar 6 Monate lang an jeweils 5 Tagen mit anschließend 2 Tagen Einnahmepause. Während der Periode die Einnahme unterbrechen.

Hefepilze und andere vaginale Infektionen

Die Vagina ist ein perfekter Lebensraum für diverse Bakterienarten, denn sie ist warm, feucht und süß. Die meisten gehen eine Symbiose miteinander ein und bilden gemeinsam eine gesunde Scheidenflora. Einige Bakterien tragen zu einem normalen sauren Milieu bei (pH-Wert zwischen 4,0 und 5,0), das wiederum das Wachstum von Pilzen und anderen schädlichen Organismen in Schach hält. Schon leichte Schwankungen des pH-Werts gestatten jedoch, dass einzelne Arten sich übermäßig vermehren können. Ihre vermehrten Ausscheidungsprodukte führen in der Schleimhaut zu Entzündungen und Hautreizungen.

Die übliche Behandlung besteht in Antibiotika oder Sulfonamiden. Damit werden neben den Infektionserregern aber auch alle anderen Bakterien zuverlässig abgetötet. Langfristig machen sie die Sache häufig noch schlimmer. Die Symptome der Infektion können zwar für einige Wochen zurückgehen, aber das eigentliche Problem wurde nicht angegangen, und häufig beginnt das Wachstum der unerwünschten Bakterien von Neuem. Sie vermehren sich jetzt noch schneller, weil die Antibiotika auch die anderen Bakterien vernichtet haben, die das natürliche Gleichgewicht regulierten. Damit beginnt ein Kreislauf aus Infektionen und Antibiotika, der den Körper erschöpft und auch die Psyche angreift.

Anzeichen für eine Hefepilzinfektion

Hefeinfektionen können diverse Auslöser haben. Besonders häufig sind emotionale Belastung, allgemeine körperliche Schwäche, falsche Ernährung, Hormonumstellungen (zum Beispiel während der Menopause oder in der Schwangerschaft), Reizungen der Vagina, übermäßige Scheidenspülungen, Verhütung mit der Pille, Hormonpillen, belastender Sex sowie Antibiotika, Sulfonamide und andere Medikamente.

Typische Symptome für eine Hefepilzinfektion sind:

- Juckreiz, Reizung und ein dicker, weißer Ausfluss, der nach Backhefe riechen kann
- Entzündung und Rötung im äußeren Scheidenbereich (Vulva), mitunter einhergehend mit Ausschlag oder wunden Stellen
- Entzündung und Rötung der inneren Scheidenschleimhaut, mitunter mit Ausfluss. Diesen Befund kann der Gynäkologe feststellen.

Behandlung einer vaginalen Infektion

Die einzige Methode, eine vaginale Infektion nachhaltig zu beheben, ist die Behandlung der tatsächlichen Ursache. Aus ganzheitlicher Sicht geht es in erster Linie um die Wiederherstellung der natürlichen Scheidenflora, des pH-Werts und eine Heilung von innen heraus.

Natürliche Behandlungsansätze sind bei der Heilung von Hefepilzbefall und anderen Scheideninfektionen mindestens so erfolgreich wie Medikamente. Eine ganzheitliche Behandlung erfordert allerdings einen gewissen Einsatz. Kräutertees, Scheidenspülungen, selbst gemachte Pillen und eine leichte, nahrhafte Diät sind insgesamt komplizierter, als dreimal am Tag das verordnete Medikament einzunehmen. Im Hinblick auf das Ergebnis lohnt sich der Aufwand jedoch.

BEZIEHUNGSWEISHEIT

Bei einer vaginalen Infektion mit Hefepilzen oder anderen Erregern, sollten Sie auf Sexualverkehr verzichten. Die sexuelle Aktivität reizt das ohnehin entzündete Gewebe und lässt die Erreger weiter in die Gebärmutter und die Eileiter vordringen. Zudem infizieren sich beide Partner immer wieder gegenseitig. Wenn eine Frau mit einer Vaginalinfektion kämpft, muss der Partner mitbehandelt werden.

Trocken halten

Hefepilze gedeihen am besten in einer feuchten Umgebung. Deshalb sollte man den Bereich um die Vulva herum trocken halten. Tragen Sie Baumwollunterwäsche und möglichst keine Feinstrumpfhosen. Feinstrumpfhosen lassen nicht genügend Luft an den Bereich der Vagina, was bei Hefepilzinfektionen die Reizung und die Entzündungsreaktion noch verstärkt. Am besten fönen Sie den Vaginalbereich nach dem Baden trocken (auf kühl stellen). Noch mehr Trockenheit erzielen Sie mit Yoni-Puder.

YONI-PUDER

250 ml feiner weißer Ton (Kaolin)
125 ml Maisstärke
2 Esslöffel Schwarznussschalen, gemahlen
2 Esslöffel Myrrhe, gemahlen
1 Esslöffel Gelbwurz, gemahlen (aus Bio-Anbau)
1 bis 2 Tropfen essenzielles Teebaumöl (auf Wunsch)

Alle Zutaten zusammengeben und mit dem Schneebesen gründlich vermischen. Einen Teil davon zur leichteren Anwendung in einen Streuer füllen. Den Rest in einem Marmeladenglas mit gut schließendem Deckel aufbewahren.

Ernährungstherapie

Häufig reicht bereits das Befolgen einer speziellen Diät, um Hefepilze loszuwerden. Der Schwerpunkt liegt dabei auf leichten, vollwertigen Mahlzeiten, welche die Heilung fördern und den normalen, leicht sauren pH-Wert der Vagina wiederherstellen.

Essen Sie viel Vollkorn – Vollkornreis, Hirse, Buchweizen – sowie nährende Suppen wie Misobrühe, Hühnerbrühe und Gemüsebrühe und gedämpftes Gemüse (vor allem dunkelgrünes Blattgemüse). Rotes Fleisch sollten Sie meiden. Statt süßen Zitrusfrüchten (Orangen) gibt es reichlich Zitronen und Grapefruits. Auch Cranberrys und ungesüßter Cranberry-Saft sind sehr zu empfehlen.

Jogurt und Acidophilus-Kulturen liefern die nötigen Bakterien für eine gesunde Scheidenflora und sind wichtige Bestandteile einer hefepilzfeindlichen Ernährung. Bei Kuhmilchallergie können Sie es mit Ziegenjogurt und Acidophilus-Kulturen für Milchallergiker probieren.

Zu jeder Mahlzeit rühren Sie 1 Teelöffel Apfelessig und 1 Teelöffel Honig in 250 ml warmes Wasser und trinken dies. Das ist ein altmodisches Heilmittel zur Wiederherstellung des Säure-Basen-Gleichgewichts im Körper.

Alkohol und Süßes (abgesehen vom Honig-Essig-Wasser) müssen Sie während einer Hefepilzinfektion meiden. Was macht man beim Backen, damit die Hefe gut geht? Man legt sie in warmes Wasser und gibt ein wenig Zucker oder Honig dazu. Hefepilzinfektionen profitieren genauso von zuckerreichen Speisen. Oftmals verschwinden sie bereits allein durch eine zuckerfreie Ernährung.

ANTI-HEFE-TEE

Dieser Tee ist ziemlich bitter. Man kann ihn mit Cranberrysaft mischen.

2 Teile Königskerze
2 Teile Himbeerblätter
2 Teile Salbei
¼ Teil Kanadische Gelbwurz (Wurzel aus Bio-Anbau)

Alle Zutaten mischen. Wir benötigen 4 bis 6 Esslöffel Kräutermischung auf 1 Liter Wasser.

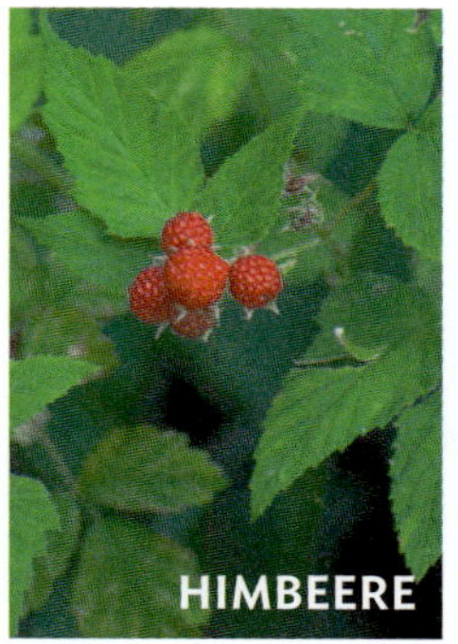

Die Kräuter in kaltes Wasser geben und mit Deckel zum Sieden bringen. Sofort vom Herd nehmen und 20 Minuten ziehen lassen. Abseihen. 3 Tassen pro Tag trinken, entweder zwischen den Mahlzeiten oder 30 Minuten vor dem Essen.

ANTI-HEFE-KAPSELN

Ein Rezept mit starken pilzhemmenden Kräutern.

- 1 Teil Schwarznussschalen, gemahlen
- 1 Teil Kreosotbusch, gemahlen
- 1 Teil Echinaceawurzel, gemahlen
- 1 Teil Kanadische Gelbwurz, gemahlen (aus Bio-Anbau)
- 1 Teil Eibischwurzel
- 1 Teil Pau d'Arco, gemahlen

Alle Kräuterpulver mischen und in Kapseln der Größe 00 füllen. 5 Tage lang 3-mal täglich 2 Kapseln nehmen, dann 2 Tage aussetzen. Dieses Einnahmeschema 4 Wochen lang durchziehen, bis die Symptome abklingen.

Knoblauchsuppositorien

Knoblauchsuppositorien sind schnell gemacht und leicht anzuwenden. Sie eignen sich besonders bei

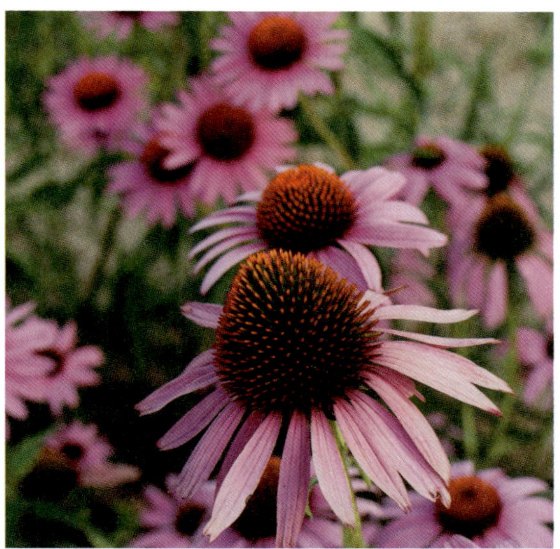

Trichomoniasis, einer ziemlich hartnäckigen Hefepilzinfektion. Dabei befolgen wir die folgenden Schritte:

Schritt 1: Eine Knoblauchzehe sehr sorgfältig schälen. Die meisten Frauen verletzen die Zehe, um das Öl freizusetzen, aber bei besonders empfindlicher Vaginalschleimhaut sollte man damit lieber vorsichtig sein.

Schritt 2: Die Knoblauchzehe (ob angeschnitten oder nicht) mittig auf ein Stückchen Mull legen. Den Mull über der Zehe zusammenfalten und die Ecken verzwirbeln. Er ähnelt jetzt einem selbstgemachten Tampon mit einem Schwänzchen.

Schritt 3: Den Knoblauchtampon tief in die Vagina schieben. Leichter geht das, wenn man das Ende zuvor leicht einölt.

Das Zäpfchen alle 3 bis 5 Stunden durch eine frische Zehe ersetzen. Nach 3 bis 5 Tagen Anwendung sollte die Infektion verschwunden sein.

Spülungen
Bei einer Vaginalinfektion kann es sehr hilfreich sein, alle paar Tage eine sanfte Spülung mit Anti-Hefe-Spülung durchzuführen, bei schweren Infektionen auch täglich.

ANTI-HEFE-SPÜLUNG

1 Liter Wasser
15 ml Kräutermischung für Anti-Hefe-Tee (siehe vorheriges Rezept)
2 Esslöffel Apfelessig
1 Esslöffel Acidophilus-Kulturen oder 60 ml Joghurt
1 kleiner Tropfen essenzielles Teebaumöl

1. Das Wasser zum Kochen bringen. Vom Herd nehmen, die Kräuter einrühren und 1 Stunde ziehen lassen. Abseihen.
2. Den Rest der Zutaten hinzufügen und gut unterrühren. Etwas abkühlen lassen (die Spülung sollte warm sein, aber nicht heiß).
3. Die Spülung in einen Spülungsbeutel füllen und den Vaginalbereich damit sehr sanft ausspülen.

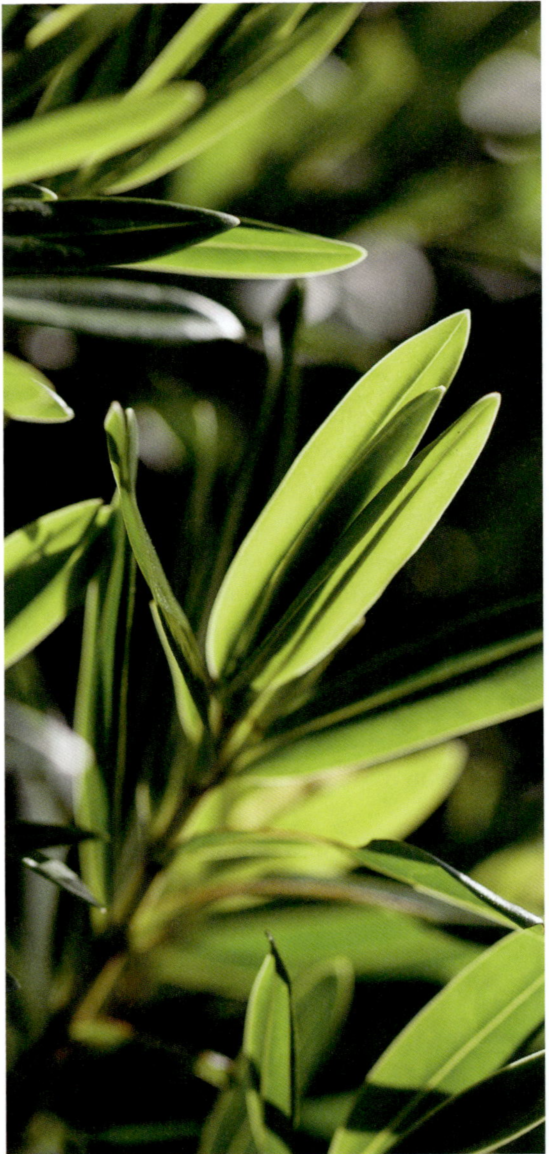

Gesund durch die Wechseljahre

Die Menopause ist ein natürlicher Zeitpunkt im Leben einer Frau. Deshalb finde ich es erstaunlich, dass die Wechseljahre heutzutage zu einer behandlungsbedürftigen „Krankheit" erklärt werden. Die Menopause ist ein Zustand, keine Krankheit. Ärztliches Eingreifen sollte daher nicht die Regel sein, sondern die Ausnahme.

In den Wechseljahren kommt es bei Frauen zu einer massiven Hormonumstellung. Diese Veränderung beginnt bereits einige Jahre vor dem Aussetzen der Periode, der tatsächlichen Menopause. Die Ovarien stellen die Eireifung allmählich ein und erzeugen weniger Östrogen. Gleichzeitig geht auch die Progesteronproduktion zurück, mit deren Hilfe jeden Monat Gebärmutterschleimhaut aufgebaut wird, um ein befruchtetes Ei aufnehmen zu können. Das ist körperlich eine erhebliche Anpassungsleistung, die jede Frau zuletzt in der Pubertät durchgestanden hat – und wir erinnern uns genau, wie das war!

Viele Symptome der Menopause entsprechen denen von überlasteten Nebennieren: Nervöse Beschwerden, ernste Depressionen, Reizbarkeit, Müdigkeit und heftige Stimmungsschwankungen. Die Nebennieren übernehmen die biologische Funktion der Eierstöcke, indem sie nach Einsetzen der Menopause bis zum Alter von etwa 70 Jahren geringe Mengen Östrogen erzeugen. Bei Stress und ungesunder Ernährung stellen die Nebennieren ihre Arbeit jedoch vorzeitig ein. Sie sind so überbeansprucht, dass sie nicht mehr optimal funktionieren, und es kommt – neben den Symptomen der Menopause oder an deren Stelle – zu entsprechenden Nebennierenbeschwerden.

Bei den meisten Frauen setzen die Wechseljahre irgendwann zwischen 40 und 55 Jahren ein. Die Hauptumbruchszeit währt etwa 6 bis 24 Monate. Manche Symptome lassen sich den dramatischen Hormonveränderungen zu diesem Zeitpunkt zuschreiben. Insgesamt jedoch hängen das Wohlbefinden und die Umstellungsbereitschaft aber vor allem von der körperlichen Gesundheit und einer positiven Haltung ab. Viele unangenehme Anzeichen für die Menopause spiegeln beschleunigte Alterungsprozesse infolge falscher Ernährungsgewohnheiten, zu viel Stress und zu wenig Bewegung wider. Männer in diesem Alter erleben Ähnliches! (Ja, die Wechseljahre des Mannes sind keine Legende – jede Frau, die mit einem Mann über 40 zusammen lebt, kann ein Lied davon singen.) Beide Geschlechter profitieren in der Regel von guter Ernährung, Bewegung und einer Lebensumstellung.

Sechs wichtige Substanzen für die Menopause

Die nachfolgende Tabelle präsentiert Lebensmittel mit den Vitaminen und Mineralstoffen, die in den Wechseljahren besonders wichtig sind. Prüfen Sie, ob diese Lebensmittel regelmäßig genug auf dem Speiseplan stehen. Wenn Sie davon zu wenig essen, müssen Sie vielleicht die Ernährung umstellen.

WICHTIGE SUBSTANZEN FÜR DIE MENOPAUSE

Ergänzungsmittel	Vorzüge und optimale Quellen
Chinesische Engelwurz	**Vorzüge:** Eine wunderbare Heilpflanze für das weibliche Sexualsystem und fast alle damit verbundenen Beschwerden. Stärkt die Gebärmutter und reguliert die Hormonlage. Ausgezeichnet für den Kreislauf und reich an Mineralien, besonders Eisen. **Quellen**: Täglich 3 Millimeter von der Wurzel essen oder 2- bis 3-mal täglich ¼ Teelöffel Tinktur einnehmen.
Eisen	**Vorzüge:** Unerlässlich für eine robuste Gesundheit und viel Energie. Ermöglicht den Sauerstofftransport im Blut. Eisenmangel führt zu Erschöpfung, Müdigkeit und Stressanfälligkeit. **Quellen**: Ackerschachtelhalm, Alfalfa, Aprikosen, Beinwell, Brennnessel, Eier, Floradix mit Eisen (Kräuterpräparat), Frühstücksflocken (besonders Haferflocken), Kräutersirup mit Eisen (siehe Seite 210), Krauser Ampfer (Wurzel), Kresse, Petersilie, Rosinen, Rote Bete und deren Blätter, Rübensirup, Tofu, Vollkornprodukte, Weizenkeime, Weizenkleie.
Ginseng	**Vorzüge:** Ein ausgezeichnetes Kräutertonikum. Ginseng baut langsam aber sicher die Lebenskräfte auf und hilft ausgezeichnet bei anhaltenden Mangelerscheinungen und Ungleichgewicht. Ginseng sorgt für einen steten Zustrom ausgewogener geerdeter Energie und hilft bei Stimmungsschwankungen und Depressionen. **Quellen**: Täglich 3 Millimeter von der Wurzel essen oder 2-mal täglich ¼ Teelöffel Tinktur einnehmen.
Kalzium	**Vorzüge:** Trägt dazu bei, Osteoporose und andere Probleme mit dem Knochenbau, aber auch Hitzewallungen zu verhindern. **Quellen**: Ackerschachtelhalm, Algen (Hizike, Kelp, Wakame), Amaranth, Beinwell, Brennnessel, dunkelgrünes Blattgemüse (Brokkoli, Grünkohl, Haferstroh, Mangold, Rübenblätter, Senfblätter, Spinat), Joghurt und andere gesäuerte Milchprodukte, Kalziumtee (siehe Seite 55), Kresse, Löwenzahnblätter, Mandeln, Sesamsamen und Sesamprodukte, Vogelmiere.
Spirulina	**Vorzüge:** 55 bis 70 Prozent des Gewichts sind Proteine. Außerdem ist Spirulina eine konzentrierte Vitamin-B-Quelle (zur Stärkung des Nervensystems) und enthält Gamma-Linolensäure (gegen degenerative Erkrankungen wie Osteoporose und Arthritis). **Quellen**: Täglich 1 bis 2 Teelöffel in Pulverform oder 6 Tabletten einnehmen.
Vitamin E	**Vorzüge:** Ein wunderbarer Nährstoff für das Sexualsystem und sehr hilfreich gegen Hitzewallungen, Muskelkrämpfe und eine trockene Vagina. **Quellen:** Bienenpollen, dunkelgrünes Blattgemüse, bestimmte Nüsse, kalt gepresste Öle, Vollkorn. Während der Menopause wird gern eine ergänzende Vitamin-E-Einnahme angeraten. Die empfohlene Dosis liegt bei 400 bis 600 Einheiten (IE) pro Tag. Warnhinweis: Bei Diabetes, rheumatisch bedingten Herzbeschwerden oder hohem Blutdruck sollte man ohne Rücksprache mit dem behandelnden Arzt nicht mehr als 50 IE Vitamin E pro Tag einnehmen.

Konzentration auf die Nebennieren

Überlastete Nebennieren können eine Wechseljahressymptomatik verstärken. Gegen Stimmungsschwankungen und Depressionen sollten Sie sich um eine Stärkung des gesamten Hormonsystems, insbesondere der Nebennieren bemühen. Dabei helfen die folgenden Rezepte.

NEBENNIERENTEE

3 Teile Sassafras
1 Teil Ingwer
1 Teil Süßholz
1 Teil Wildyams
½ Teil Keuschlammbeeren
½ Teil Zimt
¼ Teil Chinesische Engelwurz
⅛ Teil Orangenschalen

Nach dem Grundrezept auf Seite 397 einen Sud herstellen. 3 Tassen pro Tag trinken.

NEBENNIERENKAPSELN

2 Teile Kelp
2 Teile Süßholz
1 Teil Traubensilberkerze
1 Teil Ingwer
1 Teil Ginseng
½ Teil Chinesische Engelwurz

Alle Kräuter pulverisieren, mischen und in Kapseln der Größe 00 füllen. 2 bis 3 Kapseln pro Tag einnehmen.

Hitzewallungen

Hitzewallungen kennen etwa 75 Prozent aller Frauen in der Menopause. Der Verlauf ist bei jeder Frau individuell. Sie können wie aus dem Nichts auftauchen oder stets zur gleichen Zeit und wenige Sekunden bis mehrere Minuten anhalten.

Gegen Hitzewallungen empfehlen sich Ginseng und Salbei. Ginseng normalisiert die Reaktion auf heiß und kalt – Einnahme wie in der Tabelle auf Seite 238. Salbei ist ein erdendes Yang-Kraut, das schon vielen Frauen bei Hitzewallungen helfen konnte. Trinken Sie mehrere Tassen Salbeitee pro Tag.

Zusätzlich können die folgenden Rezepte helfen.

HITZESCHIRMTEE

2 Teile Traubensilberkerze
2 Teile Herzgespannkraut
2 Teile Salbei
1 Teil Echtes Eisenkraut
1 Teil Keuschlammbeeren
Minze zur geschmacklichen Abrundung

Alle Zutaten mischen. Aus 1 Teelöffel der Kräutermischung auf 250 ml Wasser gemäß den Anweisungen auf Seite 396 einen Kräuteraufguss zubereiten und 30 Minuten ziehen lassen. Abseihen. Im Laufe des Tages bis zu 3 Tassen trinken, jeweils ¼ Tasse.

Wenn der Tee zu intensiv schmeckt, könnten Sie die Kräuter pulverisieren und in Kapseln der Größe 00 abfüllen. 3- bis 4-mal täglich 1 bis 2 Kapseln einnehmen.

HITZESCHIRMTINKTUR

2 Teile Traubensilberkerze
1 Teil Ginseng
1 Teil Süßholz
1 Teil Wildyams

Für eine Tinktur das Grundrezept auf Seite 401 befolgen. 3-mal täglich oder bei Bedarf ¼ Teelöffel in warmem Wasser oder Tee einnehmen.

Atrophie der vaginalen Schleimhaut

In der Menopause werden die Schleimhäute der Scheide dünner, ihre Elastizität nimmt ab, und bei vielen Frauen wird die Scheide unangenehm trocken. Diese Atrophie beruht auf der abnehmenden Östrogenproduktion. Sie ist nicht immer ein Problem, doch wenn die Schleimhaut sich entzündet, austrocknet oder aufreißt, kann dies schmerzhaft sein. Normalerweise werden in diesen Fällen östrogenhaltige Cremes, Pillen oder Zäpfchen verordnet, die jedoch aufgrund ihrer gesundheitlichen Risiken nur vorsichtig und sehr gezielt eingesetzt werden sollten.

Naturheilmittel bei Scheidenatrophie umfassen:

- **Vitamin E.** 200 bis 400 IE pro Tag einnehmen. Alternativ oder zusätzlich die Scheide vor dem Verkehr mit dem Gel aus einer Vitamin-E-Kapsel anfeuchten.
- **Kräutersalben.** Selbst gemachte oder kommerzielle Salben mit Beinwell und Aloe oder aus Calendula, Beinwell und Johanniskraut sind sehr wirksam, wenn man damit die Vulva bestreicht.
- **Wasser.** Je mehr Wasser eine Frau trinkt, desto feuchter ist die Scheide. Trinken Sie 3 bis 4 Liter pro Tag.
- **Aloe- und Slippery-Elm-Paste.** Zur Beruhigung und als Gleitmittel für eine entzündete, trockene Vagina kann man Slippery-Elm-Pulver mit Aloe-Vera-Gel zu einer dicken Paste vermischen. Die inneren Schamlippen und die Vagina damit bestreichen. Das fühlt sich angenehm kühl an. Diese Paste ist zugleich ein gutes Gleitmittel vor dem Sexualverkehr.
- **Kegelübungen**. Beckenbodenübungen (siehe Seite 226) stärken und straffen auch die Vagina. Zugleich regen sie die Durchblutung an, was die Scheide besser feucht hält.

Osteoporose

Von dieser Abbauerscheinung sind viele Frauen betroffen. Bei Osteoporose geht die Knochenmasse allmählich zurück. Das kann zu Skelettverformungen führen und insbesondere einen Oberschenkelhalsbruch begünstigen. Frauen neigen aufgrund der Hormonveränderungen in der Menopause, anderen Ernährungsgewohnheiten und allgemeinem Bewegungsmangel verstärkt zu Osteoporose. Am auffälligsten sind die Folgen bei älteren Frauen, doch der Verlust der Knochenmasse beginnt bereits kurz nach dem 30. Lebensjahr.

Im Gegensatz zu früheren Meldungen können synthetische Östrogengaben (Östrogenersatztherapie) die Knochendichte nicht signifikant erhöhen. Deshalb sollten wir für starke Knochen ganz auf die Natur setzen – mit einer gesunden Ernährung, ausreichend Sport und konzentrierter Nährstoffzufuhr über Kräuter und natürliche Ergänzungsmittel.

Ausreichende Kalziumzufuhr?

Kalzium galt lange als Wundermittel für die Knochen. In Nordamerika und Nordeuropa gelten Milchprodukte als wichtigste Kalziumquelle. Die amerikanische Milchlobby empfiehlt zur Sicherstellung der Kalziumzufuhr einen Konsum von einem Liter Milch pro Tag. Wir sind das einzige Land der Welt mit einem derart hohen Milchkonsum – und zugleich das Land mit der höchsten Osteoporoserate. Wie kommt das?

Phosphor erleichtert die Kalziumaufnahme. Im Optimalfall liegt das Verhältnis von Kalzium zu Phosphor bei 2:1. Bei Milch beträgt dieses Verhältnis nur 1:1. Die besten Kalziumquellen sind daher dunkelgrünes Blattgemüse, bestimmte Nüsse und Samen sowie Algen, wo das Verhältnis in der Regel 2:1 beträgt. Diese Lebensmittel stehen jedoch bei vielen nicht täglich auf dem Speiseplan.

Trotz der hohen Bedeutung von Kalzium für gesunde Knochen beruht eine Osteoporose nicht immer allein auf Kalziummangel. Selbst in Ländern mit geringer Kalziumzufuhr ist Osteoporose deutlich seltener als bei uns. Ich gehe davon aus, dass die hohen Osteoporoseziffern hierzulande auch durch die typisch westliche Ernährung mit vielen Proteinen und viel Fett zustande kommen. Die Biochemie

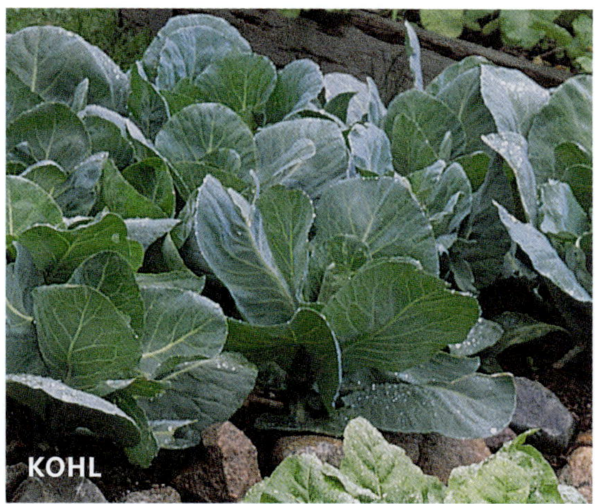
KOHL

weiß seit Jahren, dass die Knochen bei hoher Proteinzufuhr Kalzium freisetzen. In der Medizin wird diese Information weitgehend ignoriert. Der schnelle Knochenaufbau vieler Kinder aufgrund einer proteinreichen Ernährung trägt langfristig zu einer schwachen, porösen Skelettstruktur bei. Die restlichen Nährstoffe hinken dem Knochenwachstum hinterher, sodass die Knochenmasse von Anfang an zu gering ist und dann später wieder verloren geht.

Ausreichend Bewegung

Bewegungsmangel ist vermutlich die Hauptursache von Osteoporose. Wir haben uns zu einer im wahrsten Sinne des Wortes „sesshaften" Gesellschaft entwickelt. Unsere Knochen, die zum geschmeidigen Laufen, Springen und Tanzen geschaffen sind, leiden unter dieser Lebensweise und unterliegen den Zwängen unserer Kleidung, unserer Schuhe und unserer Arbeit. Ohne die nötige Bewegung werden sie starr und brüchig.

Bewegung beugt Osteoporose nicht nur vor, sondern kann auch ihre Symptome lindern. Eine neuere Studie ergab, dass Frauen in der Menopause, die ein Jahr lang täglich 1 Stunde Sport trieben, den Kalziumgehalt der Knochen um ein Drittel anheben konnten! Sport sichert die Knochendichte und verbessert die Durchblutung. Das ist die wohl sicherste Methode, um das Kalzium dort zu belassen, wo es hingehört, in den Knochen. Zugleich ist Sport ein ausgezeichnetes Mittel gegen die Veränderungen von Hormonlage und Stoffwechsel in der Menopause.

Osteoporose: Prävention und Behandlung

Bisher galt in der Medizin, dass Osteoporose unumkehrbar ist, doch Dr. John Lee aus Sebastopol, Kalifornien, ist anderer Meinung. Er führte an 100 Frauen seiner Hausarztpraxis mit unterschiedlich ausgeprägter Osteoporose eine Studie durch. Mittels einer Kombination aus proteinarmer und fettarmer Ernährung, Vitamin-E- und Mineralstoffgaben und niedrig dosiertem Östrogen sowie Progesteronpflastern konnte er bei allen Frauen die Symptomatik rückgängig machen.

Osteoporose ist weitgehend eine Zivilisationskrankheit. Wichtige Faktoren zu ihrer Entstehung sind Bewegungsmangel, zu viel Protein und Fett, eine zu starke Betonung von Kuhmilch als Kalziumquelle, hoher Verzehr von Zitrusfrüchten und ein hormonelles Ungleichgewicht. Damit die Osteoporose nicht noch mehr um sich greift, müssen wir umdenken und unser Leben umstellen.

- **Milchprodukte**. Reduzieren Sie den Verzehr an Milchprodukten. Milchprodukte sollten nicht die Hauptkalziumquelle darstellen.
- **Ernährung**. Essen Sie protein- und fettarm. Wichtig sind reichlich Algen, dunkelgrünes Blattgemüse, Nüsse, Samen (besonders Sesam) und Sojaprodukte. Umgekehrt sollten Sie Kalziumräuber wie Kaffee, kohlensäurehaltige Getränke, Salz und Zucker meiden.
- **Sport**. Suchen Sie sich eine Sportart, die Ihnen Spaß macht, und bleiben Sie ihr treu. Krafttraining mit Gewichten ist für die Knochendichte Gold wert. Aber auch alle anderen Sportarten tun gut, selbst so schonende Bewegungsformen wie Yoga und Spaziergänge. Bewegung ist definitiv der beste Weg, eine Osteoporose hinauszuzögern.
- **Ergänzungsmittel mit Kalzium**. Kalziumgaben können eine Osteoporose zwar weder verhindern noch heilen, leisten aber trotzdem einen gewissen Beitrag. Bei individueller Osteoporoseneigung sollten Frauen täglich 1000 bis 1500 Milligramm eines hochwertigen bioverfügbaren Ergänzungsmittels einnehmen.
- **Nebennieren ausgleichen.** Auch hormonelle Schwankungen tragen zur Osteoporoseentstehung bei. Daher kommt es darauf an, die endokrinen Drüsen und die Leber gut zu ernähren. Nehmen Sie täglich ergänzend die Nebennierentonika von Seite 239 ein.

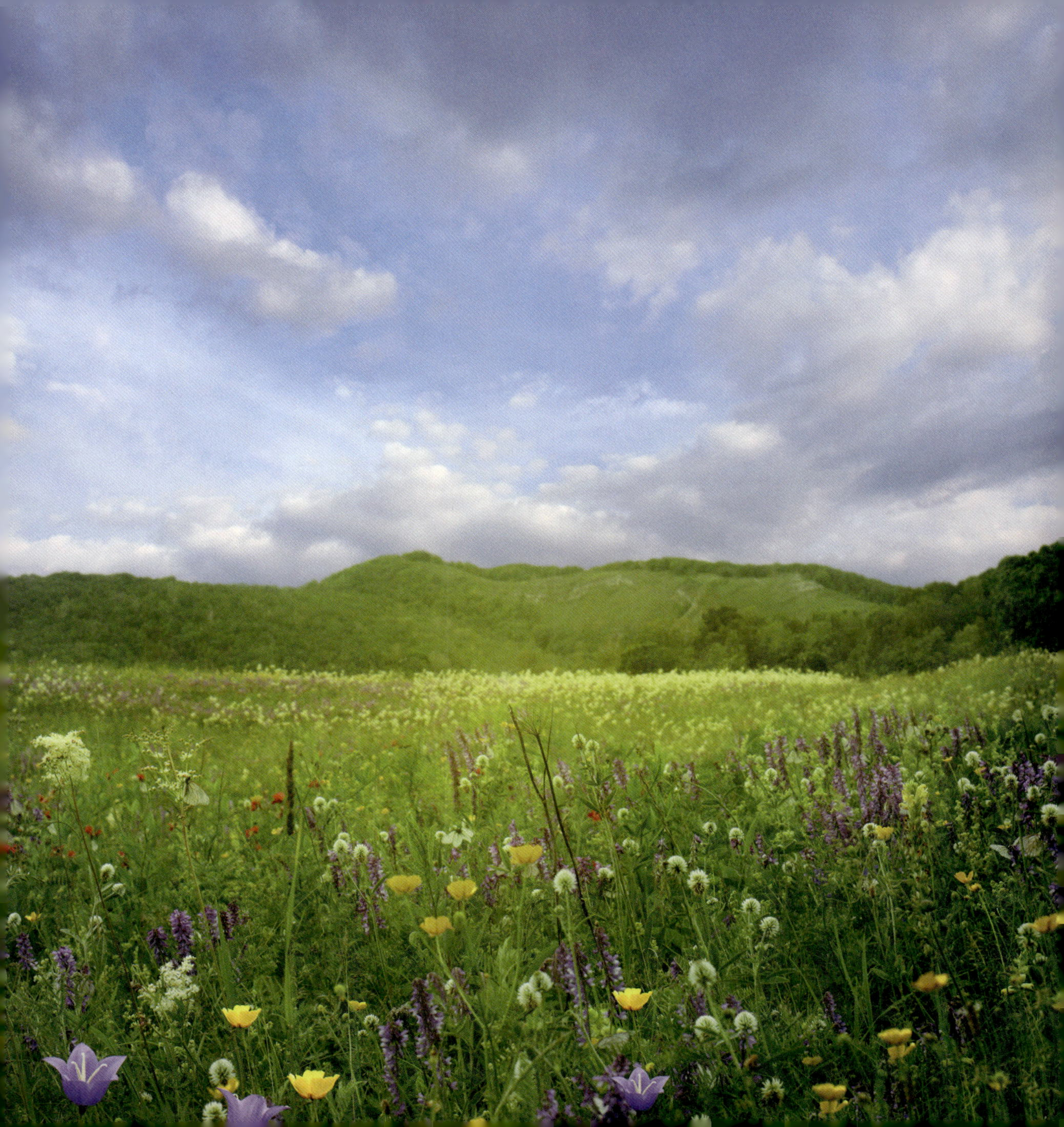

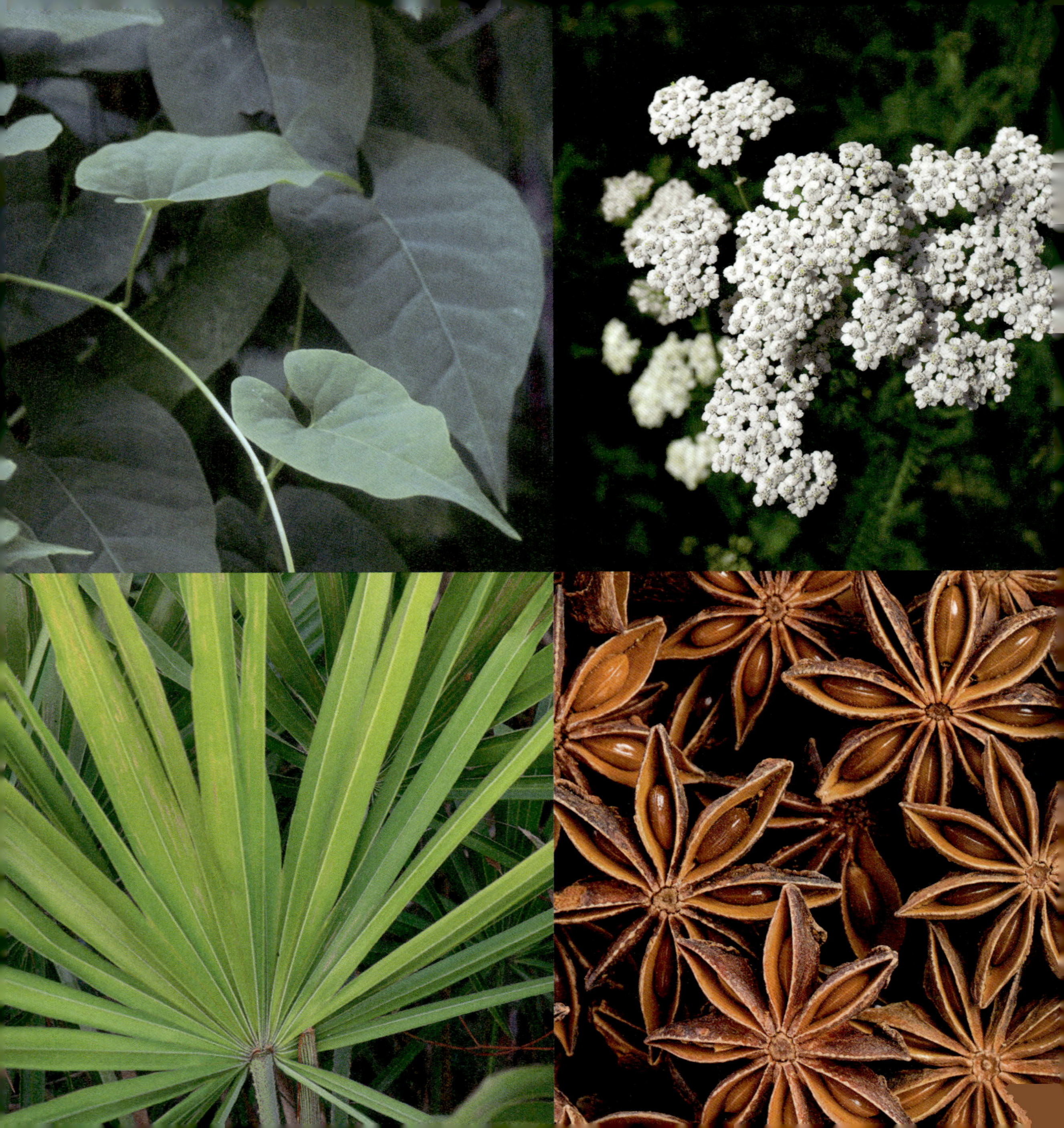

8 Für Männer

Meine Büchersammlung zum Thema „Frauengesundheit“ platzt inzwischen aus allen Nähten. In den letzten Jahren kam es zu einer Fülle an Neuerscheinungen zu Kräutern für Frauen, Frauengesundheit und weiblichen Heilmethoden. Viele dieser Themen wurden von erfahrenen Experten sehr umfassend behandelt. Es geht darin um die Gesundheit des weiblichen Körpers, und der Leser findet unzählige Informationen und Ansichten.

Beim Thema „Männergesundheit“ kann man dies leider nicht behaupten. Es kursieren nur wenige wissenschaftliche Artikel, noch weniger Bücher und kaum zuverlässige Informationen. Meine Sammlung an Titeln für Männer umfasst lediglich den Klassiker von James Green, *The Male Herbal: Health Care for Men & Boys*. Dieses Buch aus dem Jahr 1991 war nicht nur das erste seiner Art, sondern leistete auch aufgrund von Greens revolutionärer und einzigartiger Sicht der männlichen Gesundheit echte Pionierarbeit.

Warum also gibt es nicht noch mehr männerspezifische Informationen in der Naturheilkunde? Geht es um unterschiedliche Sichtweisen und Einstellungen? Haben Männer kein Interesse? Werden sie einfach nicht krank? Das behaupten sie vielleicht, aber die Statistik zeichnet ein ganz anderes Bild. Vierzig Prozent aller sexuell aktiven Männer in Amerika sind unfruchtbar. Im Jahr der Markteinführung wurde Viagra über eine Million mal gegen Impotenz verschrieben.

Herzkrankheiten sind immer noch Todesursache Nummer 1, und Männer leiden insbesondere an Bluthochdruck. Über 70 Prozent der über 60-Jährigen haben Probleme mit der Prostata, die medikamentöser Behandlung bedürfen, und nach wie vor sterben Männer im Durchschnitt acht Jahre früher als Frauen.

Das klingt nicht so, als wären die Männer besonders gesund. Es gibt viel zu wenig Informationen, keine Bücher, und Männer sprechen ohnehin kaum je über ihre Bedürfnisse. Leider hat die ganzheitliche Medizin Männern wenig anzubieten, was auf ihre Gesundheitsprobleme oder männerspezifische Prävention abzielt (abgesehen von Proteinen für den Aufbau von Muskelmasse). Das heißt, wir haben ein schiefes Bild.

Kräuterkunde für Männer

Als ich 1972 in einer lebhaften alternativen Gemeinde in Sonoma County, Kalifornien, einen Kräuterladen eröffnete, bestand meine Kundschaft weitgehend aus Frauen. Sie kauften Kräuter für sich, für ihre Kinder und manchmal auch für ihre Partner. Manchmal wagte sich auch ein Mann in den Laden. Meistens wartete er dann, bis alle anderen gegangen waren, pirschte sich dann langsam an die Kasse vor und knüpfte ein völlig allgemeines Gespräch an, aus dem nicht zu entnehmen gewesen wäre, was ihn zu mir führte. Erst dann konnte ich ihn langsam ermuntern, mit dem wahren Problem herauszurücken, ob Prostatabeschwerden, Herpes, Impotenz oder einfach Liebeskummer. Manche Männer baten selbst bei einer Erkältung oder nach einem bösen Kontakt mit Giftsumach nur zögerlich um Hilfe.

Früher dachte ich, Männer würden sich mit gesundheitlichen Fragen nur ungern an mich wenden, weil ich eben eine Frau sei. Inzwischen weiß ich, dass sie auch untereinander kaum über solche Dinge reden. Damals ging ich irrigerweise auch davon aus, der männliche Stoffwechsel sei weniger kompliziert als der weibliche. Schließlich hatten sie keine Brüste, keine Gebärmutter und konnten nicht schwanger werden. Diese ziemlich einseitige Perspektive finde ich heute eher komisch und möchte mich dafür entschuldigen, denn inzwischen ist mir bewusst, wie komplex, wundersam und zyklisch auch der männliche Körper funktioniert.

Das ist „Männersache"

Inzwischen weiß man, dass ein Männerkörper ein ebenso kompliziertes Wunderwerk ist wie ein Frauenkörper und dass Männer ebenfalls viele Gesundheitsfragen haben – sie gehen nur anders damit um. Frauen sprechen über ihre Probleme. Sie suchen Hilfe. Sie wenden sich an andere Frauen. Frauen verbringen viel Zeit damit, über ihre Gefühle, ihre Wünsche und Träume, ihre Gesundheit und über Männer zu reden. Unter Männern ist so etwas unüblich. Dort redet man über die Arbeit, über Sport und über Frauen. Krankheit oder Gefühle gelten als unmännlich. Ein echter Mann macht so etwas mit sich selbst ab.

Mein erster Mann, Karl, erzählte gern von einem spannenden Football-Match zu seiner Collegezeit. Er war Quarterback, hatte den Ball und rannte auf den Zielbereich zu, als er hart gerammt wurde und eine schlimme Schulterverletzung davontrug. Trotz der Schmerzen und ausgerenktem Arm brachte er seinen Spielzug zu Ende. Seine Mannschaft bewunderte seine Zähigkeit, und noch heute erzählt er diese Geschichte mit einer Mischung aus Stolz und Reue, weil diese Schulter noch immer schmerzt. Für mich ist das ein typisches Beispiel, wie Männer darauf gedrillt werden, um jeden Preis ihren Job zu machen – auch wenn es ihren Körper und ihre Gefühle teuer zu stehen kommt. Dafür bewundern wir sie, und darauf sind sie stolz.

Frauen bestärken Männer übrigens in dieser Haltung, und wir haben ein größeres Interesse daran, als wir freiwillig zugeben. Natürlich erkennen wir, wie dumm es ist, den Körper zu opfern, nur um einen Ball über den Rasen zu tragen. Natürlich regen wir uns über die sinnlosen Schrecken des Krieges auf. Aber wer profitiert am Ende von genau dieser Einstellung, wenn es heißt: „Frauen und Kinder zuerst“?

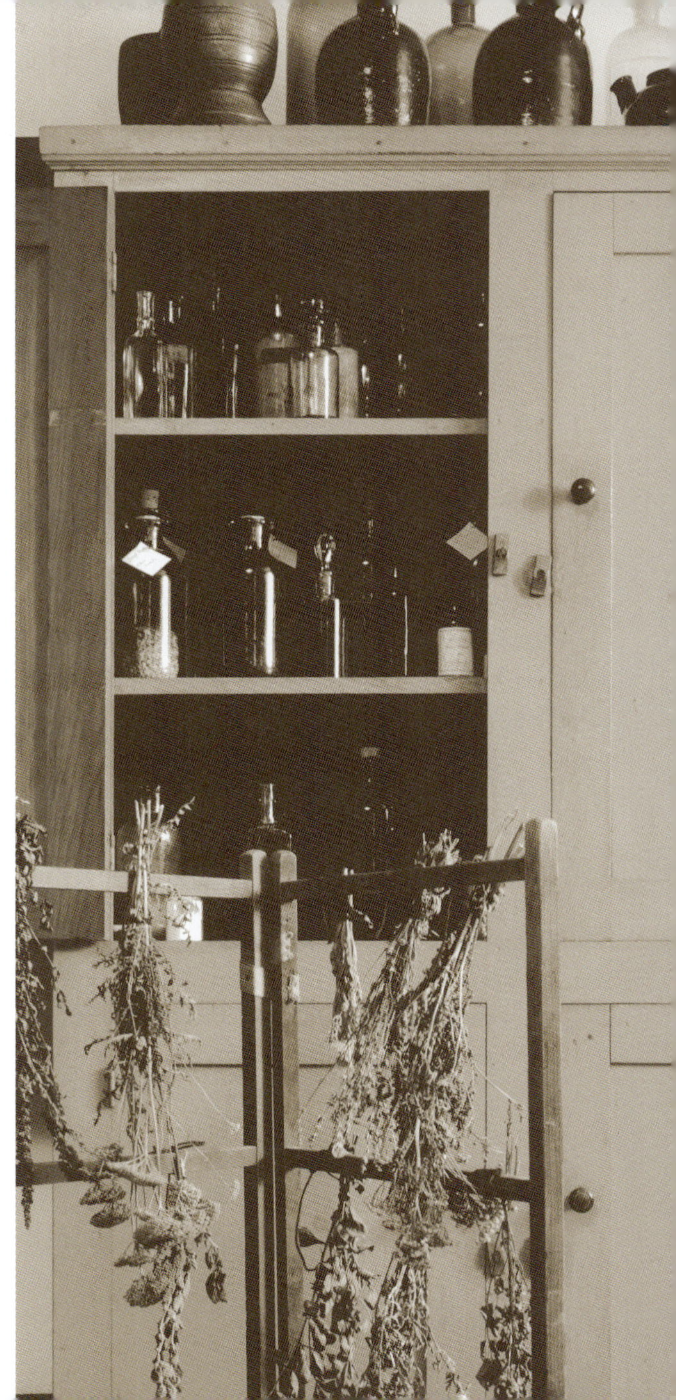

Männergesundheitstage

In den Lehrgängen, die ich im ***Sage Mountain*** anbot, ging es stets mehrere Tage um Kräutertherapien für das weibliche und männliche Sexualsystem. Ich gebe ehrlich zu, dass wir uns dabei meist volle zwei Tage mit Frauenthemen beschäftigten und höchstens einen halben Tag mit Männerthemen. Ist das Diskriminierung? Man könnte behaupten, dass der höhere Frauenanteil in den Kursen und der höhere Prozentsatz an Frauen, die Kräuter anwenden möchten, dieses Missverhältnis rechtfertigen würde. Das mag durchaus richtig sein.

Anstatt jedoch über Männergesundheit zu dozieren, stelle ich zunächst bestimmte Kräuter vor, die am häufigsten für gesundheitliche Probleme von Männern eingesetzt werden, und dann einige häufige männerspezifische Gesundheitsbeschwerden. Anschließend bitte ich die anwesenden Männer, eine Kommission zu bilden. Die Frauen dürfen ihnen Fragen zu Gesundheit und Heilung stellen.

In den ersten Jahren stellten die Frauen ihre Fragen, und noch ehe die Männer etwas erwidern konnten, hatte schon eine andere Frau geantwortet. Es gab stets lebhafte Diskussionen – unter den Frauen! Die Männer flochten den einen oder anderen Kommentar ein (wenn sie zu Wort kamen), hörten aber die meiste Zeit einfach höflich zu. Auf diese Weise erfuhren wir wenig Neues und ganz sicher nichts über die männliche Perspektive.

Nachdem dieser Ansatz nicht funktionierte, änderten wir irgendwann den Ablauf. Die Frauen durften noch immer Fragen stellen, diese aber nicht beantworten und auch nicht ihre Perspektive darlegen. Ich habe sehr viel über Männergesundheit gelernt, indem ich den ehrlichen Antworten dieser Männer zuhörte, wenn diese mit wichtigen und klugen Fragen zu Gesundheit, Kommunikation, Sicherheit und Heilung rangen.

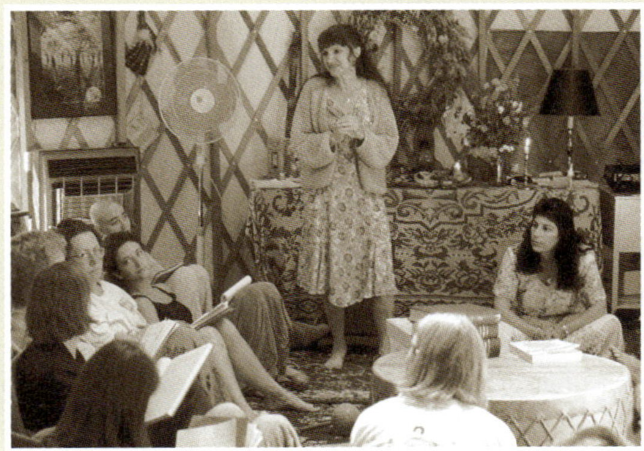

Wo sind all die Männer hin?

Es heißt oft, die moderne Medizin – der allopathischen westlichen Medizin, die wir heute so gut kennen – sei ein heldenhaftes System. In Notfällen ist sie definitiv das Richtige, besonders wenn nach Unfällen oder in lebensbedrohlichen Situationen eine Operation ansteht. Dann ist der Heiler der Held. Die allopathische Medizin bietet schnelle Lösungen und Krisenintervention, unterstützt aber nicht den natürlichen Heilungsprozess und ermuntert nicht zur präventiven Gesundheitsfürsorge.

Ist das eine denkbare Erklärung für die schlechte Informationslage zur Männergesundheit in der Kräuterheilkunde oder die hohe Frauenquote auf diesem Gebiet? Widerspricht der Ansatz der Selbstfürsorge und Prävention, den die Kräuterheilkunde betont, dem westlichen Leitbild des harten Mannes, der um jeden Preis seinen Job erledigt? Arbeiten Männer lieber als „Held" in der allopathischen Medizin, weil wir nun einmal diese Heldenrolle von ihnen erwarten? James Green spekuliert in seinem Buch, dass „die heutige westliche, technische und krisenorientierte Medizin der klassischen Männertradition entspricht".

Herstellung des perfekten Gleichgewichts

Gemeinsam bilden allopathische Medizin und Kräuterheilkunde ein perfektes Gleichgewicht, das viele Gesundheitsprobleme von Männern und Frauen lösen könnte. Männer entdecken gerade erst, welches Potenzial Kräuter bereithalten und von Frauen schon lange Jahre genutzt wird. Kräuter wie Sägepalme, Johanniskraut, Brennnessel und Ginseng werden in Männerpräparaten zur Prävention, nicht zur Krisenintervention angeboten. Vielleicht brauchen Männer irgendwann weniger Heldenmedizin, wenn sie sich mehr mit ihrer Gesundheit beschäftigen, weil sie sich dann auf Prävention und Wohlbefinden konzentrieren. Womöglich sind dann noch mehr Informationen über Kräuter und Männergesundheit zu finden. Wer weiß, vielleicht steht der Kräuterheilkunde sogar ein Männerboom bevor?

Unterschiedliche Perspektiven

Ich möchte Ihnen danken, dass Sie meine offensichtlich weibliche Einstellung zur Männergesundheit bisher geduldig ertragen haben. Ich hoffe, dass meine Informationen zu mehr Ausgewogenheit beitragen, aber dennoch komme ich mir vor wie meine Kursteilnehmerinnen beim Thema Männergesundheit, die Männer um ihre Sichtweise bitten, aber dann ohne Pause fortfahren und die eigenen Vorstellungen darlegen.

Deshalb hoffe ich, dass dieses Kapitel eine einzigartige und wertvolle Perspektive beisteuert. Ich wage mich an ein Thema, das ich durch die Männer in meinem Leben, männliche Klienten und Kollegen und den männlichen Anteil in mir selbst gut kenne. Dennoch bin ich nur Gast auf diesem Gebiet. Deshalb bitte ich um Nachsicht, wenn ich mitunter ins Fettnäpfchen trete. Schließlich gibt es eine stillschweigende Übereinkunft zwischen Männern und Frauen, dass wir alle uns auf neues

Territorium wagen, neue Wege des Miteinanders erkunden und ein gesünderes Verständnis füreinander entwickeln dürfen.

Stärkende Rezepte für Männer

Gesundheit ist ganz unkompliziert. Gesund zu sein, bedeutet nicht, dass man niemals krank, müde oder deprimiert ist und nie Schmerzen hat. Eine stabile Gesundheit zeichnet sich vielmehr dadurch aus, dass es einem meistens gut geht. Der Körper ist stark, und man steckt voller Lebensmut. Um es mit den Worten des wunderbaren Musikers Taj Mahal zu sagen: „Du erwachst, und der Morgen erwidert dein Lächeln." Dauerhafte Gesundheit erfordert eine tagtäglich sehr gute Lebensführung. Problemen vorzubeugen, anstatt sie zu behandeln, ist der Schlüssel zu einem langen, guten Leben.

Nachfolgend finden Sie einige meiner Lieblingstonika. Sie kräftigen und sind voller Geschmack. Die meisten sollte man täglich einnehmen, einige eignen sich jedoch auch für eine medizinische Behandlung oder eine Gesundheitskur. Die zusammengestellten Rezepte sollten Sie ausprobieren, aber Sie müssen sich nicht sklavisch daran halten. Seien Sie kreativ und experimentieren Sie – man darf die Rezepte gern ändern und insbesondere geschmacklich anpassen. Vielleicht erfinden Sie selbst ein noch besseres Rezept!

FRUCHTBARKEITS- UND POTENZSIRUP

Dieses Rezept hat einen guten Ruf als potenzstärkendes und zur Unterstützung der Fruchtbarkeit dienendes Mittel (sofern keine physiologischen Ursachen vorliegen). Das Tonikum sollte 3 bis 6 Monate lang genommen werden.

1 Ginsengwurzel
60 ml Muira Puama
30 ml Ashwagandha
15 ml Sägepalmbeeren
15 ml Wildyams (Wurzel)
2 Liter Wasser
60 ml Grüner Hafer
15 ml Himbeerblätter
30 ml Damiana
30 ml Brennnessel
250 bis 500 ml Honig (nach Geschmack)
250 ml Fruchtkonzentrat (aus dem Bioladen)
125 ml Brandy (wahlweise, verbessert die Haltbarkeit)

1. Ginseng, Muira Puama, Ashwagandha, Sägepalmbeeren und Wildyams mit dem Wasser verrühren. Gemäß den Anweisungen auf Seite 397 für einen Sud auf kleiner Hitze langsam einkochen, bis die Flüssigkeit auf 1 Liter reduziert ist. Den Deckel dabei einen

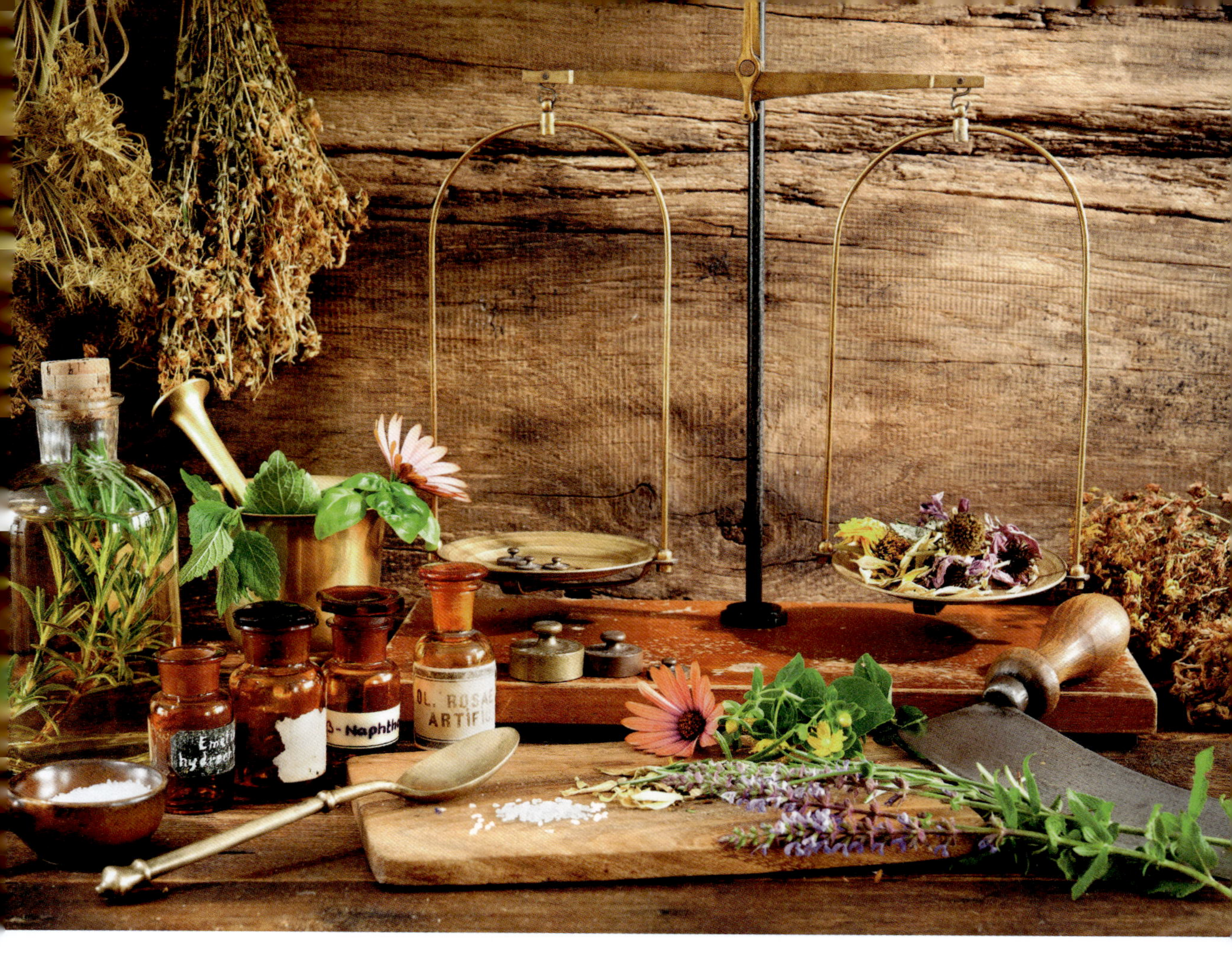

Spalt offen lassen, damit der Dampf entweichen kann.

2. Die Hitzezufuhr abstellen und sofort Hafer, Himbeerblätter, Damiana und Brennnessel hinzufügen. Deckel fest aufsetzen und die Kräuter über Nacht ziehen lassen.

3. Am nächsten Morgen die Kräuter durch ein feines, mit einem Baumwolltuch ausgelegtes Sieb abgießen. Mit ausreichend Honig, Fruchtkonzentrat und Brandy abschmecken. Im Kühlschrank aufbewahren. Nehmen Sie 3 bis 6 Monate lang 2 bis 4 Esslöffel pro Tag.

10 LEBENSMITTEL FÜR MÄNNER

Lebensmittel	Nutzen
Dunkelgrünes Blattgemüse	Ausgezeichnete Quelle für Mineralstoffe, Vitamine und Fasern
Fisch	Enthält hochwertige Proteine
Frisches Obst	Ausgezeichnete Quelle für Vitamine, Mineralstoffe und Fasern
Gesäuerte Milchprodukte wie Buttermilch	Unterstützen Verdauung und Immunsystem
Huhn	Enthält hochwertige Proteine
Joghurt	Unterstützt Verdauung und Immunsystem
Kürbiskerne	Reich an Zink; sehr gut für die Prostata
Sesamsamen	Reich an Kalzium; unterstützen die Nerven
Sesam- oder Tahinibutter	Reich an Kalzium
Zucchinikerne	Reich an Zink; gut für die Prostata und das männliche Hormonsystem

LEBENSELIXIER FÜR MÄNNER

Ein bewährtes Lieblingsrezept aus meinem Repertoire. Es handelt sich um eine Abwandlung des Unverwüstlichkeitselixiers aus Kapitel 2, doch hier ist die maskuline Yang-Komponente betont, die Stärke und Vitalität aufbaut.

2 Teile Damianablätter
2 Teile Fo-Ti
2 Teile Ingwer
2 Teile Süßholz
2 Teile Sassafraswurzelrinde
2 Teile Wildyams (Wurzel)
1 Teil chinesischer Sternanis
1 Teil Sarsaparillawurzel (Stechwinde)
½ Teil Sägepalmbeeren
Asiatischer Ginseng (2 ordentliche, hochwertige Wurzeln pro Liter Tinktur)
40-prozentiger Alkohol (Branntwein, Brandy, Schnaps)
Schwarzkirschkonzentrat

1. Aus den Kräutern und dem Alkohol eine Tinktur nach dem Grundrezept auf Seite 401 zubereiten. Die Tinktur 6 bis 8 Wochen ziehen lassen, je länger, desto besser.

2. Abseihen. Pro ¼ Liter Flüssigkeit je ⅛ Liter Schwarzkirschkonzentrat hinzufügen. Bitte unbedingt Fruchtkonzentrat verwenden, keinen Fruchtsaft! Gut schütteln und in Flaschen abfüllen. Ich gebe die Ginsengwurzeln gern mit in die abgefüllte Tinktur. Die übliche Tagesdosis sind

„Göttertrunk"

Beim ersten Mal füllte ich dieses Rezept in eine antike Glasflasche ab, in die der Baum des Lebens und die Worte „langes Leben" eingraviert waren. So kam es zu dem Namen „Lebenselixier". Dieser Name erschien mir passend und hat sich festgesetzt. Jene erste Flasche vor all den Jahren ging an James Green, den Verfasser von ***The Male Herbal,*** der nach dem ersten Kosten sagte: „Zum Geschmack und zur kulinarischen Präsenz fallen mir Begriffe wie ***exquisit*** oder ***Göttertrunk*** ein."

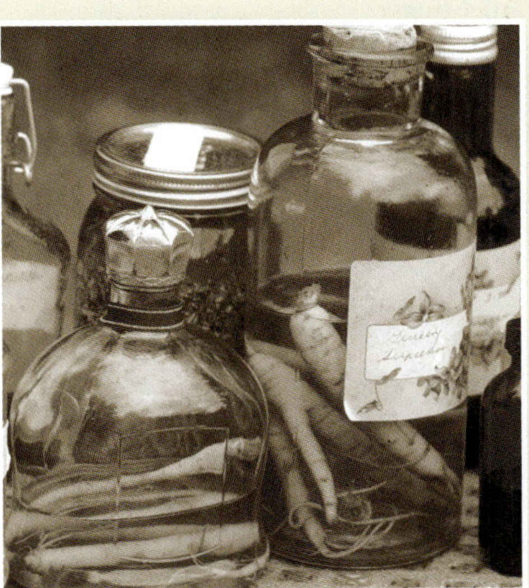

etwa 30 ml (2 Esslöffel), also ein kleiner abendlicher Aperitif. Am besten vor einer heißen Nacht mit der Liebsten schlürfen.

ENERGIEBOMBEN

Diese speziellen, hoch dosierten Ergänzungsmittel sind leicht gemacht und schmecken sehr gut. Handelsübliche Energieriegel sind teuer und meist bei Weitem nicht so gut wie selbst gemachte. Probieren Sie es selbst: Diese Kugeln enthalten Nährstoffe, die für die männliche Yang-Energie unverzichtbar sind. Sie schenken Energie, bauen wieder auf und sind so abgestimmt, dass sie bei längerer Anwendung das männliche Sexualsystem erfrischen und regenerieren können. Die Kräuter bitte sehr fein pulverisieren, sonst kämpft man am Ende mit kleinen Stückchen nicht kaubarer Wurzeln.

3 Teile Kürbiskerne, gemahlen
2 Teile Sibirischer Ginseng, gemahlen
1 Teil Ginkgo oder Gotu Kola, gemahlen
1 Teil Ginseng, gemahlen
½ Teil Spirulina oder Blaugrüne Superalgen
250 ml Sesambutter (Tahini)
125 ml Honig
125 ml gehackte Mandeln
Kokosraspel, Kakaopulver, Rosinen, Schokoladen- oder Carob-Chips und Müsli für den Geschmack
Carobpulver oder Milchpulver

1. Die Kräuter und die Spirulina gut miteinander vermengen.
2. Aus Sesambutter und Honig eine Paste rühren. Wenn die Kugeln süßer sein sollen, mehr Honig hinzufügen.
3. Mit ausreichend pulverisierten Kräutern andicken, dann die Mandeln und die geschmacklichen Ergänzungen hinzufügen. Mit Carobpulver oder Milchpulver bis zur gewünschten Konsistenz andicken. Walnussgroße Kugeln rollen. Essen Sie zwei Energiebomben pro Tag.

MÄNNERTONIKUM, 1X TÄGLICH

Meine Version von „Ein Apfel am Tag": Ein Esslöffel am Tag. Ich koche liebend gern mit Kräutern – das ist mir deutlich lieber als die Einnahme von Zubereitungen wie Tinkturen oder Kapseln. Mit Kräuterpasten kann man Toast bestreichen, sie löffelweise naschen oder für einen schnellen Tee mit kochendem Wasser übergießen. Im Kühlschrank sind die Pasten etliche Wochen haltbar. Das hier ist eine von vielen Varianten.

2 Teile Fo-Ti, gemahlen
1 Teil Astragalus, gemahlen
1 Teil Ashwagandha, gemahlen
1 Teil Kardamom, gemahlen
1 Teil Zimt, gemahlen
1 Teil Süßholzwurzel, gemahlen
1 Teil Sibirischer Ginseng, gemahlen
½ Teil Echinacea, gemahlen
¼ Teil Ingwer, gemahlen
Honig
Fruchtmark

Energiebomben, extrastark

Einmal wollte ich für eine ältere Gruppe aus der Nachbarschaft, die auf eine Kreuzfahrt ging, etwas ganz Besonderes machen. Als ich meine Energiebomben zubereitete, ritt mich wohl ein Teufelchen, und so wurden es am Ende ***Aphrodites Superaphrodisiaka***. Ich gab noch ein paar Geschmacksnoten für mehr Leidenschaft hinzu, unter anderem Schwarzkirschlikör, ein paar aphrodisierende Kräuter und 1 oder 2 Esslöffel Guarana, um der Sache ein wenig Pfeffer zu verleihen. Zum Schluss überzog ich die Kugeln einzeln mit geschmolzener Zartbitterschokolade. Meine Nachbarn waren hingerissen! Als sie wiederkamen, fragten sie: „Was um alles in der Welt haben Sie in diese Kugeln getan?" Bis heute sprechen mich in meiner Kleinstadt in Vermont fremde Leute auf der Straße an und sagen: „Sie sind doch die Frau, die für meine Freunde auf dieser Kreuzfahrt diese Schokoladenkräuterkugeln gemacht hat?" Und dann folgt unweigerlich: „Machen Sie mir auch welche?"

Alle Kräuter in einer Schüssel gründlich vermischen. Honig und Fruchtmark hinzufügen (Mischung nach persönlicher Vorliebe), bis eine Paste entsteht. Rosenwasser fügt eine exotische Note hinzu. Achten Sie darauf, dass die Paste feucht genug ausfällt, denn im Kühlschrank trocknet sie auch gut verschlossen noch etwas ein. Falls sie zu trocken wird, etwas mehr Fruchtmus und Honig unterziehen.

KRÄUTERWEIN FÜRS GUTE LEBEN

Dieser aromatische Kräuterwein sollte als Tonikum betrachtet werden. Man trinkt davon täglich nur eine kleine Menge (60 ml!), um Gesundheit und Wohlergehen zu fördern.

4 Astragaluswurzeln
1 gute, mittelgroße Ginsengwurzel
30 ml Ashwagandhawurzel
30 ml Damianablätter
30 ml Fo-Ti
2 Esslöffel Kardamomsamen, zerstoßen
2 Esslöffel chinesischer Sternanis
Ein paar Nelken (für den Geschmack)
Ein Stückchen Ingwer (für den Geschmack)
1 Liter guter Wein

1. Die Kräuter in ein Einmachglas geben und mit dem Wein begießen. Fest verschlossen an einem warmen Ort 3 bis 4 Wochen ziehen lassen.

2. Abseihen und in die Originalweinflasche zurückfüllen. Die Ginsengwurzel können Sie in Scheibchen schneiden und wieder in den Wein geben.

STÄRKENDER GINSENGTEE

Als ich vor vielen Jahren Nam Singh begegnete, wusste ich, dass ich vor einem Meister stand. Nam war Afroamerikaner, doch er war bei seinem Großvater in einem Kloster in Taiwan aufgewachsen und hatte schon früh Unterweisung in Tai Chi, chinesischer Kräutermedizin und Akupunktur erhalten. Mit Ende 40 sieht er immer noch aus wie 25. Für mich ist er auf dem besten Wege, einer jener ewig jungen Weisen zu werden.

Von Nam lernte ich fast alles, was ich über den Asiatischen Ginseng weiß. Er zeigte mir auch, wie man ihn mit einem speziellen Keramikkocher für Ginseng zubereitet, der in den meisten chinesischen Kräuterläden erhältlich ist. Natürlich kann man auch ein reguläres Wasserbad einsetzen.

1 große, gut gealterte Ginsengwurzel
Wasser

1. Die Wurzel in einen Topf geben und mit dem Wasser bedecken. Den Topf schließen und in einen zweiten, mit Wasser gefüllten Topf stellen. Auf kleiner Stufe 6 bis 8 Stunden kochen.
2. Abseihen und die gesamte Flüssigkeit trinken. Sie ist definitiv überaus wirksam.

MÄNNERTEE

Ein gut ausgewogener, aromatischer Tee, der besonders auf den männlichen Körper abgestimmt ist und zu meinen Schätzen zählt. Anfangs zählte er zu den Bestsellern meiner Serie Traditional Medicine. Allerdings verlangte die Gesundheitsbehörde, den Sassafras herauszunehmen, weil sein Einsatz umstritten ist (siehe Anhang 1). Danach fand ich den Tee nie mehr so gut wie vorher. Entscheiden Sie daher selbst: Mit oder ohne Sassafras? Die geschmacklichen Noten können Sie nach Belieben anpassen.

3 Teile Sarsaparilla
3 Teile Sassafras
1 Teil Klettenwurzel
1 Teil Zimt
1 Teil Sibirischer Ginseng
1 Teil Asiatischer oder Amerikanischer Ginseng
1 Teil Süßholz
1 Teil Muira Puama
1 Teil Wildyams
¼ Teil Ingwer
⅛ Teil Orangenschalen

Nach dem Grundrezept auf Seite 397 einen Sud herstellen. 3 bis 4 Tassen pro Tag trinken.

CHAI HOMBRE

Für den kräftigen Gewürztee Chai kursieren in Indien, Nepal und Tibet zahllose Rezepte. Diese Mischung ist speziell auf männliche Bedürfnisse abgestimmt. Sie enthält einige typische Chai-Kräuter, aber auch diverse Dinge, die Männern guttun. Sie schmeckt heiß oder kalt mit aufgeschäumter Milch.

6 Scheiben frische Ingwerwurzel, geraspelt
5 Esslöffel schwarzer Tee
1 Zimtstange in mehreren kleinen Stücken
1 Esslöffel Fo-Ti, in Scheibchen
1 Esslöffel Ginsengwurzel, in Scheibchen
1 Esslöffel Süßholzwurzel, in Scheibchen
2 Teelöffel zerdrückter Kardamom
6 schwarze Pfefferkörner
4 ganze Nelken
1,5 Liter Wasser
Honig
Aufgeschäumte Milch (Kuh-, Soja- oder Reismilch)
Muskat oder Zimt

1. Die Kräuter im Wasser 10 bis 15 Minuten schonend und zugedeckt erhitzen. Sie sollen nicht kochen.
2. Den Tee in eine vorgewärmte Teekanne durchseihen und mit Honig süßen. In einer großen Teetasse mit einem großzügigen Löffel

Milchschaum anrichten und mit etwas Muskat oder Zimt bestreuen.

DAMIANA-SCHOKOLADEN-LIEBESLIKÖR

Wenn Sie für einen besonderen Abend etwas ganz Besonderes brauchen, sollten Sie diese Mischung von der Erotikexpertin Diana DeLuca probieren. Allerdings schmeckt das Zeug erschreckend gut und ist verführerisch leicht zubereitet. Setzen Sie den Likör frühzeitig an. Er ist ein guter Auftakt für ein heißes Date.

30 ml Damianablätter
500 ml Wodka oder Branntwein
375 ml Quellwasser
250 ml Honig
Vanilleextrakt
Rosenwasser
Schokoladensirup
Mandelextrakt

1. Die Damianablätter 5 Tage im Alkohol einweichen. Die Flüssigkeit durchseihen und in einer Flasche aufbewahren.
2. Die alkoholgetränkten Damianablätter 3 Tage in Quellwasser einweichen. Abgießen und das Wasser auffangen.
3. Den Wasserextrakt auf kleiner Stufe erhitzen und den Honig darin auflösen. Den Topf vom Herd nehmen, den Alkoholextrakt hinzufügen und gut umrühren. In eine saubere Flasche gießen und mit etwas Vanille und Rosenwasser geschmacklich abrunden. Mindestens 1 Monat reifen lassen. Der Likör wird mit der Zeit immer besser.
4. Je 250 ml Damianalikör mit 125 ml Schokoladensirup, 2 bis 3 Tropfen Mandelextrakt und einem Hauch Rosenwasser abrunden.

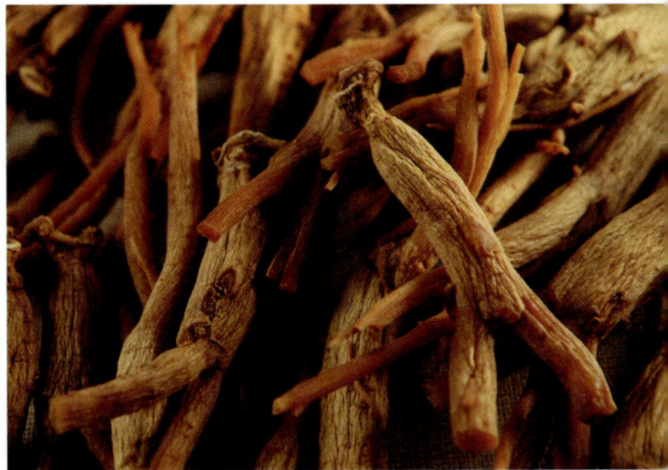

Ginsengfasten

Nam Singh empfiehlt, drei Tage vor und nach Genuss des Ginsengtees zu fasten. Das ist die traditionelle chinesische Methode, diesen Tee zu trinken, und man macht das 1- bis 2-mal pro Jahr.

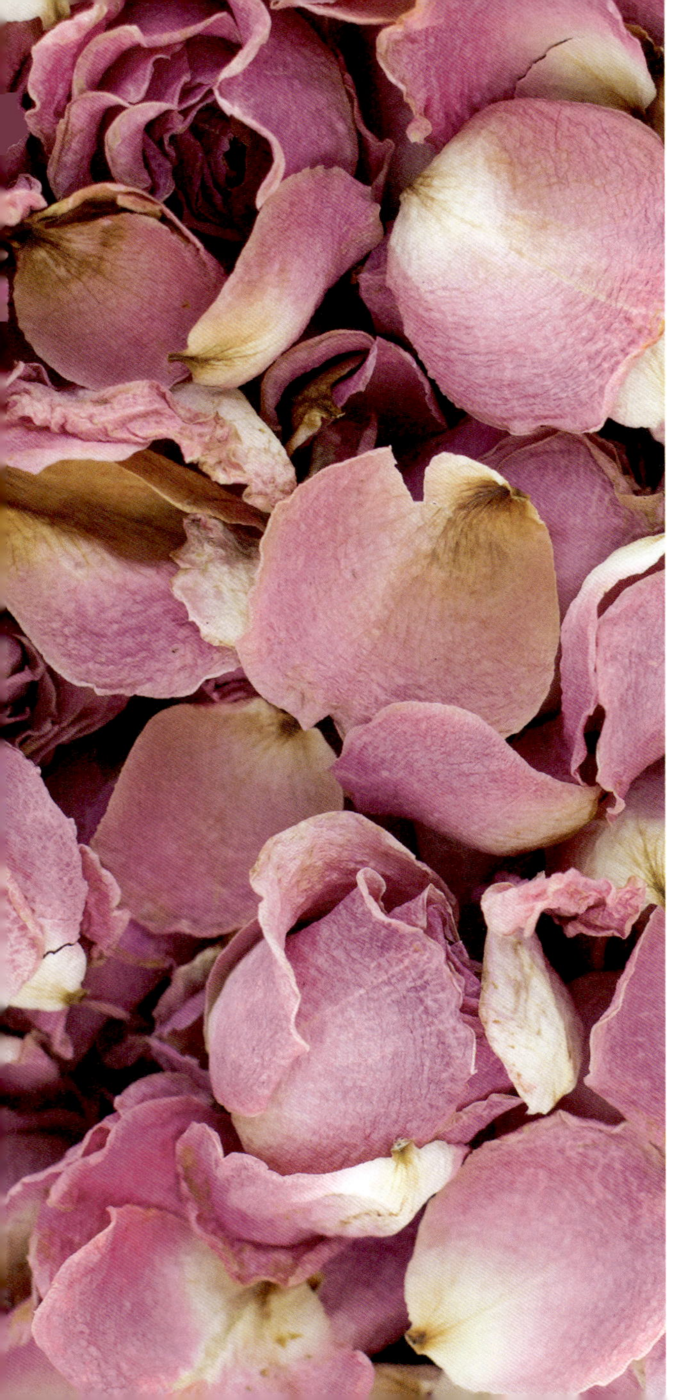

Zum Baden kann man viele Kräuter nutzen. Sie sollten **aromatisch** sein und das Badezimmer mit ihrem Duft erfüllen. Sie sollten auch **entspannen**, damit Körper und Geist zur Ruhe kommen. Und sie sollen hübsch aussehen, um die Seele mit der **Schönheit** der Natur zu erquicken. Sie brauchen eine große Badewanne, die mit Wasser, Kräutern und essenziellen Ölen gefüllt wird. Räucherstäbchen und Kerzen anzünden. Stellen Sie den frühzeitig angesetzten **Damiana-Schokoladen-Liebeslikör** und ein paar **Erdbeeren mit Schokoladenglasur** bereit. Zum Schluss im Diana-Stil einen Pfad aus frischen Rosenblütenblättern zur Wanne hin ausstreuen, dem Ihr Herzblatt unmöglich widerstehen kann. Das ist Labsal fürs Herz (und vielleicht auch für andere Körperteile).

Badekräuter

Diese drei wunderbaren Kräutermischungen wurden speziell für Männer zusammengestellt. Zur Verwendung bitte erst die Kräuter mischen, dann das essenzielle Öl hinzugeben. Eine Handvoll Kräuter in ein Baumwollsäckchen oder einen Nylonstrumpf geben und unter den Wasserhahn der Badewanne binden. Ein paar Minuten sehr heißes Wasser über die Kräuter laufen lassen. Anschließend das Säckchen in der Badewanne schwimmen lassen und die Temperatur nach Bedarf anpassen.

Alternativ können Sie auch einen besonders starken Kräutertee zubereiten, ihn abgießen und direkt ins Badewasser geben.

Gesundheit ist eigentlich unkompliziert. Gesund zu sein bedeutet nicht, dass man niemals krank, müde oder deprimiert ist und nie Schmerzen hat. Eine stabile Gesundheit zeichnet sich vielmehr dadurch aus, dass es einem meistens gut geht. Der Körper ist stark, und man ist voller Lebensmut. Um es mit den Worten des wunderbaren Musikers Taj Mahal zu sagen: „Du erwachst, und der Morgen erwidert dein Lächeln."

ERFRISCHUNGSBAD

Eine stärkende Mischung für frische Energie.

2 Teile Pfefferminzblätter
2 Teile Rosmarin
6 bis 8 Tropfen essenzielles Pinienöl

ENTSPANNUNGSBAD

In diesem Bad können Sie gut abschalten. Die Menge reicht für 4 bis 6 Vollbäder.

2 Teile Kamille
2 Teile Salbei
1 Teil Hopfen
1 Teil Lavendel
6 bis 8 Tropfen essenzielles Muskatellersalbei- oder Lavendelöl

MUSKELKATERBAD

Bei einem Muskelkater hilft ein Bad mit Eukalyptus, Salbei und Pinienzusätzen. Die Menge reicht für 2 bis 4 Vollbäder.

2 Teile Eukalyptusblätter
2 Teile Salbei
6 bis 8 Tropfen essenzielles Pinien- oder Salbeiöl

Gesunde Prostata

Die Prostata steht heutzutage mächtig unter Beschuss. Sie dürfte das männliche Organ sein, das am meisten im Gerede ist (oder am zweitmeisten). Trotzdem wissen viele Männer gar nicht so genau, was die Prostata eigentlich macht, wozu sie da ist oder wo genau sie sitzt – bis sie irgendwann schmerzt oder gesundheitliche Probleme verursacht.

Die Prostata ist ein maximal walnussgroßes Organ von der Form einer Kastanie, halb Muskel, halb Drüse, und sitzt unterhalb der Blase in der Nähe des Rektums. Sie umschließt die Harnröhre, die von der Blase aus zur Penisspitze verläuft. Eine vergrößerte oder entzündete Prostata drückt auf die Harnröhre und kann zu Blasenentzündungen, Inkontinenz oder Nierenproblemen führen. Daneben besteht ein enger Zusammenhang zur Fruchtbarkeit, denn die Prostata gibt eine alkalische, proteinartige Flüssigkeit in die Samenflüssigkeit ab, die entscheidend zur Beweglichkeit der Spermien beiträgt.

Dieses unscheinbare kleine Organ kann viele Probleme hervorrufen. Viele Männer über 40 haben eine benigne Prostatahyperplasie (BPH), bei der die Prostata vergrößert ist oder anschwillt, ohne dass ein Karzinom vorliegt.

Für eine Prostataentzündung (Prostatitis) kann es viele Ursachen geben, aber zumeist spielt Stress eine große Rolle. Dieser Stress ist häufig, aber nicht immer sexueller Natur. Mitunter geht ihr eine unregelmäßige Sexualaktivität voraus, also intensive Aktivität nach langer Inaktivität oder aber Inaktivität nach intensiver sexueller Betätigung. Die Prostata zieht offenbar eine gewisse Regelmäßigkeit vor. Andere Faktoren, die zu einer Prostataentzündung beitragen können, umfassen ungesunde Ernährung, Alkoholkonsum, Genuss koffeinreicher Produkte, Bewegungsmangel, zu viel Sitzen, Zahnfleisch- und Mandelentzündungen sowie sexuelle Erkrankungen.

Die Symptome einer Prostatitis und einer BPH sind ähnlich, darunter:

- Schmerzen beim Wasserlassen
- Schwierigkeiten, die Blase vollständig zu entleeren
- Nächtliches Aufstehen zum Wasserlassen
- Nachlassender Harndruck beim Wasserlassen
- Schmerzen beim Sitzen
- Fieber und Schüttelfrost unklarer Genese
- Blut im Urin (manchmal)

Prostataprobleme sprechen ausgesprochen gut auf Hausmittel an, insbesondere Veränderungen der Lebensweise, Ernährungsumstellung und Kräuter. Wenn die Symptome sich jedoch nicht innerhalb weniger Tage bessern, sollten Sie sie beim Hausarzt oder beim Urologen abklären lassen.

Ernährungsempfehlungen für die Prostata

Essen Sie einfache, nahrhafte Lebensmittel, die zugleich dem gesamten Körper guttun. Die Ernährung sollte vornehmlich auf gedämpftem Gemüse, Getreide und Miso- oder Hühnersuppe beruhen. Fügen Sie der Suppe Heilkräuter wie Astragalus, Echinacea, Fo-Ti und Ginseng hinzu.

Nehmen Sie täglich Zitronensaft und ungesüßten Cranberrysaft zu sich. Essen Sie nichts, was die Prostata erfahrungsgemäß noch mehr reizt. Häufig fallen koffeinreiche Lebensmittel, Alkohol und Zucker in diese Kategorie.

Bestimmte Lebensmittel, Vitamine und Mineralstoffe können eine Prostatavergrößerung oder -entzündung sehr gut lindern, zum Beispiel:

- Kürbiskerne (4 bis 8 Esslöffel oder mehr am Tag)
- Gurken (2 bis 3 Stück pro Tag)
- Kalzium und Magnesium (Kombinationsmittel, 600 mg pro Tag)
- Vitamin E (400 IE pro Tag)
- Zink (20 bis 50 mg pro Tag)

Kühlendes Melonentonikum

Wassermelonenkerne helfen hervorragend gegen Prostatabeschwerden. In der Wassermelonensaison ist das ganz leicht: So viele Stücke Wassermelone mit Kernen, wie Sie pro Portion trinken können, in den Mixer geben (natürlich ohne Schale!). Eine Handvoll ungesalzener Kürbiskerne hinzufügen und cremig aufschlagen. 1 Liter pro Tag trinken. Frische Wassermelone ist eine Wohltat für Nieren und Prostata und wie eine mineralstoffreiche Spülung. Für eine stark gestaute Drüse ist das ein ausgezeichnetes kühlendes Tonikum.

Außerhalb der Saison können Sie dieses Heilmittel mit Wassermelonenkernen zubereiten. Die Kerne kann man kaufen, aber auch in den warmen Sommermonaten einfach selbst sammeln und trocknen. Die Kerne mit Kürbiskernen und ungesüßtem Cranberrysaft in den Mixer geben und cremig aufschlagen. 3 bis 4 Tassen pro Tag trinken.

Heiltees bei Prostataentzündung

Die folgenden Heiltees helfen ausgezeichnet bei einer geschwollenen, entzündeten Prostata. Trinken Sie 3 bis 4 Tassen Tee pro Tag von einem oder beiden Rezepten. Mit 10 Tropfen Sägepalmtinktur und 10 Tropfen Pygeumtinktur lässt sich die Wirkung des Tees noch steigern.

Prostatakrebs: Vorbeugung und Behandlung

Sägepalmextrakt kann ein Prostatakarzinom nicht heilen, ihm aber möglicherweise vorbeugen. Auf jeden Fall gehört er in einen ganzheitlichen Behandlungsansatz bei Prostatakrebs und wird inzwischen auch von vielen Schulmedizinern empfohlen. Ein Prostatakarzinom wächst normalerweise sehr langsam und kann gut überwacht werden. Untersuchungen zufolge ist die Überlebensrate mit und ohne Operation gleich lang; die Beschwerden nach einer Operation sind jedoch deutlich stärker. Häufig empfiehlt sich daher, den Krebs lieber über Kräuter und Ernährung in den Griff zu bekommen als durch einen operativen Eingriff.

PROSTATAREZEPT NR. 1

Dieses Rezept verbessert den Harnfluss.

- 3 Teile Maisbart
- 3 Teile Wassermelonenkerne
- 2 Teile Brennnessel
- 1 Teil Kletten-Labkraut
- 1 Teil Bärentraube

Aus den Kräutern nach dem Grundrezept auf Seite 396 einen Kräuteraufguss zubereiten.

PROSTATAREZEPT NR. 2

Dieses Rezept soll Entzündungen und Stauungen in der Prostata lindern.

- 2 Teile Eibischwurzel
- 1 Teil Echinacea
- 1 Teil Purpur-Wasserdost
- 1 Teil Pygeum aus Bio-Anbau
- 1 Teil Sägepalme

Aus den Kräutern nach dem Grundrezept auf Seite 401 eine Tinktur zubereiten.

Kräuterumschlag

Kräuterumschläge sind ein schmieriges Geschäft, können der geschwollenen Prostata aber Linderung verschaffen. Ton, Beinwellblätterpulver und Slippery-Elm-Pulver zu gleichen Teilen in eine Schüssel geben und mit warmem Wasser mischen. Den Brei auf ein Stück Mull geben und 2-mal täglich 20 Minuten lang direkt auf die Haut über der Drüse legen. Mit einem Suspensorium oder über die Unterwäsche an Ort und Stelle halten.

Alternativ können Sie aus frischen Beinwellblättern und etwas Wasser im Mixer eine Paste zubereiten, diese auf Mull streichen und ebenso als Auflage einsetzen. Wenn gar nichts anderes verfügbar ist, können Sie sogar Haferbrei nehmen.

Heiße und kalte Kompressen

Auch heiße und kalte Kompressen sind bei einer geschwollenen Prostata im Einzelfall sehr hilfreich. Allerdings braucht man dazu eine gewisse Entschlossenheit. Einen Eisbeutel in ein Handtuch wickeln und direkt über der Prostata auf die Haut auflegen. 1 bis 2 Minuten dort belassen. Den Eisbeutel abnehmen und einige Minuten eine heiße Kompresse auflegen. Mindestens 1-mal am Tag 3- bis 4-mal abwechselnd durchführen.

Alternativ empfehlen sich heiße und kalte Sitzbäder. Dr. Michael T. Murray und Dr. Joseph E. Pizzorno raten in ihrer ausgezeichneten Enzyklopädie der Naturmedizin dringend zu solchen Wechselbädern, die sie bei Prostataentzündung und gutartiger Prostatavergrößerung trotz der unangenehmen Durchführung für äußerst wirksam halten. Sitzbäder verbessern die Durchblutung und die Muskelspannung von Prostata und anderen Sexualorganen sehr effektiv.

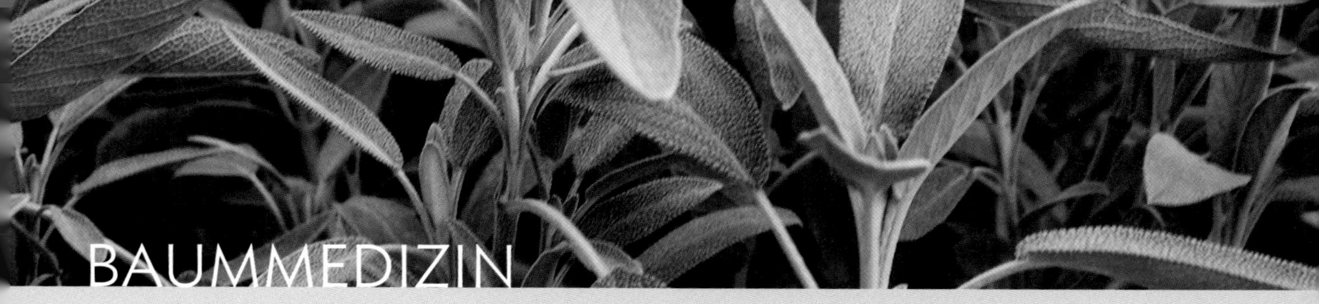

BAUMMEDIZIN

Als ich während meiner Zeit in Kalifornien Grandpa Roberts kennenlernte, wohnte er an der Küste in einem alten Wohnwagen, der auf einem windgepeitschten Hügel stand – ein einsamer alter Mann, dessen Familie in alle Himmelsrichtungen verstreut war. Mit seinem klapprigen alten Jeep fuhr er regelmäßig die rund 30 Meilen zu meinem Kräuterladen, um sich seine Kräuter und die neuesten Kräuterbücher abzuholen, und wir hielten immer ein Schwätzchen. Ich wusste, dass er sich mit Pflanzen gut auskannte; vor allem aber wusste ich, dass er einfach einsam war und keine Aufgabe mehr hatte.

Eines Tages veranstalteten wir in Orr Hot Springs, einem hübschen Fleckchen in den küstennahen Hügeln von Kalifornien, ein kleines Kräuterseminar, und ich dachte, das könnte Grandpa Roberts Freude machen. Außerdem dachte ich, die anderen Leute hätten sicher Freude daran, ihm zu begegnen. Er war ein kluger, gereifter Mann, der seine Kräuter kannte und ein großes Repertoire an Geschichten auf Lager hatte. Also kam er mit, und diese Reise sollte sein Leben für immer verändern. Er hatte seinen Clan gefunden!

Bald darauf lud ich ihn ein, in unsere Kräuterschule zu ziehen. Er war nicht mehr der Jüngste, und ich machte mir Sorgen, weil er ganz allein lebte. Außerdem brauchte er eine Familie, und wir brauchen – wie jede Gemeinschaft – einen alten Menschen. So zog er in dieses kleine höhlenartige Gebilde von kaum mehr als sechs Meter Durchmesser am Ende eines steilen Abstiegs in den Wald. Er stellte fest, dass andere gern seinen Geschichten lauschten – und dass er gern erzählte –, und bald reisten Zuhörer aus dem ganzen Land an. Immer wieder übernachteten am Ende zwei, drei Leute auf dem ohnehin engen Boden. Am liebsten jedoch führte er seine Besucher ins Freie, bat sie, einen Baum zu umarmen und zu lauschen – auf den Puls des Baumes und auf ihren eigenen Herzschlag, der mit dem des Baumes verschmolz. Er lehrte sie die Baummedizin und die Herzmedizin und den sanften Umgang mit der Erde. Uns lehrte er, als Heiler in den Wald zu gehen und die Bäume, die Pflanzen und die Steine zu berühren. Gerne führte er uns auf „Medizingängen" durch den Wald. Wir betraten den Wald, um zu heilen und geheilt zu werden, Liebe zu geben und zu empfangen. Grandpa Roberts wies uns an, große, starke Bäume zu suchen, die uns bereitwillig stützen würden. Dann lehnten wir uns mit dem ganzen Körper an den ihren, umarmten sie und ließen ihre Lebenskraft in uns einströmen. Außerdem ließ er uns nach verletzten Bäumen Ausschau halten, von denen es nicht wenige gab: große alte Redwoods, die vom Blitz getroffen worden waren und doch nach 500 Jahren immer noch lebten. Douglasien mit tiefen Kerben von den vorbeifahrenden Holzschleppern. Bäume, die durch Krankheiten verkrüppelt waren. Unsere Aufgabe bestand darin, solchen Bäumen die Hände aufzulegen und unsere Energie und unser Licht in sie hineinzuleiten. Und es wanderte wirklich Energie zwischen den Lebensformen der Pflanzen und uns Menschen hin und her. Es war unübersehbar, so stark war es.

Grandpa wurde bald bewusst, dass die Alten in der Gemeinschaft der Kräuterkundigen ein hohes Ansehen genossen. Also machte er sich rasch älter. Wir wussten, dass er über 70 war, aber ob er tatsächlich 85 war, wie er plötzlich behauptete, wussten wir nicht. Es war uns aber auch nicht so wichtig. Man ist so jung – oder alt –, wie man sich fühlt. Und bei Grandpa spielten die Jahre keine Rolle. Er war ein großer Mann mit dickem Bauch und langem weißem Bart, der auf den ersten Blick dem Weihnachtsmann glich, und er hatte die Energie eines Bären, der den Legenden zufolge den Menschen die Kräuterkunde nahegebracht hatte. Also war Grandpa unser Schamane, Bärenmedizinmann und Zeremonienmeister, aber auch unser Lehrer und Freund der Bäume.

Was mir bewusst wurde, als ich Grandpa aufblühen sah, war, dass viele alte Menschen mit all ihren Geschichten und ihrer Lebenserfahrung nie in die Kreise eingeladen werden, in die sie gehören. Dabei muss man sie häufig nur bitten, etwas beizusteuern, und ihnen Gelegenheit geben, zu lehren und ihr Wissen weiterzugeben. Davon profitieren alle Beteiligten.

Grandpa lebte noch viele Jahre in der Kräuterschule. Zum Ende hin schmerzten seine Knochen, und das Atmen fiel ihm schwer. Als es ihm schließlich schwerfiel, den Weg von seiner winzigen Behausung zur Straße zu bewältigen, verhalfen wir ihm zum Umzug nach Harbin, seiner Lieblingsgemeinde an den heißen Quellen. Dort verbrachte er seine letzten Tage. An seinem Todestag war meine gute Freundin Jane Bothwell bei ihm. Sie saß bei ihm, während er sein Leben aushauchte, und stand ihm während seiner Reise in die Welt der Geister bei.

Ich denke oft an die Lektionen zurück, die Grandpa uns lehrte. Wie man Bäume heilt und von ihnen geheilt wird. Wie man durch den Wald geht und lauscht. Vor allem aber lehrte er die Menschen, was Liebe, Freundlichkeit und Dankbarkeit bedeutet. Diese Medizin lehre ich heute meinen Enkel, damit er sich eines Tages daran erinnert und daran glaubt.

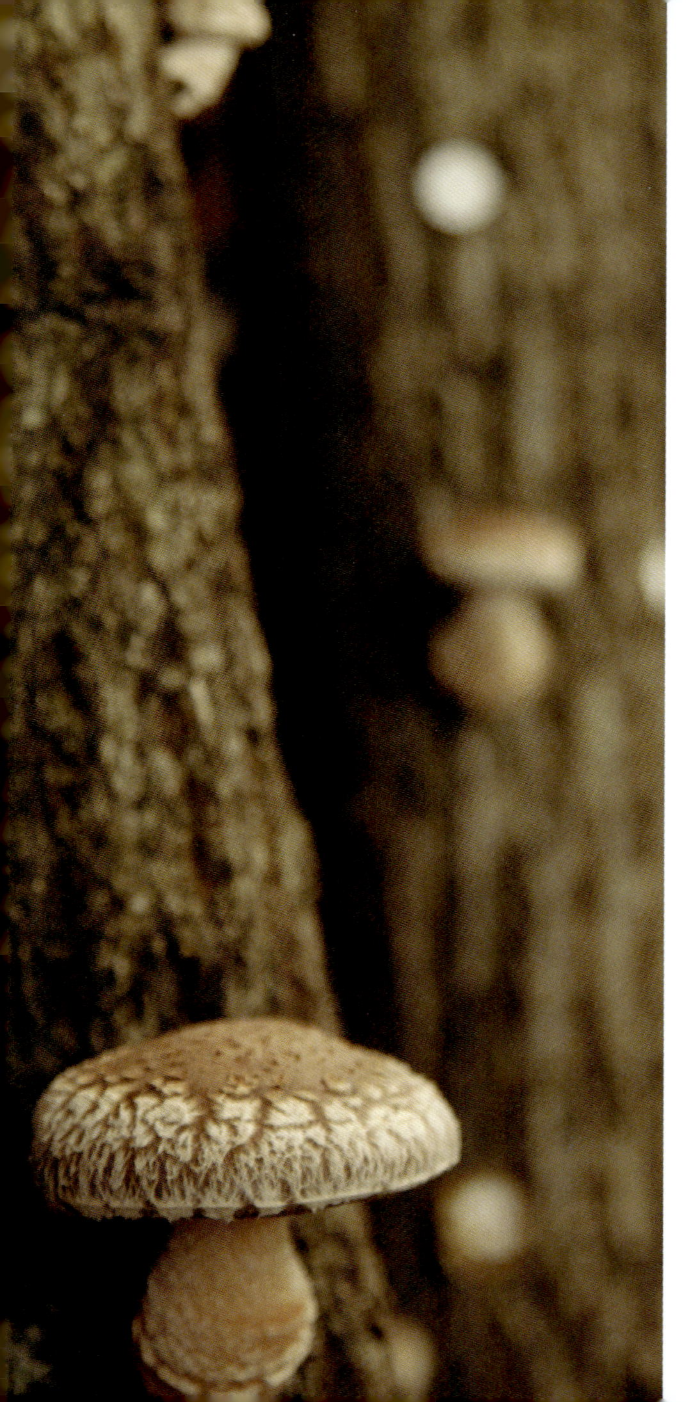

Maligne Prostatavergrößerung (Prostatakrebs)

Bis vor Kurzem wurde Männern bei Prostatakrebs grundsätzlich zur operativen Entfernung und/oder Chemotherapie und Bestrahlung geraten. Für viele Betroffenen waren die Nebenwirkungen dieser Therapieansätze schlimmer als der Krebs selbst. Zu den unerwünschten Begleiterscheinungen zählen Inkontinenz, Impotenz und Depressionen. Inzwischen ist die Schulmedizin auf eine andere Herangehensweise umgeschwenkt und empfiehlt bei Prostatakrebs häufig ein „Krankheitsmanagementprogramm".

Die meisten bösartigen Prostatatumoren wachsen sehr langsam. Damit kann man oftmals umgehen, das Wachstum weiter drosseln und mitunter sogar die vollständige Remission erreichen. Die Größe der Prostata lässt sich relativ leicht überwachen, sodass man weiß, ob der Tumor wächst oder schrumpft.

Halten Sie sich an die Vorschläge zur Behandlung einer gutartigen Prostatavergrößerung oder Prostataentzündung. Außerdem sollten Sie Ihre Ernährung um Kräuter, Lebensmittel und Ergänzungsmittel mit krebshemmenden Eigenschaften erweitern.

Essiac ist ein relativ bekanntes Kräuterrezept, das auf dem traditionellen Wissen der Indianer beruht. Die engagierte Krankenschwester Rene Caisse (was rückwärts buchstabiert Essiac ergibt) behandelte damit Krebspatienten. Der Erfolg gab ihr recht – bis die kanadische Regierung ihr die Nutzung des Rezepts verbot. Anschließend verschwand es viele Jahre im Untergrund und kam erst kürzlich wieder zu horrenden Preisen als neuer Hype heraus. Essiac wird heute zwar nicht mehr als Krebsmittel vermarktet, doch man weiß, dass es die Größe von Tumoren verringern kann. Außerdem hilft es sehr gut gegen die Schmerzen, die mit konventionellen Krebstherapien einhergehen. Die besten Lieferanten für hochwertiges Essiac zu akzeptablen Preisen sind Jean's Greens und Healing Spirits (siehe Bezugsquellen).

Pau d'Arco ist eine südamerikanische Heilpflanze mit ausgezeichneten krebshemmenden Eigenschaften, die in Kapselform, als Tinktur oder als Tee eingenommen werden kann. Ich mische Pau d'Arco aus geschmacklichen Gründen gern in den Tee.

Shiitakepilze und **Reishipilze** wirken Tumoren entgegen. Sie sind in Form von Tinkturen erhältlich und werden gern in Antikrebsmittel gemischt, doch Shiitakepilze sollte man einfach regelmäßig essen. Sie schmecken ausgezeichnet. Man kann sie im Keller auf Baumstümpfen selber züchten, sich regelmäßig von einer Pilzfarm beliefern lassen oder sie einfach im Naturkostladen oder Supermarkt kaufen. Shiitakepilze senken auch signifikant den Cholesterinspiegel.

Hormonschwankungen

Hormonelle Veränderungen gehen mit Energiemangel, Depressionen, Impotenz und mangelnder Vitalität einher. In solchen Fällen greift man gern zu Koffein und anderen Stimulantien, welche die Energiespeicher allerdings noch nachhaltiger leeren. Probieren Sie es lieber mit den nachfolgenden Vorschlägen zur Wiederherstellung und Stabilisierung des Chi und der Vitalität.

- Täglich Lebenselixier für Männer einnehmen (siehe Seite 253).
- Täglich zwei Energiebomben essen (siehe Seite 253).
- Biokürbiskerne knabbern: 4 bis 8 Esslöffel pro Tag.
- 3 bis 4 Tassen Männertee pro Tag trinken (siehe Seite 256).
- Täglich ein Stückchen Ginsengwurzel essen, Ginsengtee trinken oder 3-mal pro Tag 2 Ginsengkapseln einnehmen.
- Mindestens jeden zweiten Tag kalt duschen. Ich bin eine große Verfechterin kalter Duschen, die ich ausgesprochen erquickend finde. Nach einer kurzen heißen Dusche folgt ein kalter Wasserguss. Kaltes Wasser verbessert die Gesamtkonstitution und erhöht das Energieniveau. Außerdem stimuliert es das Immunsystem durch eine verbesserte Durchblutung und Regulierung der Körpertemperatur. Anfangs kostet es vielleicht etwas Mut, aber einen Versuch ist es definitiv wert!

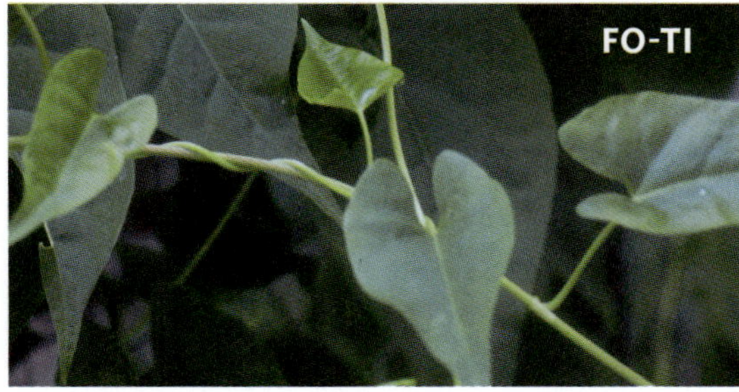

FO-TI

Impotenz und Unfruchtbarkeit

Unfruchtbarkeit liegt vor, wenn sich innerhalb einer angemessenen Zeit kein Nachwuchs einstellt (die Medizin geht von einem vollen Jahr aus). Laut jüngsten Statistiken liegt das Problem bei mindestens 40 Prozent beim Mann. Männliche Unfruchtbarkeit liegt in der Regel an einer zu geringen Spermienzahl oder zu wenig oder inaktiven Spermien. Hierbei können Stress und Bewegungsmangel eine Rolle spielen. Zu den selteneren Ursachen zählen Verengungen im Sexualsystem, Leberprobleme und hormonelle Probleme der Schilddrüse (Unterfunktion) oder der Hypophyse.

Von Impotenz (erektiler Dysfunktion) sind Millionen Männer betroffen. Eine umfassende Gesundheitsstudie über Männergesundheit aus Massachusetts ergab, dass 52 Prozent aller Männer in der Altersgruppe zwischen 40 und 70 bis zu einem gewissen Grad an Impotenz leiden.

Das Viagra-Phänomen

Der Siegeszug von Viagra, dem ersten pharmazeutischen Mittel zur wirksamen Behandlung von Impotenz, brachte eines der wohl bestgehüteten Männergeheimnisse ans Licht. Viagra wurde im Frühjahr 1998 zugelassen. Bis Ende jenes Jahres wurde es über eine Million mal verordnet. Seither wurden allerdings viele unerwünschte Wirkungen gemeldet, auch etliche Todesfälle, und es gab keine Studien zu den Langzeitwirkungen auf den menschlichen Körper.

Viagra wirkt, indem es die Muskeln entspannt, die den Penis umgeben, und damit den Blutzustrom in das weiche Gewebe im Penisschaft erhöht. In 60 bis 90 Prozent der Fälle erzielt Viagra den gewünschten Effekt, trägt jedoch nichts zur Behebung der wahren Ursache der Impotenz bei. Dabei ist es in meinen Augen deutlich wichtiger, diese Ursachen anzugehen, als die dadurch erzeugten Symptome.

So können Faktoren wie Stress, falsche Ernährung, hoher oder niedriger Blutdruck, seelische Erschöpfung oder eine eventuelle Prostatainfektion übersehen werden. Auch das zunehmende Alter gilt als Grund für Impotenz, wobei ich eher davon ausgehe, dass viele Probleme, auch Impotenz, auf ungesunden Gewohnheiten beruhen, die mit dem Älterwerden einhergehen. Bewegungsmangel, Schlafqualität und Träume, mineralstoffreiche Ernährung und gute Beziehungen sowie viele Stressfaktoren führen zu ungesunden physiologischen Veränderungen. Männer wie Frauen haben die Möglichkeit, ihre sexuelle Gesundheit durch eine gesunde Lebensweise zu erhalten.

Wie lassen sich Impotenz und Unfruchtbarkeit behandeln?

Ich arbeite am liebsten mit einer Mischung aus Kräutern, Bewegung und Diät, damit die eigentlichen Probleme angegangen werden und das Gleichgewicht wiederhergestellt wird. Der erigierte Penis ist kein Solodarsteller und funktioniert nicht unabhängig vom restlichen Körper, sondern ist ein sensibler Indikator für das allgemeine Wohlbefinden. Wenn er nicht reagiert, sollte man ihm zuhören. Normalerweise läuft dann etwas falsch, und das muss nicht immer mit Sex zu tun haben.

- Beziehen Sie folgende Kräuter bevorzugt mit ein: Sibirischer Ginseng, Muira Puama, Sägepalme, Astragalus, Ashwagandha, Brennnessel, Hafer, Löwenzahn, Sarsaparilla, Süßholz, Wildyams und Fo-Ti oder Ho Shou Wu.
- Beachten Sie die Hinweise für eine gesunde Prostata, einschließlich der Verwendung von Sägepalmextrakt.
- Nehmen Sie täglich 400 IE Vitamin E.
- Nehmen Sie täglich 30 ml Zink-Präparate.
- Nehmen Sie täglich 1 Teelöffel Bienenpollen.
- Verordnen Sie sich ein ordentliches (nicht stressiges!) tägliches Sportprogramm.
- Essen Sie reichlich frisches, rohes Gemüse, hochwertige Proteine, frisches Obst und Getreide. Finger weg von Fertigprodukten, Alkohol, Zucker und koffeinreichen Lebensmitteln.
- Nehmen Sie täglich 2 Energiebomben (siehe Seite 253), 4 Esslöffel Lebenselixier für Männer (siehe Seite 253) und 1 bis 2 Teelöffel Männertonikum (siehe Seite 254).

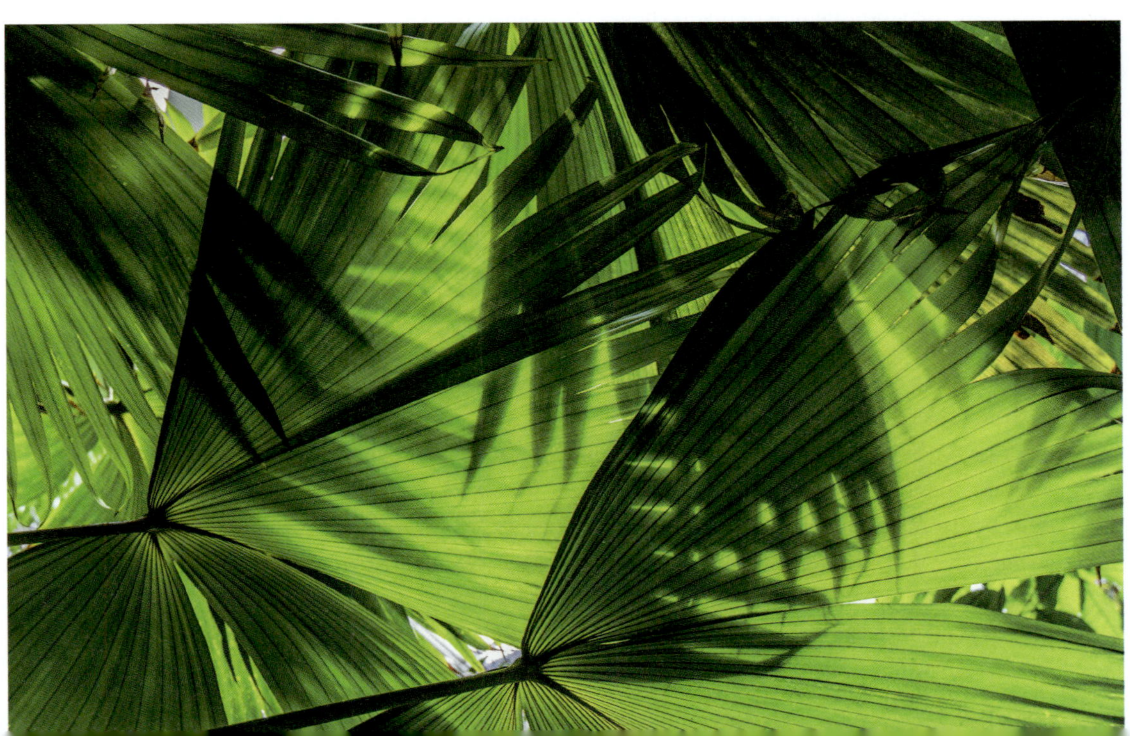

Infektionen des Urogenitaltrakts

Frauen neigen häufiger als Männer zu Harnwegsinfekten, doch auch bei Männern kann sich der Urogenitaltrakt entzünden.

Entzündungen des Penis oder der Vorhaut

Bei den meisten beschnittenen Männern sind Entzündungen von Vorhaut und Penisschaft kein Thema, doch bei Babys und kleinen Jungen habe ich so etwas schon gesehen und behandelt. Eine infizierte Vorhaut kann sehr unangenehm sein.

Zum Glück gibt es verschiedene äußerliche Anwendungen zur Behandlung einer entsprechenden Entzündung.

- **Kräuterpuder.** Besonders schnell und wirkungsvoll ist ein Puder aus 3 Teilen Slippery-Elm-Pulver oder Eibischwurzelpulver und 1 Teil Gelbwurzpulver aus Bio-Anbau. Den Puder auf Kopf und Schaft des Penis streuen.
- **Kräuterbad.** In *The Male Herbal* beschreibt James Green ein Penisbad – das Gegenstück zu einer Scheidenspülung – und gibt genaue Hinweise zur richtigen Größe des Einweichbehälters. Bereiten Sie aus Beinwell und biologischer Gelbwurz einen starken Tee zu. Den warmen Tee in ein kleines Glas gießen und den Penis möglichst lange hineinhängen. (Angesichts der Aktivität der meisten kleinen Jungen sind das bei Kindern oft nur wenige Minuten.) Alternativ ein weiches Baumwolltuch in den Tee tunken und direkt auf die infizierte Stelle auflegen.
- **Kräuterlösung zum Waschen.** Vorhautinfektionen konnte ich auch mit einer Kräuterlösung erfolgreich behandeln. Dazu benötigt man einen Sud aus Hamamelisrinde (nicht Extrakt), Quercus-alba-Rinde und Himbeerblättern. Den infizierten Bereich mit diesem adstringierenden, desinfizierenden Tee 2- bis 3-mal täglich waschen.

Wenn die Infektion nicht nachlässt, kann man sie innerlich mit einer Mixtur aus biologisch angebauter Gelbwurz oder Kreosotbusch, Echinacea, Eibischwurzel und Myrrhe behandeln. Die Kräuter pulverisieren, in Kapseln der Größe 0 abfüllen und tagsüber regelmäßig einnehmen. Kleine Kinder bekommen 3-mal täglich 1 Kapsel. Für Babys kann man eine Prise Pulver mit warmer Milch oder Saft mischen. Erwachsene nehmen 3-mal täglich 2 Kapseln.

Diese Mischung, die sich auch für viele andere Infektionen eignet, kann auch zu einer Tinktur verarbeitet werden. Kleine Kinder und Säuglinge bekommen 3-mal täglich 3 bis 10 Tropfen der Tinktur in warmem Wasser, Milch oder Tee. Erwachsene nehmen 3- bis 6-mal täglich ¼ Teelöffel ein.

Harnwegsinfekte

Blasenschwäche und Harnwegsinfekte sind ein häufiges Männerthema, vermutlich wegen der Lage der Prostata. Beachten Sie auch die Hinweise für eine vergrößerte oder entzündete Prostata ab Seite 260. Zusätzlich sind hier weitere Ansätze aufgeführt.

Cranberrysaft trinken. Trinken Sie 2 bis 4 Gläser Cranberrysaft pro Tag. Cranberrys sind ein sehr gutes Naturheilmittel für Blase und Nieren, weil sie eine Substanz enthalten, die Bakterien davon abhält, sich in der Harnröhre einzunisten. Auf diese Weise wird Harnwegsinfekten vorgebeugt. Wer zu Harnwegsinfekten neigt, sollte immer ungesüßten Cranberrysaft im Haus haben. Der Saft ist sehr sauer, aber man kann ihn mit Apfelsaft oder Tee mischen. Oder Sie nehmen bei Harnwegsinfekten frische oder gefrorene Cranberrys und Cranberrytabletten ein.

Unterstützende Kräuter. Viele gute Kräuter können die Gesundheit der Harnwege unterstützen, darunter:

- Bärentraube
- Buchu
- Eibischwurzel
- Gewöhnliche Mahonie (Wurzel)
- Kanadische Gelbwurz (aus Bio-Anbau)
- Löwenzahnblätter
- Maisbart
- Quecke
- Sägepalme

Kegelübungen. Kegelübungen zur Stärkung des Beckenbodens sind die beste Methode zur Straffung der Blase und des gesamten Urogenitaltrakts. Sie wurden von einem Arzt zur Behandlung von Harninkontinenz entwickelt. Wer zu Blasenentzündungen neigt und merkt, dass der Urinstrahl allmählich schwächer wird, bis der Harn nur noch tröpfelt, sollte umgehend zu Kegelübungen greifen.

„**Die Kunst der Medizin** besteht darin, den Patienten bei Laune zu halten, während die Natur die Krankheit heilt."

— Voltaire

Ich kenne keinen Experten in diesem Fachgebiet, der für die Gesunderhaltung des Urogenitalsystems nicht regelmäßige Kegelübungen befürworten würde. Diese einfachen Übungen wurden in den 1940er-Jahren von dem Gynäkologen Dr. Arnold Kegel erdacht, der Frauen mit Harnwegsproblemen und Blasenschwäche helfen wollte.

Eher zufällig zeigte sich, dass tägliches Beckenbodentraining nicht nur die Blasenkontrolle unterstützt, sondern auch die sexuelle Aktivität, die Durchblutung des Beckenraums und die Gesundheit des Sexualsystems insgesamt verbessert. Von Kegelübungen profitieren beide Geschlechter. Sie sind insbesondere Männern mit Prostataproblemen, geringer sexueller Energie, nachlassender Blasenkontrolle und mangelhafter Durchblutung zu empfehlen. Das Schöne daran ist, dass man sie überall und jederzeit durchführen kann: Beim Fahren, beim Lesen, beim Fernsehen oder in der Schlange im Supermarkt.

Der Beckenbodenmuskel (M. pubococcygealis) ist ein breites Muskelband, das sich vom Schambein zum Steißbein zieht. Sie spüren ihn, wenn Sie den Schließmuskel zusammenkneifen. Um seine Stärke zu prüfen, kann man versuchen, mitten im Wasserlassen den Strahl zu unterbrechen. Eine straffe Beckenbodenmuskulatur reagiert prompt wie ein Wasserhahn.

Für Kegelübungen identifizieren Sie zunächst die Muskeln, indem Sie diese einwärts und aufwärts ziehen und gleichzeitig den Anus zusammenziehen. Ziehen Sie, so fest Sie können. Halten, Entspannen, Lösen. Empfohlen werden zunächst 10, dann 20, 30 und schließlich bis zu 100 Übungen pro Tag. Davon profitiert garantiert auch Ihr Sexualleben (besonders wenn die Partnerin ebenfalls übt).

Hefepilzbefall

Wenn die Partnerin eine vaginale Infektion hat, ist der Mann in der Regel ebenfalls betroffen. Bei Männern verläuft eine solche Infektion vielfach symptomfrei, sodass die Partner sich unwissentlich immer wieder gegenseitig anstecken. Die Sexualorgane der Frau gleichen einer warmen Petrischale, und Erreger können in den warmen, feuchten Tiefen der Vagina gut gedeihen. Hefepilze und Bakterien wachsen bei Frauen schneller und rufen mehr Symptome hervor als bei Männern mit derselben Infektion. Selbst wenn die Frau ihre Behandlung also äußerst gewissenhaft befolgt, ist alle Mühe vergebens, solange ihr Partner nicht mitzieht.

Eine Hefepilzinfektion muss keineswegs immer mit scharfen Geschützen behandelt werden, welche das Problem oftmals eher verschärfen. Befolgen Sie bei Hefepilzbefall zunächst die folgenden Punkte:

Kräuterbäder. Bitte baden Sie Ihren Penis vor und nach dem Verkehr. Das entspricht einer Vaginalspülung. Befolgen Sie dafür die Anweisungen auf Seite 269 und genießen Sie das Bad. Man hat nicht oft das Vergnügen, in einer Tasse Tee abzuhängen.

Weniger Zucker. Hefe und Hefepilzinfekte profitieren von einer zuckerreichen Ernährung. Zucker (aus Schokoriegeln, weißem Zucker, Rosinen, Datteln, Mangos, Orangen oder Müsliriegeln) erzeugt einen sauren Stoffwechsel und ein perfektes Milieu für unerwünschte Bakterien und Pilze.

Den Körper alkalisieren. Unterstützen Sie das Säure-Basen-Gleichgewicht durch Verzehr von dunkelgrünem Blattgemüse, Miso, Fisch, Biohuhn, Sojaproteinen, Seitan, Salaten, Wurzelgemüse und gesäuerten Milchprodukten wie Joghurt, Buttermilch oder Kefir.

Das Immunsystem mit Kräutern unterstützen. Manche Kräuter unterstützen den Aufbau von Abwehrkörpern (Echinacea, Astragalus), die Infektabwehr (biologisch angebaute Kanadische Gelbwurz oder Kreosotbusch) oder die Heilung von gereiztem Gewebe an den Sexualorganen (Eibischwurzel). Man kann diese Kräuter täglich pulverisiert in Kapselform, als Tinktur oder als Tee zu sich nehmen.

Wenig Milchprodukte. Milchprodukte wie Milch und Käse führen zu Säurebildung und fördern Infektionen. Das gilt nicht für gesäuerte Milchprodukte!

Leistenbruch (Hernie)

Leistenbrüche sind kein spezifisches Männerproblem, betreffen Männer aber deutlich häufiger als Frauen. Eine Hernie geht häufig auf schweres Heben, Drücken oder eine angeborene oder erworbene Gewebe- oder Muskelschwäche am unteren Ende der Bauchhöhle zurück. Durch den Bruch im Stützgewebe können Eingeweide heraustreten. Bei einem Leistenbruch kommt es meist zu einer „Beule" am Unterbauch, mitunter auch zu Schmerzen in der Leistengegend, die ziemlich heftig werden können. Hernien im Leistenbereich können bei chronischer Verstopfung schlimmer werden, weil bei mühsamem Stuhlgang der Druck ansteigt.

Zur Behandlung bitte 2-mal täglich eine Tonpackung auf die betroffene Stelle auflegen. Dazu eignet sich jegliche Heilerde, wobei ich für medizinische Zwecke grüne Vulkanerde bevorzuge. Den Ton mit ausreichend Wasser zu einer Paste anrühren und direkt auf die Hernie auftragen. Mit einem Baumwolltuch abdecken und mit einer Bandage an Ort und Stelle halten. Sanitätshäuser bieten Bruchbänder an. Man kann den Umschlag in Mull wickeln und in ein solches Bruchband legen. Das Band bitte mindestens 1 Stunde pro Tag oder länger tragen, wenn es nicht zu unangenehm ist.

Bei einem Leistenbruch dürfen Sie nicht schwer heben oder beim Stuhlgang stark drücken. Achten Sie daher auf eine geregelte Verdauung: Viel Wasser trinken und zusätzlich den Darm mit sanften Kräutermitteln unterstützen, zum Beispiel Flohsamen (Psyllium), Krauser Ampfer (Wurzel) und Süßholz (Wurzel). Bei Verstopfung helfen kleine Mengen Sennesblätter oder Cascara Sagrada mit Fenchel und Süßholzwurzel. Zusätzlich sollten Sie täglich 2000 mg Vitamin C einnehmen und adstringierende Heiltees trinken.

HERNIENTEE

4 Teile Beinwellblätter (auf Wunsch)
3 Teile Himbeerblätter
2 Teile Zitronenmelisse
2 Teile Brennnessel
2 Teile Quercus alba (Rinde)
1 Teil Ackerschachtelhalm
1 Teil Haferstroh

Aus den Kräutern einen Aufguss nach dem Grundrezept auf Seite 396 zubereiten. 3 bis 4 Tassen pro Tag trinken.

Die Kontroverse um Beinwell

Aktuell tobt eine noch ungelöste Kontroverse zur innerlichen Anwendung von Beinwell. Anderen empfehle ich die Einnahme nicht mehr; ich selbst hingegen nehme weiter reichlich davon ein. Bei Hernien hat sich Beinwell zur Heilung von gerissenem oder geschädigtem Gewebe als so nützlich erwiesen, dass ich mich dem Zorn meiner Kollegen widersetze und ihn im Rezept belasse. Bitte informieren Sie sich über die Hintergründe des Streits und entscheiden Sie selbst. Näheres erfahren Sie, wenn Sie einen frankierten Rückumschlag an Sage Mountain schicken oder der Herb Research Foundation schreiben (siehe Ressourcen).

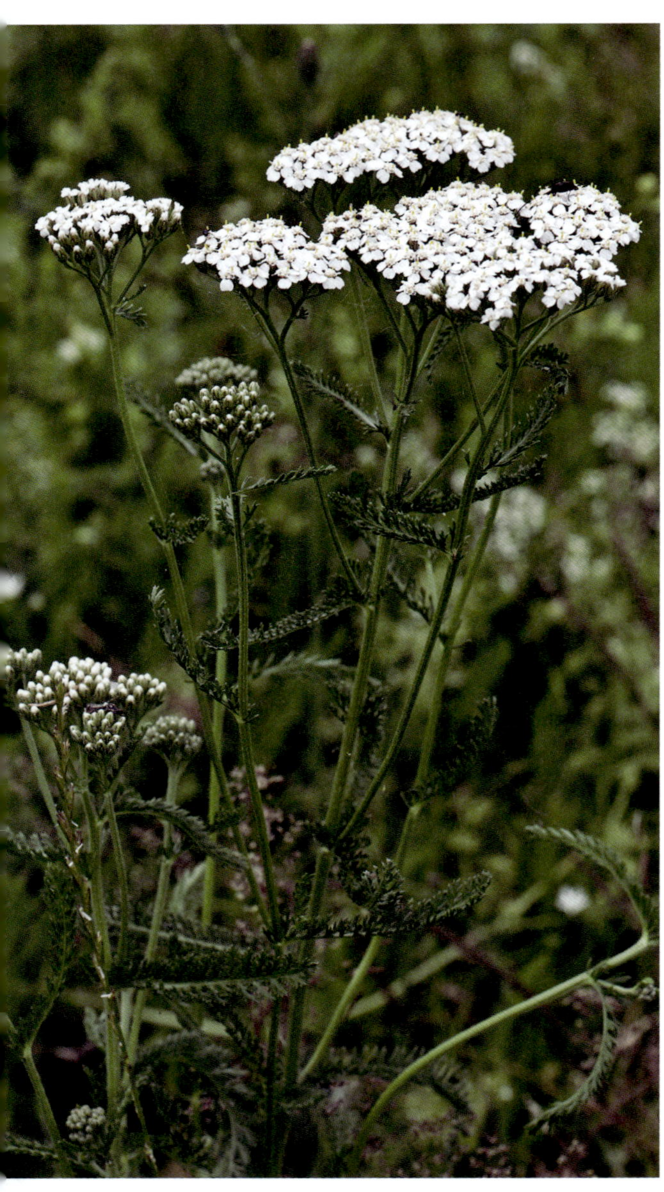

Das gesunde Herz

Es ist überaus bedrückend, dass das große pochende Zentrum der Gefühle heutzutage für Männer Todesursache Nummer 1 darstellt. Teilweise liegt dies an den herzfeindlichen Ernährungsgewohnheiten der letzten 100 Jahre und daran, dass die meisten Männer körperlich nicht mehr so hart arbeiten und nicht mehr so viel Bewegung bekommen wie früher. Der Stresspegel ist zu Beginn dieses neuen Jahrtausends unglaublich groß, zumal wenn man die gewaltigen Veränderungen auf diesem Planeten bedenkt, die das Leben noch jahrhundertelang beeinflussen werden. Das kann ein Herz schon sehr belasten.

Der wahre Grund für den rasanten Anstieg an Herzerkrankungen und Herzproblemen ist jedoch weniger offensichtlich, oder man spricht weniger darüber. Ich denke diesbezüglich immer an eine Zeile aus dem Buch *Der englische Patient:* „Das Herz ist ein Organ aus Feuer." Es lebt von Liebe, Berührung und Gefühl, sinnlichen Erfahrungen, die vielen Männern verwehrt bleiben. Liebe, Berührung, Bindung – Gefühle, die für das Menschenherz so enorm bedeutsam sind – kommen im Arbeitsleben der meisten Männer nicht vor. Oftmals finden sie diese intime Herzenergie nicht einmal zu Hause.

Die meisten Männer begreifen leider nicht einmal, dass dies ein Problem darstellt. Aber Herzkrankheiten sind weiter auf dem Vormarsch. In seinem weitsichtigen Buch *Revolution in der Herztherapie: Der Weg zur vollkommenen Gesundheit* gibt Dr. Dean Ornish hierzu fachmännischen Rat. Dabei gehen seine Empfehlungen weit über Ernährung und Bewegung hinaus, sondern er setzt sich mit dem gesellschaftlichen Bild der Männlichkeit und dessen Auswirkungen auf das Herz auseinander. Auch die Einsichten von Sam Keene und Robert Bly in das Männerherz sind sehr lesenswert.

Kräuter für ein gesundes Herz

Weißdorn in seinen vielen köstlichen Darreichungsformen ist ein absolutes Muss und sollte täglich als Nahrung, Tee oder in Tinktur- oder Pulverform verzehrt werden. Europäische Studien bestätigen seine Wirksamkeit bei der Reduzierung von Angina-Attacken und zur Senkung von Blutdruck und Cholesterinspiegel. Weißdorn kann man verzehren und ergänzend zu Herzmedikamenten einnehmen.

Weitere tonisierende Kräuter für das Herz sind Herzgespannkraut, Knoblauch, Baldrian, Cayenne und Schafgarbe. Sie alle stärken das Herz auf ganz bestimmte Weise. Informieren Sie sich in Kräuterlehrbüchern genauer über ihre Wirkung.

Ernährung und Ergänzungsmittel

Für ein gesundes Herz muss man sich gesund ernähren. Es gibt derart viele gute Publikationen und Bücher zur Wirkung der Ernährung auf das Herz, dass ich hier nur an den Einfluss der Ernährung erinnere und ansonsten auf die Werke von Dr. Ornish und anderen verweise. Männer sollten ihre Ernährung vorbehaltlos auf den Prüfstand stellen und alles rausschmeißen, was bekanntermaßen dem Herzen schadet. Und wenn man schon dabei ist, gehört auch der Rest unter die Lupe: Alles, was das Herz schmerzt und belastet, sollte geändert oder beendet werden.

Ergänzend empfiehlt sich die Einnahme von 20 bis 30 mg Coenzym Q10. Diese natürliche Substanz, die in fast allen Lebensmitteln vorkommt, scheint die Verwertung von Sauerstoff insbesondere auf zellulärer Ebene zu unterstützen. Hiervon profitieren offenbar insbesondere Menschen mit Durchblutungs- und Herzproblemen.

Sport!

Bewegung zählt zu den wichtigsten Faktoren für ein dauerhaft gesundes Herz. James Green betont, dass „sportliche Betätigung allein die wohl wichtigste nicht-medikamentöse Behandlungsmethode zur Normalisierung des Blutdrucks ist“. Bewegungsmangel und eine zu fette und zu kalorienreiche Ernährung, die zu Übergewicht führt, ist eine tödliche Kombination.

SICHERHEITSHINWEISE

Wer Medikamente für das Herz einnimmt, sollte mit Kräutern und Ergänzungsmitteln sehr vorsichtig sein. Ich empfehle zwar ohnehin nur wohltuende, ungefährliche Kräuter, doch bei Herzproblemen sollten Sie unbedingt mit einem ganzheitlich orientierten Arzt oder Heilpraktiker zusammenarbeiten, der die für Sie geeigneten Mittel individuell zusammenstellt.

Gehen Sie heute mit Ihrem Herzen spazieren! Wenn das Herz in Gefahr ist, sollte man mit zunehmendem Alter besonders auf sein Gewicht und körperliche Fitness achten. Bewegung reicht dabei von einfachen Dehnübungen bis hin zu schweißtreibenden Workouts, von Yoga bis Mannschaftssport. Alles tut gut! Und vergessen Sie beim Wandern, Radfahren, Laufen oder Dehnen bitte nie den lebenswichtigen Energieaustausch mit der Welt der Natur, wenn Sie dem Bewegungsdrang des Körpers nachgeben.

Bluthochdruck

Ein hoher Blutdruck ist aktuell ein weitverbreitetes medizinisches Problem. Er hängt unmittelbar mit Herz-Kreislauf-Erkrankungen, Angina und Herzinfarkt zusammen. In 92 Prozent aller Fälle gilt Bluthochdruck als idiopathisch, das heißt, der eigentliche Mechanismus ist noch unbekannt, doch man weiß, dass er praktisch immer auf Ernährung, Stress und Lebensweise beruht. In Entwicklungsländern, wo die Menschen nach wie vor von Fast Food und anderen übermäßig verarbeiteten kulinarischen Angeboten der Zivilisation verschont sind, ist Bluthochdruck praktisch unbekannt. Dort gilt er auch nicht wie in Industrienationen als normale Alterserscheinung.

Die wichtigsten Faktoren, die zu Bluthochdruck beitragen, sind Übergewicht, Koffein, Alkohol, Stress, Rauchen und Bewegungsmangel. Angesichts der vielen unerwünschten Wirkungen blutdrucksenkender Mittel (unter anderem Impotenz und Abgeschlagenheit) lohnt es sich unbedingt, zunächst zu überlegen, ob man an den oben genannten Faktoren etwas ändern könnte. Klinische Langzeitstudien der amerikanischen Ärztegesellschaft und des *American Journal of Cardiology* ergaben, dass es Menschen, die Arzneimittel gegen Bluthochdruck einnahmen, schlechter ging als denen, die trotz Bluthochdruck keine Medikamente nahmen.

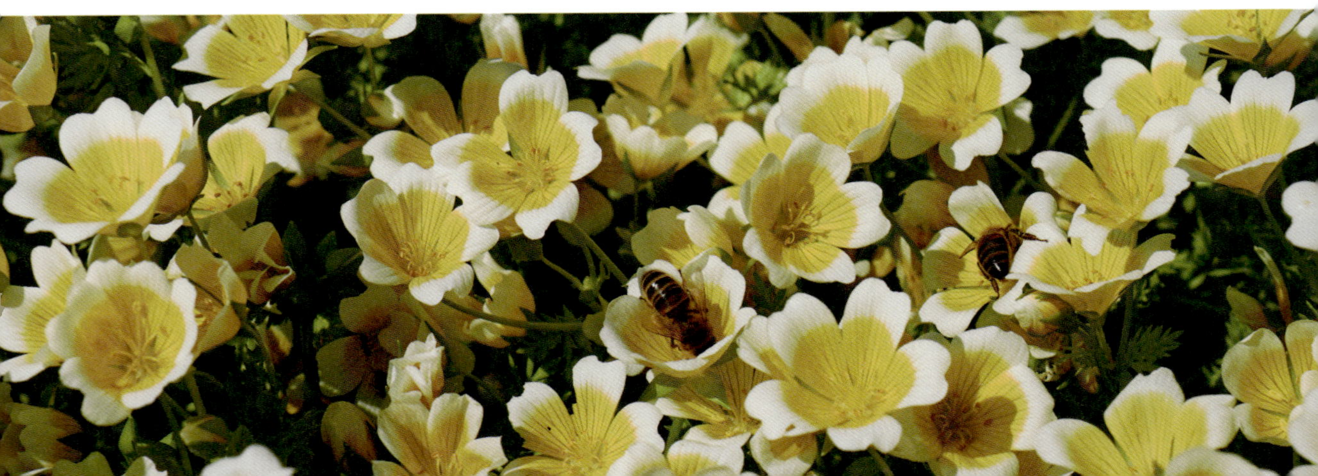

Zu Ernährungsempfehlungen und Lebensumstellungen bei Bluthochdruck beachten Sie bitte die Hinweise von Dr. Dean Ornish in *Revolution in der Herztherapie: Der Weg zur vollkommenen Gesundheit.*

Zur Behandlung von Bluthochdruck kommen folgende Maßnahmen infrage:

Coenzym Q10 spielt eine wichtige Rolle im Energiestoffwechsel. Menschen mit Herz-Kreislauf-Erkrankungen und Bluthochdruck weisen einen niedrigeren Coenzym-Q10-Spiegel auf. Coenzym Q10 ist als Ergänzungsmittel erhältlich.

Essenzielle Fettsäuren, besonders die aus den Samen der Schwarzen Johannisbeere, Leinsamen und Nachtkerzen, haben einen starken Einfluss auf Bluthochdruck. Leinsamen kann man gemahlen ins Essen geben. (Bitte im Kühlschrank lagern, damit die Saat nicht ranzig wird.)

Kaliumreiche Kräuter wie Löwenzahnblätter haben eine leicht entwässernde Wirkung und unterstützen zugleich die Nieren. Die Gesundheit von Herz und Nieren ist eng miteinander verknüpft.

Knoblauch kann den Blutdruck sehr effektiv normalisieren. Ich hacke gerne ganze Zehen, die ich in Salatdressings gebe. In Kapselform ist Knoblauch weitgehend geruchlos und hilft ebenfalls. Weitere hilfreiche Kräuter und Lebensmittel sind Eisenkraut, Herzgespannkraut, Schafgarbe, Shiitakepilze, Sibirischer Ginseng, Weißdorn und Zwiebeln.

Misteln haben in Europa eine lange Tradition in der Behandlung von Bluthochdruck, besonders in Kombination mit Weißdorn. Allerdings können Misteln selbst bei mäßiger Dosierung hochgiftig sein. Sie dürfen gemäß Verordnung durch einen kompetenten Heilpraktiker oder Arzt mit Spezialisierung auf Naturheilkunde eingenommen werden.

Während eines Besuchs bei meinem alten Freund und Ausnahmefarmer Tim Blakley schwadronierten wir über die guten alten Zeiten in der Kräuterschule und entwickelten daraus neue Träume für die Zukunft. Ich kannte Tim schon, als er Anfang 20 war. Inzwischen ist er Mitte 40 und sieht immer noch aus wie 20. Er ist schlank und fit und hat ein Funkeln in den Augen. Seine Träume für die nahe Zukunft? Ein Sommer auf dem Pacific Crest Trail mit seiner Frau Heather. Sie schmieden bereits konkrete Pläne. Wandern ist eine gute Methode, schlank und fit zu bleiben, und gleichzeitig optimal, um der Natur näherzukommen. Rundum gute Herzmedizin!

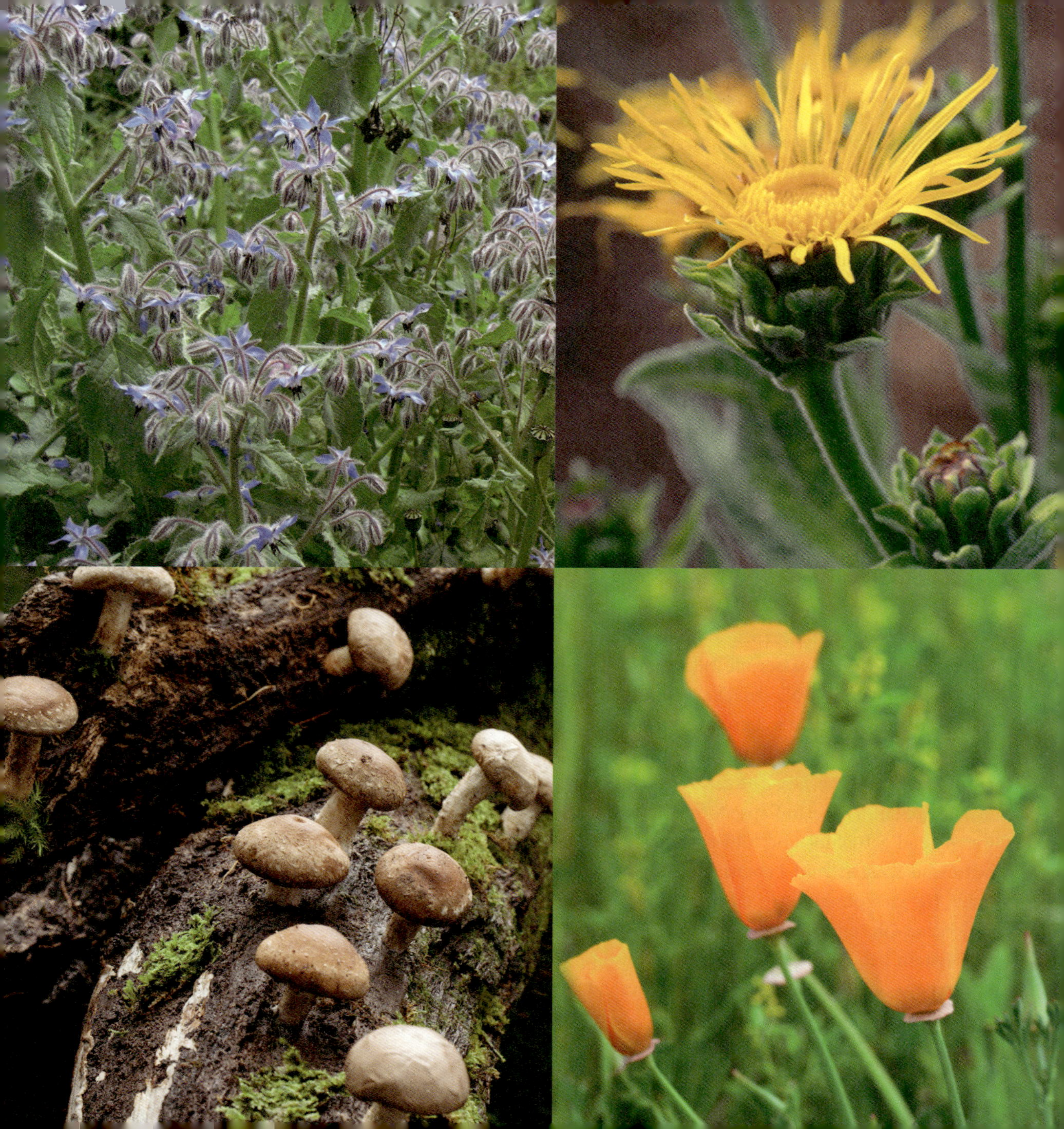

9 Im Alter

In den letzten Jahren habe ich eine Diashow mit meinen verehrten alten Lehrmeistern und Lehrmeisterinnen auf dem Gebiet der Kräuterheilkunde zusammengestellt. Zu meiner Überraschung kommt dieses „Alt werden mit Kräutern“ derart gut an, dass ich schon mehrfach gebeten wurde, damit große Kräuterkonferenzen und Veranstaltungen im ganzen Land zu eröffnen. Das Publikum erwartet eigentlich eine Präsentation über Kräuterheilmittel und Behandlungen für alte Menschen. Stattdessen biete ich Aufnahmen von meinen Lehrern und Lehrerinnen und erzähle, wie ich bei ihnen vor 20 oder 30 Jahren die Kräuterheilkunde studierte. Manche kannte ich gut, anderen bin ich nur flüchtig begegnet. Die Präsentation umfasste auch alte Menschen, die ich nie kennenlernen durfte, die aber aufgrund ihrer wertvollen Beiträge zur Kräuterkunde und ihrer Einsichten in ein gutes Leben einfach dazugehörten.

Einige dieser weisen Alten weilen inzwischen nicht mehr unter uns, doch die meisten sind nach wie vor quicklebendig und verströmen die Würze und den Elan des Lebens. In meiner Präsentation erwachen ihre Geschichten und Lehren zum Leben, was besonders der nachwachsenden Generation guttut, die nie Gelegenheit hatte, Menschen wie Dr. John Christopher, Adele Dawson, Dr. Bernard Jensen, Keweydinaoquah, Don Jose Matsua, Norma Meyers, Adelma Simmons oder Ann Wigmore persönlich zu begegnen. So bleiben diejenigen, die noch am Leben sind, in unseren Gedanken und Gebeten präsent und erhalten im großen Kreislauf des Lebens einen würdigen Platz.

Hommage an die Alten

Meine Sammlung von Fotografien und Geschichten zu den alten Weisen der Kräuterkundigen begann aus einem einfachen Grund. Neben der Tatsache, dass es sich um ganz besondere Menschen handelte, die mit ihren Worten und ihrem Leben voller Nachdruck und Leidenschaft für die grüne Welt eintraten, wollte ich ihr Andenken auch für künftige Generationen bewahren. In meinen Lehrgängen fiel mir auf, dass meine jüngeren Teilnehmer die Namen dieser Menschen kaum noch kannten, obwohl ich sie oft erwähnte. Das irritierte mich, denn es handelte sich um maßgebliche Persönlichkeiten, welche die Pflanzenheilkunde zu einer Zeit am Leben erhalten hatten, wo Herbalismus nicht en vogue, unpopulär und in Amerika sogar illegal gewesen war.

Zu Beginn meines Projekts ahnte ich natürlich nicht, wohin dies führen würde. Wie jede Reise entwickelte auch dieses Projekt bald ein Eigenleben. Binnen Kurzem fragte ich mich nicht nur, wo unsere alten Kräuterlehrmeister steckten, sondern wo in unseren Gemeinschaften und Familien überhaupt all die Alten steckten. Sie fehlten – im Dialog, in der Ausbildung, im Leben. Waren sie alle in wärmere Gefilde geflohen? In Seniorenresidenzen und Altersheime? Wenn ja – wie sollte ein Gemeinwesen ohne die Alten funktionieren? Ist es möglich, ohne ihre Lehren und ihre Geschichten eine gesunde Gemeinschaft aufzubauen? Offensichtlich ja, denn das tun wir. Dennoch kam es mir so vor, als würde die Abwesenheit der Alten ein tiefes Loch in eine umfassende Gemeinschaft reißen.

Ich weiß noch, wie aufgeregt ich anfangs war, als ich in den Nordosten zog und dort die großen Hartholzwälder des Nordens entdeckte. Doch so herrlich sie waren, etwas fehlte mir. In den Wäldern des Nordostens wird seit 400 Jahren kontinuierlich Holz geschlagen. Kahlschläge sind heutzutage zwar selten, doch man nimmt gern die „besten Balken" – die größten, stärksten Bäume und damit die Alten des Waldes. Als die ersten europäischen Siedler Nordamerika erreichten, stießen sie auf einen uralten Wald mit gewaltigen Weißtannen von mehreren Metern Stammdurchmesser. Heutzutage sind derartige Bäume in ganz Neuengland kaum noch zu finden.

Unsere Wälder sind zu Nutzwäldern geworden, in denen ständig Holz zum Fällen nachwächst, und dennoch sorgt ihre genetische Zähigkeit für atemberaubende Schönheit. Die meisten dieser Bäume sind jedoch noch jung und werden kaum Gelegenheit bekommen, uralt zu werden. So sehr ich die frische Energie und die intensive Vitalität dieser jungen Wälder zu schätzen weiß, so nachdrücklich vermisse ich doch die alten Bäume. In den Jahresringen eines Baumes, der Jahrhunderte überdauert, in seinen Wurzeln und in seinem Saft, der im Frühling langsam in Gang kommt, sind die alten Geschichten und Erinnerungen des Waldes gespeichert.

Während ich mich mit den Geschichten unserer Kräuterältesten beschäftigte, fiel mir auf, was nicht nur in den Wäldern, sondern auch in unseren Gemeinschaften und Familien fehlte. Wo sind unsere Großmütter und Großväter? Welchen Platz räumen wir ihnen in unseren Gemeinschaften ein? Wer hört ihren Geschichten zu, hungert nach dem reichen Erfahrungsschatz, der in all ihren Erinnerungen steckt? Was ist eine Gemeinschaft ohne ihre weisen Alten?

Jahrhundertelang wurde den Alten in allen Kulturen der Welt besondere Achtung entgegengebracht. Man übertrug es ihnen, die überlieferten Traditionen und Zeremonien an die Kinder weiterzugeben. Sie waren als Heiler, Kräuterkundige, Schamanen und Hebammen respektiert und kümmerten sich um das spirituelle und körperliche Wohl der Gemeinschaft. Die Alten erhielten im Rat einen Ehrenplatz, und die jüngeren Ratsmitglieder wussten ihre Worte zu schätzen. Häufig lag die endgültige Entscheidung bei ihnen. Damals wurden sie als weise Männer und Frauen verehrt.

Das hat sich grundlegend geändert.

Wir leben in einer Gesellschaft, in der wir dem unbändigen Potenzial der Jugend huldigen, die alten Menschen mit ihrem reichen Erfahrungsschatz jedoch leicht abwerten. Schlimmer noch: Unsere Kultur behandelt das Altwerden als letztlich todbringende Krankheit. Damit ist eine große, profitträchtige Branche entstanden, welche die Alten für den Rest der Gesellschaft möglichst unsichtbar macht, bis wir sie überhaupt nicht mehr wahrnehmen. Unsere Eltern und Großeltern werden – oft gegen ihren Willen – in Altenheime verfrachtet, wo sie zwar sicher aufbewahrt, aber weitgehend igno-

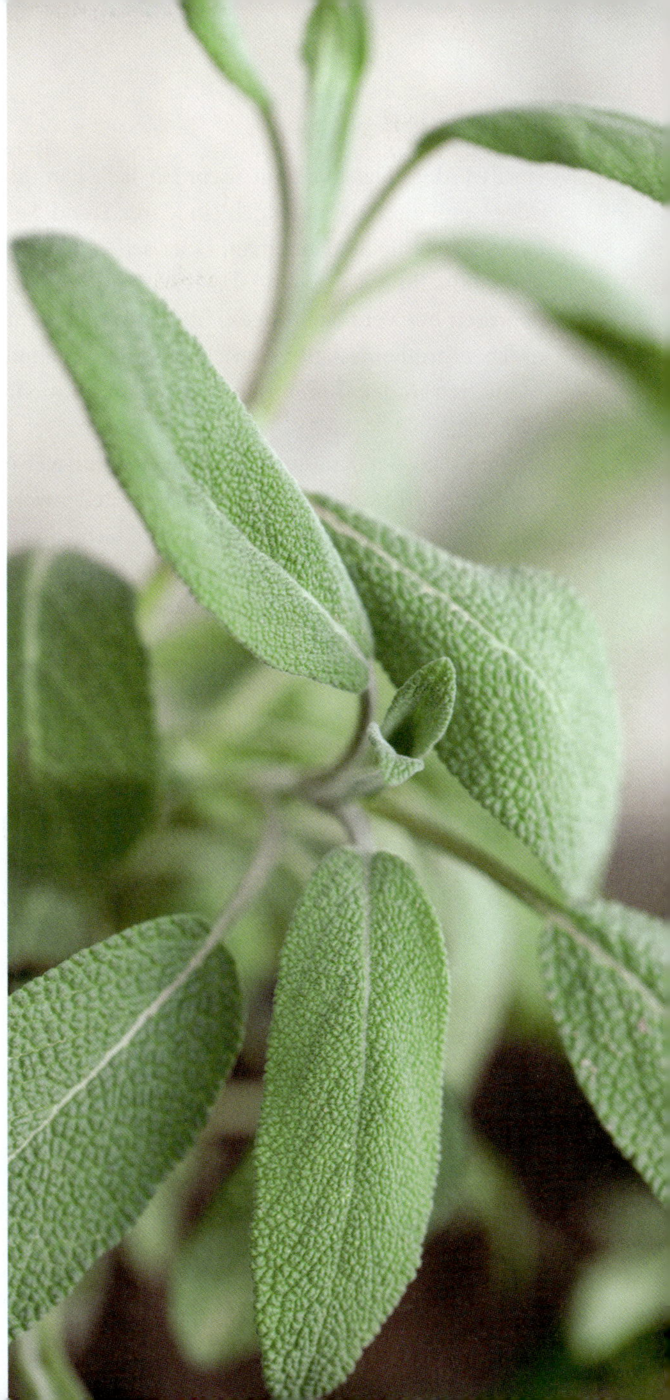

riert werden. Das gilt zwar nicht für jede Familie oder Gemeinschaft, ist jedoch ein klarer Trend. Sehen Sie sich die Statistiken an. Oder sehen Sie sich einfach in Ihrer Gemeinde um: Wie sichtbar sind Senioren bei Veranstaltungen, im Schulunterricht und bei Familienfesten? Die wichtige Rolle der alten Menschen in der Gemeinschaft geht immer mehr verloren.

Selbst in der Kräuterheilkunde, wo der weise Rat der Alten traditionell einen hohen Stellenwert hat, werden unsere betagten Eltern und Großeltern vielfach ignoriert. In den letzten Jahrzehnten kamen zwar viele Kräuterbücher heraus, aber nur eines davon befasst sich gezielt mit den Bedürfnissen älterer Menschen: In seinem Klassiker *An Elder's Herbal* hat David Hoffman hervorragende Rezepte und Heilmittel für die ältere Generation zusammengestellt. In Europa war 2012 jeder Sechste älter als 65 Jahre – in Deutschland sogar jeder Fünfte. Ältere Menschen benötigen die meisten Medikamente und die meiste ärztliche Hilfe – sollte es da nicht zahllose Bücher und Artikel zu Naturheilmitteln und Prävention durch Kräuter für diese Altersgruppe geben? Aber diese Informationen gibt es nicht, obwohl Werbespots und Anzeigen reichlich pharmazeutische und pflanzliche Heilmittel für diese Zielgruppe anpreisen. Haben alte Menschen denn kein Interesse an Naturheilmitteln, Prävention und Selbstfürsorge?

In der Tat unterscheiden sich ihre Bedürfnisse von denen jüngerer Menschen. Wie bei den Pflanzen im Garten, die zu unterschiedlichen Zeiten unterschiedliche Erscheinungsformen bieten, unterliegen auch der menschliche Körper und die Seele den Zyklen des Lebens. Als Kinder benötigen wir Kräu-

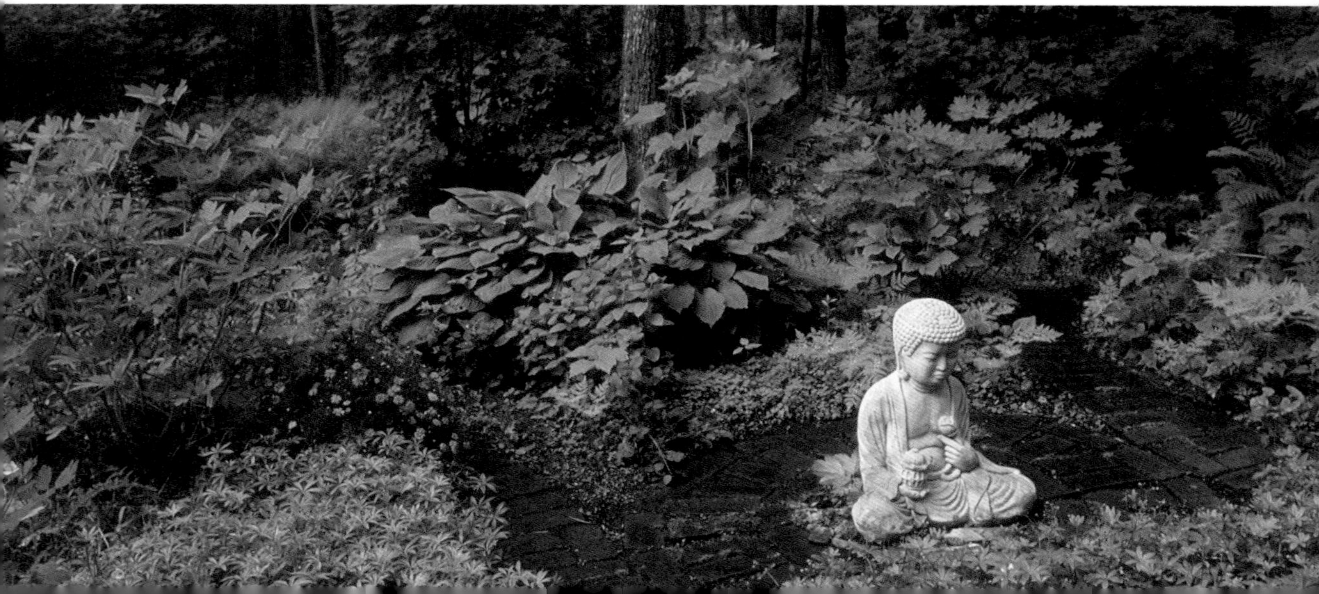

ter und Heilmittel, die das Wachstum unterstützen, Kinderkrankheiten bekämpfen und eine robuste Gesundheit fördern. Im fortpflanzungsfähigen Alter ändern sich unsere Bedürfnisse. Wir nehmen Kräuterheilmittel für das Sexualsystem, gegen Stress und Angst und gegen Probleme mit der Leber oder mit der Verdauung. Bei älteren Menschen ändert sich dies erneut. Es gibt zwar reichlich Informationen zu Kräutern und Naturheilverfahren für Senioren, aber diese werden häufig übersehen und zu selten eingesetzt. Kräuter, die unsere Lebenskraft erhalten und zu einem scharfen Verstand, einem gesunden Herzen und einer guten Verdauung beitragen, weichen längst synthetisch erzeugten Arzneimitteln. Anstatt das Wohlbefinden durch Ernährung und natürliche Therapieverfahren zu fördern, konzentriert sich die moderne Medizin auf die Entdeckung und Behandlung von Krankheiten. Viele Verordnungen der geriatrischen Schulmedizin im Westen machen abhängig, denn es werden immer mehr und immer stärkere Medikamente benötigt, um das System am Laufen zu halten. Zahlreiche Medikamente für weitverbreitete Gesundheitsprobleme können auf den sensibleren Körper alter Menschen schwere unerwünschte Wirkungen haben. Häufig kommt es zur Institutionalisierung und Hospitalisierung, oder die ältere Generation fällt ihren Familien zunehmend zur Last, ohne ihr bescheidenes, würdevolles Leben wieder selbstständig führen zu können. Kein Wunder, dass gerade alte Menschen um ihre Lebensqualität fürchten, anstatt den Herbst eines guten Lebens zu genießen.

„Altwerden bietet die **wunderbare Gelegenheit**, unser Leben triumphierend abzuschließen."

— Zalman Schachter-Shalomi (Reb Zahlma),
From Age-ing to Sage-ing

Das weise Alter

Im höheren Alter wendet sich der Blick häufig nach innen. Dieses Lebensstadium läutet häufig eine Vertiefung unserer Beziehung zu unserem Schöpfer, unserem Glauben und der eigenen Sterblichkeit ein. In ihrem Buch *Länger leben, aktiv bleiben: Was wir gegen das Methusalem-Syndrom tun können* beschreibt die Psychologin Gay Gaer Luce das Alter als Zeitraum, in dem wir einen inneren Schatz für die persönliche Entwicklung und spirituelles Wachstum heben können. Es ist auch eine Zeit des Übergangs, in der wir uns auf das Sterben vorbereiten, was mindestens so wichtig ist wie Ausbildung und Familiengründung. Aus dieser Zeit des inneren Wachstums gehen unsere Weisen, Heiler und Propheten hervor, die künftigen Generationen als Vorbild dienen. Das Alter markiert den Zeitpunkt, wo wir aus unseren Lebenserfahrungen Weisheit destillieren und diese als Erbe an künftige Generationen weitergeben.

Eine der wichtigsten Facetten in dieser Zeit des Weisewerdens ist die wachsende Erkenntnis, welchen Einfluss unser Leben auf das Leben derer haben wird, die nach uns kommen – und auf die Zukunft unseres Planeten. Wir denken weniger darüber nach, was wir vom Leben haben, sondern was wir zurückgeben können. Was werden wir nachfolgenden Generationen auf diesem wunderbaren Planeten hinterlassen? Einer der Weisen aus der Heilkräuterszene, David Hoffman, sagt hierzu: „Die wahre Bedeutung von Weitsicht und Spiritualität liegt in Qualität, nicht Quantität. Wenn wir solche Qualitäten in unser Leben bringen, können wir uns und unsere Umwelt heilen und transformieren. Es geht nicht um eine längere Lebensspanne."

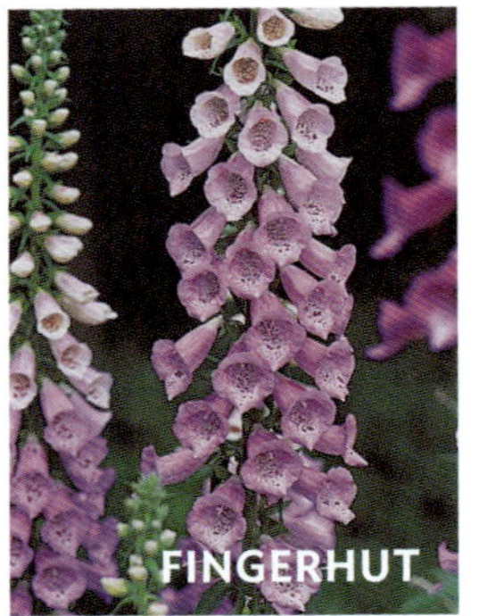
FINGERHUT

Unsere Gesundheit ist untrennbar mit der Gesundheit der Erde verknüpft. Diesbezüglich besteht in der modernen Schulmedizin noch viel Nachholbedarf. 1994 war die Verbrennung medizinischer Abfallprodukte laut der Umweltschutzbehörde der Vereinigten Staaten für die stärkste Luftverschmutzung durch Dioxine verantwortlich. Noch heute sind quecksilberhaltige Thermometer im Handel, obwohl man längst weiß, dass Quecksilber ein tödliches Nervengift ist. In den Sondermülldeponien und Gewässern steigt die Umweltverschmutzung durch pharmazeutische Medikamente, ob Antibabypille, Antibiotika, Östrogene, Schmerzmittel oder andere Arzneimittel, die alle Lebensformen beeinflussen.

Die Mittel der Schulmedizin vergiften jedoch nicht nur die Umwelt, sondern häufig auch genau die Patienten, die sie heilen sollen. Über 100.000 Menschen pro Jahr sterben an verschreibungspflichtigen und frei verkäuflichen Arzneimitteln – in Amerika ist dies die vierthäufigste Todesursache. Die Schulmedizin hat der Welt viel zu bieten, doch solche Zahlen zeigen, dass Untersuchungen zur Giftigkeit von Arzneimitteln dringend geboten sind.

Die moderne Medizin achtet wenig auf die Verbindung zwischen der Gesundheit des Menschen und unseres Planeten. Individuelle Gesundheit ist jedoch nur möglich, wenn die ganze Umwelt, Mensch und Natur, gesund ist. Deshalb ist die Entscheidung für Kräutermedizin als erste Säule der Gesundheit auch eine Vernunftentscheidung für die ökologischste Medizin der Natur.

Kräuter für die ältere Generation

Abgesehen von ihrer Wirkung auf die Umwelt hat die moderne Schulmedizin der älteren Generation in Sachen Prävention – einer ehrlichen Vorbeugung, die Energie und Wohlergehen erhält, anstatt durch heroische Eingriffe medizinische Krisen zu bezwingen – wenig zu bieten. Kräuter können selbstverständlich nicht alle Gesundheitsprobleme alter Menschen heilen, doch je nach Situation können sie bestimmte Beschwerden ebenso wirkungsvoll

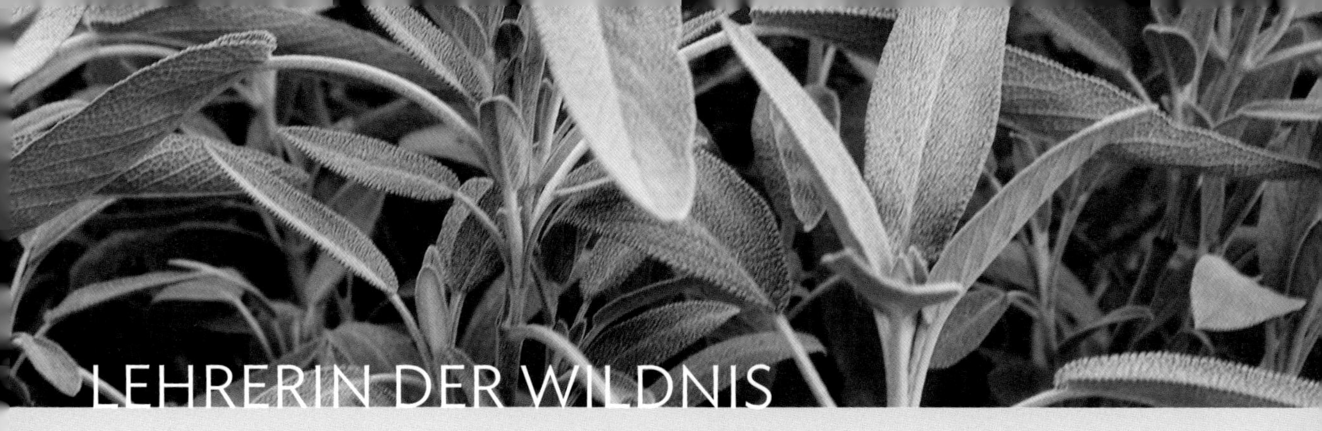

LEHRERIN DER WILDNIS

Norma Meyers hinterlässt keine Bücher, lebt jedoch im Gedächtnis derer weiter, die sie kannten. Norma war eine leidenschaftliche, eigenwillige Frau, die eine ganze Generation junger Herbalisten beeinflusste, unter ihnen James Green, Michael Tierra, Sun Bear und mich selbst. Sie wies uns in das Wesen der grünen Welt und der Wildnis ein, denn sie war ein Freigeist und ebenso unkonventionell wie die Natur.

Norma war mit einem indianischen Fischer verheiratet und lebte mit ihm in einem kleinen Haus in einem Reservat auf Alert Bay, einer abgelegenen Insel vor der äußersten Nordspitze von Vancouver Island. Das war fernab aller Zivilisation, und doch quoll Normas Haus stets über vor Gästen. Die einen kamen, um von ihr zu lernen, andere waren krank und brauchten Hilfe – alle fanden den Weg zu ihr. Und Norma schickte niemanden wieder fort, egal wie krank oder wie arm. In ihrem großen Herzen und ihrem winzigen Häuschen war jeder willkommen.

Vor vielen Jahren lud ich Norma ein, an unserer kalifornischen Kräuterschule zu unterrichten, weil ich dachte, meine Studenten könnten vom Wissen dieser weisen Frau profitieren. Meine jungen Schülerinnen und New-Age-Anhängerinnen wirkten radikal, doch auf Norma waren sie nicht vorbereitet. Ihr gegenüber erschienen sie richtig konservativ! Norma hatte die Schneidezähne verloren und für Zahnersatz hatte ihr Geld nie gereicht. Was sie verdiente, floss sogleich in ihre heilende Arbeit zurück; an ihre eigenen Bedürfnisse dachte sie nie. So stand sie nun zahnlückig in Bermudas und leicht altbacken vor dem Kurs, das dunkle Haar topfschnittartig knapp über den Ohren gekürzt, und wollte über Energie und Pendeln sprechen. Leider konnte sie ihr Lieblingspendel nicht finden. Also lief sie schnurstracks in die Küche, von wo sie einige Minuten später strahlend mit einem alten Teebeutel zurückkehrte, der tropfend an seiner Schnur hing. Unkonventionell, aber es funktionierte. Nach einigem erfolgreichen Pendeln zerfiel dieser Teebeutel, worauf Norma erneut in der Küche verschwand und mit dem Ablaufpfropfen an seiner feinen Kette wiederkam. Wie gern hätte ich da die überraschten Gesichter meiner Teilnehmer fotografiert!

Das ist heute 20 Jahre her, liebe Norma, aber diese Teilnehmer erinnern sich noch daran. Ich selbst erinnere mich noch an vieles andere – deine Großzügigkeit, deine überragende Klugheit, deine Liebe und Freundlichkeit, wie bereitwillig du dein Wissen weitergabst, wie du uns dein Herz, dein Haus und deinen Garten geöffnet hast und das Wenige, was du hattest, bereitwillig verschenktest. Und ich erinnere mich, wie du Leben gerettet hast. Du warst eine große Heilerin. Als die Zeit gekommen war, die müden Knochen abzulegen und zur Erde zurückzukehren, die dich einst nährte, gingst du diesen Schritt im Stillen und voller Ehrerbietung. Norma, dein Buch ist uns in die Herzen geschrieben.

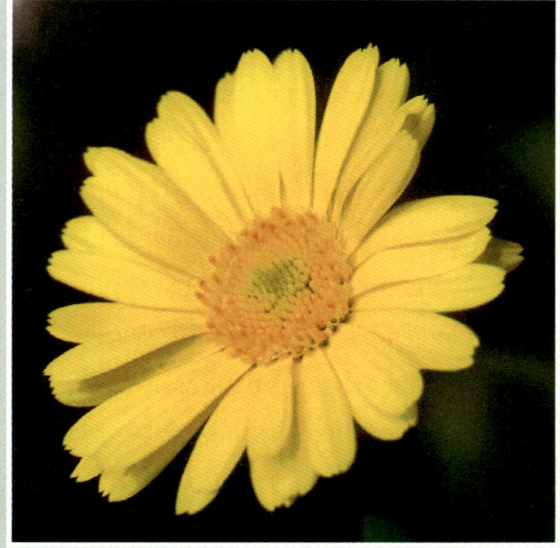

behandeln wie die moderne Medizin, nur ohne die entsprechenden Nebenwirkungen. Außerdem eignen sie sich hervorragend zur Prävention. Bei den meisten nicht lebensbedrohlichen Erkrankungen in fortgeschrittenem Alter sind Kräuter eine sichere, sanfte Alternative zu den intensiveren Wirkungen synthetischer Arzneimittel.

Kräuterheilmittel für gesunde alte Menschen unterscheiden sich nicht grundlegend von Anwendungen für jüngere Erwachsene. Allerdings ist zu berücksichtigen, dass der Körper eines älteren Menschen insgesamt empfindlicher ist als der eines Jüngeren. Hierbei gilt:

- Verdauung und Resorption verlaufen langsamer und mitunter weniger effektiv.
- Die Kräuter zirkulieren länger im Körper und haben dabei auch andere Wirkungen als sonst.
- Es bestehen häufiger Lebensmittelunverträglichkeiten.
- Die Ausscheidungsorgane – Haut, Dickdarm, Nieren – funktionieren weniger effektiv.

Beachten Sie bei Kräuterheilmitteln für Senioren stets, ob bereits ärztlich verordnete Medikamente eingenommen werden. In Kombination mit Kräutern können unvorhergesehene Wirkungen eintreten. Bei bewusstem, umsichtigem Einsatz lassen sich Heilkräuter jedoch mit vielen anderen Behandlungssystemen zu einem hoch effektiven Gesundheitsprogramm kombinieren, auch mit allopathischen.

Die richtige Dosis

Die hier vorgeschlagenen Dosierungen sind für grundsätzlich gesunde ältere Menschen von durchschnittlichem Gewicht (63 bis 79 kg) gedacht. Achten Sie bei der Dosierung stets auf individuelle Überempfindlichkeiten, Allergien, das Körpergewicht und die Gesamtkonstitution. Diese Faktoren

GRENZEN DER SELBSTMEDIKATION

Bei einer angeschlagenen Gesundheit, komplexen Beschwerden oder wenn Sie auch ärztlich verordnete Arzneimittel einnehmen, sollten Sie vor der Anwendung von Heilkräutern den Arzt hinzuziehen. Falls Ihr Arzt mit Kräutermedizin keine Erfahrung hat, brauchen Sie einen guten, ganzheitlich orientierten Arzt für Naturheilverfahren, Heilpraktiker oder Homöopathen. In der westlichen Medizinerausbildung kommen Kräuter und ihre Wirkungen eher in Form von Warnhinweisen und Horrorgeschichten vor, die meist auf dem unangemessenen Einsatz konzentrierter Kräuterextrakte beruhen und von den Medien breitgetreten werden. Zum Glück befassen sich immer mehr Ärzte mit Kräutern und Naturheilmitteln und können so in der Praxis die besten allopathischen und Kräuterheilmittel kombinieren.

haben auf die Reaktion eines Menschen auf Medikamente, Kräuter oder Sonstiges mehr Einfluss, als man gemeinhin glaubt.

Bei Senioren gilt daher der Grundsatz, stets mit der kleinsten Dosis zu beginnen und diese nur bei Bedarf zu erhöhen, ganz besonders.

Bei Unsicherheiten zur richtigen Dosierung eines Kräuterrezepts gilt die Faustregel, dass man ab 60 nur die Hälfte der üblichen Dosis für Erwachsene einnehmen sollte.

Chronische Beschwerden und Tonika

Chronische Probleme sind langfristige Beschwerden wie Heuschnupfen, Arthritis, Rückenschmerzen, Schlafstörungen und chronische Bronchitis. Sie können allerdings mit akuten Symptomen aufflackern.

Tonisierende Mittel sollen den Körper oder bestimmte Körpersysteme nähren, straffen, wiederherstellen und insgesamt kräftigen. Es sind Mittel zur Prävention: Diese Kräuter sollten als Mittel für Gesundheit, Energie und Vitalität in das tägliche Leben eingebunden werden.

Bei chronischen Beschwerden und Behandlungen mit Tonika gelten die folgenden Dosierungen.

Tee: Mehrere Wochen 2-mal täglich ½ bis 1 Tasse Tee trinken.

Tinktur und Sirup: 2-mal täglich ¼ bis ½ Teelöffel einnehmen.

Kapseln/Tabletten: 2-mal täglich 1 bis 2 Kapseln einnehmen.

Kräuterpulver: 2-mal täglich ¼ bis ½ Teelöffel einnehmen.

Akute Beschwerden

Akute Probleme treten plötzlich auf, kulminieren in einer Krise und erfordern rasches Handeln. Beispiele für akute Probleme sind Zahnschmerzen, Migräne, Blutungen, Verbrennungen und das plötzliche Einsetzen einer Erkältung oder Grippe. Um ältere Menschen bei einer akuten Erkrankung mit Kräutern zu behandeln, benötigt man eine gute Beobachtungsgabe und Augenmaß. Heilkräuter können in solchen Situationen zwar äußerst hilfreich sein, aber der empfindsamere Körper eines alten Menschen reagiert unter Umständen ungewöhnlich oder gar kontraproduktiv. Beginnen Sie mit kleinen Mengen und steigern Sie diese nur nach Bedarf unter Berücksichtigung der individuellen Reaktion auf die Eingangsbehandlung.

Bei akuten Beschwerden gelten die folgenden Dosierungen.

Tee: Stündlich oder alle 2 Stunden immer wieder 2 bis 4 Esslöffel, bis zu 750 ml pro Tag.

Tinktur und Sirup: Alle 2 Stunden 2 bis 4 Teelöffel, bis die Symptome abklingen.

Kapseln/Tabletten: Alle 3 bis 4 Stunden 1 Kapsel, bis die Symptome abklingen.

Kräuterpulver: Alle 3 bis 4 Stunden ⅛ Teelöffel, bis die Symptome abklingen.

Mehr Energie, Gesundheit und Vitalität

Energie, Gesundheit und Vitalität sind drei Aspekte unseres Wohlergehens und spiegeln den täglichen Umgang mit den Stärken und Schwächen unseres Körpers. Häufig ist unschwer zu erkennen, dass

Rosemarys Tipps für ein gesundes Alter

1. ***Klug essen.*** Mehrere kleine Mahlzeiten sind besser als eine oder zwei große. Essen Sie möglichst naturbelassene Lebensmittel, je weniger Konservierungsmittel, desto besser.
2. ***Mit Weisheit bewegen.*** Bewegen Sie den Körper jeden Tag, als würden Sie wie ein Tänzer dem sanften Rhythmus der Zeit folgen.
3. ***Friedlich schlafen.*** Nichts erfrischt Körper und Gehirn so sehr wie ein guter Nachtschlaf. Dem Körper reichen dabei oft schon 4 bis 5 Stunden, aber unser Gehirn ist erst nach mindestens 8 Stunden wieder frisch und fit.
4. ***Viel trinken.*** Die meisten Menschen nehmen viel zu wenig Wasser zu sich. Trinken Sie täglich mindestens 1 Liter reines Wasser. Immerhin besteht der menschliche Körper zu 80 Prozent aus Wasser. Es ist für uns überlebenswichtig. Auf Ihr Wohl!
5. ***Tief durchatmen.*** Das Geheimnis für die Langlebigkeit der weisen Tibeter und Inder besteht in ihren Atemübungen – komplexen, ausgefeilten Atemtechniken, welche die inneren Organe trainieren, die glatte Muskulatur beruhigen, geistig entspannen und das Wohlbefinden fördern. Das scheint zu funktionieren. Viele dieser Weisen sind mit über 100 Jahren noch gesund und stark. Ich habe festgestellt, dass bereits bewusstes Atmen mich entspannt und mich mit neuer Energie erfüllt. Dazu muss ich nur tief einatmen, die ganze Lunge füllen, bis hinunter in den Bauch, in die Arme und Beine, und den Atem so lange anhalten, bis ich fühle, dass all der Sauerstoff in mein Blut übergeht, und dann ganz langsam wieder ausatmen.

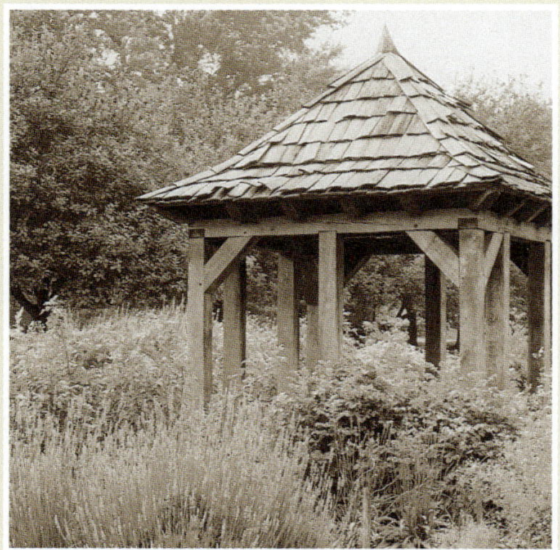

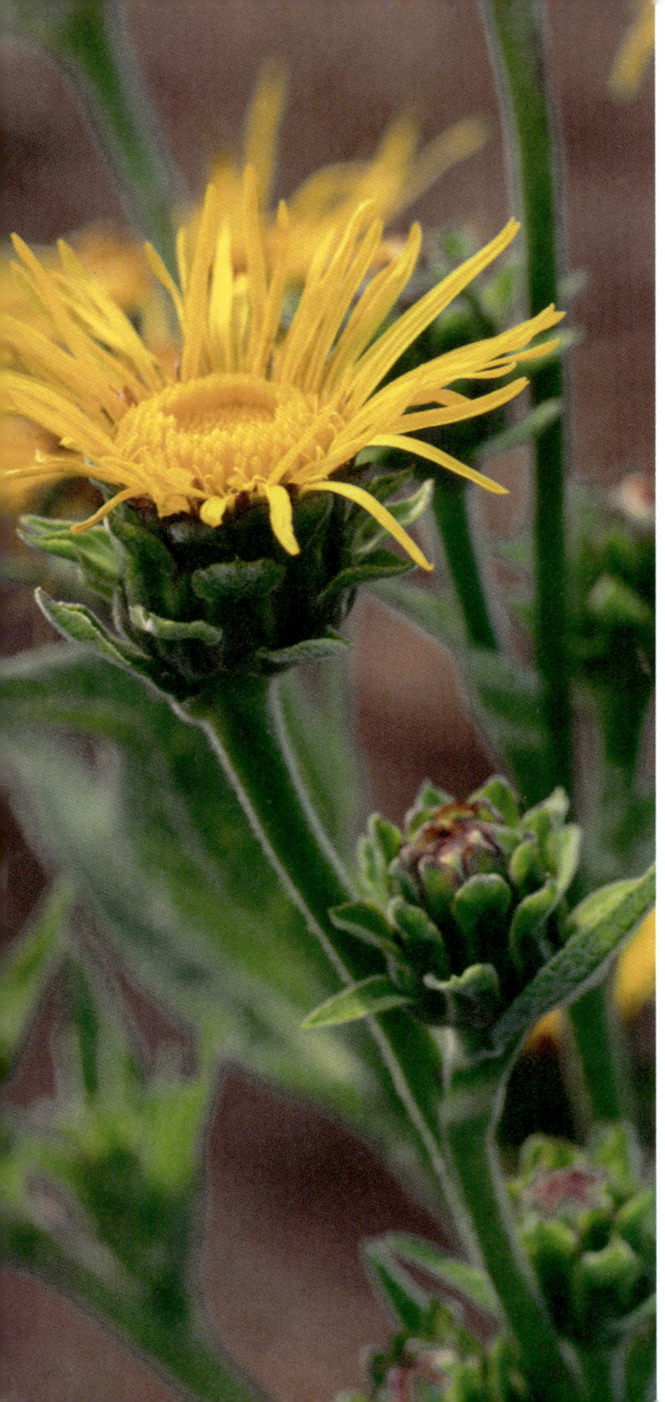

es uns nicht richtig gut geht, aber man weiß nicht wirklich, was zu tun ist.

In der Tabelle auf der rechten Seite sehen Sie diverse Kräuter zur Behandlung der häufigsten Gesundheitsbeschwerden. Bei der Wahl der richtigen Pflanzen und ihrer Anwendungen sollten Sie sich genau wie sonst auf den gesunden Menschenverstand und Alltagsweisheit verlassen:

- Lernen Sie Ihre Kräuter gut kennen und setzen Sie sie jeweils bewusst ein. Ältere Menschen müssen keineswegs Hunderte Kräuter kennen und nutzen, um gesund zu bleiben. Mit dem, was Sie verwenden, sollten Sie sich jedoch gründlich auseinandersetzen.
- Wählen Sie stets die sanfteste, harmloseste Heilpflanze, die für Ihre Beschwerden ausreicht.
- Setzen Sie Pflanzen zunächst einzeln ein, nicht kombiniert, damit Sie die jeweilige Wirkung beurteilen können.
- Beginnen Sie mit einer kleinen Dosis, die Sie allmählich steigern können.
- Bei Verdacht auf unerwünschte Wirkungen die Behandlung einen oder zwei Tage aussetzen, bis die Symptome verschwinden. Wenn Sie nicht sicher sind, ob die ungewöhnlichen Symptome wirklich auf die Heilpflanze zurückgingen, können Sie das Mittel erneut einnehmen. Falls die Pflanze die Ursache war, kehren die Symptome wieder. In diesem Fall bitte das Mittel absetzen oder die Dosis herabsetzen.

MEHR WOHLBEFINDEN MIT KRÄUTERN

Erwünschte Wirkung	**Passende Heilkräuter**
Bessere Verdauung	Eibischwurzel, Fenchel, Grüne Minze, Ingwer, Kamille, Klette, Krauser Ampfer, Löwenzahnwurzel, Pfefferminze, Zimt
Gegen Gedächtnisschwäche und Erinnerungslücken	Ginkgo, Gotu Kola, Rosmarin, Sibirischer Ginseng
Bessere Durchblutung	Cayenne, Ginkgo, Ingwer, Knoblauch, Szechuanpfeffer, Weißdorn
Stärkung des Immunsystems	Astragalus, Calendula, Echinacea, Maitakepilze, Mariendistel, Pau d'Arco, Reishipilze, Schisandrabeeren, Shiitakepilze, Sibirischer Ginseng, Wasserdost, Zitronenmelisse
Gelenkschmerzen lindern	Baldrian, Beinwell, Cayenne, Gewöhnlicher Schneeball, Kurkuma, Mädesüß, Traubensilberkerze, Wasserdost, Weide
Besser schlafen, innere Ruhe	Baldrian, Hopfen, Passionsblume, Seitenblütiges Helmkraut, Wilder Lattich
Angst und Depressionen lindern	Damiana, Hafer, Johanniskraut, Kamille, Lavendel, Rose, Sibirischer Ginseng, Zitronenmelisse
Atemwege stärken	Calendula-Blüten, Echter Alant, Holunderbeeren, Huflattich, Königskerze, Knoblauch, Lungenkraut, Salbei, Süßholz, Thymian, Weißer Andorn
Besser sehen	Ginkgo, Gojibeeren, Heidelbeeren
Blutdruckregulierung	Buchweizen, Ginkgo, Knoblauch, Weißdorn
Mehr Energie	Ginseng (alle Sorten), Guarana (mit Koffein), Yerba Maté (mit Koffein) und meine Großmarie-Energiebomben (siehe Seite 312)

Alternde Augen, nachlassende Sehkraft

Spätestens ab 45 verändert sich bei jedem Menschen die Sehkraft. Ich finde es immer wieder lustig, wenn meine älteren Freundinnen und ich ausgehen und die Speisekarten kommen. Normalerweise brauchen wir ein Weilchen, bis alle den richtigen Abstand gefunden haben und die Karte lesen können. Seit wann ist diese Schrift so klein? Haben wir einfach schon zu viel gesehen? Sehen wir zu weit übers Ziel hinaus? Bei mir ließen die Augen kurz nach dem 50. Geburtstag merklich nach. Zuerst flitzten die Straßenschilder an mir vorbei, noch ehe ich sie lesen konnte. Ich brauchte also eine Brille, um der eigenen Sicherheit willen wie auch aus Verantwortung gegenüber anderen. Als ich dann auch noch weitsichtig wurde, wollte ich gegensteuern. Mithilfe einiger treuer Kräuter und dank meiner Hartnäckigkeit wurden meine Augen insgesamt wieder besser. Zum Fahren setze ich nach wie vor eine Brille auf, aber die Weitsichtigkeit hat sich wieder größtenteils gelegt.

Unsere Augen sind gegenüber anderen Organen eher klein, aber ausgesprochen komplex. Sie sind nicht nur das Fenster zur Seele, sondern auch unser Fenster zur Außenwelt, das unser Leben mit leuchtenden Farben und visuellen Reizen bereichert. Doch in einer Welt mit derart vielen visuellen Reizen sind die Augen leicht überfordert. Sie brauchen Ruhe und Training, aber auch die passende Ernährung, um richtig zu funktionieren. Doch obwohl sie so gut sichtbar sind und wir so stark auf unser Augenlicht angewiesen sind, achten wir erst auf die Gesundheit unserer Augen, wenn sie nachlassen. Ich finde, wir sollten unseren Augen täglich die gleiche Aufmerksamkeit zukommen lassen wie unseren Zähnen. Zumal sie schon auf einfache Grundmaßnahmen sehr gut ansprechen.

Eine Pause für die Augen

Überlastung ist ein häufiger Grund für nachlassende Sehkraft. Ohne ausreichende Pausen werden die Augen müde und funktionieren nicht mehr optimal. Bildschirmarbeit, Fernsehen, Lesen bei schlechtem Licht und Stress können die Augen belasten.

Deshalb sollten Sie beim Lesen oder Handarbeiten stets auf ausreichende Beleuchtung achten. Was sagten Ihre Eltern einst zum Lesen bei Schummerlicht? Sie hatten recht! Schlechte Beleuchtung macht kurzsichtig. Aber nicht nur zu wenig, sondern auch zu grelles Licht kann den Augen schaden. Am besten ist warmes, weiches Licht.

Wenn die Augen tagsüber eine Pause brauchen, reicht Handauflegen. Die Technik ist verblüffend einfach: Reiben Sie beide Handflächen fest aneinander und legen Sie die Hände auf die Augen auf. Fest andrücken, bis 50 zählen und das Feuerwerk genießen.

Abends mögen müde Augen eine warme Auflage mit Kamille: Zwei Beutel Kamillentee oder 2 Esslöffel lose Kamille in 125 ml heißes Wasser geben. In den fertigen Tee zwei Wattebäusche oder zwei Stückchen Flanell eintunken. Auf eine akzeptable

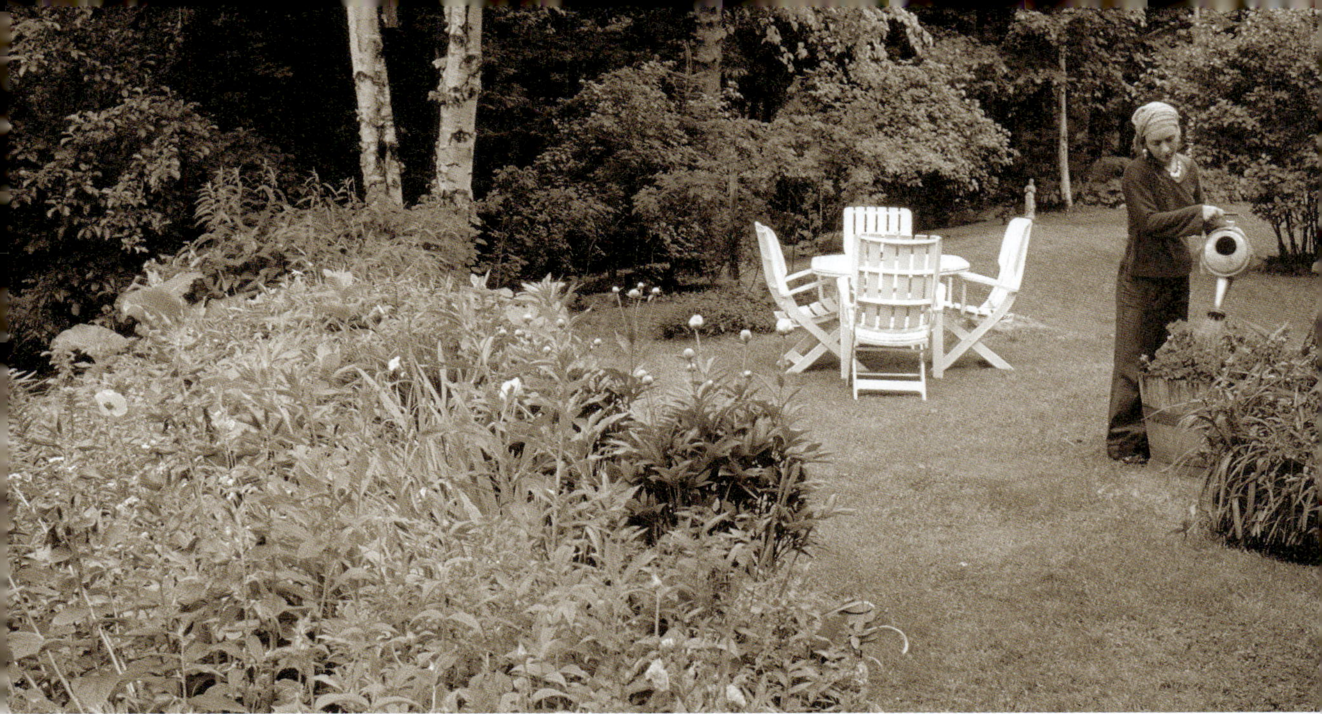

Temperatur abkühlen lassen, leicht ausdrücken, damit es nicht tropft, und auf die geschlossenen Augen legen. Während der Behandlung das Licht dimmen, Entspannungsmusik auflegen und dieses beruhigende Ritual 20 bis 30 Minuten genießen. Ah…

Augentraining

Wie jeder Muskel profitieren auch die Augenmuskeln vom passenden Training, das Durchblutung und Koordination verbessert. Meine Freundin Andrea Reisen brauchte schon als Kind eine dicke Brille, die sie ihr Leben lang behielt. Mit Mitte 40, als sich ihre Sehkraft der Statistik zufolge hätte verschlechtern müssen, begann sie, täglich einige einfache Augenübungen durchzuführen. Irgendwann konnte sie die Brille ganz ablegen.

Augentraining nimmt nur wenige Minuten am Tag in Anspruch, aber hinterher fühlen sich die Augen deutlich besser – und Sie können besser sehen. So geht's:

Zunächst die Augen so weit wie möglich nach rechts drehen, um die Muskeln zu dehnen. Pause. Die Augen langsam in die Mitte und nach oben rollen. Anschließend so weit wie möglich nach hinten rollen (als wollten Sie in Ihren eigenen Scheitel blicken). Pause. Jetzt die Augen langsam nach links rollen, wieder so weit wie möglich. Pause. Langsam zur Mitte zurück rollen und angestrengt nach unten blinzeln. Anschließend nach innen rollen und zur Nasenspitze schielen.

Die ganze Übung 4-mal wiederholen, dann die Richtung wechseln. Am Ende fühlen sich die Augen jünger an, die Muskeln sind entspannt und die feinen Kapillaren rund um die Augen sind von frischem Blut voller Nährstoffe durchströmt.

Augennahrung

Unsere Augen brauchen ein breites Spektrum an Nährstoffen, um richtig gesund zu bleiben. Eine gesunde Ernährung mit dunkelgrünem Blattgemüse, frischem Obst und hochwertigen Proteinen liefert bereits fast alles, was nötig ist. Um die Gesundheit der Augen zu verbessern, sollte man sich jedoch auf Lebensmittel mit besonders viel Vitamin A, Zink, Proteinen, Antioxidantien und Lutein konzentrieren. Viele gelbe und orangefarbene Früchte und Gemüsesorten wie Möhren, Kürbis oder Aprikosen sind reich an Betakarotin und anderen Karotinoiden, den Vorstufen für Vitamin A, und daher besonders gut für die Augen. Dunkelblaue oder rote Früchte wie Cranberrys, Heidelbeeren, Himbeeren oder Preiselbeeren sind meist reich an Lutein und Anthocyanosiden, die besonders wohltuend für die Augen sind.

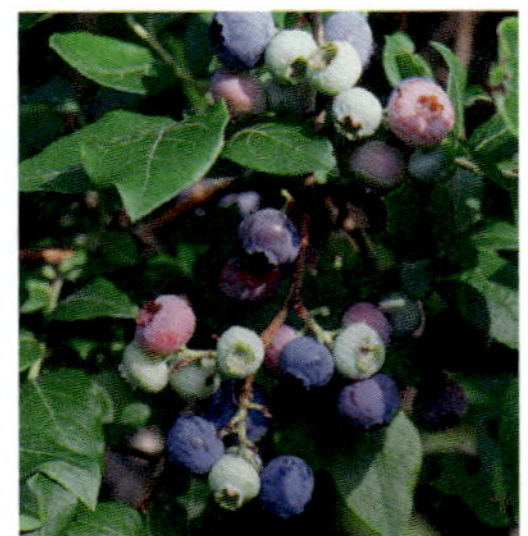

Direktes Sonnenlicht belastet die Augen, aber natürliches Licht tut ihnen gut. Es ist wichtig, dass die Augen täglich das Tageslicht sehen. Bei grellem Sonnenlicht schützt eine gute Sonnenbrille, aber tragen Sie diese wirklich nur bei Bedarf.

Augenfutter

Gibt es eine bessere Medizin als leckeres Essen? Diese Rezepte sollten zum Alltag gehören. Dann bleiben Ihre Augen noch viele Jahre kerngesund.

GEMÜSESAFT FÜR DIE AUGEN

1 Teil Rote Bete
1 Teil Möhren
1 Teil Salatgurke

Das Gemüse in den Entsafter geben, verarbeiten und trinken.

BEERENTEE FÜR DIE AUGEN

2 Teile Holunderbeeren
2 Teile getrocknete Weißdornbeeren
2 Teile Gojibeeren
1 Teil Heidelbeeren
1 Teil Himbeerblätter
Honig (auf Wunsch)

Alle Zutaten mischen. Aus 1 Esslöffel der Kräutermischung auf 250 ml Wasser gemäß Anweisungen auf Seite 396 einen Kräuteraufguss zubereiten und 30 bis 60 Minuten ziehen lassen. Auf Wunsch mit Honig süßen. 1 Tasse pro Tag trinken.

HONIGBEEREN FÜR DIE AUGEN

Ein ebenso köstlicher wie schnell gemachter süßer Fruchtaufstrich von großem Nutzen.

1 Teil Heidelbeeren
1 Teil Holunderbeeren
1 Teil getrocknete Weißdornbeeren
1 Teil getrocknete Hagebutten, entkernt
Frisch geriebener Ingwer
Honig

1. Die Beeren in einem Topf gründlich vermischen. Etwas Ingwer hinzufügen. So viel Wasser darübergießen, dass die Früchte vollständig bedeckt sind; danach einen weiteren halben Liter Wasser hinzufügen.
2. Einen Deckel aufsetzen, aber einen Spalt breit offen stehen lassen. Aufkochen, dann die Hitze herunterstellen und so lange kochen, bis das Wasser die Früchte gerade noch bedeckt.
3. Vom Herd nehmen und abkühlen lassen. Die Mischung im Mixer pürieren.
4. Das Fruchtpüree in den Topf zurückgießen und mit Honig süßen. Nur so weit erwärmen, dass man den Honig geschmeidig unterrühren kann.
5. Den Kräuterhonig in Honiggläser oder Marmeladengläser abfüllen. Im Kühlschrank ist er bis zu 2 Wochen haltbar. Größere Portionen können Sie teilweise in Gefrierbeutel gießen und zur späteren Verwendung einfrieren. Essen Sie jeden Tag ein wenig von dem Beerenhonig, ob auf Toast, auf Crackern oder im Müsli.

Im Blaubeerhimmel

Als ich meine nachlassende Sehkraft registrierte, nahm ich zunächst Lutein und ein spezielles Ergänzungsmittel für die Augen ein. Die Verbesserung war bestenfalls gering. Vor zwei Jahren jedoch hatten wir eine rekordverdächtige Heidelbeerernte. Den ganzen Sommer über aß ich täglich händeweise tiefblaue Beeren, und im Herbst fror ich massenweise dicke, saftige Beeren ein. Den Winter hindurch genoss ich täglich Heidelbeeren, in Shakes, im heißen Getreidebrei oder großzügig in den Joghurt gerührt. Ich war im Blaubeerhimmel. Als der nächste Frühling nahte, bemerkte ich eine deutliche Verbesserung meiner Sehkraft. Wieder einmal hatte die Natur in ihrer unendlichen Weisheit das passende Heilmittel bereitgestellt. Heidelbeeren mit ihrem hohen Gehalt an Lutein, Vitamin C, Anthocyaniden und anderen Bioflavonoiden für gesunde Kapillargefäße sind wirklich perfekt für die Augen.

Ergänzungsmittel für die Sehkraft
Augenpflege durch ausreichend Pausen und Training sollten zur täglichen Gewohnheit werden. Zusätzlich profitieren die Augen von hochwertigen Ergänzungsmitteln, beispielsweise:

- **Antioxidantien**. Eine tägliche Extradosis Antioxidantien trägt zum Schutz der Augen vor freien Radikalen bei.
- **Spezielle Ergänzungsmittel.** OcuGuard (Twinlab) und Ocu-Care (Nature's Plus) enthalten das volle Spektrum an Nährstoffen für die Augen.
- **Spirulina**. Eine blaugrüne Alge, die zu den ältesten pflanzlichen Lebensformen unserer Erde zählt. Spirulina ist reich an Antioxidantien und Proteinen, welche die Augen schützen und ernähren. Ein Esslöffel pro Tag enthält beste grüne Nährstoffe für die Augen.
- **Vitamin A**. Vitamin A ist für die Sehkraft unerlässlich. Der Körper erzeugt daraus Retinol, das zusammen mit Proteinen die Sehpigmente in den Stäbchen der Netzhaut bildet und ständig verbraucht wird, während das Auge Lichtsignale in Bilder umwandelt. Zum Glück ist Vitamin A in einer naturnahen Ernährung reichlich vorhanden. Allerdings kann die Assimilierung durch den Körper insbesondere mit zunehmendem Alter weniger perfekt sein. Wenn die Sehkraft nachlässt, sind ergänzende Vitamin-A-Gaben zu empfehlen. Nehmen Sie täglich 25.000 IE ein.
- **Zink**. Zu viel kann genauso schädlich sein wie zu wenig. Dennoch zählt Zink, das zu vielen Funktionen im Körper beiträgt und von dem der Durchschnittsmensch eher zu wenig aufnimmt, zu den wichtigsten Ergänzungsmitteln unter den Mineralien. Zink unterstützt das gesunde Immunsystem und ist von größter Bedeutung für die Enzymbildung. Wegen seiner Bedeutung für die mittlere Augenhaut (Aderhaut) soll durch Zink eine Besserung der Sehkraft und ein besserer Schutz für die Augen erzielt werden.

Zink kommt zwar in vielen normalen Lebensmitteln wie Eiern, Vollkorn, Nüssen, Samen (besonders Kürbiskernen) und Muscheln (besonders Austern) vor, aber ältere Menschen bekommen oft nicht mehr genug davon. Die empfohlene Tageszufuhr ab 65 liegt bei 10 bis 20 mg pro Tag. Mehr sollten Sie nicht einnehmen, weil zu viel Zink Übelkeit und Erbrechen auslösen kann. Am besten nehmen Sie Zink in Form von Lutschpastillen zu sich, die der Körper leichter aufnehmen kann als Kapseln oder Tabletten.

Katarakt und Makuladegeneration

Katarakt (Grauer Star) und die altersbedingte Makuladegeneration (AMD) betreffen Millionen älterer Menschen und zählen zu den wichtigsten Ursachen für eine Erblindung. Rechtzeitig erkannt können sie heilbar sein, doch die Symptome schreiten so langsam voran, dass die Früherkennung schwierig ist.

Beim Grauen Star wird die Linse im Auge allmählich dicker und „wolkiger“. Bei der Makuladegeneration löst sich der gelbe Fleck in der Netzhaut, die Makula, die für das scharfe Sehen zuständig ist, allmählich auf. Beide Erkrankungen treten vor allem bei über 65-Jährigen auf und beruhen häufig auf Schäden durch freie Radikale. Wobei die freien Radikale selbst keineswegs das Hauptproblem sind. Diese Moleküle sind Teil des Immunsystems und reagieren auf Stress. Ein übermäßig gestresstes System – ob infolge von inneren oder äußeren Reize – erzeugt zu viele freie Radikale.

Laut dem Magazin *Science* geht Grauer Star in erster Linie auf die Unfähigkeit des Körpers zurück, mit zu viel Zucker in der Ernährung umzugehen. Die Hauptübeltäter sind dabei Laktose (Milchzucker) und der übliche weiße Industriezucker. Andere Faktoren, die den Augen zu schaffen machen und ihre Anfälligkeit für Katarakt und AMD erhöhen, sind eine zu fettreiche Ernährung, Diabetes, Verdauungsstörungen, Umweltgifte, UV-Strahlen und Proteinmangel.

Das Zauberwort für beide Erkrankungen lautet Prävention. Gönnen Sie Ihren Augen Ruhe, Training und eine gute Ernährung. Außerdem:

- Ginkgo und Weißdornextrakt verbessern die Durchblutung der Mikrokapillaren in den Augen und schützen als ausgezeichnete Antioxidantien vor Schäden durch freie Radikale.
- Heidelbeeren essen oder als Extrakt einnehmen; sie enthalten unglaublich viele Antioxidantien.
- Täglich 75.000 IE Betakarotin einnehmen. Studien zufolge ist das Risiko für AMD um-

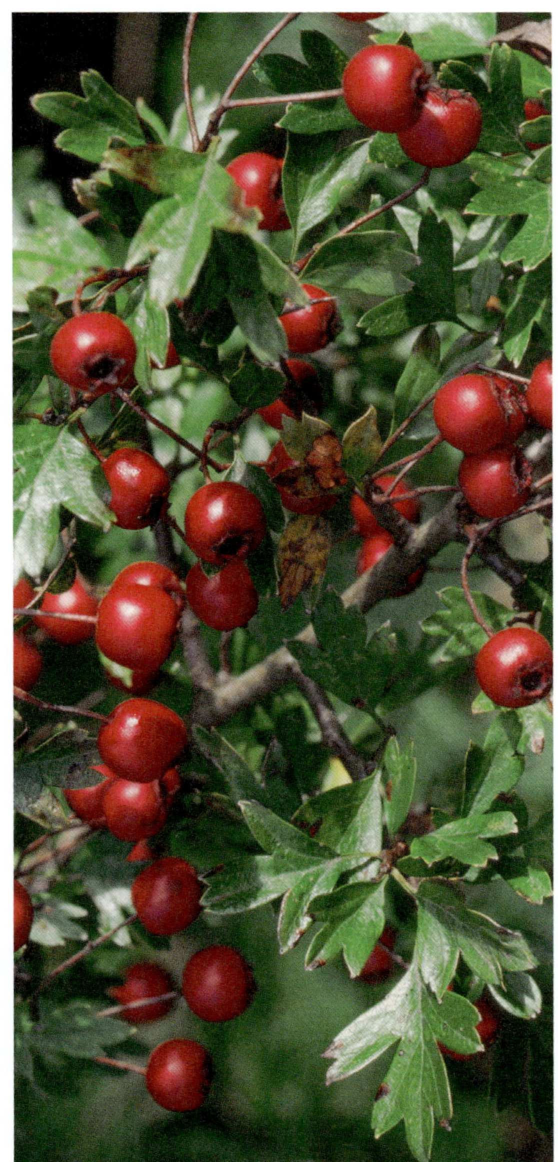

so geringer, je mehr Karotinoide jemand zu sich nimmt.

- Mehr Meeresgemüse und blaugrüne Algen essen. 1 Teelöffel Spirulina und 30 Gramm Seetang pro Tag sorgen für klare Sicht.

Glaukom

Auch Glaukom ist eine altersbedingte Erkrankung. Beim Glaukom (Grüner Star) steigt der Augeninnendruck allmählich an. Häufig ist es in frühen Stadien symptomfrei und bleibt somit unbemerkt. Ohne rechtzeitige Behandlung kann der zunehmende Druck Netzhaut und Sehnerv erheblich schädigen und zur Erblindung führen.

In Deutschland geht man von etwa einer Million Glaukomerkrankungen aus, wobei fast die Hälfte der Betroffenen von ihrer Erkrankung nichts weiß. Die eigentliche Ursache ist unbekannt, doch es gibt verschiedene Risikofaktoren wie unausgewogene Ernährung, Stress, Bluthochdruck, zu viel Glutaminsäure und Glutamat sowie einen fehlerhaften Kollagenstoffwechsel. Die beste Behandlung besteht auch hier in der Prävention. Halten Sie sich an die bisher genannten Tipps für gesunde Augen und zur Behandlung von Katarakt und altersbedingter Makuladegeneration. Zusätzlich kommen folgende Ergänzungsmittel infrage:

- Lecithin als Lieferant für Cholin und Inositol, B-Vitamine für die Gesundheit der Augen und Nerven. Lassen Sie sich von Ihrem Arzt oder Apotheker beraten.
- Jaborandi ist eine Regenwaldpflanze, die seit über 100 Jahren zur Senkung des Augeninnendrucks bei Glaukom eingesetzt wird. Der aktive Wirkstoff ist Pilocarbin.
- *Coleus forskohlii,* eine indische Heilpflanze aus der ayurvedischen Medizin, die Studien zufolge bei Glaukom vielversprechend erscheint.

Außerdem sollten Sie jeden Abend einen beruhigenden, entzündungshemmenden Vogelmiereumschlag auflegen. Dafür gibt man 2 Esslöffel fein gehackte Vogelmiere in eine Schüssel und fügt so viel heißes Wasser hinzu, dass ein Brei entsteht. Auf ein Stückchen weichen Mull oder Baumwollstoff streichen, auf die Augen legen und 20 Minuten entspannen. Vogelmiere wirkt Wunder!

Gehirn und Gedächtnis stärken

Dass einem mal ein Name entfällt, man die Autoschlüssel verlegt oder den Einkaufszettel verkramt, passiert jedem mal. Auch Geburtstage oder Hochzeitstage geraten leicht mal in Vergessenheit. Desorientiertheit oder so häufige Erinnerungslücken, dass unsere Lebensqualität darunter leidet, sind jedoch nicht normal. Was wir inzwischen als normalen Bestandteil des Alters akzeptieren, ist jedoch eher eine Frage der Gesundheit. Forschungen aus aller Welt zeigen, dass alte Menschen normalerweise geistig sehr rege sind und ihre kognitiven Fähigkeiten denen des Rests ihrer Gemeinschaft entsprechen. Was in unserer Gesellschaft als normale Alterserscheinung gilt, liegt daher eher an sehr viel Stress und falscher Ernährung. Unser Gehirn ist einfach erschöpft

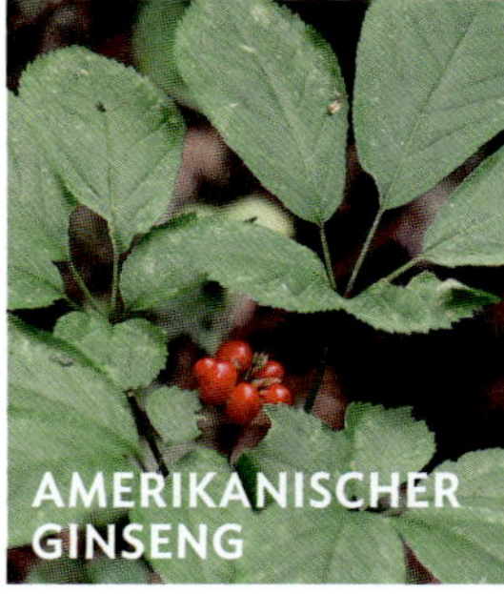
AMERIKANISCHER GINSENG

und fehlernährt, und so kommt es zu Kurzschlussreaktionen. Das ist umso bedauerlicher, als wir gerade heute dringend die Weitsicht nachdenklicher alter Menschen benötigen, um die jüngere Generation zu leiten. Stattdessen sehen wir uns mit einer kulturellen Gehirnermüdung konfrontiert. Wir können jedoch einiges tun, um das volle Potenzial des Gehirns zu wecken.

Die folgenden Tipps und Rezepte tragen zu einem scharfen Verstand, einem besseren Gedächtnis und mehr Hirnleistung bei. Bis sich die kognitiven Fähigkeiten merklich bessern, können 4 bis 6 Wochen verstreichen, aber diese Zeit ist es sicher wert.

- Befolgen Sie die Hinweise aus Kapitel 2 (siehe Seite 31).
- Nehmen Sie ergänzend Lecithin. Das darin reichlich enthaltene Cholin wird für die Hirnfunktion benötigt. Geeignet sind Lecithinkapseln, oder Sie streuen Lecithingranulat über das Essen.
- Nehmen Sie ergänzend Omega-3-Fettsäuren ein. Omega-3-Fette sind für die Hirnfunktion von größter Wichtigkeit und in der westlichen Ernährung häufig zu wenig vorhanden.
- Essen Sie täglich Spirulina. Diese geniale Grünpflanze ist zwar nicht unbedingt ein kulinarisches Highlight, aber doch so gesund, dass man sie regelmäßig verzehren sollte. Spirulina enthält große Mengen pflanzlicher Verdauungsproteine, die der Körper braucht. Nehmen Sie 1 bis 2 Esslöffel pro Tag. Mit etwas Kreativität können Sie Spirulina irgendwie aus der Tüte in den Magen verfrachten. Ich gebe sie gern in Shakes und Mixgetränke oder mische sie in Salate, Suppen und Aufläufe.
- Regelmäßig Kräuterrezepte fürs Gehirn einbeziehen, zum Beispiel einen meiner drei Favoriten:

HIRNPRALINÉS

Eine köstliche Leckerei, deren Einnahme man garantiert nicht vergisst!

Tahini oder andere Nussbutter
Honig
2 Teile Ginkgopulver
1 Teil Gotu-Kola-Pulver
1 Teil Sibirischer Ginseng, Pulver
½ Teil Gojibeerenpulver
¼ Teil Rosmarinpulver
Carob- oder Schokoladenstückchen (auf Wunsch)
Kokosflocken (auf Wunsch)
Gojibeeren oder Rosinen (auf Wunsch)
Gehobelte Mandeln oder Mandelsplitter (auf Wunsch)
Carobpulver

1. Tahini und Honig zu gleichen Teilen oder nach persönlichem Geschmack mischen (weniger Honig reicht mitunter auch).

2. Alle Kräuter mischen. So viele Kräuter zu dem Tahinihonig hinzufügen, dass ein dicker Teig oder eine Paste entsteht.

3. Nach Wunsch weitere Zutaten einkneten, ob Carob- oder Schokoladenstückchen, Kokosflocken, Gojibeeren, Rosinen oder Mandelsplitter.

4. Ausreichend Carobpulver hinzufügen, dass ein dicker Teig entsteht. Zu kleinen Kugeln rollen. Im Kühlschrank sind die Pralinés 2 bis 3 Monate haltbar. Täglich nur 1 Praliné essen!

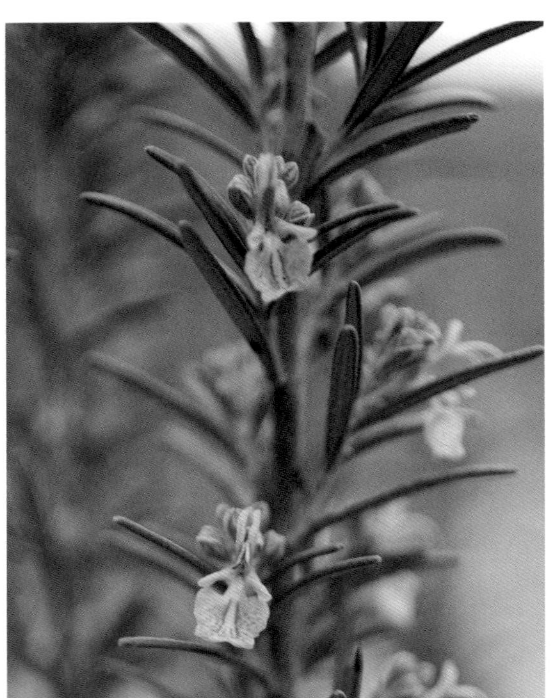

GEISTESWÜRZE

Ein feines Gewürz für Salate, Popcorn, Suppen und Hauptgerichte aller Art.

3 Teile Sesamsamen
4 Teile Nährhefe
2 Teile Kelppulver
1 Teil Ginkgopulver
1 Teil Gotu-Kola-Pulver
1 Teil Lecithingranulat
1 Teil Spirulina
¼ Teil Rosmarinpulver
Pulverisierte Küchenkräuter nach Wahl (ich nehme gern Thymian und Knoblauch)

1. Die Sesamsamen in einer schweren Pfanne trocken rösten und dann in einer Saaten- oder Nussmühle mahlen.

2. Den Sesam mit den übrigen Zutaten mischen und mit Küchenkräutern abschmecken.

„**Ich möchte lieber wissen**, was für ein Mensch eine Krankheit hat, als welche Krankheit ein Mensch hat."

Hippokrates

GEHIRN-FIT-KAPSELN

Dieses Rezept kann zu Kapseln oder zu einer Tinktur verarbeitet werden.

2 Teile Ginkgoblätter
2 Teile Gotu-Kola-Blätter
1 Teil Heidelbeeren (getrocknet)
1 Teil Reishipilze (getrocknet)
¼ Teil Rosmarin

Für Kapseln alle Kräuter in der Kräutermühle oder im Mixer fein mahlen und in Kapseln der Größe 00 füllen. 3-mal täglich 2 Kapseln einnehmen.

Eine Tinktur mit dieser Mischung gemäß Anleitung auf Seite 401 zubereiten. 3-mal täglich 1 bis 2 Teelöffel einnehmen.

Alzheimer-Krankheit

Am meisten Angst haben ältere Menschen heute nicht mehr vor Krebs oder Herzinfarkt, sondern vor der Alzheimer-Krankheit. Das ist auch kein Wunder, denn das Risiko steigt mit zunehmendem Alter immer höher an. Die Vorstellung, nicht nur die kognitiven Fähigkeiten, sondern auch Erinnerungen und Persönlichkeit einzubüßen, ist erschreckend. Aber ein fortgeschrittenes Alter bedeutet nicht automatisch auch Demenz. Bis zum Beginn des 20. Jahrhunderts war die Alzheimer-Krankheit relativ unbekannt und so selten, dass kaum jemand sich deswegen sorgte. Also muss es andere, bisher unbekannte Faktoren in unserer Umwelt geben, die das massive Ansteigen der Fallzahlen erklären. Schwächen wir unser Gehirn womöglich durch den täglichen Umgang mit Giften? Welche Auswirkungen haben Farbstoffe, Konservierungsmittel und genetisch veränderte Nahrungsmittel auf den Körper? Diese Substanzen gerieten erst in den letzten 60 bis 70 Jahren in die Nahrungskette. Was macht der menschliche Körper mit „Nahrung", die er weder verarbeiten noch ausscheiden kann? Beeinträchtigt die zunehmende Belastung der Nahrung mit synthetischen Hormonen unsere Gesundheit? Wenn die Gesundheit der Tiere darunter leidet, können wir uns nur vorstellen, was dies *uns* antut. Vielleicht tragen die Zusatzstoffe und Hormone in der Nahrung auch gar keine Schuld am unglaublichen Anstieg an Alzheimer-Erkrankten, doch in den letzten 100 Jahren muss sich etwas in unserer Umgebung verändert haben, das dem Gehirn massiv zusetzt.

Der Wissenschaftler David Snowdon führte eine 15-Jahre-Studie an 678 Nonnen der School Sisters of Notre Dame durch. Diese „Nonnenstudie" deutet darauf hin, dass Ernährung, Lebensweise und geistige Stimulierung neben der genetischen Prädisposition eine größere Rolle für die Entstehung der Alzheimer-Krankheit spielen, als bisher vermutet. Außerdem stellte Snowdon fest, dass Nonnen nach einem Schlaganfall ein doppelt so hohes Alzheimer-Risiko hatten wie Mitschwestern, die keinen Schlaganfall erlitten hatten. In seinem Buch *Lieber alt und gesund* berichtet Snowdon aus ganz persönlicher Sicht über seine Forschungen und wirft neues Licht auf dieses düstere Thema.

Laut der Nonnenstudie und anderen Forschungsergebnissen gibt es etliche mögliche Risikofaktoren für die Alzheimer-Krankheit, beispielsweise Nährstoffmängel: Viele Alzheimer-Patienten weisen ungewöhnlich geringe Folsäure-, Zink- und Vitamin-B12-Spiegel auf. Umgekehrt wurde das giftige Quecksilber bei ihnen in ungewöhnlich hoher Menge nachgewiesen.

Auch eine mögliche Verbindung zwischen Alzheimer und Aluminium wird diskutiert. Viele Symptome einer Aluminiumvergiftung entsprechen denen von Alzheimer, darunter Gedächtnisverlust, zurückgehende geistige Fähigkeiten, epileptische Anfälle, Kopfschmerzen, Angst, verlangsamte Sprache und Magen-Darm-Störungen. Obwohl Aluminium bereits in kleinen Mengen giftig sein kann, kommt es in zahlreichen Produkten von Kochgeschirr bis hin zu Deodorants vor. Noch verstörender ist der Bezug zwischen Alzheimer-Erkrankung, Aluminium und Fluorzusätzen im Wasser. Fluorisiertes Trinkwasser erhöht die Aluminiumaufnahme durch den Körper um 600 Prozent und ist in vielen Gegenden der Welt üblich.

Auch bei der Alzheimer-Krankheit sind die Faktoren, die zu ihrer Entstehung beitragen, nicht abschließend geklärt. Man geht jedoch davon aus, dass verschiedene Punkte zusammenkommen. Obwohl wir die wahre Ursache vielleicht nie erfahren werden, können wir vorbeugend gewisse Dinge tun. Zunächst einmal sollten Sie die unten angegebenen Hinweise zur Verbesserung von Gedächtnis und Hirnleistung befolgen. Zweitens sollte man Aluminium in der Form meiden, ob in Dosen, Kochgeschirr, Deodorants, Antacida, Medikamenten oder Aluminiumfolie. Drittens ist Quecksilber unbedingt zu meiden. Selbst die kleinen Mengen in herkömmlichen Fieberthermometern sind hochgiftig. Zusätzlich können Sie vorbeugend folgende Mittel einnehmen.

- **Antioxidantien.** Achten Sie schon bei der normalen Ernährung auf reichlich Antioxidantien. Diese Stoffe stecken beispielweise in Ginkgo, Heidelbeeren, Spinat, Weißdorn, grünem Tee oder Mariendistelextrakt und vielen anderen Kräutern, Früchten und Gemüsearten. Am besten kommen frisches Grün, Früchte und Kräuter in jeder Form regelmäßig auf den Tisch. Die Natur stellt die Medizin bereit. Wir müssen nur noch losessen.
- **Bewegung**. Jeder sollte täglich Sport treiben. Bewegung erfüllt den ganzen Körper mit Energie, fördert die Durchblutung und stärkt auch das Gehirn. Es besteht definitiv eine Verbindung zwischen der Gesundheit von Herz und Kreislauf und Alzheimerprävention. Yoga für Senioren ist übrigens eines der besten Heilmittel für diverse Gesundheitsprobleme, die im Alter häufiger werden.
- **Carnitin**. Acetyl-L-Carnitin (ALC) ist eine natürliche Substanz, die im ganzen Körper vorkommt. Sie trägt zur Umwandlung von Fetten in Mitochondrien bei und verbessert die Aktivität wichtiger Neurotransmitter im Gehirn wie Dopamin und Acetylcholin. Forschungen haben beim Einsatz von ALC bei Alzheimer-Patienten vielversprechende

Ergebnisse erbracht. In einer placebokontrollierten klinischen Studie an 279 Patienten mit leichten bis mäßigen kognitiven Abbauerscheinungen zeigten diejenigen, die ALC einnahmen, erhebliche Verbesserungen ihrer kognitiven Funktionstests, wohingegen diejenigen, die ein Placebo bekamen, wenig Verbesserungen zeigten. Über die Ernährung können wir ALC über Milch, Fisch und andere tierische Proteine aufnehmen. Bei der Alzheimer-Behandlung wird jedoch die Einnahme als Ergänzungsmittel empfohlen: 5 Tage lang je 2 Tabletten à 500 mg einnehmen, 2 Tage aussetzen, dann wieder anfangen. Nach 3 Monaten 1 Monat Pause einlegen, anschließend den Zyklus wiederholen.

- **Folsäure und Vitamin B12**. Ältere Menschen (laut einem Bericht des *American Journal of Clinical Nutrition* volle 30 Prozent) weisen häufig Folsäure- und Vitamin-B12-Mangel auf. Diese Nährstoffe sind jedoch wichtig für die gesunde Hirnfunktion. Nehmen Sie täglich ein Folsäure- und B12-Präparat und achten Sie auch bei der Ernährung auf entsprechende Nahrungsmittel wie Nährhefe, Spirulina und Vollkorngetreide.
- **Ginkgo**. Das Journal der amerikanischen Ärztegesellschaft AMA berichtet von mehreren Studien, denen zufolge standardisierter Ginkgoextrakt einen messbar positiven Einfluss auf Alzheimer-Erkrankte hat. Ginkgo verbessert die Gehirndurchblutung und zögert die Alterungsprozesse im Gehirn hinaus. Empfohlen wird eine Dosis von 100 bis 200 mg 2- bis 3-mal täglich (oder Sie halten sich an die Herstellerangaben auf der Packung). Ich finde standardisierte Kräuterprodukte zwar meist überflüssig, aber alle Studien, bei denen das Fortschreiten der Alzheimer-Krankheit erfolgreich verlangsamt wurde, haben standardisierten Ginkgoextrakt verwendet.

Zum Thema Weißdorn sagte einst der Arzt Dr. Ellingwood: „**Für die Behandlung** von Herzerkrankungen ist er allen anderen bekannten Heilmitteln überlegen, weil er zu heilen scheint, wo andere Mittel bestenfalls lindern."

- **Kräuter fürs Herz**. Verzehren Sie auch Kräuter und Nahrungsmittel für Herz und Kreislauf wie Ingwer, Cayenne, Ginkgo, Gotu Kola, Heidelbeeren und Himbeeren. Und denken Sie unbedingt an Weißdorn, das ultimative Herz-Kreislauf-Tonikum.
- **Omega-3**. Zu den Omega-3-reichen Lebensmitteln gehören Algen allgemein, Spirulina, Leinsamen und Leinöl, Nachtkerzenöl, schwarze Johannisbeer-Samen, Eier und Vollkorngetreide.

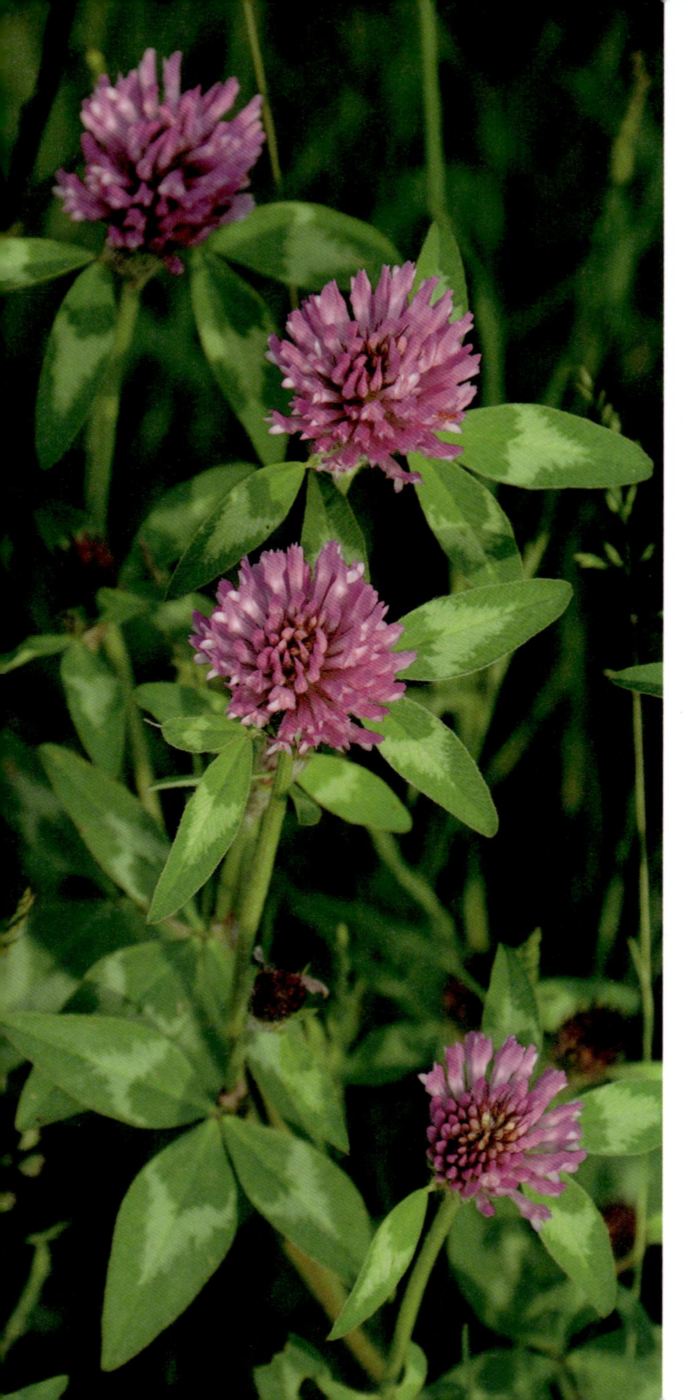

Das gesunde Herz

Das Herz gilt seit Langem als Sitz der Gefühle und der Vitalität. Hier liegt für uns der Ursprung allen Lebens, eines Flusses, der die innere Landschaft unseres Seins durchströmt, jede Zelle nährt und den gesamten Körper unterstützt. Als großer Muskel bemisst dieses Organ unsere Zeit auf Erden, indem es Tag für Tag vor sich hin schlägt, im Schlafen wie im Wachen. Wenn es seinen Dienst versagt, endet das Leben.

Ein gesundes Herz ist für die Lebensqualität somit ebenso wichtig wie ein gesunder Geist. Das ist eine Binsenweisheit. Damit wir uns vital und lebendig fühlen, muss das Blut als unser persönlicher Strom des Lebens schnell und ohne Turbulenzen durch sein Bett fließen, das Gefäßsystem des Körpers, der darüber ernährt, durchspült und gereinigt wird. Wir sollten deshalb anerkennen, dass Ernährung und Lebensweise einen dramatischen Einfluss auf die Gesundheit des Herzens haben. Interessanterweise wurde dieser Zusammenhang im 20. Jahrhundert von Medizinern lieber unter den Tisch gekehrt, denn man wollte lieber Heldenmedizin erbringen, als auf Prävention zu setzen. Bypass-Operationen, Angioplastie und Laser-Endarteriektomie wurden beliebter als die einfachen und oft wirkungsvolleren Naturheilmethoden. Obwohl all diese Eingriffe zweifellos zahllosen Menschen – auch meinem Vater – das Leben gerettet haben, waren viele andere doch verloren. Herz-Kreislauf-Erkrankungen sind in Amerika wie auch in Deutschland Todesursache Nummer 1.

Angesichts der Bedeutung von Ernährung und Lebensweise für die Gesundheit des Herzens wäre es vermessen, sie nicht zu grundlegenden Aspekten der Selbstfürsorge jedes Risikopatienten zu erklären. Studien zufolge leben Menschen, die eine medizinische Standardbehandlung mit Veränderungen von Ernährung und Lebensweise befolgen, länger und haben weniger Komplikationen als bei einer Bypass-Operation mit eventueller Angioplastie.

Das Herz wird durch viele Faktoren belastet. Zu den bekanntesten Ursachen von Herz-Kreislauf-Erkrankungen zählen ein erhöhter Cholesterinspiegel, Arteriosklerose (Verhärtung der Arterien) und Bluthochdruck. Aus meiner Sicht spielen gebrochene Herzen, Einsamkeit und Depressionen eine größere Rolle, als wir vermuten. Können wir bei der Frage des gesunden Herzens die Wichtigkeit des emotionalen Körpers, unserer Gefühle und unserer Fähigkeit, uns von ganzem Herzen mit unserer Umwelt zu verbinden, als potenzielle Präventionsmöglichkeiten leugnen? Männer wie Frauen verlieren oft den Kontakt zu ihren Gefühlen, sind den ganzen Tag von Familie und Freunden getrennt oder arbeiten in Situationen, die sie ganz und gar nicht unterstützen. Häufig lebt man fern von der Familie oder den Freunden der Kindheit ohne den nötigen stärkenden Rückhalt und Ansporn aus der Gemeinschaft. Wie mein Freund James Green glaube auch ich, dass das gebrochene Herz – nicht im klassischen Sinne des Liebeskummers, nachdem die erste große Liebe in die Brüche gegangen ist, sondern die innere Einsamkeit, die so viele Menschen heute

„Das Herz ist ein Organ aus Feuer."

— **Der Englische Patient,**
Michael Ondaatje

kennen – letztlich den meisten Herzerkrankungen zugrunde liegt.

Ein gesundes Herz braucht die Gemeinschaft. Wir brauchen einander. Gute Freunde und die Familie nähren und erfüllen das Herz. Wir brauchen aber auch vollwertige Nahrung, frische Luft, Bewegung und eine erfüllende, lebensfördernde Arbeit. Das ist doch nicht zu viel erwartet.

Vier Schritte zu einem frohen, gesunden Herzen

Das Herz benötigt insbesondere präventive Maßnahmen in Form von Lebensweise, Ernährung und natürlichen Ergänzungsmitteln. Mit vier einfachen Regeln für den Alltag erhalten Sie Ihr Herz ein Leben lang gesund und glücklich.

1. Täglich Sport treiben

Der menschliche Körper will sich bewegen. Vielsitzerei führt praktisch immer zu Herzproblemen. Deshalb sollte man sich jeden Tag Bewegung verschaffen. Sie haben zu viel zu tun, um Sport zu treiben? Jede Tätigkeit sollte mit Bewegung einhergehen. Selbst bei einem langen Tag am Schreibtisch sollte man sich seiner körperlichen Bedürfnisse bewusst bleiben und zwischendurch immer wieder aufstehen, strecken, dehnen oder herumlaufen. Wer sich beim Arbeiten bewegt, wird feststellen, dass die Konzentration erhalten bleibt. Der Körper entspannt sich, und die Produktivität geht nicht zurück.

Bewegung bedeutet nicht zwangsläufig viele Stunden im Studio, auf dem Laufband oder auf dem Ergometer. Gesunde Bewegung besteht zunächst einmal im Aufstehen und Loslegen: Herumlaufen, im Garten arbeiten, Dehnen, mit Kindern herumtoben. Was man tut, ist weniger wichtig, als dass man etwas tut. Während ich an dem Manuskript für dieses Buch arbeitete, übernahm mein Freund und Kollege Christopher Hobbs im Sage Mountain die Fortgeschrittenenkurse in Kräuterkunde. Als Autor von über 20 Büchern weiß er, was ein Abgabetermin ist. Dennoch kam er in den Pausen immer wieder herüber, um mich zu einem kurzen Spaziergang in den Wald zu verleiten – meist nur 20 Minuten. Wir sahen uns nach den neuesten Frühjahrsblühern um, ließen uns von Holunderblüten beregnen oder unterhielten uns einfach nur im Gehen. Das war inspirierend, machte Spaß, und wenn ich an den Schreibtisch zurückkehrte, war mein Herz voller Glück. Wie können wir zu beschäftigt sein, um täglich draußen umherzulaufen? Ohne Spaziergänge vereinsamt das Herz.

Mit zunehmendem Alter gehen Flexibilität und Kraft zurück, und Sport wird schwieriger. Dennoch ist es lebenswichtig, sich möglichst viel zu bewegen. Stellen Sie sich körperlichen Herausforderungen. Machen Sie langsamer, achten Sie auf Ihre Sicherheit, aber bleiben Sie in Bewegung. Mehr Gehen. Mehr Herumwuseln. Mehr Lachen. Das alles tut Körper und Seele gut.

Bewegungsangebote für ältere Menschen gibt es überall. Sportvereine, Volkshochschulen und Selbsthilfegruppen bieten kostengünstige Angebote, die mitunter sogar von den Krankenkassen unterstützt werden. Wenn Sie nicht gern allein unterwegs sind oder nicht wissen, wie man am besten anfängt, können Sie mit solchen Kursen beginnen.

2. Herzgesunde Ernährung

Das Herz benötigt kein Frustessen, sondern gute Nährstoffe. Es ist der wichtigste Muskel im Körper, der ständig in Bewegung ist und alle Zellen mit lebenswichtigem Blut versorgt. Deshalb ist nachvollziehbar, dass es nur mit den richtigen Nährstoffen optimal funktioniert.

Vor dem 20. Jahrhundert waren Herzerkrankungen eher selten. Deshalb lohnt sich der Blick auf die Ernährungs- und Lebensweise früherer Generationen. Gehärtete Fette und Zucker waren früher in der Regel nicht verfügbar. Stattdessen enthielt die Ernährung viele ungesättigte Fette, Vollkorn, Nüsse und frisches Obst und Gemüse. Heute stimmen praktisch alle Experten zum Thema Herz-Kreislauf-Gesundheit überein, dass eine fettarme Ernährung, die weitgehend aus den Lebensmitteln besteht, die schon unsere Vorfahren aßen, am gesündesten für das Herz ist.

Zu den Empfehlungen für eine herzgesunde Ernährung gehören:

- **Algen.** Algen enthalten massenweise Nährstoffe, unter anderem Kalzium und Phosphor, und werden für das gesunde Herz dringend empfohlen. In Supermärkten und Naturkostläden gibt es ein breites Angebot.
- **Essenzielle Fettsäuren**. Essenzielle Fettsäuren tragen zu einer gesunden Haut und einem starken Herzen bei. Der Körper kann sie nicht herstellen, sondern muss sie über die Ernährung aufnehmen. Reich an essenziellen Fettsäuren sind Nachtkerzenöl, Borretschsamen, die Samen der Schwarzen Johannisbeere, Holunderbeeren, Heidelbeeren, Olivenöl, die meisten Nüsse sowie Fisch und Fischöle.
- **Faserreiche Nahrung**. Vollkorngetreide sowie frisches Obst und Gemüse liefern reichlich Fasern. Allerdings scheinen die Ballaststoffe aus Getreideflocken, zum Beispiel Haferkleie, Studien zufolge am günstigsten zu sein.
- **Frisches Obst und Gemüse**. In einer achtjährigen Studie an knapp 40.000 Männern stellte sich heraus, dass diejenigen, die täglich mindestens fünf Portionen Obst und Gemüse zu sich nahmen, ein 39 Prozent niedrigeres Schlaganfallrisiko hatten als die Vergleichsgruppe, die dies nicht tat.
- **Knoblauch und Zwiebeln**. Erstaunlich viele Kulturen wissen die Allium-Familie hoch zu schätzen, insbesondere die Aromen von Knoblauch und Zwiebeln. Diese Gewächse sind reich an Inhaltsstoffen, die zur Cholesterinsenkung beitragen. Daher sollten sie täglich verzehrt werden.

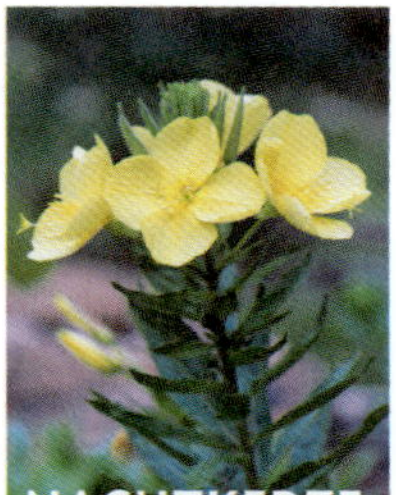

NACHTKERZE

- **Shiitakepilze**. Zwei Portionen pro Woche von nur drei bis vier Pilzen können den Cholesterinspiegel um bis zu 12 Prozent senken. Lassen Sie sich am besten frische Biopilze vor die Tür liefern!
- **Ungesättigte Fette**. Greifen Sie beim Kochen am besten zu mehrfach ungesättigten Fetten (Sonnenblumenöl, Distelöl und Maisöl) und einfach ungesättigten Fetten (Olivenöl, Sesamsamen). Besonders hilfreich ist Olivenöl, das dem Herzen sehr guttut.
- **Vollkorn**. Vollkorngetreide enthält Ballaststoffe, essenzielle Fettsäuren und andere herzfreundliche Nährstoffe.
- **Wasser.** Frisches, reines Wasser ist für ein gesundes Herz das beste natürliche Entwässerungsmittel. Die meisten Leute halten ihren Wasserbedarf mit ein bis zwei Gläsern Wasser pro Tag für gedeckt. Eine Studie ergab jedoch, dass bereits der Genuss von fünf oder mehr Gläsern Wasser pro Tag das Herzrisiko um volle 50 Prozent mindern kann. Das ist vielleicht die kniffligste Verordnung für ein gesundes Herz, weil die Wasserqualität vor Ort sehr unterschiedlich ist. Wer kein Quellwasser beziehen kann, tut Herz und Körper

mit Quellwasser aus der Flasche einen großen Gefallen. Leitungswasser kann – je nach Standort – sogar Fluoride enthalten, die dem Herzen schaden. Erkundigen Sie sich beim Wasserwerk, was in Ihrem Wasser steckt.

Worauf das Herz verzichten kann:

- **Zu viel Kochsalz**. Salz ist zwar ein lebenswichtiger Nährstoff für den Körper, aber wir benötigen nur kleine Mengen. Viele Lebensmittel, darunter Algen, Gemüse und bestimmte Kräuter, enthalten von Natur aus ausreichend Salz. Eine übermäßige Salzzufuhr trägt zur Verhärtung der Arterien bei. Leider wird Salz (wie Zucker) fast allen kommerziell erzeugten Lebensmitteln zugesetzt. Die meisten Menschen in den Industrieländern nehmen mehr Salz zu sich, als ihr Körper braucht.
- **Zu viel Zucker.** In fast allen handelsüblichen, zubereiteten Lebensmitteln steckt Zucker. Achten Sie bitte auf eine möglichst geringe Zuckerzufuhr.
- **Frittierte Speisen.** Frittierte Produkte wie Zwiebelringe, Pommes Frites, Kartoffelchips und vieles andere aus dem Supermarktregal sind für Herz und Leber hochgiftig.
- **Wurstwaren**. Kommerziell erzeugte Wurstwaren wie Aufschnitt, Wiener Würstchen oder Bratwurst tun dem Herzmuskel nicht gut. Sie sollten mit einem Warnhinweis versehen sein: „Iss mich! Ich bin schlecht für dich.“
- **Gehärtete Fette**. Sie stecken in fast allen Backwaren, ob Brot, Cracker oder Kekse, sowie in vielen Süßigkeiten.
- **Limonade und Energy Drinks**. Energy Drinks enthalten viel Salz, Koffein, Zucker und Konservierungsstoffe, also lauter Dinge, die den Herzmuskel belasten.
- **Stimulanzien.** Die Hauptursachen für Bluthochdruck und Herzrasen sind Stress und Angst. Angst setzt das überlastete Herz zusätzlichem Stress aus. Starke Stimulanzien verschärfen diesen Zustand praktisch immer.

VORSICHT BITTE

Für das Herz können auch diverse andere Kräuter hilfreich sein, darunter Fingerhut *(Digitalis)*, Meerträubelkraut *(Ephedra)* und Maiglöckchen *(Convallaria majalis)*, die aufgrund ihres hohen Alkaloidgehalts bei fehlerhaftem Gebrauch schädlich sein können. Sie dürfen ausschließlich auf Anweisung eines erfahrenen, qualifizierten Arztes eingenommen werden. Die Königin der Nacht *(Selenicereus grandiflorus)* wird bei Herzbeschwerden ebenfalls gern verordnet, doch ihr Lebensraum ist bedroht, und der Bestand leidet unter übereifrigen Wildsammlern. Wilde Exemplare sollten nicht verwendet werden, doch leider wird diese wichtige Medizinpflanze bisher kaum kultiviert.

TONISIERENDE KRÄUTER FÜRS HERZ

Pflanze	Wirkung
Baldrian (***Valeriana officinalis***)	Entspannend und zugleich stärkend fürs Herz; gegen Bluthochdruck und schnellen, unregelmäßigen Herzschlag.
Cayenne (***Capsicum frutescens*** und verwandte Spezies)	Eines der wichtigsten Kreislauftonika; hat eine besonders tonisierende Wirkung auf den Herzmuskel.
Ginkgo (***Ginkgo biloba***)	Verbessert die Durchblutung, senkt den Blutdruck, erweitert die peripheren Blutgefäße, verbessert die periphere Durchblutung und unterstützt die Behandlung von Gefäßinsuffizienzen.
Hafer (***Avena fatua*** und ***A. sativa***)	Entspannend und tonisierend; besonders gut gegen Bluthochdruck, beschleunigten Herzschlag, Stress und Angst.
Herzgespannkraut (***Leonurus cardiaca***)	Für alle Herzprobleme, die auf Stress und Angst zurückgehen; besonders hilfreich bei Tachykardie und Herzrasen.
Knoblauch (***Allium sativum***)	Senkt Cholesterinspiegel und Blutdruck.
Linde (***Tilia*** spp.)	Ein entspannendes Heilkraut zur Blutdrucksenkung.
Passionsblume (***Passiflora incarnata***)	Hoch geschätzt aufgrund ihrer entspannenden Wirkung auf die Nerven; besonders gut gegen Bluthochdruck und Tachykardie.
Schafgarbe (***Achillea millefolium***)	Trägt zur Senkung des Blutdrucks durch Erweiterung der peripheren Blutgefäße bei. Auch ihre schweißtreibende Wirkung entlastet das Herz.
Sibirischer Ginseng (***Eleutherococcus senticosus***)	Eine wichtige Heilpflanze für das Herz; seit Langem anerkannt als wirksames Mittel gegen Bluthochdruck, Stress und Überlastung.
Szechuanpfeffer (***Zanthoxylum americanum***)	Zur Behandlung von Kreislaufproblemen und zur Stimulierung des Herzens; wirkt ähnlich wie Cayenne, aber langsamer und ohne dessen „Feuer“.
Weißdorn (***Crataegus oxyacantha*** und ***C. monogyna***)	Das wichtigste Herztonikum der westlichen Kräuterheilkunde. Kann bei den meisten Herzproblemen hilfreich sein, ist ungiftig und lässt sich mit Herzmedikamenten kombinieren.

Deshalb sind naheliegende Veränderungen der Ernährung vermutlich das Beste, um das Ansteigen von Herz-Kreislauf-Erkrankungen in den Griff zu bekommen. Brauchen wir noch mehr Fakten, dass die amerikanische Standardernährung die gesunde Körperfunktion nicht ausreichend unterstützt? Reicht es nicht, dass das halbe Land Herzschmerzen hat? Und doch scheinen wir unserem Herzen seine Arbeit gern so schwer wie möglich zu machen. Schon ein Gang durch den Supermarkt entspricht einem Anschlag auf das Herz. Wenn unsere Grundnahrungsmittel die Gesundheit der ganzen Nation beeinträchtigen, scheint etwas tragisch schiefzulaufen.

3. Täglich Herzkräuter verwenden.
Die Herzkräuter rechts in der Tabelle kann man als Tonika einnehmen, denn sie stärken und nähren selbst das angeschlagene Herz. Nehmen Sie diese Kräuter regelmäßig als Tee, Kapsel oder Tinktur zu sich. Zur Dosierung beachten Sie bitte Anhang I.

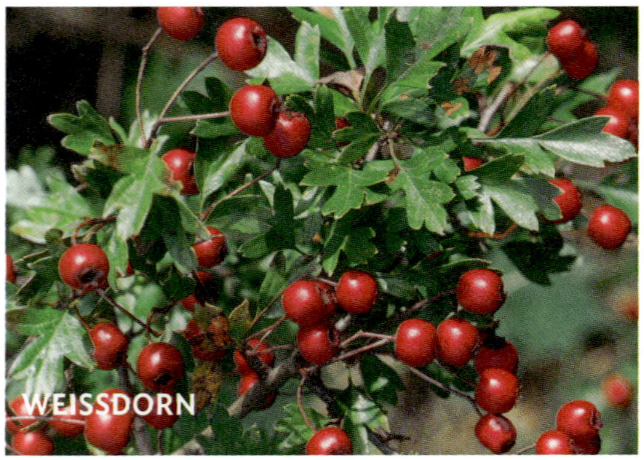
WEISSDORN

WEISSDORNAUFSTRICH

Dieser Aufstrich ist ein feiner Anlass, Weißdorn als besonderes Stärkungsmittel für das Herz in die Ernährung einzubeziehen. Ich habe auch schon gehackte Orangen, getrocknete Cranberrys und gehackte Walnüsse hinzugefügt. Das bleibt jedem selbst überlassen.

Getrocknete, kernlose Weißdornbeeren
Apfelsaft
Honig
Ingwer (gerieben oder gemahlen)
Zimt

1. Die Weißdornbeeren im Topf gerade eben mit Apfelsaft bedecken. Auf kleiner Stufe 15 Minuten erhitzen. Deckel aufsetzen und über Nacht quellen lassen.
2. Mit Honig, Ingwer und Zimt abschmecken. Im Kühlschrank ist das Ergebnis 2 bis 3 Wochen haltbar. Aus Weißdornbeeren lässt sich auch ein hervorragender Sirup zubereiten. Ich selbst profitiere so am liebsten von diesen erstaunlich gesunden Beeren. Fertigen Weißdornsirup erhalten Sie im Fachhandel und in Apotheken. Für die Herstellung bitte das Grundrezept auf Seite 398 befolgen. Mit anderen gesunden Kräutern wie Gojibeeren oder Holunderbeeren wird der Sirup ein noch köstlicheres Herztonikum.

4. Täglich Ergänzungsmittel für ein gesundes Herz einnehmen.
Ergänzungsmittel für ein gesundes Herz unterstützen vielfach auch die Sehkraft, den scharfen Verstand und beugen der Alzheimer-Krankheit vor oder verlangsamen sie. Empfehlenswert sind Omega-3-Fette, Spirulina, Antioxidantien, Vitamin E, Lecithin und Folsäure. Prüfen Sie das Angebot in Apotheken, Drogerien und Reformhäusern.

Zusätzlich kommt die ergänzende Einnahme von Coenzym Q10 (CoQ10) infrage. Diese Substanz kommt in jedem Organsystem vor, insbesondere im Herzmuskel. Sie kurbelt das Immunsystem an, stärkt Herz und Kreislauf und normalisiert den Blutdruck. Die CoQ10-Menge im Körper nimmt im Alter ab, und ein niedriger CoQ10-Spiegel wurde mit verschiedenen typischen Alterserkrankungen, auch Herzinfarkt und Herzschwäche, in Verbindung gebracht. Vielfach korreliert der Grad der Herzschwäche mit dem Mangel an diesem wichtigen Nährstoff. CoQ10 kommt insbesondere in Fleisch (vor allem Innereien), Eiern, Fisch und Nüssen reichlich vor. Prüfen Sie auch das Angebot in Apotheken, Drogerien und Reformhäusern. Die empfohlene Tageszufuhr liegt bei 50 bis 300 mg pro Tag. Es ist allerdings nicht billig, und die Ergänzungsmittel sind nicht immer von hoher Qualität. Achten Sie daher auf einen zuverlässigen Hersteller.

„Wenn uns die Schönheit einer blühenden Wiese **berührt** oder die Erhabenheit eines Redwood-Waldes, wachsen dem **Herzen Flügel**, und die Seele heilt. Aber die Natur sorgt auch für den Körper, indem sie dem gebeutelten Herzen Nahrung und Kraft spendet."

— **David Hoffmann,** ***Healthy Heart***

Energie für ältere Menschen

Viele ältere Menschen kämpfen mit mangelnder Energie. Dafür gibt es zahllose Gründe wie Schlafmangel, Verdauungsstörungen, ein angeschlagenes Immunsystem oder erschöpfte Nebennieren, doch mit besserer Ernährung, regelmäßiger Bewegung und geruhsamen Nächten füllen sich die Speicher schnell wieder auf, und das Herz findet wieder Zugang zur Schönheit des Lebens.

Befolgen Sie bei Energiemangel 4 Wochen lang diese fünf Schritte. So kehrt das innere Feuer bald zurück. Wer 8 Wochen durchhält, wird mit besserer Gesundheit belohnt.

1. Schlaf. Jede Nacht 8 Stunden schlafen. Bei Schlafstörungen befolgen Sie bitte die Hinweise aus Kapitel 3 (siehe Seite 65).

2. Bewegung. Achten Sie täglich auf mindestens 30 Minuten leicht belastender körperlicher Anstrengung. Yoga bringt die Energie zügig zurück. Neben

Vitamin E fürs Herz

Vitamin E ist ein starkes Antioxidativum, das den Herzmuskel stärkt und die Durchblutung verbessert. Bei einer Herzerkrankung sollten nur kleine Dosen genommen werden, nicht mehr als 50 IE täglich. Ansonsten werden 200 bis 400 IE pro Tag empfohlen.

den rein körperlichen Vorzügen unterstützen bestimmte Haltungen auch das Auffrischen der leeren Energiereserven. Sehr erholsam sind kurze Spaziergänge am Morgen und am Abend. Mir persönlich tut es besonders gut, durch den Wald zu streifen.

3. Verdauung. Das Verdauungssystem profitiert von allen Maßnahmen aus Kapitel 4 (siehe Seite 107).

4. Nebennieren. Für die Nebennierenfunktion sollten Sie 4 bis 6 Wochen lang täglich 2 Tassen Energietee trinken (siehe Seite 313).

5. Grün ist Leben. Der tägliche Genuss eines „Grüntrunks" oder die Einnahme von Spirulina, Chlorella oder blaugrünen Algen in Kapselform bringen neue Energie.

GROSSMARIE-ENERGIEBOMBEN

Dieses Rezept ist an die Bedürfnisse älterer Menschen angepasst und bewirkt einen sanfteren Energieschub als meine klassischen Energiebomben. Alle Kräuter werden in Pulverform verwendet.

- Tahini oder andere Nussbutter
- Honig
- 1 Teil Amerikanischer oder Asiatischer Ginseng (aus Bio-Anbau)
- 1 Teil Astragalus
- 1 Teil Weißdornbeeren
- 1 Teil Fo-Ti
- 1 Teil Sibirischer Ginseng
- ¼ Teil Guarana
- Carob- oder Schokoladenstückchen (auf Wunsch)
- Kokosflocken (auf Wunsch)
- Gojibeeren oder Rosinen (auf Wunsch)
- Gehobelte Mandeln oder Mandelsplitter (auf Wunsch)
- Carobpulver

1. Tahini und Honig zu gleichen Teilen oder nach persönlichem Geschmack mischen (weniger Honig reicht mitunter auch).
2. Alle Kräuter mischen. So viele Kräuter zu dem Tahinihonig hinzufügen, dass ein dicker Teig oder eine Paste entsteht.
3. Nach Wunsch weitere Zutaten einkneten, ob Carob- oder Schokoladenstückchen,

Kokosflocken, Gojibeeren oder Mandelsplitter.

4. Ausreichend Carobpulver hinzufügen, dass ein dicker Teig entsteht. Zu kleinen Kugeln rollen. Im Kühlschrank sind die Pralinés 2 bis 3 Monate haltbar. Aber sie sind bestimmt schneller weg.

ENERGIESHAKE

Ein köstlicher Shake voller Nährstoffe, schnell zubereitet und leicht verdaulich. Diese Mischung ist mein Lieblingsrezept, aber man kann alle möglichen Früchte und Säfte kombinieren und mit anderen Kräutern für einen noch stärkeren Kick sorgen.

500 ml Ananassaft (oder anderer Fruchtsaft oder Reis- oder Mandelmilch)
1 Esslöffel Multiprotein mit Greens[1]
1 Teelöffel Asiatischer oder Sibirischer Ginseng, Pulver
1 Teelöffel Weißdornpulver
125 ml Jogurt
40 bis 80 g Heidelbeeren, Himbeeren, Pfirsich oder andere reife Früchte
1 Banane

Alle Zutaten in einen Standmixer geben und gründlich verarbeiten.

1 erhätlich bei www.unimedica.de s. S. 406

ENERGIESCHUBSER

Dieses Rezept sollte nur gelegentlich eingesetzt werden, wenn man sich schnell wieder aufbauen möchte, zum Beispiel vor einer langen Fahrt. Guarana ist koffeinhaltig und daher bei Erschöpfung kontraindiziert. VITAMIN C 1000mg Complex enthält 1000 mg Vitamin C und diverse Bioflavonoide.

2000 mg Vitamin-C
1/8 Teelöffel Guarana
250 ml Wasser oder Saft

Vitamin-C und Guarana in einen Schüttelbecher geben. Gut schütteln. In das Wasser oder den Saft einrühren und gleich trinken.

ENERGIETEE

2 Teile Weißdornbeeren, -blätter und -blüten
2 Teile Brennnessel
1 Teil Ginkgoblätter
1 Teil Süßholz (siehe Hinweis im Kasten)
1/4 Teil Zimt
1/4 Teil Ingwer

Aus 1 Esslöffel der Kräutermischung auf 250 ml Wasser gemäß Anweisungen auf Seite 396 einen Kräuteraufguss zubereiten und 45 Minuten ziehen lassen. 2 bis 3 Tassen pro Tag trinken.

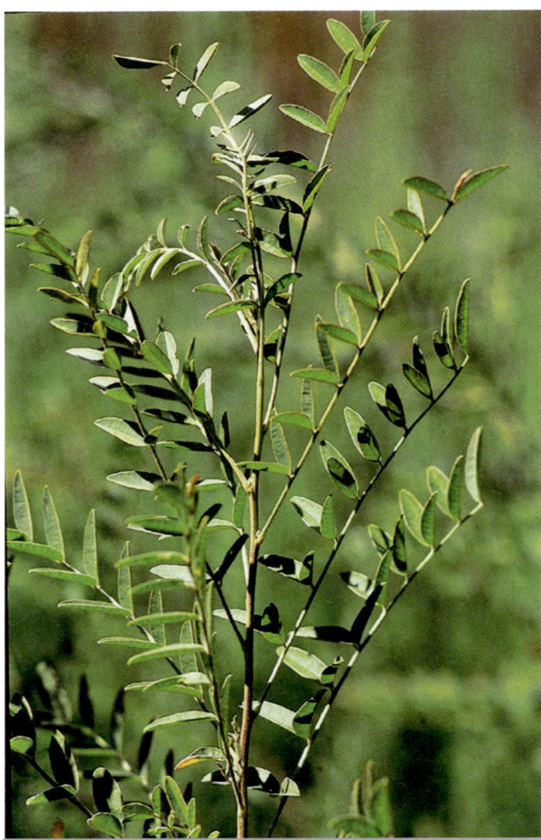

ACHTUNG, SÜSSHOLZ!

Süßholz ist bei Bluthochdruck aufgrund von Wassereinlagerungen nicht zu empfehlen. Wer Herzmedikamente einnimmt, sollte vor der Einnahme seinen Arzt oder Apotheker zu Rate ziehen.

Krampfadern behandeln

Bei Krampfadern (Varizen) verlieren die Kapillaren und Venen ihre Elastizität, erweitern sich und verkrümmen. Krampfadern sind nicht nur ein kosmetisches Problem, sondern können Schmerzen hervorrufen, beim Gehen und Sitzen beschwerlich sein und sollten das Augenmerk auf das Gefäßsystem richten. Bei älteren Menschen beruhen Krampfadern zumeist auf Kreislaufproblemen und geschwächten Venenwänden.

Zur Prävention und Linderung sollte man nicht lange stehen, vor allem nicht auf Zement und anderen harten Oberflächen. Dann sammelt sich das Blut in den geschwächten Gefäßen und weitet diese noch mehr. Setzen Sie sich möglichst oft und legen Sie die Beine leicht über Hüfthöhe ab. Bei längerem Stehen sollten die Füße stets weichen Untergrund haben. Lagern Sie auch nachts die Beine hoch.

Gesunde Kapillaren und Venen benötigen Vitamin C und Bioflavonoide. Viel Vitamin C steckt beispielsweise in Hagebutten, Preiselbeeren und Heidelbeeren. Außerdem empfehle ich die Einnahme eines Vitamin-C-Präparats, das am besten zusätzlich Bioflavonoide enthält und vom Körper rasch aufgenommen wird. (Bitte nicht abends einnehmen. Der Körper wird davon zu stark angeregt, was das Einschlafen behindern kann.)

Ergänzen Sie Ihre Ernährung auch um durchblutungsfördernde Kräuter. Eine gute Wahl sind Cayenne, Ginkgo, Holunderbeeren, Ingwer und Weißdorn.

VARIZENUMSCHLAG

Bei Krampfadern können Sie diesen Umschlag jeden Abend machen. Stechender Mäusedorn ist ein typisches Krampfadermittel.

2 Teile Calendula (Blätter und Blüten)
2 Teile Rosskastanie
1 Teil Stechender Mäusedorn
1 Teil Hamamelisrinde
Hamamelisextrakt

1. Alle Kräuter in ein Einmachglas füllen und 5 bis 10 cm hoch mit Hamamelisextrakt auffüllen (aus der Apotheke). An einem warmen Ort 2 Wochen ziehen lassen.
2. Abgießen und in Flaschen umfüllen. Kühl aufbewahren.
3. Hinsetzen und die Beine leicht erhöht ablegen. Vorher eine Schüssel mit der Einreibung und ein leichtes Geschirrtuch bereitlegen. Das Tuch gründlich mit der Lösung tränken und die Beine langsam und gleichmäßig zum Herzen hin abstreichen. Die Massage sollte 10 bis 12 Minuten dauern.
4. Das feuchte Tuch um beide Beine schlagen. Mindestens 20 Minuten mit erhöht abgelegten Beinen einwirken lassen.

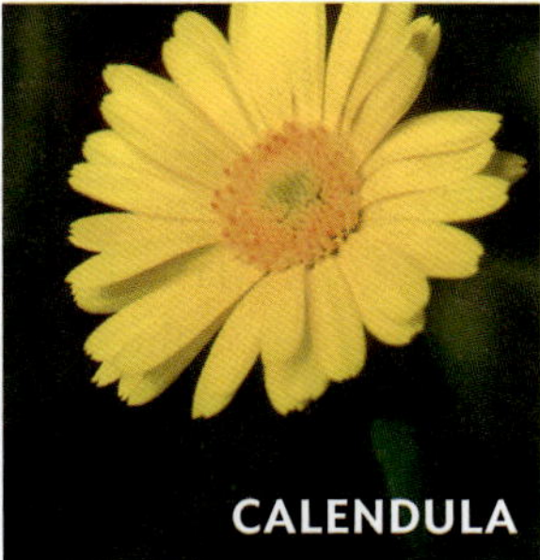
CALENDULA

VENENTEE

Dieser Kräutertee trägt zur Vorbeugung oder Linderung von Krampfadern bei.

2 Teile Stechender Mäusedorn
2 Teile Weißdorn
2 Teile getrocknete Hagebutten
1 Teil Quercus alba (Rinde)

Aus allen Zutaten nach dem Grundrezept auf Seite 396 einen Kräuteraufguss herstellen. 2 bis 3 Tassen pro Tag trinken.

VITAMIN-C-UMSCHLAG

1 Teil Calendula
1 Teil Beinwell
1 Teil Schafgarbe
5000 IE Vitamin C
Hamamelisextrakt

Die Kräuter hacken und vermischen. Das Vitamin C hinzugeben. So viel Hamamelisextrakt hinzufügen, dass sich eine dicke Paste ergibt. Direkt auf die Krampfadern auftragen oder in ein Baumwolltuch einschlagen und auf die Venen auflegen. 30 bis 45 Minuten einwirken lassen.

Magengeschwüre: Vorbeugen und Behandeln

Ältere Menschen leiden häufig unter schmerzhaften Magengeschwüren. Die Ursachen sind meist Stress, falsche Ernährung und Magen-Darm-Störungen. Magengeschwüre sind sehr häufig und betreffen bis zu zehn Prozent der Bevölkerung. Früher galten sie als Alterserscheinung und Merkmal für Genusssucht, weil sie eher bei reichen, korpulenten und älteren Menschen auftraten. Inzwischen sind Alter und Gesellschaftsschicht kein Kriterium mehr, denn Stress und Hektik des modernen Lebens betreffen praktisch jeden, und die meisten Leute ernähren sich ungesund und zu fett- und zuckerlastig.

Heliobacter pylori ist eine verbreitete Bakterienart, die als Haupterreger für Magengeschwüre gilt. Wenn die schützende Schicht auf der Magenschleimhaut versagt, kann dieses Bakterium in die Schleimhaut eindringen und dort große Mengen Ammoniak und Kohlendioxid erzeugen, das die Schleimhaut reizt. Aber *H. pylori* ist nicht der einzige Übeltäter. Dieses Bakterium ist ein natürlicher Mitbewohner im Magen-Darm-Trakt, der normalerweise unproblematisch ist. Erst wenn der Körper durch falsche Ernährung und zu viel Stress aus dem Gleichgewicht gerät, wird er zum perfekten Nährboden für übermäßiges Bakterienwachstum. Erst dann entsteht ein Magengeschwür.

Mein bewährtes Lieblingsrezept gegen Magengeschwüre habe ich vor vielen Jahren von meiner Großmutter gelernt. Kurz nach dem Tod meines Großvaters bekam sie ein schmerzhaftes Magengeschwür. Kein Wunder! Ihr Leben lang hatte sie sich darauf verlassen, dass mein Großvater alles, was mit der Außenwelt zu tun hatte, erledigte. Er übernahm das Einkaufen, fuhr sie überall hin und kümmerte sich um alle Alltagsangelegenheiten. Nicht dass meine Großmutter gefaulenzt hätte, ganz im Gegenteil! Sie hatte genauso viel um die Ohren wie er, doch sie zog eine Horde Kinder groß, kümmerte sich um die Pensionsgäste, kochte das leckerste Essen meines ganzen Lebens und rettete unsere Seelen vor der ewigen Verdammnis. Das Haus zu erhalten und die Rechnungen zu bezahlen, gehörte nicht zu ihren Aufgaben. Als mein Großvater starb, verlor sie nicht nur ihren geliebten Mann, sondern musste auch all seine Pflichten übernehmen. Damit war sie völlig überfordert. Als sie die typischen Symptome eines Magengeschwürs bemerkte – brennende Magenschmerzen nach dem Essen, Übelkeit und Energieverlust –, kaufte sie eilends jede Menge Weißkohl. Dann fastete sie 7 Tage lange und aß währenddessen nur ein wenig Obst, trank aber eisern 2- bis 3-mal täglich frischen Kohlsaft. Nach nicht einmal 7 Tagen war das Magengeschwür verschwunden und kam nie wieder.

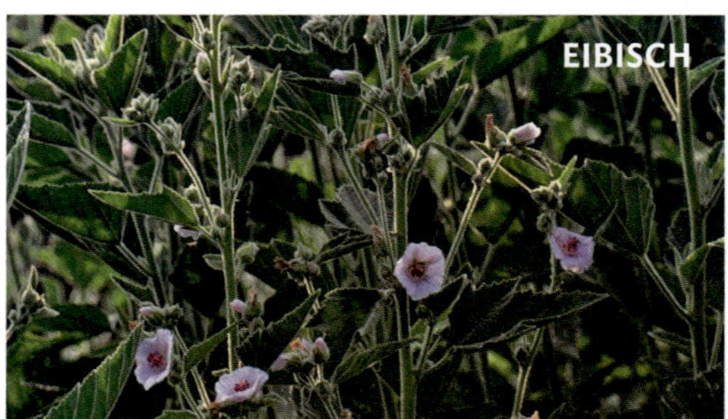
EIBISCH

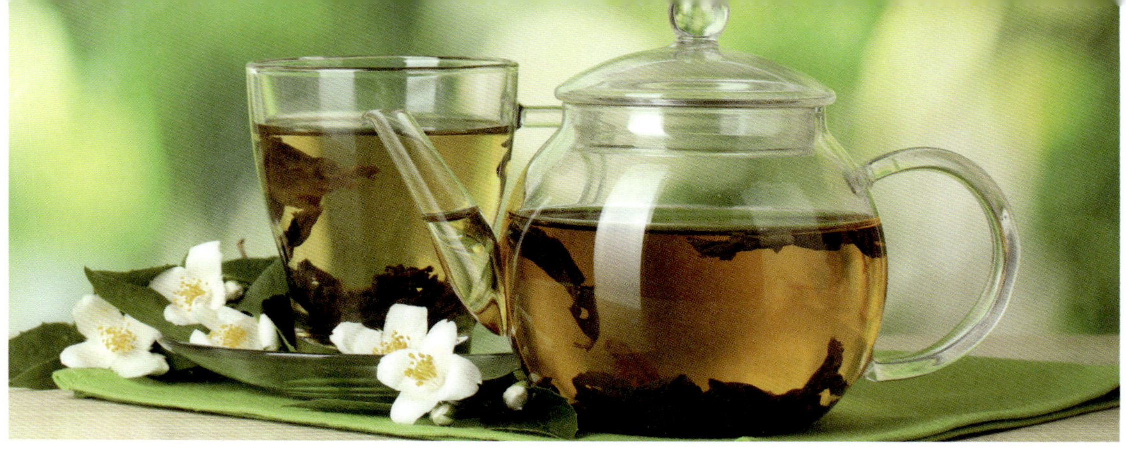

OMA MARY'S KOHLCOCKTAIL

Frischer Weißkohl

Die Kohlblätter im Entsafter verarbeiten. Den frischen Kohlsaft in ein Glas gießen und austrinken. Kohlsaft oxidiert sehr schnell und verliert dabei einen Großteil seiner Wirkstoffe. Frischer Kohlsaft schmeckt gut und süß; abgestandener Kohlsaft hingegen schmeckt und riecht stechend und unappetitlich wie ein alter Ziegenbock.

ANTI-STRESS-TEE

Dieser Tee beruhigt den Magen und den Geist.

3 Teile Grüner Hafer
1 Teil Süßholzwurzel
1 Teil Eibischwurzel
1 Teil Portulak oder Vogelmiere

Alle Zutaten mischen. Aus 2 Teelöffeln der Kräutermischung auf 250 ml Wasser gemäß den Anweisungen auf Seite 396 einen Kräuteraufguss zubereiten und 30 bis 40 Minuten ziehen lassen. 2 bis 3 Tassen pro Tag trinken.

MAGENTEE

Bei einem Magengeschwür helfen beruhigende, schleimbildende Kräuter, die zugleich das Immunsystem stärken. Diese Teemischung wirkt so gut wie sie schmeckt.

Uña de gato ist eine wunderbare Heilpflanze aus dem Regenwald. Ersatzweise eignet sich Pau d'Arco.

2 Teile Süßholzwurzel
1 Teil Heidelbeeren
1 Teil Eibischwurzel
1 Teil Uña de gato oder Pau d'Arco
¼ Teil Zimtrinde

Alle Zutaten mischen. Aus 2 Teelöffeln der Kräutermischung auf 250 ml Wasser gemäß den Anweisungen auf Seite 396 einen Kräuteraufguss zubereiten und mindestens 20 Minuten ziehen lassen. 2 bis 3 Tassen pro Tag trinken.

Schwerhörigkeit und Tinnitus

Unter Schwerhörigkeit leiden schätzungsweise zehn Prozent der Bevölkerung. Die meisten Betroffenen sind über 65, doch aufgrund der allgemeinen Lärmbelastung haben auch jüngere Menschen zunehmend damit zu kämpfen. Mein Vater (mit Ende 70) und mein Mann Robert (Mitte 40) sind beide in gewisser Weise schwerhörig. Bei meinem Vater liegt dies an seinen Herzmedikamenten, wohingegen Robert bei seinem letzten Job starkem Lärm ausgesetzt war.

Obwohl mehr als jeder Dritte über 65 mit Schwerhörigkeit zu tun hat, ist nicht immer das Alter schuld, sondern vielfach sind es Veränderungen der Blutversorgung der Ohren, meist aufgrund von Herzproblemen, Diabetes oder Durchblutungsstörungen. Ein zweiter wichtiger Faktor ist die akustische Umweltverschmutzung. Die empfindlichen Ohren von älteren Menschen (und Kindern) leiden besonders unter Lärm. Der sensible Hörapparat verfügt über Schutzmechanismen, die uns vor zu hoher oder unangenehmer Lautstärke warnen – wenn wir wirklich zuhören. Bei einem schädlichen Lärmpegel entsteht oft ein gewisses Rauschen oder ein hohes Klingeln in den Ohren, oder wir hören alles wie unter Wasser. Dieses Warnzeichen ist eine temporäre Schwellenverschiebung (TTS) und ein Hinweis darauf, dass die feinen Härchen im Innenohr, die den Schall transportieren, durch starke Schallwellen geschädigt wurden. Jetzt braucht der Mensch Schlaf und Ruhe, damit das Gehör sich erholen kann. Wenn wir unsere Ohren weiter starkem Lärm aussetzen, kann der Schaden irreversibel werden und eine permanente Schwellenverschiebung (PTS) erfolgen.

Tinnitus tritt bei etwa 85 Prozent aller Schwerhörigen auf und ist eine besonders unangenehme Erscheinungsform. Als Ursachen werden Nervenschäden, Lärmbelastung oder eine Kongestion in den Gehörgängen aufgrund von Allergien diskutiert. Bei Tinnitus kommt es zu ständigem oder wiederkehrendem Klingeln oder Summen in den Ohren. Manche Menschen nehmen den Ton konstant wahr, bei anderen kommt und geht er mehr oder weniger zufällig. Das Pfeifen kann äußerst irritierend sein und einem das Leben zur Hölle machen. Aktuell steht die Schulmedizin diesem Phänomen relativ hilflos gegenüber. Es gibt jedoch verschiedene Naturheilmittel und Kräuteranwendungen mit positiver Wirkung.

Tinnitus lindern durch bessere Durchblutung

In manchen Fällen beruht Tinnitus auf einer schlechten Hirndurchblutung. Bei vielen Betroffenen hat sich die durchblutungsfördernde Wirkung von Ginkgo als hilfreich erwiesen. Ich bevorzuge in der Regel Vollpflanzentinkturen und -extrakte, die normalweise helfen. 3-mal täglich ½ bis 1 Teelöffel Tinktur oder 3-mal täglich 2 Kapseln (à 60 mg) einnehmen. Wenn die Vollpflanzentinktur nicht innerhalb von 3 bis 4 Wochen anschlägt, können Sie auf einen standardisierten kommerziellen Extrakt mit 24 Prozent Flavonglykosiden umschwenken (die von manchen Forschern für die Wirksubstanzen gehalten werden). Zur Dosierung bitte die Herstellerangaben beachten und an Alter und Konstitution des Patienten anpassen.

TINNITUSTEE

Dieses Rezept regt auf schmackhafte Weise die Durchblutung im ganzen Körper an, wovon mitunter auch Schwerhörigkeit und Tinnitus zurückgehen.

1 Teil Ginkgoblätter
1 Teil Weißdornbeeren
¼ Teil Zimt
¼ Teil Ingwer
Aus allen Zutaten nach dem Grundrezept auf Seite 396 einen Kräuteraufguss herstellen. 3 bis 4 Tassen pro Tag trinken.

Aus dieser Mischung lässt sich auch ein Sirup herstellen. Hierzu bitte die Anweisungen auf Seite 398 befolgen.

Allergien und Schwerhörigkeit

Nicht selten lassen Allergien und Lebensmittelunverträglichkeiten die Nebenhöhlen zuschwellen. Das kann die Gehörgänge und den Hörapparat reizen. Über die Zusammenhänge zwischen Allergien, Lebensmittelunverträglichkeiten und Schwerhörigkeit ist wenig bekannt. Es hat sich jedoch gezeigt, dass der Verzicht auf Lebensmittel, welche eine allergische Reaktion auslösen, zu radikalen Persönlich-

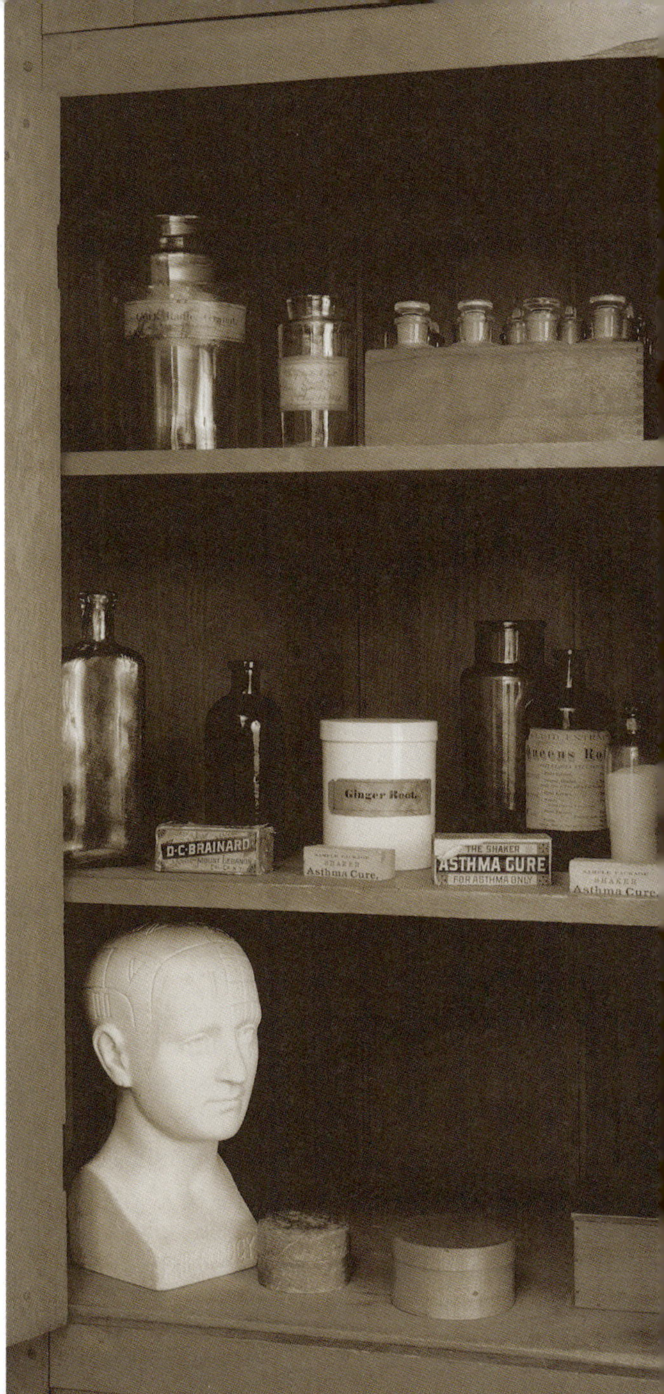

keitsänderungen führen, chronische Krankheiten heilen und Körper und Geist nachhaltig stärken und mit neuer Energie erfüllen kann.

Ein gutes Beispiel war mein geliebter Berner Sennenhund. Ich hatte Deva vom Züchter geholt, und schon als sie mir mit 12 Wochen auf den Schoß sprang, zeigten sich Symptome eines angeschlagenen Immunsystems und einer Allergieneigung. Ich verabreichte ihr nichtsahnend eine rundum natürliche Ernährung, wie ich es von meiner Lehrerin, Juliette de Bairacli Levy, einer großen Hundeliebhaberin und bekannten Züchterin, gelernt hatte: Rohes Biofleisch, Hüttenkäse, Vollkorngetreide und Gemüse. Das war hervorragendes Futter, aber Deva vertrug es nicht. Mein außerordentlich süßer Welpe wurde reizbar, hyperaktiv und bissig. Ihre Ohren stanken und sonderten viel Sekret ab. Häufig schüttelte sie den Kopf, um es loszuwerden. Außerdem hörte sie schlecht. Die Suche nach den Allergenen kostete viel Zeit, aber schließlich wussten wir, dass sie kein Rindfleisch, kein Lamm, keinen Weizen und keine Milchprodukte vertrug.

Sie sollten diesen Hund heute sehen! Abgesehen von ihrer letzten Begegnung mit einem Stachelschwein ist sie der Inbegriff von Gesundheit und Vitalität. Hätte sie mit uns sprechen können und sagen können, was sie bei ihren Allergieschüben durchmachte, so wäre bestimmt ein Pfeifen in den Ohren dabei gewesen.

Ich bin mir sicher, dass allergische Reaktionen ebenso zu Tinnitus und Schwerhörigkeit beitragen wie Lärm, Stress und schlechte Durchblutung. Tests auf Lebensmittelallergien können teuer sein und sind nicht immer zuverlässig, aber wenn man es sich leisten kann, sind sie den Preis wert. Außerdem lohnt es sich, eine Zeit lang eine Auslassdiät durchzuführen. Dafür streicht man für 1 oder 2 Wochen immer nur eine Nahrungsgruppe zurzeit und beobachtet das Ergebnis. Das ist ein gewisser Aufwand, führt aber mitunter zu überraschenden Erkenntnissen. Es gibt ganz unterschiedliche Allergien, doch Weizen, Milchprodukte und Zucker zählen zu den Hauptverdächtigen.

Neben dem Weglassen möglicher Allergene kann man die Nebenhöhlen aber auch mithilfe von Meerrettich, Ingwer und Cayenne befreien. Mein Lieblingsmittel gegen Nebenhöhlenentzündungen und Schnupfen ist Meerrettichsauce.

„**Lebe jede Jahreszeit**, wie sie kommt! Atme die Luft, trinke, schmecke die Früchte und überlasse dich ihrem Einfluss."

— **Henry David Thoreau**

MEERRETTICHSAUCE FÜR DIE OHREN

Wer wegen Nebenhöhlenproblemen schlecht hört oder Tinnitus hat, sollte diese Sauce selber machen. Das ist bereits Teil der Therapie. Verzichten Sie bitte auch auf die Küchenmaschine, sonst verfliegt gleich ein Teil der Wirkung.

Meerrettichwurzel
Apfelessig
Honig

1. Den Meerrettich auf der Handreibe fein reiben, bis die Augen tränen und die Nase läuft. Damit setzt die Wirkung des Meerrettichs ein.
2. Den geriebenen Meerrettich mit Essig und Honig mischen, ganz nach Geschmack. Gut verschlossen in einem Glas im Kühlschrank lagern. So hält sich die Sauce etwa 6 Monate. Täglich 1 bis 2 Teelöffel essen, zum Beispiel in Getreidemahlzeiten und Gemüse oder auf einem Cracker. Die Sauce schmeckt sehr gut und hilft fantastisch bei Nebenhöhlenproblemen.

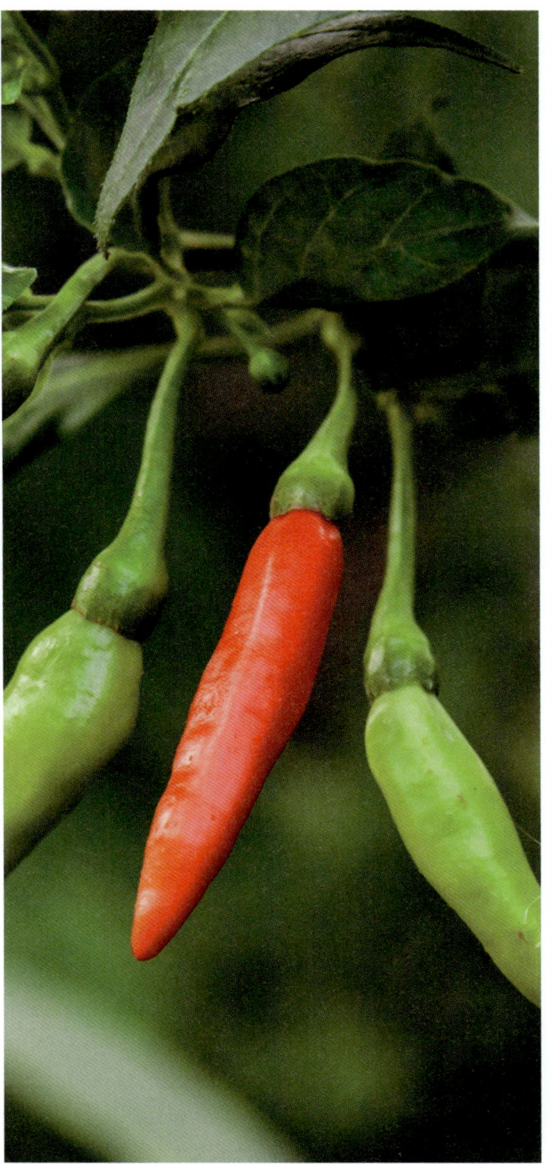

Anhang I
Die Kräuterapotheke von A bis Z

Die Entscheidung, welche der vielen wunderbaren Kräuter in eine solche Aufzählung gehören, ist immer eine Herausforderung. Ich beschränke mich an dieser Stelle auf die Kräuter, die am längsten in Gebrauch sind und in Hausmitteln am häufigsten Verwendung finden. Die meisten davon kann man unbedenklich über längere Zeit für diverse Zwecke erfolgreich verwenden. Im Einzelfall gibt es entsprechende Warnhinweise. Eine umfassendere Auflistung hilfreicher Kräuter oder weitergehende Informationen finden Sie in entsprechenden aktuellen Kräuterkompendien.

Lesen erfüllt den Kopf mit wunderbaren Fakten und Geschichten zu den einzelnen Pflanzen, doch in der Kräuterkunde geht es nicht nur um verkopftes Lernen. Die Pflanzen lehren uns vieles durch Interaktion. Am besten lernt man die jeweiligen Kräuter daher durch Erfahrung kennen. Wenn Sie nach dem Lesen das Gefühl haben, eine bestimmte Heilpflanze wäre für Sie gerade richtig, dann probieren Sie es aus! Unser Körper ist das beste Labor zur Ermittlung der jeweiligen Wirksamkeit, denn er kann riechen und schmecken und die Wirkung am eigenen Leib registrieren. In meinen Lehrgängen bestehe ich immer darauf, dass die Teilnehmer eine Pflanze zunächst als Tee probieren. Auf diese Weise lernen sie das Aroma und die Wirkung des Krauts kennen. Danach fordere ich sie auf, das Fachwissen in guten Lehrbüchern nachzuschlagen. Das Erlernen der verschiedenen, von unterschiedlichen Experten empfohlenen Einsatzgebiete einer Heilpflanze erweitert die individuelle Erfahrung.

Kräuterkunde bedeutet jedoch vor allem Zuhören: Lauschen Sie der Weisheit des Körpers, dem Gefühl, das die Kräuter bei der Verwendung in Ihnen erzeugen, und hören Sie zusätzlich auf das erworbene Bücherwissen.

Für mich ist in der Kräuterkunde stets entscheidend, für jede Pflanze zunächst mindestens drei Kräuterbücher zu Rate zu ziehen. Kräuter haben derart viele Facetten, dass kein Buch den kompletten Überblick vermittelt, was eine Pflanze ausmacht und was sie vermag. Wer in mehreren Büchern nachliest, erhält ein vollständigeres Bild und wird ein breiteres Verständnis für ihre diversen Einsatzmöglichkeiten gewinnen.

Alant, echter *(Inula helenium)*

Verwendete Teile: Wurzeln

Vorzüge: Eine große, sonnenblumenartige Pflanze, die jeden Garten schmückt und problemlos wächst. Echter Alant ist ein Expectorans und ein stimulierendes Tonikum, das gern bei Husten, Bronchitis, Asthma, chronischen Lungenleiden und sogar Tuberkulose empfohlen wird. Es ist mein Lieblingsmittel gegen feuchte, schleimige Bronchialinfekte.

Empfohlene Anwendung: Die Wurzel des Echten Alant kann als Sud zum Tee ausgekocht werden. Sie schmeckt relativ bitter, sodass man sie zunächst vielleicht lieber als Tinktur einnimmt. Mit Echinacea zusammen hilft Echter Alant gegen tief sitzende Bronchialinfekte.

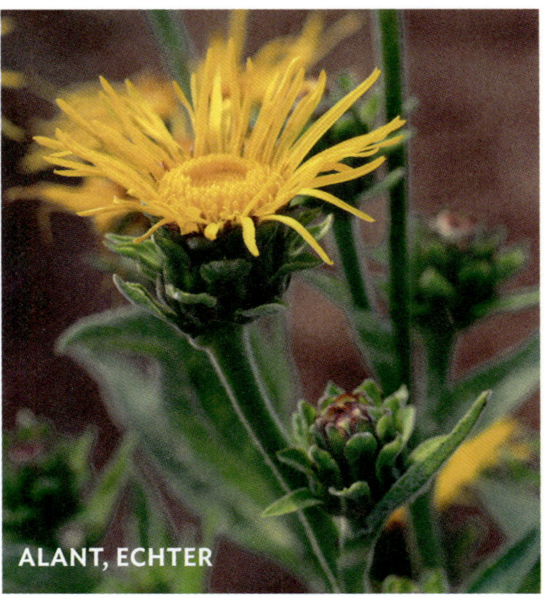
ALANT, ECHTER

Ampfer, Krauser *(Rumex crispus)*

Verwendete Teile: Wurzeln

Vorzüge: Ein Unkraut, das überall auf den Feldern, in den Gärten und am Wegesrand zu finden ist, und vermutlich eines der besten Heilmittel für das gesamte Verdauungssystem einschließlich der Leber. Die lange Pfahlwurzel ist reich an Anthraquinon, das eine abführende Wirkung hat. Sie enthält bioverfügbares, leicht resorbierbares Eisen. Krauser Ampfer ist eines der besten Kräuter gegen Anämie und Abgeschlagenheit und eignet sich für Frauen mit PMS-Beschwerden sowie für Männer und Frauen bei Hormonstörungen.

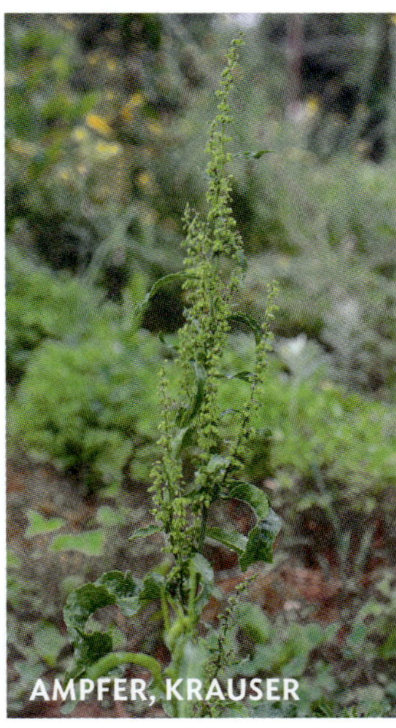
AMPFER, KRAUSER

Empfohlene Anwendung: Der Sud des Krausen Ampfers ist relativ bitter und sollte daher mit anderen Kräutern gemischt werden. Als Tinktur fördert er das Verdauungssystem, auch Leber und Gallenblase. Die abführende Wirkung kann gezielt in Rezepten genutzt werden. Ich habe die Wurzel auch zum Kochen eisenreicher Sirups verwendet.

Aloe vera *(Aloe vera)*

Verwendete Teile: Frische Blätter, getrocknetes Blattharz und Gel aus dem frischen Blatt

Vorzüge: Aloe vera ist eine lebende Erste-Hilfe-Ausrüstung und womöglich die nützlichste Pflanze, die man im Haus haben kann. Die frischen Blätter lindern Schürf- und Schnittwunden, aber auch Sonnenbrand. Das Gel des inneren Blatts ist mit seinem natürlichen pH-Wert von 4,3 perfekt für Haut und Haare geeignet. Viele Menschen stellen fest, dass Aloe sowohl innerlich als auch äußerlich angewandt bei Hautproblemen wie Pickeln, Akne und Rosacea hilft. Aloe vera enthält auch Aloin, ein natürliches Sonnenschutzmittel, das 30 Prozent der UV-Strahlung der Sonne abschirmt. Darüber hinaus gibt es vielversprechende Forschungsergebnisse zum Einsatz von Aloe als mildes antivirales Mittel bei HIV und Aids.

Aloe selber ziehen

Aloe vera ist pflegeleicht. Sie wünscht sich Wärme, viel Sonne und gedeiht wie die meisten Sukkulenten am besten an heißen, trockenen Orten. Die Mutterpflanze erzeugt großzügig kleine Ableger. Diese Jungpflanzen lassen sich leicht ablösen und gedeihen nach dem Umpflanzen in gut durchlässiger Erde sehr gut.

Aloe gehört zu den bekanntesten reinigenden Kräutern und wird seit Jahrhunderten auch als Abführmittel genutzt. Vor der innerlichen Anwendung muss die Außenhaut der frischen Blätter entfernt werden, weil Aloin, ein braunes Gel, das an der Blattkante konzentriert ist, den Körper reizen kann. Zur innerlichen Anwendung verwendet man daher frisch konservierten Aloesaft.

Empfohlene Anwendung: Bitte selber ziehen und nutzen! Zum äußerlichen Gebrauch schneiden Sie ein Blatt am Ansatz ab. Aus der frischen Wunde dringt ein klares Gel, aber sie schließt sich rasch. Im Kühlschrank bleibt das Blatt wochenlang frisch und ist stets gebrauchsfertig. Bei Verbrennungen, Hautreizungen und Dekubitus frisch ausgedrücktes Gel oder das Blatt selbst auftragen. Das Gel eignet sich auch zur kosmetischen Verwendung.

Zur innerlichen Anwendung nehmen Sie bitte gekauften Saft, den es im Fachhandel oder in vielen Naturkostläden gibt. Bitte beachten Sie dabei die Dosierungsempfehlungen des Herstellers.

Warnhinweis: Aloe vera sollte innerlich nur mit Vorsicht genutzt werden. Halten Sie sich unbedingt an die Mengenangaben, denn Aloe kann schmerzhafte Magenkrämpfe, Koliken und Durchfall erzeugen. Stillende Mütter verzichten bitte ganz auf die Einnahme von Aloe vera. Die Wirkung geht über die Milch auf den Säugling über. Auch in der Schwangerschaft sollte Aloe vera nicht eingenommen werden.

Die meisten Hautprobleme profitieren erheblich von Aloe-Anwendung, doch bei Staphylokokken oder

Impetigo ist sie kontraindiziert. Das Aloe-Gel bildet den perfekten Nährboden für die Vermehrung der Staphylokokken.

Anis *(Pimpinella anisum)*

Verwendete Teile: In erster Linie die Samen, aber auch die Blätter sind nützlich.

Vorzüge: Anis lindert Blähungen, wärmt und fördert so die Verdauung. Er hat einen angenehm süßlichen Geschmack.

Empfohlene Anwendung: Bei Koliken und anderen Verdauungsstörungen als Tee reichen. Wegen seiner Süße kann man Anis weniger schmackhaften Kräutern beimischen, um deren Aroma zu überdecken.

Versammlungssamen

Unsere puritanischen Vorfahren mischten gern verdauungsfördernde Samen wie Anis, Dill, Fenchel und Kümmel zusammen. Diese Mischung hatten sie bei langen Gottesdiensten dabei. Wenn den Kindern vor Hunger (oder Langeweile) der Magen knurrte, bekamen sie diese „Versammlungssamen" zu kauen, um den Magen zu beruhigen. Wobei das den zappligen Geist wohl eher nicht zufriedenstellte.

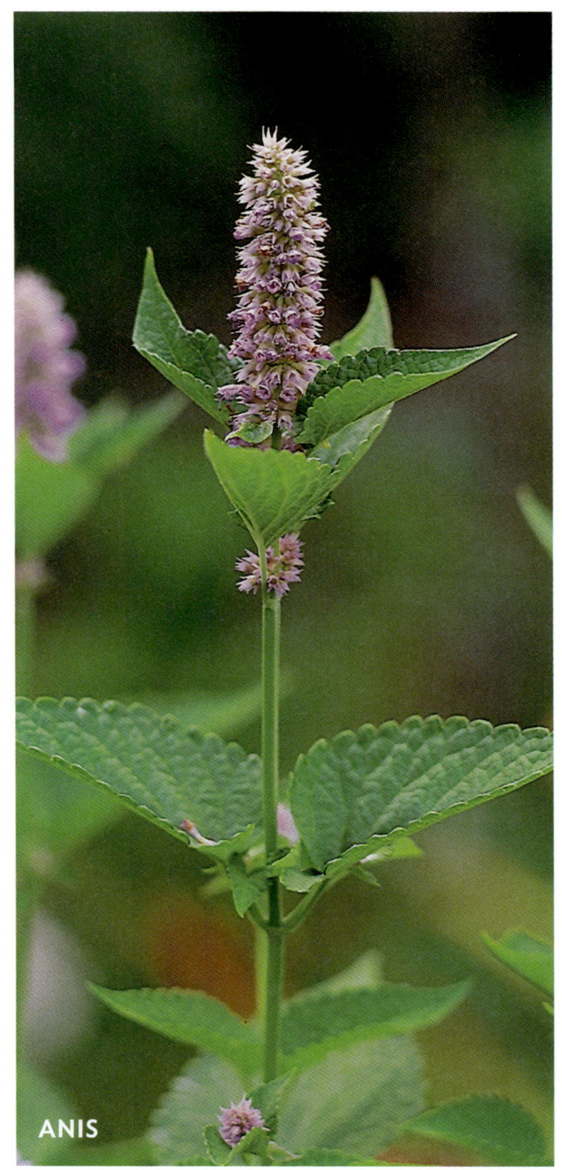

ANIS

Artischocke *(Cynara scolymus)*

Verwendete Teile: Alle Pflanzenteile sind nützlich, aber die großen gelappten Blätter (nicht die Blätter der Blütenköpfe, die wir essen) sind medizinisch am nützlichsten.

Vorzüge: Wie die Mariendistel und verwandte Mitglieder aus der Familie der Distelgewächse ist die Artischocke reich an Cynarin, einer leberschützenden Substanz. Außerdem enthält sie Bitterstoffe, welche Leber und Galle aktiv stimulieren. Das macht sie besonders bei Verdauungsträgheit und schlechter Nährstoffaufnahme hilfreich. Die medizinischen Wirkstoffe sind in der ganzen Pflanze enthalten. Die Blätter sind jedoch besonders reich an Inulin, Cynarin und Bitterstoffen und werden daher in der Kräutermedizin am häufigsten verwendet. Ich halte die Artischocke für einen optimalen Magenbitter. Obwohl sie in vielen Gegenden leicht zu kultivieren ist, wird sie diesbezüglich leider zu selten genutzt. In ihrer natürlichen Heimat im Mittelmeerraum wird die Artischocke Diabetikern empfohlen, weil sie zur Blutzuckersenkung beiträgt.

Empfohlene Anwendung: Artischockenblätter sollte man mit anderen Lebertonika wie Löwenzahn, Krausem Ampfer und Klette zu einem guten Verdauungstonikum mischen.

Ashwagandha *(Withania somnifera)*

Verwendete Teile: Wurzeln

Vorzüge: Ashwagandha ist ein altes Heilkraut aus dem Ayurveda und gilt als der „indische Ginseng". Tatsächlich wird es praktisch genauso verwendet wie Ginseng in Asien. Ashwagandha unterstützt insbesondere die Anpassungsbereitschaft des Körpers und die Widerstandsfähigkeit gegen Stress. In Indien wird es zur Förderung des Gedächtnisses und der Lernleistung eingesetzt. Es kann gleichzeitig stimulieren und beruhigen. Ashwagandha gilt in erster Linie als Männermittel, wird jedoch auch von Frauen verwendet. Es ist ein klassisches Sexualtonikum und hilft die sexuelle Energie zu erneuern.

Empfohlene Anwendung: Diese Pflanze ist vor allem bei Energiemangel, allgemeiner Schwäche, nachlassendem Sexualtrieb, Nervosität, Stress und Angst indiziert. Sie fördert das allgemeine Wohlbefinden und die Ausdauer, weshalb sie bei Sportlern beliebt ist.

Ashwagandha wird nachgesagt, es stinke wie Stutenurin und verleihe Hengstkraft – es ist also nicht unbedingt wohlschmeckend. Ich empfehle, es mit anderen Kräutern wie Ingwer, Sarsaparilla und Zimt zu mischen, damit man es als Tee trinken kann. Man kann die Wurzel auch mahlen und mit Milch einen klassisch indischen Verjüngungstee daraus zubereiten oder in Ihre Lieblingschaimischung geben. Ashwagandha lässt sich auch als Tinktur oder in Kapselform einnehmen.

Astragalus *(Astragalus membranaceus)*

Verwendete Teile: Wurzeln

Vorzüge: Eine wunderbar belebende und stärkende Heilpflanze und eines der besten Kräuter zur Ankurbelung des Immunsystems. Mit Astragalus tankt der ganze Körper neue Energie, besonders

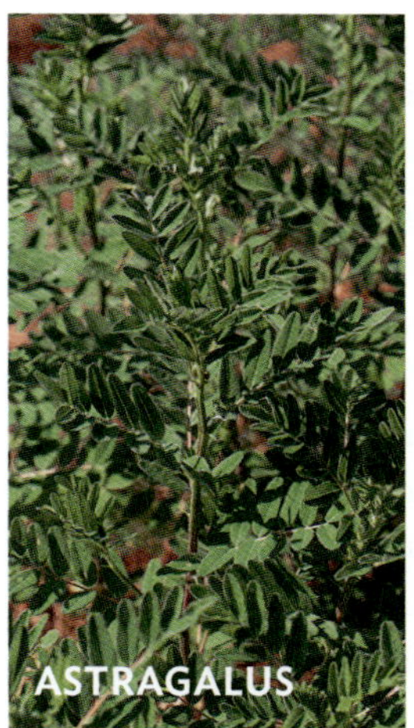

Milz und Lunge. Es ist ein sehr gutes Tonikum, das sich bei der Behandlung chronischer Krankheiten bewährt hat. Astragalus stimuliert die Neubildung des Knochenmarks, das unseren körpereigenen Schutzschirm, das Immunsystem, stützt und regeneriert. Eingesetzt wird Astragalus zur Prävention, aber auch zur Behandlung lang dauernder Infektionen wie chronischen Erkältungen, wiederkehrenden grippalen Infekten, Candida-Befall und Pfeifferschem Drüsenfieber (Epstein-Barr-Virus). Astragalus unterstützt einen gesunden Kreislauf und den regulären Zuckerstoffwechsel. Deshalb nehmen Diabetiker häufig Astragalus.

Einige Studien zum Einsatz von Astragalus bei Krebspatienten, die sich einer Strahlen- oder Chemotherapie unterzogen, klangen vielversprechend. Es gibt zwar keinen Hinweis darauf, dass Astragalus Krebszellen unmittelbar abtöten würde, doch diese Studien deuten darauf hin, dass die Pflanze die körpereigene Infektabwehr stärkt und damit zum allgemeinen Wohlbefinden des Patienten beiträgt.

Empfohlene Anwendung: Mit Astragalus-Tee kann man langwierige Krankheiten behandeln, die Energiereserven wieder aufbauen und das Immunsystem von innen heraus stärken. Astragalus kann man auch einfach in die Suppe geben: einfach eine oder zwei Wurzeln in den Topf geben und mehrere Stunden mitkochen. Es gibt Astragalus auch in Kapseln.

Die Wurzel ist in vielen Qualitätsabstufungen und Dicken erhältlich. Man bezieht sie in Scheiben und gepresst; sie ähnelt damit dem Zungenstäbchen beim Arzt. Achten Sie möglichst auf lange, breite, gerade Wurzeln. Die Farbe ist weißlich bis cremefarben mit einem gelblichen Herzen. Der süßliche Geschmack ist ziemlich ansprechend. Kinder kauen gern darauf herum wie auf einem Stück Lakritze.

Bärentraube *(Arctostaphylos uva-ursi)*

Verwendete Teile: Blätter und Beeren

Vorzüge: Die Bärentraube ist ein drahtiger, kleiner Bodendecker. Ihre ledrigen Blätter werden zu Blasen- und Nierentee aufgegossen. Sie sind harntreibend, adstringierend und entfalten in den Harnwegen eine reinigende, antiseptische Wirkung. Bärentraube hilft daher hervorragend gegen Entzündungen von Blase und Harnröhre, Nierensteine, Weißfluss und Bettnässen.

Empfohlene Anwendung: Zur Behandlung von Entzündungen und Infekten der Harnwege verwendet man am besten einen Aufguss aus Bärentraube. Ein Sud hebt durch die stärkere Tanninkonzentration die adstringierenden Eigenschaften der Pflanze hervor. Bärentraube wird bei Blasen- und Nierenentzündungen gern zu einem starken Tee aufgegossen und mit Cranberrysaft gemischt.

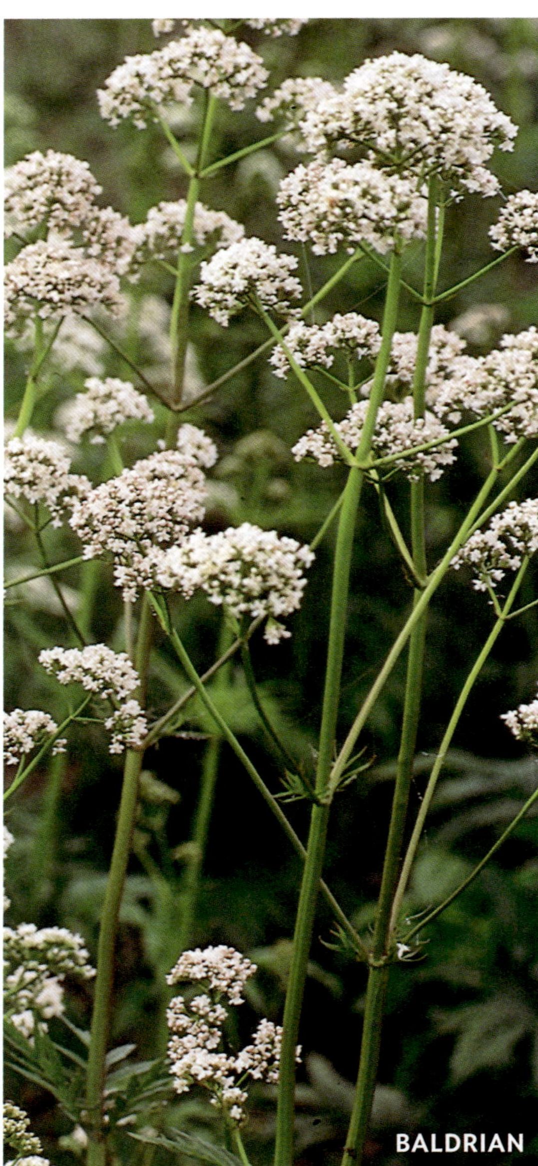

Baldrian *(Valeriana officinalis)*

Verwendete Teile: Wurzeln

Vorzüge: Baldrian genießt in der Pflanzenmedizin seit Jahrhunderten einen guten Ruf. Die deutsche Äbtissin und Kräuterheilerin Hildegard von Bingen wusste ihn schon im 12. Jahrhundert als Beruhigungsmittel zu schätzen. Um 1500 nannte der große Herbalist Gerard Baldrian eines der beliebtesten Heilmittel seiner Zeit. Heute ist Baldrian trotz seines sehr speziellen, nicht unbedingt berückenden Dufts nach wie vor überaus populär.

Für alle, die unter Stress, Schlafstörungen und nervlich bedingten Erkrankungen leiden, wächst nichts Besseres als Baldrian – er hat eine starke Wirkung, ist unschädlich und macht nicht abhängig. Sein Name stammt von dem lateinischen Verb *valere*, also „gesund sein" oder „stark sein". In Europa, wo Baldrian seit Jahrhunderten verwendet wird, ist er in zahllosen frei verkäuflichen oder apothekenpflichtigen Präparaten erhältlich und wird zur Linderung von Stress und Anspannung eingesetzt. Er hilft bei Schlafstörungen, Schmerzen, Unruhe, Kopfschmerzen, nervös bedingten Verdauungsstörungen und Muskelkrämpfen. Ob man diesen Geruch mag oder nicht, ist eine Frage des persönlichen Geschmacks. Mir gefällt der Duft, der je nach Alter der Wurzel mal an Veilchen, mal an gute, fruchtbare Erde und mal an dreckige Unterwäsche erinnert.

Baldrian hilft sowohl bei der langfristigen Nervenstärkung als auch bei akuten Problemen wie Kopfschmerzen und Schmerzen allgemein. Er hat eine stark tonisierende Wirkung auf das Herz und wird

Baldrian richtig dosieren

Die meisten verschreibungspflichtigen Beruhigungsmittel warnen vor einer möglichen Abhängigkeit und betonen, dass man sich an die verordnete Dosis halten sollte. Baldrian hingegen macht nicht süchtig, wird nicht zur Gewohnheit und macht trotz seiner beruhigenden Wirkung erst dann schläfrig oder benommen, wenn man wirklich große Mengen zu sich nimmt. Nehmen Sie also unbesorgt die entsprechende Portion Baldrian ein. Beginnen Sie mit einer geringen Dosis und steigern Sie diese, bis die entspannende Wirkung einsetzt. Wenn man zu viel Baldrian genommen hat, fühlen sich die Muskeln irgendwann wie Gummi an, einfach zu entspannt. Auch ein Schweregefühl kann einsetzen. Nehmen Sie in diesem Fall weniger. Sie sollten entspannt, aber konzentriert und wach sein.

zusammen mit Weißdornbeeren gern bei Bluthochdruck und Herzrhythmusstörungen empfohlen.
Empfohlene Anwendung: Wegen des hohen Gehalts an ätherischen Ölen sollte die Wurzel lieber als Aufguss und nicht als Sud zubereitet werden. Baldrian wird aufgrund seines Geruchs eher als Tinktur oder in Kapseln eingenommen, obwohl der Tee durchaus angenehm schmeckt. Bisher ist unklar, ob Baldrianwurzel frisch oder getrocknet eine bessere Heilwirkung entfaltet. Frisch schmeckt sie auf alle Fälle besser. Katzen lieben Baldrian übrigens häufig noch mehr als Katzenminze!
Warnhinweis: Baldrian gilt generell als ungiftig und unschädlich. Er wird zur Entspannung eingesetzt, doch bei besonders empfänglichen Personen kann er auch das Gegenteil bewirken. Wer nach Baldrianeinnahme noch unruhiger wird, sollte die Einnahme unterbrechen und akzeptieren, dass er zu den fünf Prozent der Bevölkerung zählt, die Baldrian nicht vertragen.

Beinwell *(Symphytum officinale)*

Verwendete Teile: Blätter und Wurzeln
Vorzüge: Beinwell mit seinem hohen Anteil an Allantoin und Schleimstoffen wird wegen seiner beruhigenden Eigenschaften sehr geschätzt und besonders zu Salben und Umschlägen verarbeitet. Beinwell fördert die Heilung von geschädigtem Gewebe. Es ist eines der besten Kräuter zur Behandlung von Sehnenrissen, Zerrungen, Prellungen und allen Knochen- und Gelenkverletzungen.
Empfohlene Anwendung: Beinwellwurzel und die Blätter haben vergleichbare Eigenschaften. Die Wurzel ist stärker, das Blatt hingegen genießbarer. Beide lassen sich zu Salben und Auflagen verarbeiten. Als Tee kann Beinwell Entzündungen im Gewebe lindern. Die Wurzel wird als Sud zubereitet, das Blatt als Kräuteraufguss. Beinwell gibt es auch in Kapselform.

Warnhinweis: Zwischen 1960 und 1980 wurde Beinwell in der Kräuterkunde sehr viel eingesetzt, doch inzwischen wurden PLA-Spuren (siehe Huflattich) darin nachgewiesen. Diese Studien waren jedoch nicht sehr aussagekräftig. Ich bin von der Unschädlichkeit von Beinwell so überzeugt, dass ich selbst ihn weiterhin verwende, anderen jedoch nicht mehr dazu rate. Diese Entscheidung muss jeder für sich selbst treffen.

Bockshornklee

(Trigonella foenum-graecum)

Verwendete Teile: Samen

Vorzüge: Bockshornkleesamen zählen zu den ältesten schriftlich überlieferten Mitteln in der Geschichte der Kräuterheilkunde. Sie enthalten viel Öl und Schleimstoffe und eignen sich zur Beruhigung der Schleimhäute in Hals und Magen. Aufgrund ihres außerordentlich hohen Nährwerts werden sie auch bei schwächenden, zehrenden Krankheiten gern eingesetzt. Außerdem unterstützen die Samen die Blutzuckerregulierung.

Empfohlene Anwendung: Wegen seiner Bitterstoffe muss Bockshornklee unbedingt mit anderen Kräutern gemischt werden; sonst ist er ungenießbar. In Kombination mit wohlschmeckenderen Pflanzen kann der Tee einen gereizten Hals und den Verdauungstrakt beruhigen. Stillende Mütter können mit Bockshornklee den Milchfluss anregen.

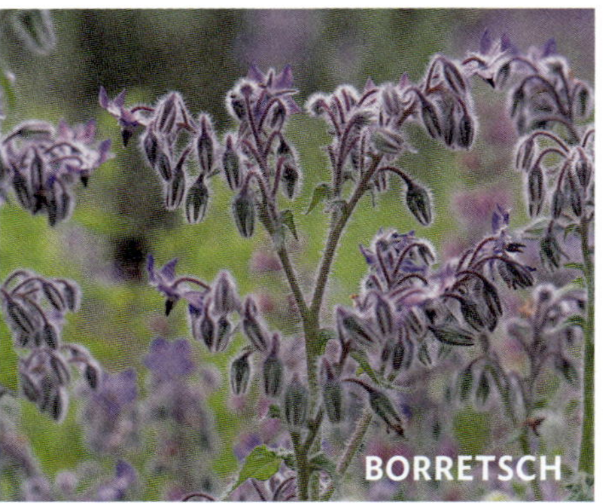
BORRETSCH

Borretsch *(Borago officinalis)*

Verwendete Teile: Blüten und Blätter

Vorzüge: Traditionell wird Borretsch gegen Stress und Angst eingesetzt. Er ist besonders hilfreich, um neuen Mut zu fassen. Wenn man Borretsch tagsüber immer wieder nimmt, kann er zur Linderung von Depressionen beitragen.

Empfohlene Anwendung: Diese Pflanze verliert in getrocknetem Zustand viel von ihren medizinischen Eigenschaften und sollte möglichst frisch verwendet werden. Verarbeiten Sie Borretsch zu einer Blütenessenz oder trinken Sie einen Tee aus den frischen Blüten und Blättern.

Brennnessel *(Urtica dioica)*

Verwendete Teile: Blätter, Samen, Wurzeln und junge Triebe

Vorzüge: Die Brennnessel ist bei Bauern und Wanderern gleichermaßen verhasst. Schon Kinder lernen früh, ihr aus dem Weg zu gehen. Kräuterheilkundige aus der ganzen Welt hingegen verehren sie als grüne Göttin. Ich bin davon überzeugt, dass der unverwüstlichen Brennnessel der gleiche Stellenwert zukommt wie vielen berühmten chinesischen Kräutern für ein langes Leben. Sie ist eine echte Vitaminfabrik, die uns unter anderem mit Eisen, Kalzium, Kalium, Silizium, Magnesium, Mangan, Zink und Chrom versorgt. Neben ihren zahlreichen heilenden Wirkungen ist die Brennnessel auch ein sehr gutes Tonikum für Haare und Kopfhaut. Sie aktiviert den Stoffwechsel, indem sie den ganzen Körper stärkt und belebt. Bei Kindern hilft sie gegen Wachstumsschmerzen in Knochen und Gelenken. Männern und Frauen dient sie als Sexualtonikum, lindert aber auch die Symptome von PMS und Menopause. Sie ist hervorragend für das Urogenitalsystem, stärkt schwache Nieren und sorgt für Energie und Vitalität. Auch bei Leberproblemen, Allergien und Heuschnupfen ist die Brennnessel sehr zu empfehlen. Und neben all diesen Wirkungen schmeckt sie einfach gut!

Empfohlene Anwendung: Bei Leberproblemen nimmt man Brennnessel in Form von Tee, Tinktur oder Kapseln. Für das Nervensystem gibt es einen Tee mit Brennnessel, Zitronenmelisse, Hafer und Kamille. Bei Allergien und Heuschnupfen werden gefriergetrocknete Brennnesselkapseln eingenommen. Zur Behandlung der Harnwege und von Ödemen trinken wir täglich mehrere Tassen Brennnesseltee mit Löwenzahnblättern. Bei Energiemangel und sexueller Dysfunktion hilft Brennnesseltee mit Grünem Hafer und Himbeerblättern. Gegen Prostatavergrößerung kombinieren wir Brennnessel mit Sägepalme in einer Tinktur.

Frische junge Nesselblätter haben einen ausgeprägten „grünen" Geschmack. Man kann sie wie Spinat einsetzen, muss sie aber immer gut dämpfen, damit sie nicht mehr stechen. Ich gebe gedünstete Brennnesseln auf Toast, aber auch in Omeletts, Suppen und Spinat-Nessel-Wähen. Die frischen, jungen Triebe passen gut in einen Spinatkuchen und schmecken mit Feta und Olivenöl. Auch die Wurzeln kann man dünsten und essen, auch wenn die meisten Menschen die jungen Spitzen vorziehen. Dr. Ryan Drum, ein angesehener Botaniker, Forscher und Wildkräuterexperte, zählt Brennnesselsamen, die im Herbst gesammelt werden können, zu den besten und nahrhaftesten stimulierenden Kräutern.

Die Brennnessel im Jahreslauf

Brennnesselspitzen schmecken im Frühjahr und Frühsommer am besten, wobei ich sie bis in den Herbst esse. Wer Brennnesseln in der Nähe hat, sollte sie in der Wachstumsperiode immer wieder zurückschneiden, damit sie bis zum Herbst schmackhafte frische Triebe ausbilden.

Brombeere *(Rubus spp.)*

Verwendete Teile: Früchte, Blätter und Wurzeln

Vorzüge: Brombeeren sind als Nahrungsmittel immer willkommen, stellen aber auch ein wichtiges traditionelles Heilmittel dar. Sie enthalten zahlreiche Nährstoffe wie Vitamin C, Tannine, Fruchtsäuren und Flavonoide. Das könnte ihre medizinische Wirkung erklären. Die Früchte haben eine leicht abführende Wirkung, doch Wurzel und Blätter der Brombeere sind gute Heilmittel bei Diarrhö und Darminfekten. Das Blatt hat eine mildere Wirkung und hilft besonders Kindern mit lockerem Stuhlgang. Die Wurzel ist mein Lieblingsmittel gegen „Montezumas Rache", weshalb ich auf meinen Mittel- und Südamerikareisen immer ein Fläschchen Brombeerwurzeltinktur dabeihabe.

Empfohlene Anwendung: Brombeeren schmecken als Kuchen, Konfitüre und Gelee, aber auch als köstlicher, nährstoffreicher Wein und als Hustensirup. Auch die Blätter sind aromatisch und werden gern mit Blättern anderer *Rubus*-Spezies kombiniert, zum Beispiel mit Himbeerblättern. Brombeerblättertee hilft kleinen Kindern mit leichtem Durchfall und lockerem Stuhl. Die Wurzel enthält die meisten Tannine und ist ein starkes Heilmittel bei Diarrhö und bakteriellen Darminfekten. Man erntet die Wurzel im zeitigen Frühjahr oder im Spätherbst, doch das Ausgraben ist eine mühsame Geschichte. Das mag der Grund sein, warum dieses exzellente Heilmittel relativ schlecht erhältlich ist. Die jungen Wurzeln lassen sich besser in Scheiben schneiden als ältere, verholzte Wurzelstände, die zudem weniger Wirkstoffe enthalten.

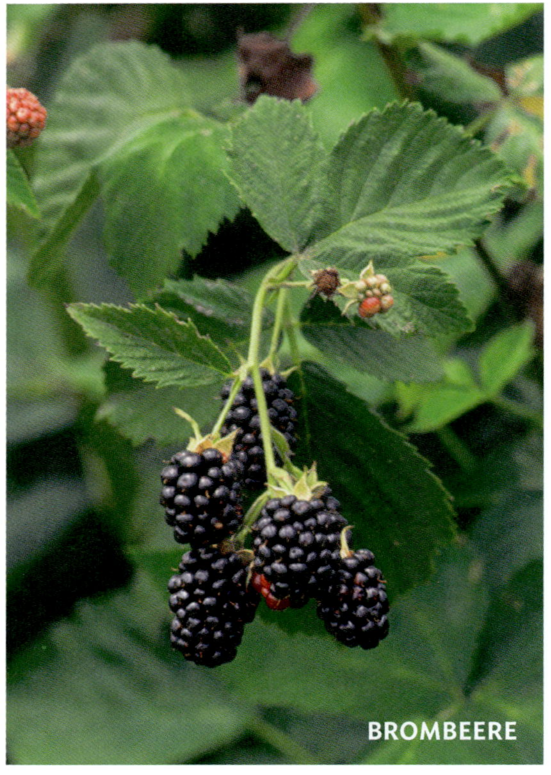
BROMBEERE

Buchu *(Barosma betulina)*

Verwendete Teile: Blätter

Vorzüge: Eine südafrikanische Heilpflanze, die nach ihrer Einführung als patentierte Medizin durch Henry Helmbold im Jahr 1847 in Nordamerika ein wichtiges Heilmittel wurde. Helmbolds Buchu-Extrakt wurde schnell zum beliebtesten

Mittel bei Nieren- und Harnwegsproblemen und für „Krankheiten infolge von Leichtsinn". Helmbold, der sich selbst gern als Buchu-König bezeichnete, wurde Millionär und trug zugleich erheblich zur Plünderung der Wildbestände von *Barosma betulina* bei.

Buchu-Blätter schmecken sehr aromatisch und fast wie Minze. Sie enthalten große Mengen ätherischer Öle, Schwefelbestandteile, Flavonoide und Schleimstoffe und haben eine antiseptische, entwässernde und anregende Wirkung auf die Harnwege. Buchu eignet sich ausgezeichnet zur Behandlung diverser Nieren- und Blasenleiden, ob Entzündungen von Blase und Harnwegen, Ödeme (Wassereinlagerungen) oder Nierensteine. Es regt den Harnfluss an, reinigt Nieren und Blase von Schleim, Harnsäure und anderen Substanzen und kräftigt das Gewebe der Harnwege. Besonders hilfreich ist Buchu gegen Schmerzen beim Wasserlassen.

Empfohlene Anwendung: Dank seines angenehmen Geschmacks und der wasserlöslichen Wirkstoffe eignet sich Buchu besonders zur Teezubereitung. Bei chronischen Harnwegsproblemen trinkt man 2 bis 3 Tassen Tee pro Tag. Bei akuten Blasenentzündungen und anderen Harnwegsinfekten stündlich 60 ml Tee aus 1 Teil Buchu mit 1 Teil Eibischwurzel und/oder Maisbart trinken, bis die Infektion abklingt. Buchu-Blätter-Tinktur hilft ebenfalls, wobei bei Harnwegsinfekten grundsätzlich Tees zu bevorzugen sind. Von der Tinktur nimmt man bei chronischen Problemen 3-mal täglich 1 bis 2 Pipetten, im Akutfall stündlich ¼ Pipette.

Warnhinweis: In der Schwangerschaft sollte Buchu nicht eingenommen werden. Die Pflanze enthält Pulegon, das auch in Poleiminze steckt, die als stark abortfördernd und menstruationsauslösend eingestuft wird.

Bestand gefährdet: Wilder Buchu ist selten, weshalb man nur Pflanzen aus biologischem Anbau kaufen sollte. In Afrika und teilweise auch in Südamerika wird Buchu intensiv angebaut.

Cascara sagrada *(Rhamnus purshiana)*

Verwendete Teile: Alte, gut ausgetrocknete Rinde

Vorzüge: Unter Verstopfung leidet die Menschheit offenbar schon ewig. Cascara sagrada ist ein großer Busch, der nur an der pazifischen Nordwestküste wächst. Die Indianer lehrten die spanischen Entdecker, wozu sie gut war, und bald war sie auch in Europa sehr beliebt, insbesondere als Abführmittel. Ihr spanischer Name bedeutet „heilige Rinde", was für ein Abführmittel eine interessante Bezeichnung ist. Das Kraut lindert Verstopfung, indem es die Dickdarmperistaltik anregt und gleichzeitig schädliche Bakterien im Verdauungstrakt in Schach hält. Cascara ist ein ungefährliches Abführmittel, das dem Darm seine Spannung wiedergibt, aber so durchschlagend, dass man es nur sparsam verwenden sollte. Daneben tonisiert es das hepatische System und unterstützt besonders die Gallenblase. In kleinen Dosen eignet es sich als Lebertonikum und zur Behandlung von Gallensteinen.

Empfohlene Anwendung: Cascara sagrada zählt zwar zu den harmlosesten Abführmitteln, kann jedoch Koliken und Magenschmerzen auslösen. Am besten kombiniert man es mit anderen verdauungsfördernden Kräutern wie Ingwer, Zimt und Fenchel, um Koliken vorzubeugen. Die gut gealterte Rinde kann zu Tee, Tinktur oder Kapseln verarbeitet werden. Kräuterexperten gehen davon aus, dass eine längerfristige Verwendung von Cascara den Darm stärken kann – andererseits sollten auch natürliche Abführmittel nicht zur Gewohnheit werden. Bei chronischer Verstopfung sollte man die regelmäßige Darmtätigkeit jedoch lieber mit Cascara in Gang halten, als gar keinen Stuhlgang zu haben. Bei der Behandlung chronischer Verstopfung muss immer auch die Ernährung umgestellt werden.

Warnhinweis: Bei Diarrhö, lockerem Stuhl oder Bauchschmerzen ist Cascara sagrada nicht angezeigt. Schwangere, Stillende oder Menschen, die Medikamente einnehmen, sollten vor der Einnahme mit dem Arzt oder Apotheker sprechen. Die Rinde muss immer gut gealtert sein; frische Rinde ist giftig.

Cayennepfeffer *(Capsicum annuum)*

Verwendete Teile: Früchte

Vorzüge: Cayenne erfreut sich zu Recht wachsender Beliebtheit. Er dient dem Körper als Katalysator und regt die natürliche Immunabwehr an, hat antiseptische Eigenschaften und ist ein wärmendes, durchblutungsförderndes Kraut. Als eines der besten Herztonika beschleunigt Cayenne den Puls und kräftigt den Herzmuskel. Zudem ist es ein natürliches Koagulans, das Blutungen stoppt, und eine sehr gute Verdauungshilfe, welche die geregelte Verdauung fördert und den Darm anregt.

Empfohlene Anwendung: Cayenne sollte sparsam verwendet werden (in Form von Tee, Kapseln, Tinkturen und zum Würzen). Er dient als Katalysator oder aktivierendes Heilkraut. Das brennende Gefühl, das Cayenne erzeugt, ist oberflächlich und harmlos.

Warnhinweis: Cayenne ist absolut unschädlich, aber scharf! Schon eine Prise Cayenne in einer Tinktur kann zu viel sein, und ein Körnchen oder mehr in der Kräuterpille lässt einen an die Decke gehen.

Kreosotbusch *(Larrea tridentata)*

Verwendete Teile: Blätter, blühende Zweige

Vorzüge: Kreosotbusch löste vor einigen Jahren eine größere Kontroverse aus. Nachdem in drei Fällen Verdacht auf eine toxische Wirkung auf die Leber bestand, ordnete die amerikanische Arzneimittelbehörde FDA einen Rückruf für alle kreosotbuschhaltigen Produkte an und untersagte in den Vereinigten Staaten und Großbritannien den Verkauf. In dem Jahr, als diese drei Fälle gemeldet wurden, waren 30.000 Tonnen Kreosotbusch im In- und Ausland zu medizinischen Zwecken verkauft worden. Hätte die FDA an die Toxizität von frei verkäuflichen Arzneimitteln dieselben Maßstäbe angelegt, so wären die Apotheken leergefegt gewesen. Obwohl die Möglichkeit besteht, dass jene drei Fälle auf eine leberschädigende Wirkung von Kreosotbusch zurückgingen, konnte der Beweis in keinem Fall geführt werden, sodass sowohl die Anklagen als auch das Verkaufsverbot schließlich fallen gelassen wurden.

In der Zwischenzeit jedoch, als Kreosotbusch offiziell nicht verfügbar war, lief ein schwunghafter Untergrundhandel. Warum? Kreosotbusch galt bei den Indianern des amerikanischen Südwestens lange als Allheilmittel und wird zur Blutreinigung, gegen Entzündungen und zur Tumorbekämpfung eingesetzt. Man verwendet es gern in Rezepten und Kuren gegen Tumoren, Bindegewebswucherungen und Zysten. Obwohl der Wirkmechanismus sich von dem der Kanadischen Gelbwurz unterscheidet, verwende ich Kreosotbusch gern bei tief sitzenden Erkältungen und grippalen Infekten, die auf andere Behandlungen nicht ansprechen, als Gelbwurzersatz, da die Gelbwurz in ihrem Bestand bedroht ist. Kreosotbusch fördert das Schwitzen und hat antibakterielle Eigenschaften. Zudem ist es eines der wichtigsten Antipilzmittel und hilft zusammen mit Schwarznuss bei Hautinfektionen. Zur Wirkung von Kreosotbusch gibt es bisher nur wenige Studien, doch die bisherigen Belege gebieten weitere Untersuchungen.

Empfohlene Anwendung: Kreosotbusch ist extrem bitter und lässt sich von anderen Geschmäckern kaum übertönen. Wegen des unangenehmen Geschmacks und des hohen Gehalts an wasserunlöslichen Harzen wird Kreosotbusch zumeist als Tinktur verabreicht. Bei Fußpilz und anderen Hautinfektionen kann man es auch als Salbe oder Umschlag einsetzen.

Warnhinweis: Kreosotbusch hat eine starke Wirkung und ist mit Vorsicht zu verwenden. Beachten Sie die empfohlene Dosierung und wenden Sie es nicht über längere Zeit an.

Damiana *(Turnera aphrodisiaca)*

Verwendete Teile: Blätter

Vorzüge: Damiana steht zwar in dem Ruf, Leidenschaft und Erotik zu fördern, doch ich zähle die Pflanze zu meinen Unverwüstlichkeitskräutern, weil sie uns insgesamt neu aufbaut, die erschöpften Nerven, belastende Träume und eine überlastete Seele. Ihrem Namen, *aphrodisiaca,* macht sie alle Ehre und bringt die sexuelle Vitalität zurück. Damiana ist ein bekanntes Mittel zur Stärkung des Sexualsystems bei Mann und Frau.

Ihre stärkenden Eigenschaften, aber auch die Wirkung auf die Nerven machen Damiana auch zu einem guten Nerventonikum, das zugleich entspannt und Depressionen entgegenwirkt. Zugleich unterstützt Damiana die Traumarbeit, denn sie fördert die Fähigkeit, sich an seine Träume zu erinnern, und sorgt für farbenfrohe, wenn auch nicht immer positive traumartige Zustände.

Empfohlene Anwendung: Damiana empfiehlt sich bei nachlassendem Sexualtrieb, Impotenz, Unfruchtbarkeit, nervöser Erschöpfung, Angst und Depressionen im Zusammenhang mit sexuellen Faktoren, bei muskulärer und nervlicher Überlastung und zur Traumtherapie. Normalerweise wird Damiana als Tinktur oder in Kapseln verabreicht. Es ergibt auch einen sehr wirkungsvollen Tee, der jedoch wegen seiner Bitterkeit mit anderen, schmackhafteren Kräutern wie Hafer und Zitronenmelisse gemischt werden sollte. Am besten schmeckt Damiana in meinem berühmten Damiana-Schokoladen-Liebeslikör.

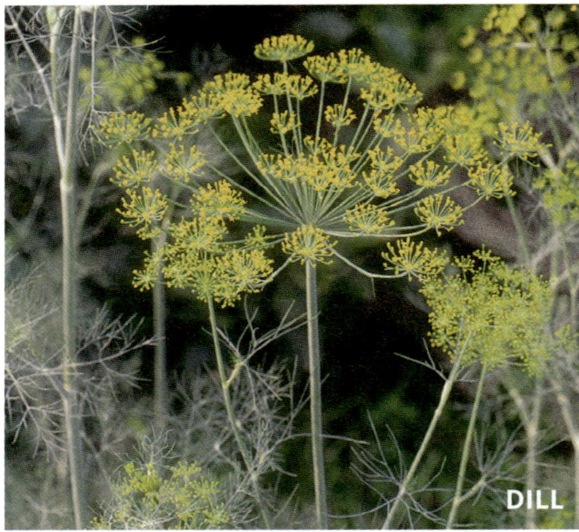

Dill *(Anethum graveolens)*

Verwendete Teile: In erster Linie die Blüten, aber auch die Blätter

Vorzüge: Dill ist eine gute Verdauungshilfe und wirkt insbesondere Blähungen entgegen.

Empfohlene Anwendung: Dill ist ein Küchenkraut. Man kann die Samen auch mahlen und in Kapseln abpacken oder zur Linderung von Koliken und Blähungen als Tee zubereiten.

Echinacea *(Echinacea angustifolia, E. purpurea und E. pallida)*

Verwendete Teile: Wurzel, Blatt und Blüte

Vorzüge: Echinacea (Purpursonnenhut) ist wohl die wichtigste Heilpflanze der Gegenwart. Bis 1950 war sie in der amerikanischen Pharmacopeia gelistet, geriet jedoch in Vergessenheit, bis sie Mitte der 1970er-Jahre von einer Gruppe fahrender Kräuterkundiger wiederentdeckt wurde. Trotz ihrer enormen Wirkung auf das Immunsystem sind keine Nebenwirkungen oder Rückstände im Körper bekannt. Echinacea kurbelt die Aktivität der T-Zellen (Makrophagen) an und stärkt damit die erste Verteidigungslinie des Körpers gegen Erkältungen, grippale Infekte und viele andere Erkrankungen. Sie ist präventiv, aber auch zur Heilung einsetzbar. Trotz ihrer starken Wirkung ist sie für Kinder, Senioren und alle dazwischen liegenden Altersgruppen absolut unschädlich. Im Gegensatz zur allgemeinen Meinung sind nicht nur die Wurzeln, sondern auch Blätter und Blüten sehr wirkkräftig und fördern das Immunsystem.

Empfohlene Anwendung: Die meisten Bestandteile von Echinacea sind wasserlöslich, sodass man einen guten Tee daraus brauen kann. Die Wurzeln werden als Sud zubereitet; oberirdisch wachsende Pflanzenteile als Aufguss. Aus der Vollpflanze kann man auch eine Tinktur machen. Echinacea ist in getrockneter Form aktiv und lässt sich mahlen und in Kapseln abfüllen. Man kann das Pulver auch Lebensmitteln und Getränken hinzufügen. Ich knabbere im Sommer am liebsten die jungen Knospen und Blätter frisch aus dem Garten. Frische Echinacea erzeugt auf der Zunge ein Prickeln und ein leichtes Taubheitsgefühl.

Zur Stärkung des Immunsystems nehmen Sie ab den ersten Anzeichen einer Erkältung, Grippe oder Bronchitis häufige kleine Dosen in Form von Tee oder Tinktur. Echinaceatee eignet sich auch als Ra-

Wer ist die Schönste im ganzen Land?

Echinacea ist als Heilpflanze außerordentlich gut erforscht. Obwohl sie aus Nordamerika stammt, wo sie von den Indianern seit Jahrhunderten, wenn nicht gar Jahrtausenden eingesetzt wird, kommen die neuesten Studien vornehmlich aus Deutschland. Der Purpursonnenhut ist eine der fantastischsten und derzeit sicher populärsten Heilpflanzen auf dem Markt. In Nordamerika sind neun Spezies heimisch, von denen viele gefährdet sind, aber im Handel werden in der Regel nur drei angeboten.

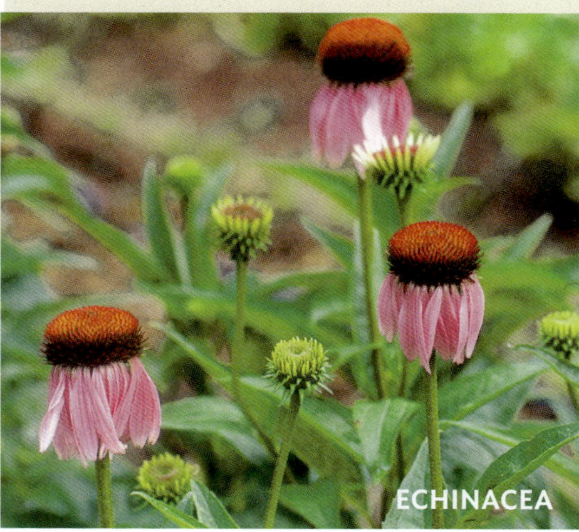

ECHINACEA

chenspray bei Halsentzündungen. Aus der Wurzel kann man bei Entzündungen von Zahnfleisch und Mundschleimhaut eine Mundspülung herstellen (für den Geschmack mit essenziellem Pfefferminzöl oder dem Öl der Grünen Minze versetzen).

Hinweis: Bei ständigem Einsatz verliert Echinacea ihre Wirkung. Am besten verwendet man sie nur 5 Tage, setzt dann 2 Tage aus und wiederholt die Behandlung, bis die Infektion abklingt.

Bestand gefährdet: Wegen der enormen Nachfrage wurden die Wildbestände gnadenlos dezimiert. E. pallida und E. angustifolia werden weitgehend wild gesammelt und sind in ihrem gesamten natürlichen Lebensraum inzwischen selten geworden. Deshalb empfehle ich die ausschließliche Nutzung von Echinacea aus Bio-Anbau. E. purpurea wächst problemlos in diversen Klimazonen und ist eine Zierde für jeden Garten.

Eibisch *(Althaea officinalis)*

Verwendete Teile: In erster Linie die Wurzeln, aber auch die Blätter und Blüten können von Nutzen sein.

Vorzüge: Eine beruhigende, schleimbildende Heilpflanze, die ähnlich wie Rotulme eingesetzt werden kann. Allerdings ist Eibisch viel leichter verfügbar und wächst in fast jedem Garten. Da Rotulme bei den United Plant Savers als gefährdet gilt, sollte bei äußerlicher Anwendung Eibisch der Vorzug gegeben werden.

Empfohlene Anwendung: Mit Eibischtee behandeln wir Halsschmerzen, Bronchitis, Diarrhö und

Verstopfung. Als Paste mit Wasser angerührt kann man Eibisch oberflächlich auftragen, um gereizte Haut zu beruhigen. Auch im Bad beruhigt Eibisch die Haut, am besten in Kombination mit Haferflocken.

Engelwurz, chinesisch

(Angelica sinensis)

Verwendeter Anteil: Wurzel

Vorzüge: Chinesische Engelwurz zählt zu den nützlichsten Frauenkräutern. Man spricht gern vom „Ginseng der Frauen", obwohl die Pflanze beiden Geschlechtern helfen kann. Bei längerer Anwendung kann Chinesische Engelwurz die Gebärmutter sehr gut stärken und ausbalancieren. Die Pflanze nährt das Blut und hat eine leicht anregende, reinigende Wirkung auf die Leber. Sie entfaltet keine direkte Hormonwirkung, reguliert und normalisiert die Hormonproduktion jedoch über ihren positiven Einfluss auf Leber und Drüsen.

Empfohlene Anwendung: Chinesische Engelwurz empfiehlt sich aufgrund ihrer stärkenden, aufbauenden Eigenschaften bei fast allen gynäkologischen Beschwerden, insbesondere bei unregelmäßigem Zyklus, Dysmenorrhö und verzögerter oder ausbleibender Menses.

Warnhinweis: Chinesische Engelwurz kann die Menstruation anregen und wird während der Menstruation oder in der Schwangerschaft nicht empfohlen. Bei längerer Einnahme sollte man die Verwendung 1 Woche vor Einsetzen der Blutung unterbrechen und erst nach Ende der Menstruation wieder damit beginnen.

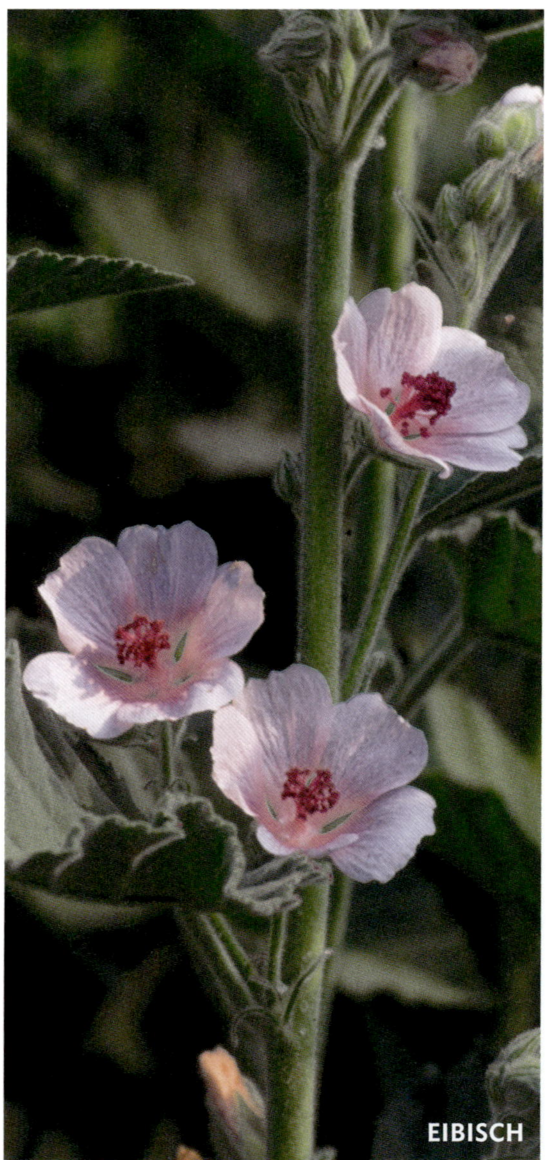

EIBISCH

Marsh Mallows am Lagerfeuer?

Eibischwurzeln waren der Ursprung der beliebten Marsh Mallows („Mäusespeck“), die man so gern am Lagerfeuer röstet. Die frühen Pioniere kochten die Wurzel mit Honig oder Zucker, rollten sie zu weichen Kugeln und gaben diese ihren Kindern bei Halsschmerzen zum Nuckeln.

Enzian *(Gentiana lutea)*

Verwendete Teile: Wurzeln

Vorzüge: Enzian ist in Europa ein hochgeschätzter Magenbitter. Seit Jahrhunderten wird er in Verdauungsschnäpse einbezogen, auch in den berühmten Angostura. Enzianwurzel fördert die Produktion von Galle, Speichel und Magensäften und stärkt das Verdauungssystem insgesamt. Sie wird gern empfohlen, um den Appetit anzuregen und die Verdauung zu verbessern. Außerdem ist Enzian eine gute Eisenquelle.

Empfohlene Anwendung: Kombinieren Sie Enzian mit anderen verdauungsfördernden und wärmenden Kräutern wie Fenchel, Ingwer, Kardamom und Zimt zu einem Magenbitter. Die optimale Wirkung entfaltet ein solcher Schnaps, wenn man ihn 30 Minuten vor dem Essen einnimmt.

Warnhinweis: Bei Magengeschwüren oder Magenschleimhautentzündung oder -reizung wird Enzian nicht empfohlen.

Bestand gefährdet: Enzian wird von den United Plant Savers und vielen weltweit aktiven Umweltschutzgruppierungen als bedrohte Art eingestuft. Kaufen Sie keine Produkte mit wild geerntetem Enzian. Wenn der Enzian nicht ausdrücklich aus Bio-Anbau stammt, sollten Sie das Produkt stehen lassen.

Eukalyptus *(Eucalyptus globulus)*

Verwendete Teile: Blätter und essenzielles Öl

Vorzüge: Eukalyptus ist ein wunderschöner Baum aus Australien, wo die Pflanze seit Langem medizinisch genutzt wird. Schon die australischen Ureinwohner behandelten damit Erkältungen, Fieber und Husten und wussten das aromatische Öl zu schätzen. Noch heute wird Eukalyptus in dieser Form eingesetzt.

Es ist ein Hauptbestandteil kommerzieller Einreibemittel gegen Husten und Erkältungen, und fast jeder erinnert sich daran, wie er mal mit Eukalyptus auf der Brust als Kind krank im Bett lag. Auch in Lutschtabletten und Hustenbonbons ist Eukalpytus zu finden. Er eignet sich ausgezeichnet zur Behandlung von Erkältungen der Atemwege. Das essenzielle Öl zählt zu den wichtigsten medizinischen Bestandteilen und ist ein starkes Breitbandantibiotikum. Der Baum ist aber auch reich an Tanninen, Harzen und Flavonoiden.

Empfohlene Anwendung: Das essenzielle Öl einem heißen Bad hinzufügen oder bei Erkältungen und Atemwegsinfekten mit Wasserdampf inhalieren. Das befreit insbesondere die Nebenhöhlen. In einer Salbe ergibt das essenzielle Öl ein wirkungsvolles Einreibemittel für die Brust bei Atemwegsinfekten. Äußerlich angewandt wirkt das Öl desinfizierend und antibiotisch. Bei Halsschmerzen kann man aus den Blättern einen Kräuteraufguss zubereiten und damit gurgeln. Oder Sie kochen einen lindernden Tee mit Huflattich und Pfefferminze.

Fenchel *(Foeniculum vulgare)*

Verwendete Teile: In erster Linie die Samen, aber auch die Blätter und Blüten können von Nutzen sein.

Vorzüge: Fenchel gilt als Verdauungshilfe und Mittel gegen Blähungen. Schon die alten Griechen haben damit bei stillenden Müttern den Milchfluss gefördert. Er ist auch ein Antacidum, das überschüssige Magensäure neutralisiert und Harnsäure aus den Gelenken abtransportiert. Insgesamt regt Fenchel die Verdauung an, reguliert den Appetit und lindert Blähungen.

Empfohlene Anwendung: Fencheltee ist nicht nur schmackhaft, sondern kann bei Koliken helfen, die Verdauung verbessern und Blähungen austreiben. Stillende Mütter können 2 bis 4 Tassen Fencheltee pro Tag zu sich nehmen, um den Milchfluss zu verbessern. Mit warmem Fencheltee können Sie bei Bindehautentzündungen und anderen Entzündungen das Auge auswaschen. Wegen seines köstlichen Geschmacks, der an Süßholz erinnert, kann man mit Fenchel weniger gut mundende Kräuter geschmacklich aufpeppen.

Fo-Ti *(Polygonum multiflorum)*

Verwendete Teile: Wurzeln

Vorzüge: Von all den klassischen chinesischen Stärkungs- und Langlebigkeitsmitteln ist Fo-Ti (oder He Shou Wu) am bekanntesten und zählt auch zu meinen Favoriten. Es soll die Vitalität erneuern und kann angeblich sogar die Originalfarbe ergrauter Haare wiederherstellen (wobei ich das noch mit eigenen Augen sehen möchte). Fo-Ti zählt zu den Kräutern, die seit Jahrhunderten millionenfach genutzt werden, um die inneren Kräfte neu zu beleben. Besonders geschätzt wurde es von Kräutermeister Li Ching Yuen, der es zusammen mit Ginseng, Gojibeeren und anderen bekannten Kräutertonika täglich verzehrt haben soll.

Wie viele Unverwüstlichkeitskräuter steht Fo-Ti in dem Ruf, die sexuelle Energie zu erhöhen und bei Männern die Spermienzahl sowie bei Frauen die fruchtbare Zyklusphase zu stärken. Es reinigt die Leber und stärkt das Nieren-Chi. Obwohl es viel Energie spendet, ist es auch ein Entspannungsmittel, das in Zeiten von Stress und Angst hilfreich ist. Neuere Untersuchungen ergaben, dass Fo-Ti Resveratrol und Lecithin enthält, zwei Substanzen, die Cholesterinspiegel und Kreislauf positiv beeinflussen.

Empfohlene Anwendung: Fo-Ti sollte regelmäßig eingenommen werden. Optimal wirkt es in Kombination mit Astragalus, Ginseng, Gojibeeren

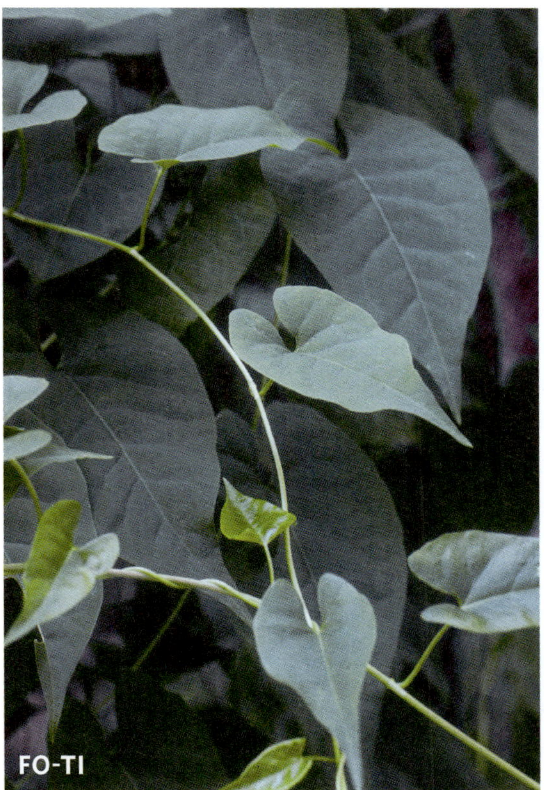
FO-TI

und Klettenwurzel, ob als Tee oder in Kapselform. Ich mahle Fo-Ti und unterstützende Kräuter wie Ginseng, Kardamom, Süßholz und Zimt zu Pulver und vermenge sie mit Honig zu einer Paste. Diese Mischung streiche ich täglich auf Toast, auf Cracker oder nasche auch mal einen Löffel. Sehr lecker!

Gelbwurz, Kanadische

(Hydrastis canadensis)

Verwendete Teile: Wurzeln und Blätter

Vorzüge: Die Kanadische Gelbwurz dürfte eine der nützlichsten und wertvollsten Pflanzen Nordamerikas sein. Besonders wirksam ist sie zur Heilung der Schleimhäute und wird gern für reinigende Augenspülungen, als Scheidenspülung bei Infektionen (Achtung, bei fehlerhafter Zubereitung kann sie die Vagina zu stark austrocknen), für Mundspülungen bei entzündetem Zahnfleisch sowie zur oberflächlichen Behandlung von Ekzem und Schuppenflechte eingesetzt. Sie ist ein natürliches Antibiotikum, das vielfach mit Echinacea kombiniert wird, um Infekte und Erkältungen abzuwehren. Gelbwurz ist sehr bitter, weshalb sie zu bitteren Tonika und zur Verdauungsförderung eingesetzt wird.

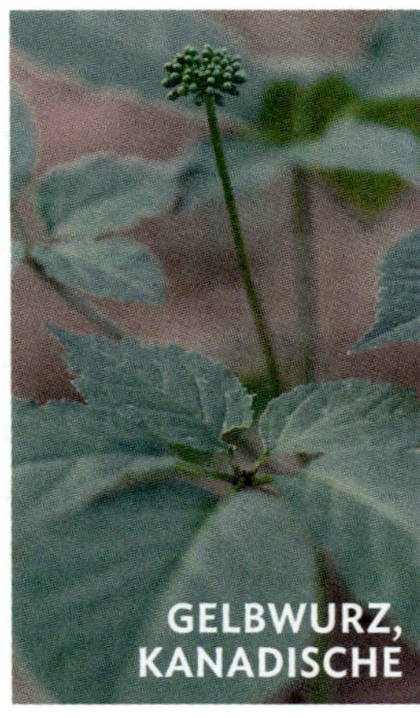
GELBWURZ, KANADISCHE

Empfohlene Anwendung: Für einen bitteren Tee bereitet man mit der Wurzel einen Kräuteraufguss zu (keinen Sud). Der Tee dient bei Zahnfleischentzündungen als Mundspülung, kann aber auch zum Auswaschen von Schnittwunden genutzt werden. Die Wurzel wird in Pulverform Umschlägen gegen Hautinfektionen und zur Abszess- und Wundbehandlung zugesetzt.

Warnhinweis: Bei längerfristiger Anwendung kann Gelbwurz die Schleimhäute reizen und selbst zu Entzündungen führen. Daher sollte sie maximal 3 Wochen am Stück verwendet werden.

Bestand gefährdet: Kaufen Sie bitte nur Pflanzen aus Bio-Anbau. Wer ein Stück Wald besitzt, kann die Kanadische Gelbwurz selbst anpflanzen.

Ginkgo *(Ginkgo biloba)*

Verwendete Teile: Blätter und Früchte

Vorzüge: Obwohl die Früchte und Samen des Ginkgobaums ebenfalls als medizinisch wertvoll gelten, werden in erster Linie die fächerförmigen Blätter genutzt. Die chinesische Überlieferung, dass die Blätter die Hirnfunktion verbessern, wird inzwischen durch über 40 Jahre klinischer Forschung aus Europa gestützt. Ginkgoblätter zählen zu den besten Heilkräutern zur Verbesserung von Gedächtnis, Vitalität und Durchblutung. Ich empfehle Ginkgo für alle ab 45 als Standardtonikum. Die Wirkstoffe in den Blättern fördern die Durchblutung und die Gefäßerweiterung. Diese Wirkung ist im ganzen Körper nachweisbar, besonders aber im Gehirn. Ginkgo ist ein vielversprechendes Mittel gegen altersbedingte Abbauprozesse der Gehirnfunktion wie die Alzheimer-Krankheit, Schlaganfall oder Verlust des Langzeitgedächtnisses. Außerdem ist Ginkgo ein Antioxidans, das gegen freie Radikale hilft, die den Zellen schaden und die Alterung beschleunigen.

In der Literatur wird vor allem die gedächtnisstärkende Wirkung des Ginkgo hervorgehoben, wohingegen gewisse andere wichtige Merkmale eher untergehen. Ginkgo ist eines der besten Kräuter für den Kreislauf und stärkt das Herz, indem er die Arterienwände kräftigt. Außerdem verringert er die Entzündungsneigung in den Blutgefäßen und wirkt Blutgerinnseln entgegen, welche die Arterien verlegen können. Damit zählt Ginkgo zu den besten Kräutern zur Förderung der Durchblutung und der Sauerstoffversorgung im ganzen Körper. Darüber hinaus eignet sich Ginkgo ausgezeichnet zur Behandlung von Drehschwindel und hilft bei Tinnitus oder Pfeiftönen im Ohr. Bei arteriell bedingter erektiler Dysfunktion hat er sich als sehr gutes Heilmittel erwiesen.

Empfohlene Anwendung: Studien zufolge löst sich Ginkgo nicht in Wasser, doch ich halte den Tee für ausgezeichnet. Da Ginkgo in der Kräuterheilkunde seit ewigen Zeiten vornehmlich in Wasser verabreicht wird, ist mir unklar, wie diese Studien zu dieser Schlussfolgerung kamen. In einen Tee für ein besseres Gedächtnis passen neben Ginkgo auch Salbei, Rosmarin und Gotu Kola. Zur Förderung der Durchblutung kombiniert man Ginkgo mit Weißdorn und Zitronenmelisse. Gegen Stress und Angst – besonders bei Sorgen – mischt man Ginkgo mit Hafer und Brennnessel.

Kommerzielle standardisierte Ginkgoprodukte sind sowohl als Tee als auch als Vollpflanzentinktur empfehlenswert. Ginkgo ist keine Droge, sondern wirkt über seine Nährstoffe. Deshalb muss er langfristig (mehrere Wochen bis Monate) und in der passenden Menge eingenommen werden, ehe sich eine Wirkung einstellt.

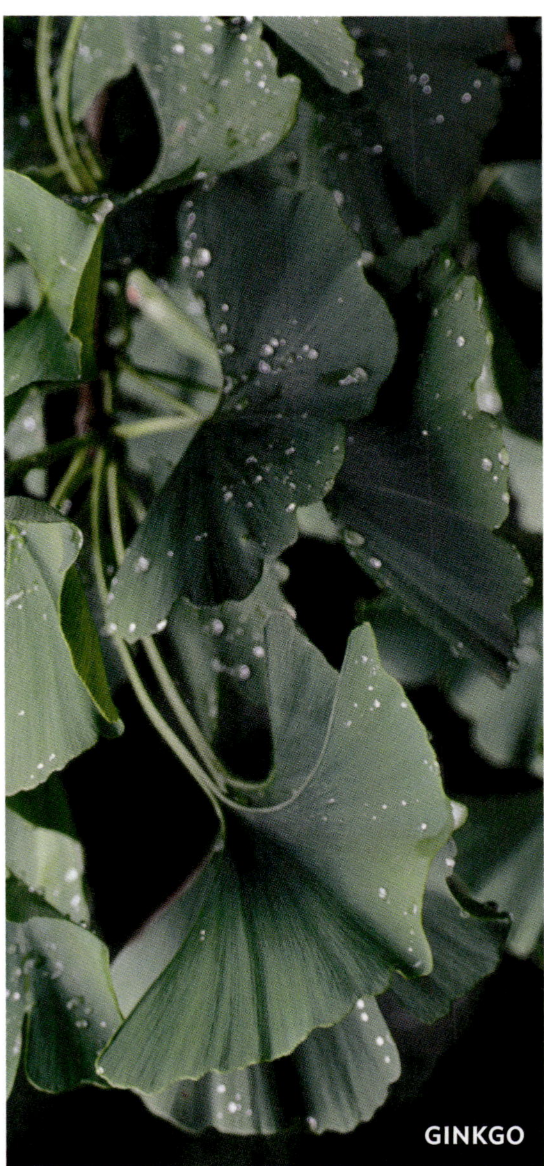
GINKGO

Eine prähistorische Pflanze

Ginkgo ist die einzige überlebende Art der ältesten bekannten Baumgattung Ginkgoaceae, die seit über 200 Millionen Jahren existiert. Tatsächlich gibt es Fossilien aus der Zeit der Dinosaurier. Diese Pflanze kann uns definitiv lehren, wie man in Würde altert. Vielleicht hat die gehirnnährende und gedächtnisstärkende Wirkung des Ginkgo etwas damit zu tun, dass in seinen Zellen die Erinnerungen einer ganzen Spezies bewahrt, ja, eines ganzen Zeitalters gespeichert sind.

Ginseng, Amerikanischer

(Panax quinquefolius)

Verwendete Teile: Wurzeln

Vorzüge: Eine meiner Lieblingswaldpflanzen, auch wenn sie in ihrer natürlichen Umgebung heute nur noch schwer zu finden ist. Ginsengkenner zählen den amerikanischen Ginseng zu den besten Sorten auf der Welt. Selbst in Asien wird er hoch geschätzt. Trotz ähnlicher Einsatzgebiete wie beim asiatischen Ginseng unterscheidet sich der amerikanische Ginseng bezüglich seiner chemischen Zusammensetzung und seiner Energien. Asiatischer Ginseng wärmt und baut Energie und Hitze auf; *Quinquefolius* hingegen ist neutraler und eher kühlend und

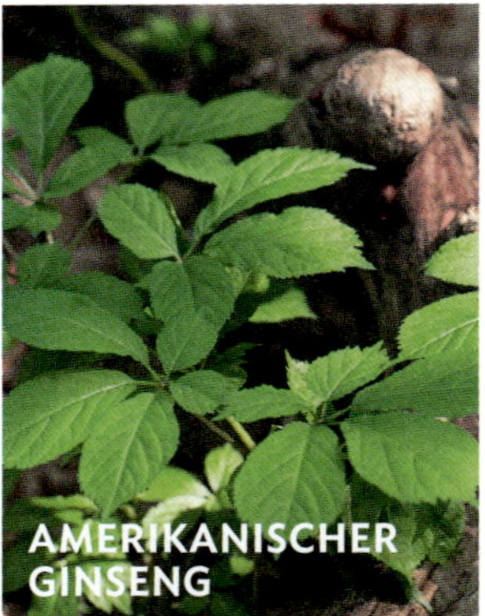

beruhigend, weshalb er für viele Männer in Amerika die bessere Wahl darstellt. Wie der asiatische Ginseng ist er ein anpassungsförderndes Tonikum mit langer Tradition als aufbauendes Mittel, das die Genesung vorantreibt.

Amerikanischer Ginseng kann den ganzen Körper neu ausbalancieren. Bei längerer Anwendung bringt er verbrauchte Energie zurück. Man nutzt ihn zur Behandlung allgemeiner Schwächezustände, zur verstärkten mentalen Klarheit und als tonisierende, die Anpassung fördernde Heilpflanze. Ginseng eignet sich auch zur Behandlung von Anämie und anderen Schwächen des Blutes und ist gut gegen Erschöpfung und unzureichende Sexualfunktion, besonders aufgrund von Überlastung und Stress.

Empfohlene Anwendung: Die Wurzeln sollten mindestens fünf bis sechs Jahre alt sein, je älter, desto besser. Für die Zubereitung gelten dieselben Regeln wie beim asiatischen Ginseng. Amerikanischer Ginseng hat einen sehr angenehmen bittersüßen Geschmack und lässt sich gut kauen.

Bestand gefährdet: Der wilde amerikanische Ginseng gilt fast überall als bedrohte Art. Achten Sie also auf die Herkunft Ihrer Wurzeln. Bitte verwenden Sie ausschließlich biologisch angebauten Ginseng oder Ginseng aus entsprechend bewirtschafteten Wäldern. Schließlich wird man kaum gesünder, wenn man Kräuter einsetzt, die durch zu intensives Ernten und zerstörte Lebensräume selber leiden.

Ginseng, Asiatischer

(Panax ginseng)

Verwendete Teile: Wurzeln

Vorzüge: Der König aller Tonika genießt im Reich der Heilkräuter einen praktisch makellosen Ruf. Sein Gattungsname, *Panax,* stammt aus dem Griechischen und bedeutet „heilt alles". Ginseng gilt insbesondere als Männertonikum, zumal die alten Wurzeln oft eine Männergestalt annehmen. Vieles, was dem Ginseng nachgesagt wird – seine unglaubliche Wirkung und Heilkraft –, ist wahr, wenn man hochwertige, reife Wurzeln verwendet. Angeboten werden viele Sorten, darunter asiatischer, koreanischer und chinesischer *Panax ginseng,* und alle helfen dem Körper sehr gut, sich gegen ein breites Krankheitsspektrum zur Wehr zu setzen.

Asiatischer Ginseng wird häufig als „weißer" oder „roter" Ginseng angeboten. Der rote Ginseng ist in Wahrheit weißer Ginseng, der langsam gedämpft, gepökelt und getrocknet wurde. Das Dämpfen hat Einfluss auf die Ginsenoide, die Wirkstoffe in Ginseng, und verstärkt die stimulierende Wirkung. Roter Ginseng wird daher gern bei Energiemangel empfohlen.

Bei längerer Anwendung füllt Ginseng die Energiespeicher wieder auf und schenkt neue Vitalität, insbesondere in der Sexualität. Man assoziiert ihn zwar vornehmlich mit dem männlichen Sexualsys-

Ginseng, der Alleskönner?

In Shen Nungs Materia Medica aus dem Jahr 196 beschreibt er Ginseng als „Tonikum für die fünf inneren Organe: Beruhigt den Geist, stärkt die Seele, zerstreut die Furcht, treibt die schlechten Ausdünstungen aus, erhellt die Augen, öffnet das Herz, fördert das Verstehen und kann bei längerer Einnahme den Körper stärken und das Leben verlängern". Eine amerikanische Studie zu Beginn der 1980er-Jahre beschreibt Ginseng hingegen als Ursache für Verdauungsstörungen, Bluthochdruck und allgemeines Unwohlsein. Die Entdeckung des GAS (Ginseng Abuse Syndrom) hat Langzeitanwender von Ginseng doch ziemlich erstaunt. Kurz nach der Veröffentlichung des Berichts stellte sich heraus, dass die Studien einen massiven Fehler aufwiesen. Bei den getesteten Kräutern handelte es sich nämlich größtenteils nicht um Ginseng, sondern um eine ***Rumex***-Variante aus der nordamerikanischen Prärie.

tem, doch ich halte Ginseng bei Frauen für ebenso hilfreich, besonders wenn eine Frau die erdende Yang-Kraft benötigt, für die Ginseng berühmt ist. Ginseng verjüngt das gesamte Nervensystem, regeneriert ein überlastetes, gereiztes Nervenkostüm und hilft gegen Stimmungsschwankungen und Depressionen. Bei konsequenter Einnahme über 3 bis 4 Monate baut er neue Energie auf.

Empfohlene Anwendung: Ginsengwurzeln sollten mindestens fünf bis sechs Jahre alt sein, je älter, desto besser. Sie haben einen feinen, bittersüßen, kräftigen Geschmack. Viele Leute kauen gern einfach auf der frischen Wurzel herum. In Scheiben geschnitten und in Honig eingelegt ist sie eine köstliche Süßigkeit. Zu den klassischen Zubereitungsformen gehört ein starker Sud aus einer hochwertigen alten Wurzel. Ginseng lässt sich gut mit anderen Nerventonika wie Astragalus, Brennnessel, Fo-Ti, Große Klette, Ingwer und Löwenzahn zu einem köstlichen Sud verkochen, den man direkt als Tee genießen oder auf Cracker geben kann (siehe Seite 42, Unverwüstlichkeitstonikum). Ich mag ihn besonders gern als Chai mit Ingwer und Zimt (siehe Seite 42, Lebensspender Chai). Ginsengextrakte und -kapseln sind überall erhältlich. Aus geschmacklichen Gründen und zur vereinfachten Zubereitung empfehle ich die Verwendung als Pulver, das Mitkochen der Wurzel in Suppen und Tees aus diesem Urahn aller Heilkräuter.

Warnhinweis: Ginseng ist zwar ein ausgezeichneter Energiespender, kann im Einzelfall jedoch zu viel Hitze oder Kongestion im Körper erzeugen, insbesondere wenn jemand zu Bluthochdruck neigt. Bei Typ-A-Persönlichkeiten ist Ginseng meiner Erfahrung nach kontraproduktiv.

Zudem sind der importierte asiatische Ginseng und auch die in Amerika gezogenen asiatischen Wurzeln häufig stark mit Giften besprüht. Eine kürzliche Undercover-Aktion der amerikanischen Arzneiaufsicht ergab in Wurzeln aus Wisconsin über 36 verbotene toxische Substanzen. Wenn die Wurzeln groß, besonders dick und weißlich aussehen, sollten Sie argwöhnisch werden. Kaufen Sie nur Ginsengwurzeln aus Waldkulturen oder aus Bio-Anbau.

Ginseng, Sibirischer

(Eleutherococcus senticosus)

Verwendete Teile: Wurzeln und Rinde

Vorzüge: Sibirischer Ginseng hat fast dieselben Eigenschaften wie der mit ihm verwandte *Panax ginseng.* Er ist ein äußerst anpassungsförderndes Heilkraut mit diversen gesundheitlichen Vorzügen. Seine stimulierende Wirkung auf die Manneskraft ist seit Langem bekannt, weshalb er gern als Tonikum für das männliche Sexualsystem eingesetzt wird.

Sibirischer Ginseng trägt zur allgemeinen Widerstandsfähigkeit und zum inneren Gleichgewicht bei, unabhängig davon, woher die Belastung stammt. Er zählt zu den besten Kräutern zur Förderung der Ausdauer und Leistungsfähigkeit, aber auch zur Stressresistenz, ob bei emotionalem, physischem oder psychischem Stress.

Empfohlene Anwendung: Die Wirkung des sibirischen Ginseng ist eher geschmeidig und fügt sich gut in die Wirkung anderer tonisierender, anpassungsfördernder Kräuter im Tee ein. Ich verwende das Pulver auch gern in Speisen und Süßigkeiten. Die Wurzeln sind eine wichtige Zutat für Kräuterweine und -elixiere. Am besten nutzt man sibirischen Ginseng langfristig über mehrere Wochen bis Monate.

Welcher Ginseng ist empfehlenswert?

Ich ziehe den Sibirischen Ginseng ***(Eleuthero)*** den ***Panax***-Varianten vor, weil er erfahrungsgemäß gut wirkt und im Gegensatz zum asiatischen und amerikanischen Ginseng in großer Fülle bereitsteht. In den Vereinigten Staaten wird ***Eleuthero*** zwar nicht in größerem Stil angebaut, aber ich habe im Nordosten gesunde Exemplare in Parks und Gärten gesehen, sodass der kommerzielle Anbau vielversprechend erscheint.

Gojibeeren *(Lycium chinense)*

Verwendete Teile: Beeren

Vorzüge: Gojibeeren zählen zu meinen Lieblingstonika. Sie sind lecker, sehr farbig und hellen angeblich die Stimmung auf. In China zählen sie zu den Kräutern, welche ein langes Leben fördern, und wurden von alten Weisen häufig genutzt. Li Ching Yuen, der angeblich über 200 Jahre alt wurde (wofür es wissenschaftliche Beweise geben soll), war

Berichten zufolge ein großer Freund der feinen Gojibeeren, die ein Grundbestandteil seiner berühmten „Suppe für ein langes Leben" waren.

Gojibeeren tun besonders der Leber gut. Außerdem unterstützen sie den Kreislauf und stärken das Blut.

Empfohlene Anwendung: Ein bekanntes chinesisches Tonikum für ein langes Leben sind Gojibeeren und Schisandrabeeren zu gleichen Teilen. Daraus einen Tee zubereiten und mehrere Wochen 2 bis 3 Tassen pro Tag trinken – das hellt die Stimmung auf und fördert die gute Laune.

Gojibeeren sind überhaupt recht lecker. Man kann sie roh naschen, zum Müsli hinzufügen oder mitbacken. Ich ersetze in Rezepten gern Rosinen durch Gojibeeren; so genieße ich die Wirkung, und es schmeckt noch besser. Einem Tee verleihen sie angenehme Süße.

Eingeweichte Gojibeeren in Fruchtsaft oder Wein ergeben ein anregendes Getränk. So nehme ich meine Medizin am allerliebsten!

Gotu Kola *(Centella asiatica)*

Verwendete Teile: Blätter

Vorzüge: Diese hübsche, veilchenartige Pflanze wächst in den Tropen oder Subtropen. In warmen Gegenden oder im Gewächshaus kann man sie problemlos selbst ziehen und hat dann täglich frischen Nachschub an den schmackhaften kleinen Blättern. Gotu Kola ist wunderbare Hirnnahrung, und ich kombiniere sie gern mit Ginkgo. Besonders empfehlenswert ist die Pflanze bei Gedächtniseinbußen.

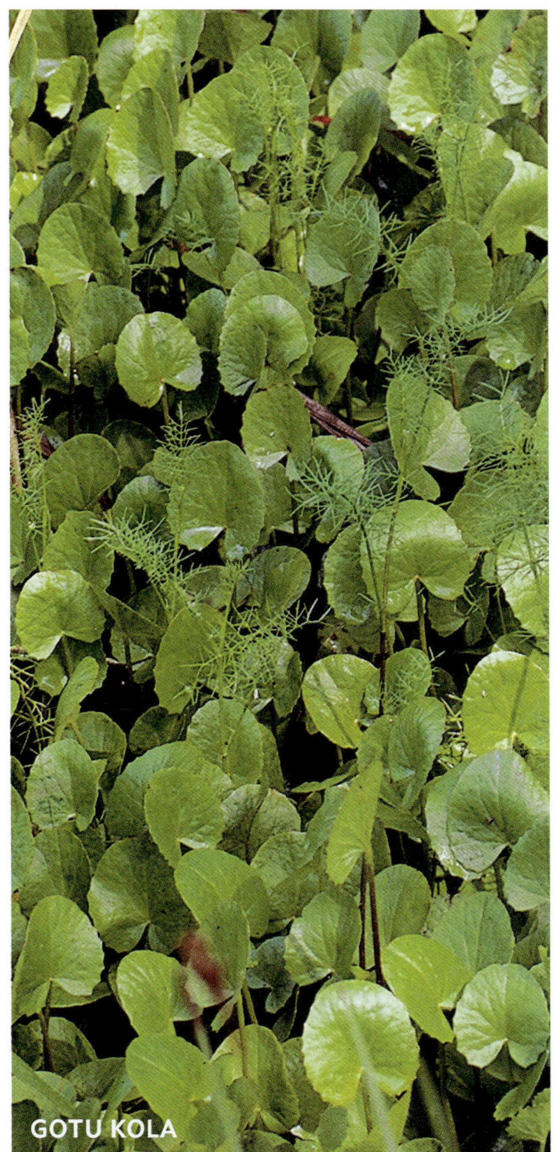
GOTU KOLA

Sie gilt als eines der besten Nerventonika und wurde bei Epilepsie, schizophrenen Verhaltensweisen und Alzheimer-Krankheit erfolgreich in die Behandlung einbezogen. Ausgezeichnet ist Gotu Kola in Rezepten gegen nervös bedingten Stress und Schwächezustände. Sie verbessert sanft, aber nachhaltig die mentale Aufmerksamkeit und Vitalität, indem sie dem Gehirn die nötigen Nährstoffe bereitstellt. Daneben verbessert Gotu Kola den allgemeinen Umgang des Körpers mit Krankheit und Stress.

Empfohlene Anwendung: Ich verwende Gotu Kola am liebsten als Tinktur zur Stärkung der Merkfähigkeit. Eine erkennbare Wirkung stellt sich jedoch erst nach mindestens 4 bis 6 Wochen Behandlungsdauer ein. Was dürfen Sie erwarten? Natürlich erwacht man nicht eines Morgens als Genie! Rechnen Sie vielmehr mit einer allmählichen, aber spürbaren Verbesserung des Gedächtnisses und dem allgemeinen Gefühl, geistig wacher zu sein. Frische Gotu Kola ist sehr schmackhaft und kann roh in den Salat gegeben oder aber als Tee aufgebrüht werden.

Warnhinweis: Handelsübliche Ware ist häufig von sehr schlechter Qualität. Ich empfehle daher, diese wichtige Heilpflanze selbst anzupflanzen oder aus zuverlässigem Bio-Anbau zu beziehen.

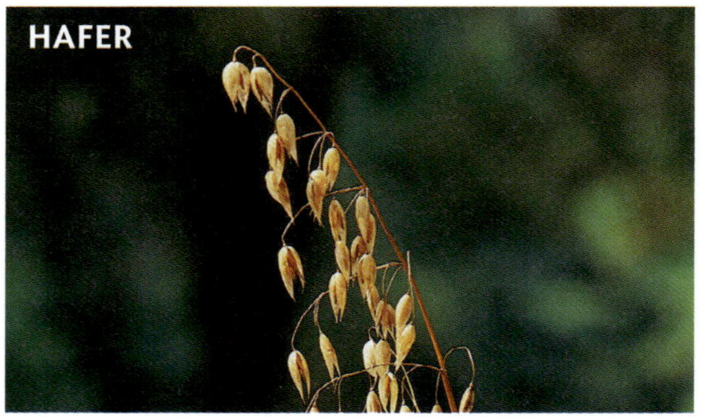
HAFER

Hafer *(Avena sativa [kultiviert] und A. fatua [Wildform])*

Verwendete Teile: Grüne unreife Spitzen, Samen und Halme (Haferstroh)

Vorzüge: Hafer zählt zu den besten Nerventonika und ist ein überragendes Herztonikum. Bei Überarbeitung, Stress oder Angst, aber auch bei gereizten, entzündeten Nervenenden bei Verbrennungen oder Hämorrhoiden sollte Hafer regelmäßig verzehrt werden. Haferflocken liefern Energie, indem sie insgesamt Gesundheit und Vitalität stärken. Sie werden gern bei Erkrankungen des Nervensystems, Depressionen, Angst, geringer sexueller Vitalität, Reizbarkeit und Harninkontinenz eingesetzt. Dank seiner Schleimstoffe hilft Hafer bei Schäden an der Myelinscheide, welche die Nervenfasern umhüllt und schützt. Hafer beruhigt auch bei Nikotinentzug und anderen Entzugserscheinungen. Er gehört zu den wichtigsten Rekonvaleszenzmitteln nach langen Krankheiten und wird gern geschwächten Menschen gegeben, die kaum etwas bei sich behalten können.

Grüner Hafer ist ausgesprochen reich an Silizium, Kalzium und Chrom und eine der besten Magnesiumquellen. Haferstroh ist zwar lange nicht so mineralstoffhaltig, aber ebenfalls ein Heilmittel.

Empfohlene Anwendung: In Haferstroh steckt zwar viel Silicium und Kalzium, doch in erster Linie werden die Haferkörner verwendet. Die Früchte des Hafers enthalten verschiedene wirksame Alkaloide, darunter Trigonellin und Gramin (auch in Gerste und Passionsblume) sowie Stärke und B-Vitamine. Ich empfehle, beides einzusetzen. In der Naturheilkunde verwenden wir am liebsten den nicht voll ausgereiften Grünen Hafer. Im Handel werden allerdings vielfach gelbe Halme angeboten. Gelbes Haferstroh eignet sich vielleicht gut zum Mulchen, aber nicht für Tee. Verlangen Sie gezielt Grünen Hafer.

Die meisten Menschen denken bei Hafer zuerst an Haferflocken und Haferbrei. Kräuterheilkundige essen Haferbrei zum Frühstück; aus grünem Hafer hingegen machen wir Tee. Sowohl die grünen Spitzen als auch die unreif geernteten Stängel ergeben einen feinen, nahrhaften Tee, der meiner Ansicht nach zu den besten Tees überhaupt gehört. Er kann stark aufgebrüht und mit Fruchtsaft gemischt werden.

Kombinieren Sie Hafer zur Nervenstärkung mit Zitronenmelisse und Passionsblume, für einen gesegneten Schlaf mit Baldrian und bei Leber- oder Verdauungsproblemen mit bitteren Magenkräutern. Sowohl Haferflocken als auch Grüner Hafer ergeben sehr angenehme Beruhigungsbäder zur Stresslinderung und für gereizte, juckende Haut. Besonders entspannend wird so ein Bad mit ein paar Extratropfen Lavendelöl.

Hagebutten

(Rosa canina und verwandte Spezies)

Verwendete Teile: In erster Linie die Samen, aber auch Blätter und Blüten der Heckenrose

Vorzüge: Hagebutten enthalten mehr Vitamin C als fast jede andere Wildpflanze, im Verhältnis weit mehr als Zitrusfrüchte. Vitamin C ist ein bekanntes Antioxidans, das die Abwehr stärkt. Die Blätter der Heckenrose oder Hundsrose sind adstringierend und tonisierend; die Blüten werden zu Liebestränken und Blütenessenzen verarbeitet.

Empfohlene Anwendung: Aus frischen Hagebutten bereiten wir vitaminreichen Sirup oder Marmelade zu. Hagebuttentee hat einen zarten Geschmack, wie geschaffen für kalte Abende am Kamin.

Hagebuttenaufstrich

Aus getrockneten, samenlosen Hagebutten kann man ganz leicht einen Aufstrich zubereiten. Einfach mit frischem Apfelsaft übergießen und über Nacht einweichen. Am nächsten Morgen ist der Aufstrich bereit. Wer mag, würzt ihn mit Zimt und anderen Gewürzen, aber er schmeckt auch so schon gut.

Hahnenfuß, blauer

(Caulophyllum thalictroides)

Verwendete Teile: Wurzeln und Rhizome

Vorzüge: Der Blaue Hahnenfuß ist auch unter dem Namen Frauenwurzel bekannt. Bei den nordamerikanischen Ureinwohnern wurde er gern im späten Schwangerschaftsstadium eingesetzt, um die Wehen und die Geburt zu erleichtern. Dr. Shook, ein früher Kräuterarzt, erklärte hierzu: „Diese überaus wertvolle Heilpflanze gilt zu Recht als bester Freund der Frauen, denn sie ist bei langsamen, sehr schmerzhaften Wehen weitaus zuverlässiger und lange nicht so gefährlich zur Unterstützung der Niederkunft. Es ist ein sehr altes indianisches Heilmittel. Die Indianer hielten es für das beste Mittel der Natur zur Geburtsförderung, und ihre Frauen tranken den Tee normalerweise bereits mehrere Wochen vor der Niederkunft." Von 1882 bis 1905 war der Blaue Hahnenfuß im Arzneibuch der Vereinigten Staaten als Mittel zur Wehenförderung aufgeführt und wurde normalerweise in den letzten Schwangerschaftswochen verabreicht. Schon vor einer Schwangerschaft wurde das Mittel eingenommen, um die Gebärmutter auf die Geburt vorzubereiten.

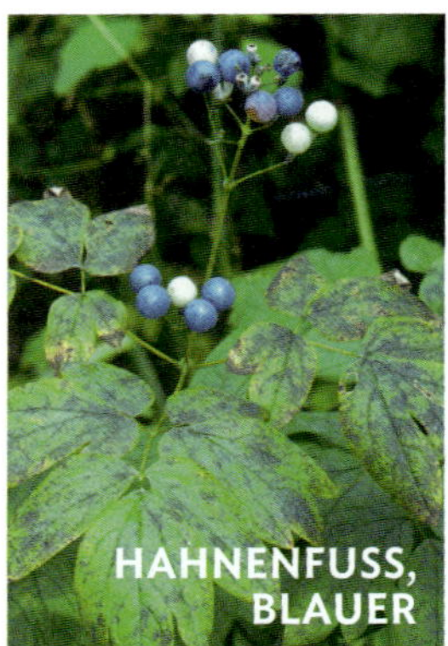

Empfohlene Anwendung: In der Kräuterheilkunde wird der Blaue Hahnenfuß noch heute gern eingesetzt, denn er gilt als eines der besten Stimulantien für die Gebärmutter und zur Auslösung einer verzögerten Menstruation. Der Wirkstoff Caulosaponin stimuliert aktiv die Uteruskontraktion und fördert die Durchblutung des Beckens. Dadurch kann er zur Linderung von Menstruationskrämpfen beitragen.

Der Streit um den Blauen Hahnenfuß

Einer der aktiven Wirkstoffe des Blauen Hahnenfuß, Caulosaponin, wurde von der Wissenschaft klinisch geprüft. Nach Isolierung der Substanz aus der Mutterpflanze wurde Caulosaponin Tieren injiziert und konnte dort die Arterien verengen. Aus diesen sehr begrenzten und – wie ich ergänzen möchte – grausamen Versuchen leitet die Forschung ab, dass Blauer Hahnenfuß zu Herzschäden beitragen kann. Andererseits ist Caulosaponin nur ein einzelner Bestandteil aus der chemischen Blaupause des Blauen Hahnenfuß. Diesen Stoff zu isolieren, ihn an Versuchstieren zu testen und dann über seine Toxizität zu urteilen, erscheint grotesk. Immerhin ist die Pflanze seit Jahrhunderten als sicheres, wirkungsvolles Heilmittel in Gebrauch.

Warnhinweis: Blauer Hahnenfuß ist eine starke Heilpflanze mit sehr aktiver Wirkung, die nur verantwortungsbewusst und auf Verordnung durch erfahrene Kräuterexperten eingesetzt werden darf. Wegen ihrer stimulierenden Wirkung auf die Gebärmutter sollte sie in der Schwangerschaft nicht genommen werden. Die Beeren bitte nicht essen; sie sind giftig.

Heidelbeere *(Vaccinium myrtillus)*

Verwendete Teile: Blätter und Beeren

Vorzüge: Wilde Heidelbeeren können vor Augenproblemen bewahren und diese heilen. Die Blätter und besonders die Beeren enthalten Antioxidantien und Bioflavonoide in hoher Konzentration, insbesondere eine komplexe Gruppe von Anthocyanosiden, welche die Durchblutung der Augen fördern und die kleinen Kapillaren in den Augen und um sie herum stärken.

Die Früchte wie auch die Blätter wirken einem erhöhten Blutzuckergehalt entgegen und haben sich bei Diabetikern als hilfreich erwiesen. Waldheidelbeeren können bei mehrmonatiger Anwendung zur Regulierung eines erhöhten Blutzuckers (Hyperglykämie) beitragen. Außerdem sind sie ein stimulierendes Tonikum für die Harnwege und stärken Blasen- und Nierenfunktion. Aufgrund ihrer antiseptischen, entwässernden Wirkung werden Waldheidelbeeren zur Behandlung von Harnwegsinfekten eingesetzt, gern in Kombination mit Cranberrys oder Bärentraube (Uva ursi). Zusätzlich haben Waldheidelbeeren einen guten Ruf für ihre durchblutungsfördernde Wirkung, bei der Behandlung von Krampfadern und Hämorrhoiden und beim Wiederaufbau von Bindegewebe.

Empfohlene Anwendung: Im Handel gibt es einen auf 0,25 Prozent standardisierten Extrakt. Ich rate in der Regel zwar lieber zu Vollpflanzentinktur oder Tee, doch bei Makuladegeneration und diabetischer Retinopathie wäre der standardisierte Extrakt wegen seiner Konzentration anzuraten.

Verzichten Sie aber nicht auf Heidelbeerkonfitüre und Heidelbeerwein. Mit solchen Spezialitäten wird gerade diese Pflanzenmedizin zum Hochgenuss.

Helmkraut, Seitenblättriges

(Scutellaria lateriflora)

Verwendete Teile: Blätter

Vorzüge: Helmkraut ist ein überaus vielseitiges Mittel für die Nerven, das bei allen Problemen mit dem Nervensystem angezeigt ist, besonders bei Kopfschmerzen, nervösem Tremor, Stress, Reizbarkeit im Rahmen der Menstruation, Schlafstörungen und nervöser Erschöpfung.

Empfohlene Anwendung: Es handelt sich um ein starkes, sehr wirksames Kraut, das man selbst bei Langzeitanwendung nicht überdosieren kann und das sich im Körper nicht anreichert. Eher im Gegenteil: Um wirklich von Helmkraut zu profitieren, sollte man es längere Zeit in angemessener Dosierung verwenden. Man kann Helmkraut als Tee, Tinktur oder Kapseln zu sich nehmen. Erwachsene trinken täglich 2 bis 3 Tassen Tee oder nehmen 3-mal täglich ¼ Teelöffel Tinktur in ½ Tasse warmem Wasser.

Herzgespannkraut

(Leonurus cardiaca)

Verwendete Teile: Blätter

Vorzüge: Das Herzgespannkraut (Echtes Herzgespann) ist ein wertvolles Herz- und Frauentonikum, das besonders Frauen in den Wechseljahren hilft. Sein botanischer Name bedeutet „Löwenherz". Herzgespannkraut nährt und kräftigt den Herzmuskel und seine Blutgefäße. Es hilft bei den meisten Herzkrankheiten, Neuralgien und Herzrasen. Es ist aber auch bei vielen weiblichen Gesundheitsproblemen gefragt, darunter verzögerte Menstruation, Uteruskrämpfe im Zusammenhang mit schwacher Menses, Wassereinlagerungen, Hitzewallungen und Stimmungsschwankungen in der Menopause.

Empfohlene Anwendung: Als Aufguss zubereiten und mit schmackhafteren Kräutern abrunden oder als Tinktur.

Hibiskus *(Hibiscus sabdariffa)*

Verwendete Teile: Blüten

Vorzüge: Hibiskus enthält viel Vitamin C und Bioflavonoide und hat leicht adstringierende Eigenschaften. Er empfiehlt sich zur Behandlung leichter Erkältungen, grippaler Infekte, Prellungen und Schwellungen.

Empfohlene Anwendung: Diese Pflanze steckt in vielen Früchtetees. Die großen tropischen Blüten färben den Tee rubinrot, schmecken leicht säuerlich und haben einen süßen Nachgeschmack.

Himbeere *(Rubus idaeus)*

Verwendete Teile: Blätter, Wurzeln und Blüten

Vorzüge: Aus der Himbeere lässt sich ein sehr nahrhaftes Sexualtonikum zubereiten, welches das gesamte Urogenitalsystem strafft und stärkt. Als gute Eisenquelle kann die Himbeere den Eisengehalt im Blut neu auffüllen und wird gern mit Brennnessel bei Anämie und ähnlichen Ursachen für Energiemangel verordnet. Himbeere ist aber auch ein guter Niacinlieferant und zählt zu den besten Quellen für Mangan, das der Körper zur Herstellung des gesunden Bindegewebes braucht, zum Beispiel für Knochenmatrix und Knorpel, und das im Energiestoffwechsel einen wichtigen Faktor darstellt.

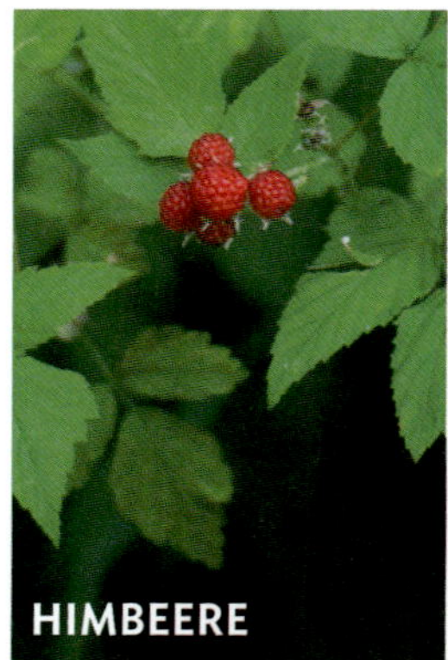
HIMBEERE

Als Tee oder Tinktur sind Himbeerblätter zur Behandlung von Diarrhö und Dysenterie unschlagbar. Außerdem helfen sie bei übermäßiger Menstruation und zählen zu den besten Tonika für Schwangerschaft und Geburt. Die adstringierende Wirkung macht Himbeerblättertee zu einer guten Mundspülung bei Zahnfleischproblemen. Bei Abgeschlagenheit, in der Rekonvaleszenz oder wenn man ein Tonikum für das endokrine System benötigt, liefert Himbeere die nötigen Nährstoffe.

Empfohlene Anwendung: Die Blätter sind recht schmackhaft, besonders als Kräuteraufguss. Für eine tonisierende Wirkung braucht man mehrere Tassen am Tag. Himbeerblätter kann man gut mit anderen belebenden Kräutern für die Sexualorgane mischen und zu einer Tinktur verarbeiten, die täglich eingenommen werden sollte. Auch die leckeren Beeren sind von medizinischem Wert. Himbeerlikör ist ein wahrer Göttertrunk.

Holunder, Schwarzer

(Sambucus nigra)

Verwendete Teile: Beeren und Blüten

Vorzüge: Holunderblütensirup ist in Europa ein geschätztes Heilmittel bei Erkältung, Grippe und Infekten der oberen Atemwege. Sowohl die Blüten als auch die Beeren wirken stark schweißtreibend und senken so das Fieber. Außerdem stärkt Holunder das Immunsystem, besonders in Kombination mit Echinacea.

Empfohlene Anwendung: Es gibt viele Unterarten – nehmen Sie die Sorte, die blauschwarze Beeren hervorbringt. Aus Holunderbeeren kann man ausgezeichneten Sirup und Wein herstellen. Die Blüten werden zumeist für fiebersenkende Tees eingesetzt und sind der Hauptbestandteil von Holunderblütenwasser, einer traditionellen Reinigungslösung in der Kosmetik. Holunderblüten kann man aber auch essen. Ich sammele die großen flachen Dolden jeden Sommer und backe daraus köstliche Holunderblütenküchlein. Besonders lecker schmecken sie mit Holundergelee, einer weiteren genussvollen Methode, diese Pflanzenmedizin zu genießen.

Hopfen *(Humulus lupulus)*

Verwendete Teile: Dolden (die Ähren um die weiblichen Blüten) und Pollen

Vorzüge: In meiner Jugend waren die Hügel Nordkaliforniens weit und breit mit Hopfen bepflanzt. Hopfen ist eine schöne Pflanze, deren goldbestäubte Blüten im Spätsommer blühen und an goldgrünen Ranken hängen. Diese Dolden enthalten die unscheinbaren grünen Blüten und die goldenen Pollen und sind die medizinisch verwendeten Pflanzenteile. Hopfen mit seinem reichen Gehalt an Lupulin, ätherischen Ölen, Harzen und Bitterstoffen ist eine starke Heilpflanze, die wegen ihrer entspannenden Wirkung auf das Nervensystem geschätzt wird. Er ist mein Lieblingsmittel gegen Schlaflosigkeit. Besonders hilfreich ist Hopfen gegen Bluthochdruck. Bei Männern mindert er Angst und Anspannung und dämpft einen übermäßigen Sexualtrieb. Als einer der wirksamsten Bitterstoffe gehört Hopfen unbedingt in einen Verdauungsschnaps. Er eignet sich besonders für Verdauungsstörungen aufgrund von nervöser Anspannung und Angst.

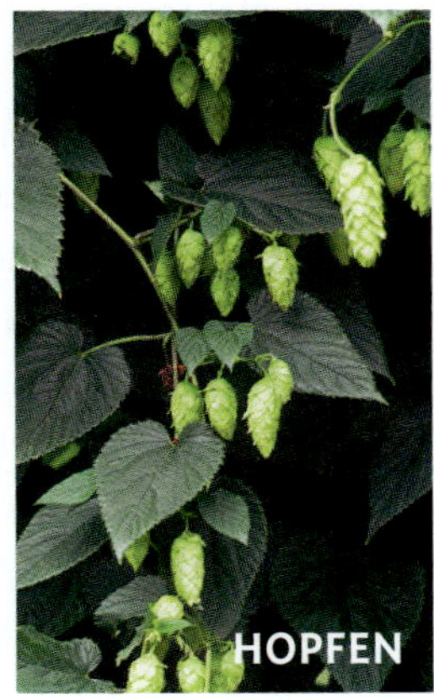
HOPFEN

Empfohlene Anwendung: Hopfen ist extrem bitter. Dieser Geschmack ist kaum zu verdecken, weshalb man ihn meist als Tinktur oder Kapsel einnimmt. Auch als Bier ist er noch eine gute Medizin, denn er beruhigt und fördert die Verdauung. Achten Sie auf ein hochwertiges Bier oder brauen Sie einfach selbst!

Gegen Schlafstörungen mische ich gern Hopfen- und Baldriantinktur zusammen. Einige Stunden vor dem Schlafen eine Dosis einnehmen und die Tinktur ans Bett stellen. Wer nachts aufwacht, nimmt ein paar große Pipetten in warmem Wasser.

Gegen einen übermäßigen Sexualtrieb trinkt man 3- bis 4-mal täglich ½ Teelöffel Hopfentinktur in warmem Wasser.

Zur Förderung der Verdauung kann man aus Hopfen mit anderen bitteren Kräutern wie Artischockenblättern, Beifuß, Herzgespannkraut, Krausem Ampfer und Löwenzahnwurzel eine Tinktur herstellen (siehe Anweisungen auf Seite 401). Vor dem Essen ½ Teelöffel einnehmen.

Warnhinweis: Wegen seiner starken beruhigenden Wirkung sollte man Hopfen bei Depressionen nicht in größerer Menge zu sich nehmen.

Huflattich *(Tussilago farfara)*

Verwendete Teile: Blätter

Vorzüge: Im Mittelalter war Huflattich so beliebt, dass er als Emblem für den Dorfapotheker gewählt wurde. Der Gattungsname, Tussilago, bedeutet „Hustenvertreiber“, und tatsächlich wird Huflattich schon lange als Heilmittel gegen Husten, Erkältungen und verschleimte Bronchien eingesetzt. Er wirkt Asthma entgegen und fördert den Auswurf, indem er die Bronchien erweitert und das Abhusten von Schleim erleichtert.

Empfohlene Anwendung: Huflattich ergibt einen hervorragenden Tee. Am besten kombiniert man ihn mit anderen Lungenkräutern wie Beinwell, Brennnessel, Echtem Alant und Königskerze.

Warnhinweis: Wegen seines PLA-Gehalts (Pyrrolizidin-Alkaloide, die mit tödlichen Lebererkrankungen in Verbindung gebracht wurden) gab es gewisse Sicherheitsbedenken zu Huflattich. Die Studien sind jedoch wenig aussagekräftig. Da die Pflanze seit Jahrhunderten als sicheres, wirkungsvolles Heilmittel in Gebrauch ist, verwende ich sie weiterhin.

Indianertabak *(Lobelia inflata)*

Verwendete Teile: Oberirdische Pflanzenteile, besonders die Samen und Blätter

Vorzüge: Indianertabak ist womöglich eine der verrufensten und zugleich nützlichsten Pflanzen überhaupt für echte Atemwegsprobleme. Einer der Hauptwirkstoffe, das Lobelin, stimuliert nachweislich das Atmungszentrum im Gehirn und bewirkt eine tiefere, kräftigere Atmung. Indianertabak ist stark krampflösend in Bezug auf die Brust und verengte Bronchien und ein hervorragender Schleimlöser, aber auch bei spastischem, trockenem Husten und Krampfhusten bestens geeignet. Er zählt zu den besten Heilmitteln gegen Asthma und Bronchitis. Zudem kann er bei äußerlicher Anwendung Entzündungen lindern und bei Furunkeln und Rheuma auch die Schmerzen.

Bei frühen Eklektikern und Herbalisten stand Indianertabak wegen seiner entspannenden Wirkung auf die Muskeln in hohem Ansehen, und Cascade Anderson Geller schreibt dazu in *Planting the Future,* einem Buch von United Plant Savers, sie kenne „einige Kinder, bei denen die Geburt leichter vonstatten ging, nachdem die Mütter eine bescheidene orale Dosis Lobeliaextrakt erhalten hatten, um den Uterus zu entspannen".

Indianertabak ist umstritten und sorgt wegen seiner diversen Einsatzmöglichkeiten in der Kräuterkunde immer wieder für Diskussionen. In einer Hinsicht scheinen sich jedoch alle einig zu sein: Es handelt sich um eine stark wirksame Pflanze. Am besten kombiniert man sie mit anderen Kräutern und nimmt sie in mäßigen Mengen Wasser. Ansonsten könnte es leicht zu Übelkeit und Erbrechen kommen.

Empfohlene Anwendung: Bei der erstmaligen Verwendung einer neuen Heilpflanze beginnt man stets mit kleinen Mengen. Beim Indianertabak ist dies besonders wichtig. Er hat individuell sehr unterschiedliche Wirkungen, je nach persönlicher Empfänglichkeit für die Wirkstoffe. Dosieren Sie die Pflanze sparsam, in Kombination mit anderen Kräutern und in Tee oder Wasser verdünnt. Selbst wenn man sich an die vom Hersteller für Tinkturen oder Kapseln empfohlene Dosierung hält, kann das Resultat ernüchternd ausfallen. Erwachsene nehmen normalerweise 3 Tropfen bis hin zu ½ Pipette.

Warnhinweis: Schwangere sollten Indianertabak nicht einsetzen.

Bestand gefährdet: Wegen seines begrenzten Lebensraums und seiner wachsenden Beliebtheit gilt der Indianertabak in Amerika als gefährdete Art. Nur wenn es keinerlei Alternative gibt, erscheint sehr begrenztes Sammeln in der Wildnis akzeptabel. Wo immer möglich, sollte man jedoch lieber Pflanzen aus Bio-Anbau wählen.

Ingwer *(Zingiber officinale)*

Verwendete Teile: Wurzeln

Vorzüge: Ingwer wird sowohl wegen seines köstlichen Geschmacks als auch wegen seiner Heilkräfte geschätzt. Er zählt zu den klassischen Heilkräutern der traditionellen chinesischen Medizin und gilt als Medizin der Wahl für Sexualsystem, Atmungssystem und Verdauungssystem. Ingwer ist ein Hauptbestandteil von Sexualtonika für beide Geschlechter und fördert die Durchblutung des Beckens; er ist mein Lieblingsmittel gegen Krämpfe. Bei morgendlichem Erbrechen und Reisekrankheit ist Ingwer ein ungefährliches und häufig wirksames Heilmittel ohne unerwünschte Nebenwirkungen. Außerdem öffnet Ingwer die Poren und unterstützt das Schwitzen. Er verbessert die Verdauung und hilft dem Körper, Abbauprodukte effizient auszuscheiden.

Empfohlene Anwendung: Ingwer passt in Pfannengerichte und asiatische Gerichte. Geriebener Ingwer mit Zitrone und Honig ergibt einen köstlichen Tee. Aufgrund seines hohen Gehalts an ätherischen Ölen sollte Ingwertee als Kräuteraufguss zubereitet werden, obwohl man die Wurzel verwendet. Auch Ingwersirup ist eine wahre Köstlichkeit. Besonders angenehm schmeckt diese Medizin in Form von kandiertem Ingwer. Bei Krämpfen und Magenschmerzen helfen heiße Ingwerumschläge in der Beckengegend.

Johanniskraut *(Hypericum perforatum)*

Verwendete Teile: Blätter und Blüten (im Verhältnis 70:30)

Vorzüge: Johanniskraut ist eine beliebte Heilpflanze bei Depressionen und Angstzuständen. Als klassisches Mittel gegen Nervenschäden und Depressionen wird Johanniskraut schon seit Jahrhunderten verwendet und ist in Westeuropa und im Mittelmeerraum ein hochgeschätztes Naturheilmittel. Johanniskraut dient in erster Linie zur Heilung geschädigter Nervenenden, weshalb es bei Verbrennungen, Neuralgie, Wunden und Traumen zum Einsatz kommt. Gut bewährt hat es sich zur Linderung von Stress, Ängsten, Depressionen, jahreszeitlich bedingten Depressionen (SAD oder Winterblues), chronischer Müdigkeit und bei Persönlichkeitsstörungen. Es hebt die Stimmung und lässt „Sonne in die Seele". Eine Zeit lang wurde die Pflanze als möglicher MAO-Hemmer eingestuft, was sich wissenschaftlich jedoch nicht bestätigt hat. Die Wirkweise ist noch nicht vollständig geklärt, und auch die chemischen Bestandteile, die Depressionen lindern, sind noch nicht identifiziert. Betrachten Sie die Pflanze als Gesamtwunder.

Empfohlene Anwendung: Sie sollten unbedingt Johanniskrautöl im Haus haben (siehe Seite 100). Es zählt zu den besten medizinischen Ölen und hilft bei Prellungen, Verstauchungen, Verbrennungen und Verletzungen aller Art. Sowohl das fertige Öl als auch die Zubereitung sind eine wahre Wonne.

Johanniskraut lässt sich gut mit anderen Kräutern kombinieren, zum Beispiel mit Hopfen und Baldrian bei Schlafstörungen, mit Lavendel und Melisse bei Depressionen oder mit Kamille für Kinder, die emotional gerade viel durchmachen. Bei Ängsten mische ich Johanniskraut gern mit Passionsblume. Johanniskraut hilft bei Depressionen, sollte jedoch immer von weiteren Therapien wie therapeutischer Beratung, Massagen und echter Nervennahrung (siehe Kapitel 3) begleitet sein.

Warnhinweis: Die einen warnen vor verstärkter Sonnenlichtempfindlichkeit unter Johanniskrauteinnahme; viele andere schützen sich damit vor dem Sonnenlicht.

Es gibt gewisse Bedenken, dass Johanniskraut ähnlich wie Prozac als MAO-Hemmer wirkt, doch diese Theorie hat sich als falsch erwiesen. Deshalb gelten für Johanniskraut als Antidepressivum nicht dieselben Einschränkungen wie für MAO-Hemmer.

Oft stellt sich die Frage, ob Johanniskraut parallel zu verschreibungspflichtigen oder frei verkäuflichen Antidepressiva eingenommen werden kann, weil jemand auf diese Weise deren Menge verringern oder sie ganz absetzen möchte. Diese Entscheidung ist stets individuell abzuwägen. Sofern jedoch keine Suizidgefahr besteht und keine chronische klinische Depression vorliegt, kann Johanniskraut die Übergangsphase meiner Erfahrung nach erleichtern. Da verschreibungspflichtige Antidepressiva die Reaktion der Nerven blockieren und Johanniskraut die Nerven nährt, stärkt und aufbaut, kommen diese Mittel sich nicht in die Quere, sondern können in Kombination die Heilungschancen eher erhöhen.

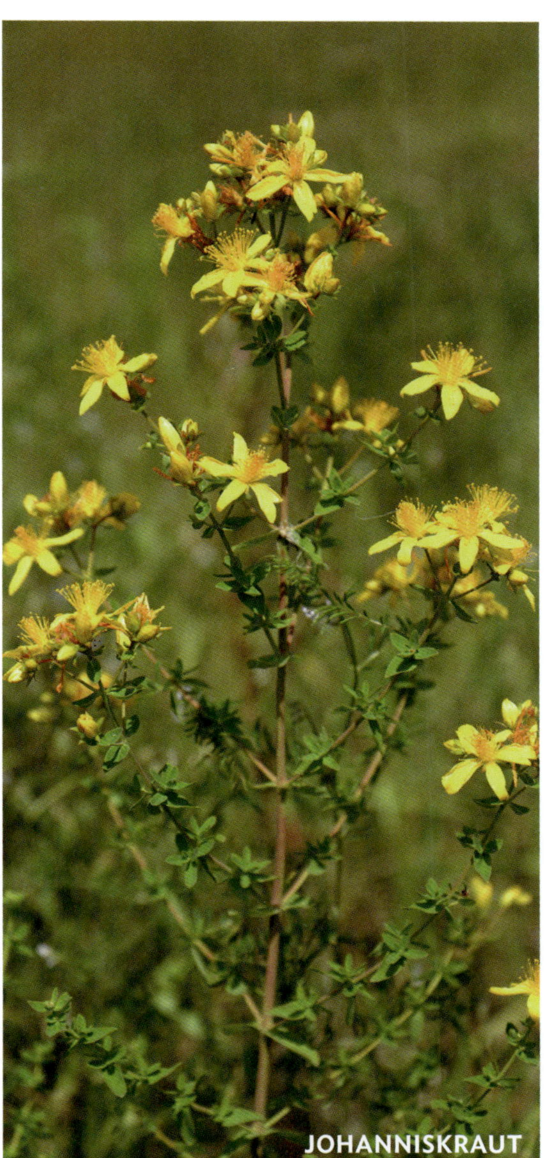
JOHANNISKRAUT

Wenn man beide Mittel parallel nutzen möchte, sollte man jedoch unbedingt eng mit einem erfahrenen Therapeuten zusammenarbeiten.

Kräuter bewirken keine Wunder

Nach der Ausstrahlung einer Fernsehserie über eine Frau – zufälligerweise die Tochter einer meiner Studentinnen –, die mit Johanniskraut sehr erfolgreich gegen Depressionen vorgehen konnte, schossen die Verkaufszahlen entsprechender Präparate in nur einem Jahr um 1000 Prozent in die Höhe. Im ganzen Land wurde einem Johanniskraut nur so aus der Hand gerissen. Leider wollten Menschen mit wenig Kräutererfahrung diese Mittel wie herkömmliche Antidepressiva einsetzen und erzielten nicht die erhoffte Reaktion. Johanniskraut ist ein wunderbarer Stimmungsaufheller, aber kein Wundermittel. Ohne weitere Maßnahmen kann es eine Depression nicht heilen. Man muss gleichzeitig auch sein Leben umstellen.

Kamille

(Anthemis nobilis und Matricaria recutita)

Verwendete Teile: In erster Linie die Blüten, aber auch die Blätter

Vorzüge: Diese kleine, hübsche, sanfte Pflanze wird seit Langem als Tee getrunken, hat aber eine erhebliche medizinische Wirkung. Kamille zeigt, dass auch sanfte Mittel sehr zuverlässig helfen können. Sie zählt zu den besten und vielseitigsten Kräutern für Kinder. Mit Kamille kann man Koliken, Stress, Infekte und Magenverstimmungen behandeln. In *Peter Rabbit* wurde ihr ein Denkmal gesetzt. Als der kleine Peter aus Mr. McGregor's Garten zurückkommt – ein höchst belastendes Erlebnis, das er nur knapp überlebt hat –, macht seine Mutter ihm Kamillentee und schickt ihn dann ins Bett. Kamillenblüten sind reich an essenziellen Ölen mit entzündungshemmender Wirkung.

Empfohlene Anwendung: Kamillentee mit Honig darf ein gestresstes oder nervöses Kind den ganzen Tag trinken. Ähnlich beruhigend ist ein Massageöl mit einigen Tropfen essenziellem Kamillenöl, das auch schmerzenden, überlasteten Muskeln guttut. Ein paar Tropfen Kamillentinktur vor dem Essen unterstützen die Verdauung. Bei Babys kann man beruhigende Kamillenblüten ins Badewasser geben.

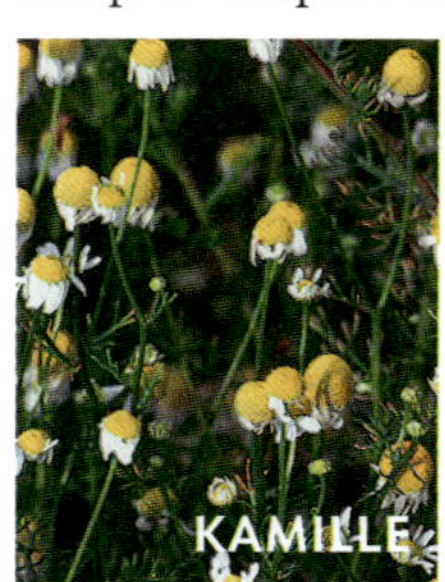
KAMILLE

Wissenschaftlich belegt

Pharmakologische und klinische Studien beweisen, was man in der Kräuterheilkunde schon lange weiß: Die unscheinbare Kamille ist kein Unkraut, sondern eine wichtige Heilpflanze für das Nervensystem. Einer der Hauptbestandteile ist Azulen, ein schönes azurblaues, ätherisches Öl, das durch Dampfdestillation gewonnen wird. Azulen enthält einen ganzen Wirkstoffkomplex an entzündungshemmenden und fiebersenkenden Substanzen. Die medizinische Wirkung zeigt sich vor allem in drei Bereichen: Nervensystem, Immunsystem und Verdauungssystem.

Katzenminze *(Nepeta cataria)*

Verwendete Teile: Blätter und Blüten

Vorzüge: Noch so ein vielseitiges Wundermittel – Katzenminze ist ungiftig, wirksam und leicht einzusetzen. Sie gedeiht im Garten und verwildert leicht, wenn man die Katzen so lange fernhalten kann, bis die Katzenminze gut angewachsen ist. Katzen geraten davon in Verzückung, junge und alte Menschen hingegen lassen sich durch Katzenminze gut beruhigen. Deshalb lindert man mit Katzenminze Stress aller Art. Besonders hilfreich ist sie zur Fiebersenkung und gegen Schmerzen beim Zahnen

Der Kava-Hype

Kava wird in Polynesien, Melanesien und Mikronesien seit Jahrhunderten hoch geschätzt. Die Pflanze spielte bei allen Zeremonien eine wichtige Rolle und wurde bei Festen, Initiationen und Versammlungen aller Art serviert. Ich kenne die Werbung, die Rückmeldungen aus den

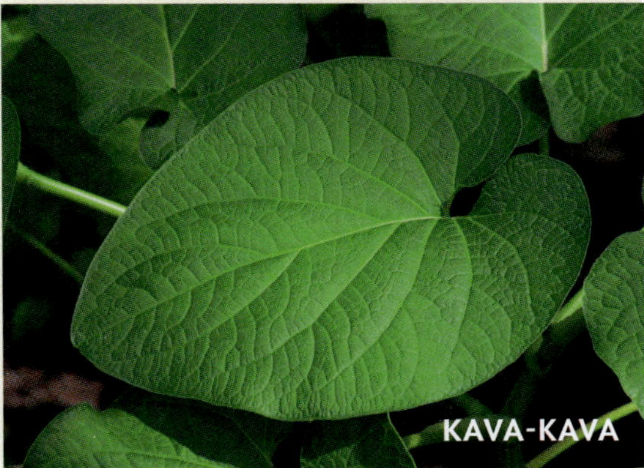

KAVA-KAVA

Kräuterläden und habe mehr als eine Party besucht, wo man am liebsten Kava trank. Es handelt sich wirklich um eine bemerkenswerte Pflanze, die nicht grundlos so beliebt ist. Traditionell heißt es: „Wenn man Kava hat, kann kein Hass im Herzen sein."

oder Zahnschmerzen. Babys und Kleinkinder profitieren besonders von diesem sicheren, wirksamen Beruhigungsmittel, das auch bei Verdauungsstörungen, Durchfall und Koliken von großem Wert ist. Der berühmte Kräuterdoktor Jethro Kloss schreibt in *Back to Eden:* „Wenn jede Mutter Katzenminze im Regal hätte, blieben ihr viele schlaflose Nächte und dem Kind viel Leid erspart."

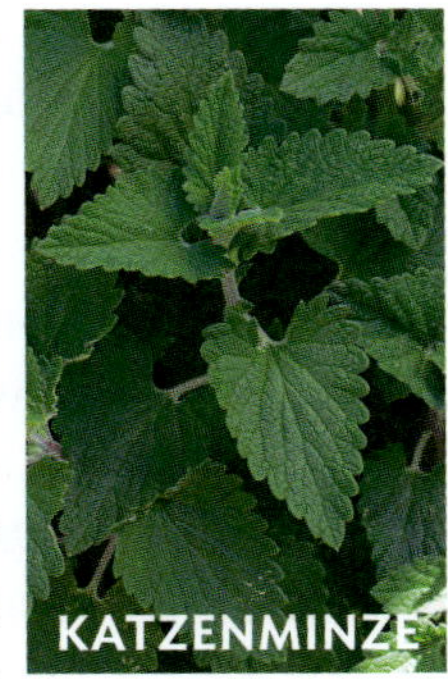

KATZENMINZE

Empfohlene Anwendung: Katzenminze ist relativ bitter und wird daher gern mit Kräutern wie Hafer oder Zitronenmelisse gemischt. Beim Zahnen kann man den ganzen Tag Katzenminzetee anbieten. Ein paar Tropfen Tinktur vor dem Essen unterstützen die Verdauung. Ein paar Tropfen Tinktur vor dem Schlafen beruhigen ein zappeliges Kind. Bei Fieber helfen Katzenminzetinktur oder ein Klistier mit Katzenminze.

Kava-Kava *(Piper methysticum)*

Verwendete Teile: Wurzeln

Vorzüge: Kava hat die einzigartige Fähigkeit, den Körper zu entspannen und zugleich den Geist zu wecken. Es vermittelt Entspannung und erhöht zugleich bewusste Wahrnehmung und Geistesgegenwart. Kava trägt zum Abbau von Anspannung, Stress und Angst bei und unterstützt die Schmerzlinderung.

Empfohlene Anwendung: Kava ist als Tinktur, Extrakt oder in Kapseln erhältlich. Die Tinktur ist praktisch und jederzeit einsatzbereit. Sie hilft gegen Stress, sorgt für rasche Entspannung und erleichtert es, die Welt in die richtige Perspektive zu rücken. Kapseln sind bei anhaltendem Stress und Angst von Nutzen.

Der spezielle Geschmack kann gewöhnungsbedürftig sein. Lassen Sie sich beim ersten Mal nicht irritieren; Kava kann die Zunge betäuben und im Mund ein Prickeln erzeugen. Dieses Gefühl beruht auf den Kavalactonen, den Wirkstoffen der Kava, und verfliegt schnell.

Ich nehme Kava am liebsten als Tee oder Cocktail zu mir. Einen starken Kavatee kann man mit Zimt, Ingwer und Kardamom geschmacklich abrunden. Mehrere Stunden oder über Nacht stehen lassen, dann abseihen. Mit Ananassaft und Kokosmilch aufgießen und gut gekühlt servieren. Diesen Kava-Cocktail habe ich schon bei vielen Kräuterveranstaltungen angeboten. Er scheint definitiv die Stimmung zu heben und neuen Mut zu verleihen.

Warnhinweis: Kava-Kava kann auch im Übermaß genutzt und missbraucht werden. Früher war es ein Festtagstrunk, mit dem man sich nicht betrinken sollte. Zu viel des Guten kann Übelkeit erzeugen, schläfrig machen, die Koordination stören und bis zur Bewusstlosigkeit führen. Es wurden schon wiederholt Leute wegen „Rauschmittelkonsum“ festgenommen, die nicht Alkohol, sondern zu viel Kava genossen hatten. Also gehen Sie bitte achtsam damit um! Bei maßvollem Genuss ist Kava angenehm entspannend und stresslindernd.

Keuschlamm *(Vitex agnus-castus)*

Verwendete Teile: Beeren

Vorzüge: Der Keuschlammbaum hat eine stimulierende Wirkung auf die Hypophyse (Hirnanhangdrüse) und normalisiert bei Männern und Frauen die Hormonproduktion. Als Tonikum für das endokrine Drüsensystem hat Keuschlamm einen guten Ruf und unterstützt bei beiden Geschlechtern ein normales Sexualsystem. Traditionell nutzten Mönche und Priester die Pflanze zur Unterdrückung der Libido, weshalb auch die Bezeichnung „Mönchspfeffer“ geläufig ist. (Gerüchten zufolge waren diese Bemühungen allerdings nicht sehr erfolgreich.) Durch die Normalisierung des ausgeglichenen Hormonhaushaltes kann Keuschlamm den Sexualtrieb sowohl stimulieren als auch unterdrücken, je nach Notwendigkeit.

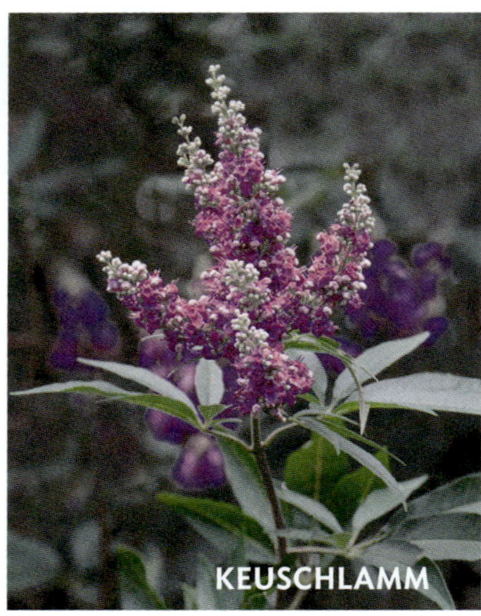
KEUSCHLAMM

Über seine Wirkung auf die Drüsen füllt Keuschlamm indirekt unsere Energiespeicher wieder auf. Frauen greifen bei Wechseljahressymptomen und PMS-Beschwerden, aber auch bei Menstruationsstörungen gern zu Keuschlamm. Viele Menschen helfen damit ihrer sexuellen Vitalität auf die Sprünge. **Empfohlene Anwendung:** Keuschlamm dient als Sexualtonikum, gleicht den Hormonhaushalt aus und lindert in der Midlife Crisis Angst und Depressionen. Man kann die Beeren zu Wein oder Likör, aber auch zu Tinkturen und Kapseln verarbeiten. Der relativ pfeffrige Geschmack ist einem Tee nicht immer zuträglich. Anstelle von Pfefferkörnern kann man die Beeren aber in meinen Lebensspender-Chai (siehe Seite 42) und Chai Hombre (siehe Seite 256) einbeziehen.

Klette, Große *(Arctium lappa)*

Verwendete Teile: In erster Linie Wurzeln und Samen, äußerlich auch die Blätter

Vorzüge: Die Große Klette ist ein ausgezeichnetes Tonikum, das sowohl präventiv als auch zu Heilzwecken eingesetzt wird. Sie ist reich ein Eisen, Magnesium, Mangan, Silizium und Thiamin sowie diversen anderen Vitaminen und Mineralstoffen. Die Große Klette ist einfach das Beste für die Haut und eignet sich zur innerlichen und äußerlichen Behandlung von Hautproblemen wie Ekzem, Schuppenflechte, Akne und anderem. Sie ist besonders gut für die Leber und wird wegen ihres angenehmen Geschmacks gern mit weniger schmackhaften Leberkräutern kombiniert. Dank ihrer kühlenden, alkalisierenden Wirkung verwendet man die Klette für die Behandlung stagnierender Bluterkrankungen, denn sie dient zur Blutreinigung und als Alterans. Die Große Klette fördert die gesunde Nierenfunktion und leitet Harnsäure aus, weshalb sie bei Gicht und Rheuma empfohlen wird.

Empfohlene Anwendung: Frische, junge Klettenwurzel kann man wie Möhren in der Suppe oder in Eintöpfen und anderen Gerichten mitgaren. In Japan gilt Klettenwurzel als besonders hochwertiges Gemüse, das in guten Restaurants unter dem Namen Gobo-Wurzel serviert wird. Gerieben, leicht gedämpft und mit geröstetem Sesamöl besprenkelt ist das hartnäckige Unkraut kaum wiederzuerkennen. Aus der Großen Klette kann man auch wohlschmeckenden Tee zubereiten, den man für Jugendliche mit Problemhaut mit Saft oder anderen Kräutertees anpassen kann. Äußerlich eignet sich der Saft, um wunde Stellen bei Tieren auszuwaschen. Den Tee kann man zum Essen als Verdauungshilfe anbieten. Klettenblätter lassen sich zu Salben und Waschlösungen für juckende, gereizte Haut verarbeiten; die Samen passen in Hautcremes. In 40-prozentigem Alkohol lösen sich die Wirkstoffe gut und ergeben eine brauchbare Tinktur. Wundern Sie sich bitte nicht über die dicke,

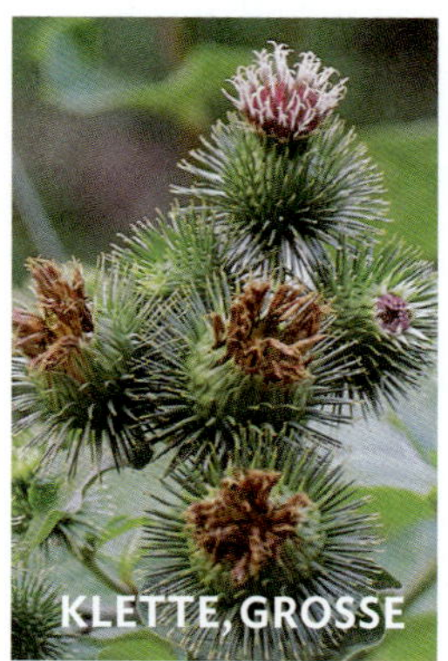

KLETTE, GROSSE

weiße „Milch", die sich unten in der Flasche absetzt. Das ist das Inulin, das durch den Alkohol aus der Klette herausgelöst wird.

Kletten-Labkraut *(Galium aparine)*

Verwendete Teile: Alle oberirdisch wachsenden Pflanzenteile

Vorzüge: Labkraut ist ein häufiges „Unkraut", das gern im Umkreis von Vogelmiere wächst und mit ihr zusammen verwertet wird. Beide wirken sanft entwässernd und beide stärken und beruhigen Harnwege und Nieren. Labkraut unterstützt insbesondere die Reinigung des Lymphsystems und wird gern bei geschwollenen Drüsen, Mandelentzündung und bestimmten Tumoren als ungefährliches Heilmittel eingesetzt.

Empfohlene Anwendung: Das frische, zarte Grün schmeckt köstlich im Salat. Es lässt sich entsaften oder im Mixer mit Ananassaft pürieren und ist ein beliebter Bestandteil von Hautsalben. Kletten-Labkraut lässt sich nicht gut trocknen oder längere Zeit lagern. Zur späteren Verwendung sollte man aus frischem Labkraut eine Tinktur zubereiten.

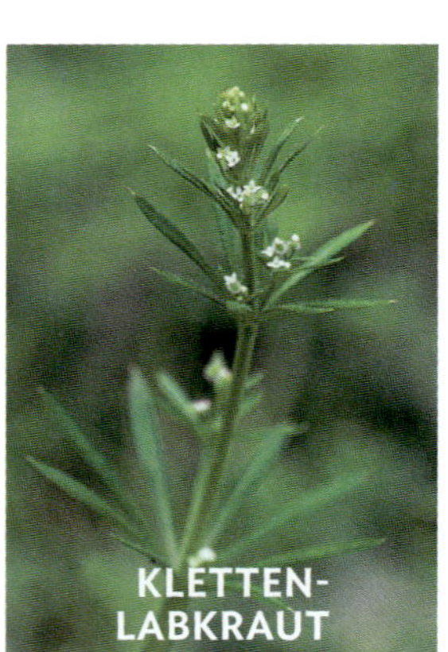

KLETTEN-LABKRAUT

Knoblauch *(Allium sativum)*

Verwendete Teile: Knolle

Vorzüge: Knoblauch ist eines der ältesten Heilmittel der Menschheit. Dank Schwefel und ätherischen Ölen wirkt er innerlich und äußerlich stark antiseptisch. Er stimuliert das Immunsystem und ist ein bekanntes Wurmmittel, das bei Mensch und Tier Darmparasiten austreibt. Knoblauch unterstützt sehr gut den gesunden Cholesterinspiegel und senkt Bluthochdruck, und obendrein ist Knoblauch einfach sehr schmackhaft.

Empfohlene Anwendung: Am besten profitiert man von den Heilkräften des Knoblauchs, indem man ihn mitkocht. Jüngsten Forschungsergebnissen zufolge und entgegen der langläufigen Meinung gehen einige aktive Wirkstoffe beim Kochen leicht zurück, sind aber weiterhin vorhanden. Deshalb darf man ihn getrost in allen möglichen Gerichten mitgaren. Ich verarbeite Knoblauch gern zu Tinktur, lege ihn ein (in Tamari und Essig) und versetze Kräuteröle damit.

Königskerze *(Verbascum thapsus)*

Verwendete Teile: Blatt, Blüte und Wurzel

Vorzüge: Königskerze zählt zu meinen liebsten Unkräutern. Sie ist eine prächtige Pflanze, deren Blütenstände sich meterhoch zum Himmel recken können. Aus den zahllosen duftenden gelben Blüten gewinnt man ein unschlagbares Öl gegen Ohrenentzündungen. Früher wurden die langen Blütenstände getrocknet, in Fett oder Öl getaucht und als langsam brennende Fackel entzündet.

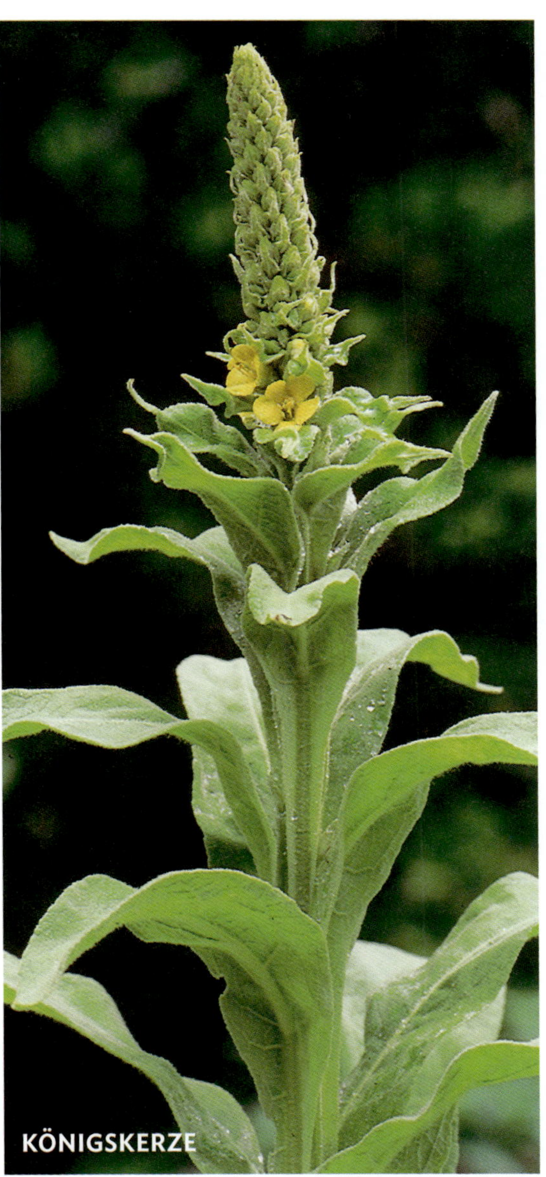
KÖNIGSKERZE

Am häufigsten werden die Blätter verwendet, die in Hustenrezepten und bei Atemwegsinfekten, Bronchitis, Asthma und Drüsenproblemen zum Einsatz kommen.

Empfohlene Anwendung: Die Blüten in Öl einlegen und zur Behandlung von Ohrenentzündungen verwenden (siehe Seite 102, *Knoblauchöl mit Königskerze)*. Die Blätter kann man zu einer Tinktur oder zu einem Kräuteraufguss bei verschleimten Bronchien, Erkältungen und Husten verarbeiten. Bei Drüsenproblemen sollte Königskerze mit Echinacea und Labkraut kombiniert werden.

Kürbis *(Cucurbita pepo)*

Verwendete Teile: Samen

Vorzüge: Wegen ihres hohen Zinkgehalts haben Kürbiskerne einen guten Ruf als nicht reizende Behandlung für die gutartige Prostatavergrößerung. Dank zytotoxischer Bestandteile leisten sie auch bei einer malignen Prostatavergrößerung wertvolle Hilfe. Die Samen enthalten viele Phytosterole, entzündungshemmende Wirkstoffe, die der Prostata insbesondere im Verein mit Pygeum und Sägepalme zugute kommen.

Empfohlene Anwendung: Am besten eine Schüssel bereitstellen und den ganzen Tag Kürbiskerne knabbern. Sie passen gut ins Studentenfutter, oder man dekoriert damit Salate, Suppen und Aufläufe. Für eine gesunde Prostata und ausreichende Zinkversorgung kann man bis zu 4 Esslöffel pro Tag verzehren. Die Samen von *Cucurbita pepo* sind am leichtesten erhältlich, aber letztlich kann man alle Kürbiskerne essen.

Lavendel *(Lavandula spp.)*

Verwendete Teile: Blüten

Vorzüge: Dieses zauberhaft duftende Mittelmeergewächs bietet diverse segensreiche Anwendungsmöglichkeiten. Lavendel stärkt die Nerven, wirkt stimmungsaufhellend und kann bei Kopfschmerzen oft große Erleichterung verschaffen. In Kombination mit Mutterkraut *(Tanacetum parthenium)* lindert er auch Migräne. Bei Anspannung, Stress und Schlaflosigkeit empfiehlt sich ein Lavendelbad. Essenzielles Lavendelöl hilft bei Insektenbissen, Bienenstichen und Verbrennungen (mit Honig mischen).

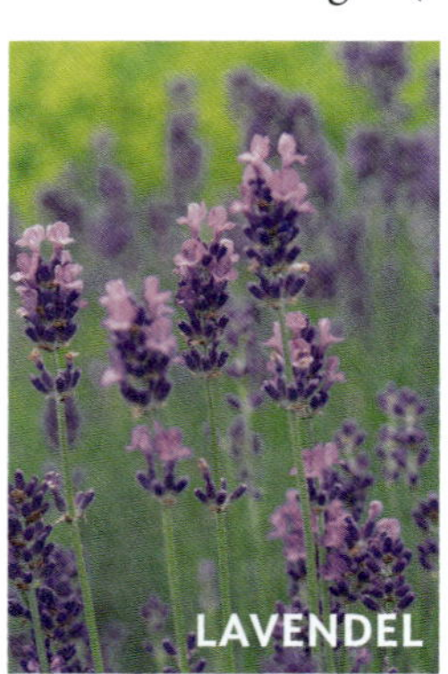
LAVENDEL

Empfohlene Anwendung: Kleine Mengen Lavendel kann man in den Tee geben (nur eine Prise, sonst wird der Geschmack zu stark). Mit Glyzerin oder Alkohol ergibt Lavendel eine schmackhafte Tinktur. Im Badewasser beruhigt das essenzielle Öl die Nerven. Bei Kopfschmerzen 2 bis 3 Tropfen Lavendelöl auf Schläfen und Nacken auftragen. Äußerlich kommt Lavendel auch bei Insektenstichen und Schnittwunden zum Einsatz.

Erste Hilfe im Riechfläschchen

Essenzielles Lavendelöl gilt als perfekte Erste-Hilfe-Ausrüstung für diverse Notfälle. Einmal arbeitete ich mit meiner Schülerin Lila im Garten. Sie kniete sich auf eine nichtsahnende Biene, die heftig zustach. Lila zog ihr Lavendelöl hervor und tupfte den Stich damit ab. Der Bereich schwoll kaum an, und die Schmerzen hielten sich stark im Zaum.

Löwenzahn *(Taraxacum officinale)*

Verwendete Teile: Blätter, Wurzeln und Blüten

Vorzüge: Löwenzahn ist in meinen Augen eines der großartigsten Tonika aller Zeiten. Die ganze Pflanze ist ein einziger Jungbrunnen. Die Wurzel enthält wertvolle Bitterstoffe für die Verdauung. Sie stimuliert insbesondere die Leber, fördert den Gallenfluss und reinigt die Gallengänge. Zugleich gilt Löwenzahnwurzel als eines der sichersten und wirkungsvollsten Diuretika. Löwenzahn tonisiert die Nieren und unterstützt die Wasserausscheidung bei Erhaltung angemessener Kaliumspiegel. Die gezackten Blätter sind reich an Vitaminen und Mineralstoffen, darunter Kalzium, Magnesium, Eisen

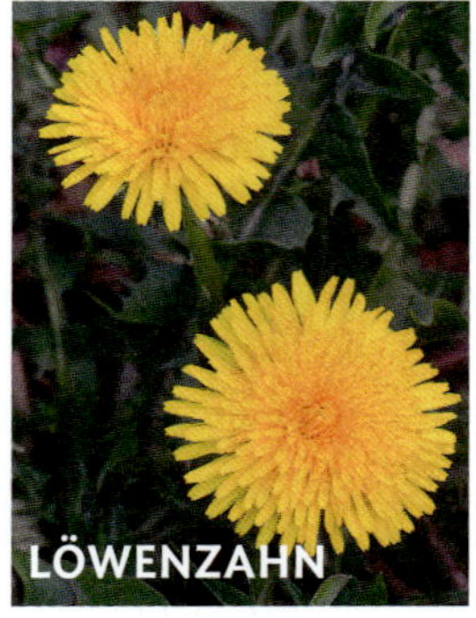
LÖWENZAHN

und die Vitamine A und C, und die Blüten ergeben einen köstlichen Wein.

Empfohlene Anwendung: Löwenzahn ist Nahrung und Medizin gleichermaßen. Die jungen, zarten Wurzeln kann man Pfannengerichten, Suppen und Aufläufen hinzufügen. Da sie etwas bitter sind, bitte sparsam verwenden. Als Sud zubereitet ergeben sie einen tonisierenden Tee. Die ebenfalls bitteren Blätter kann man für einen Tee mit kochendem Wasser aufgießen, dämpfen oder roh dem Salat hinzufügen. In Essig und Öl mariniert geht viel von der Bitterkeit verloren. Ich esse Löwenzahnblätter am liebsten gedünstet und anschließend über Nacht in einem italienischen Dressing mit reichlich Honig mariniert. Einfach himmlisch gut!

Mahonie, gewöhnliche

(Mahonia aquifolium)

Verwendete Teile: Wurzeln

Vorzüge: Die Wurzeln dieser hübschen Pflanze werden immer beliebter (was ihr hoffentlich nicht zum Verhängnis wird), denn sie enthalten Berberin, einen ähnlichen Wirkstoff wie die Kanadische Gelbwurz, weshalb die Wurzel der Gewöhnlichen Mahonie vermutlich die bedrohte Gelbwurz in vielerlei Hinsicht ersetzen kann. Die Wurzel ist außerordentlich wirksam gegen Entzündungen, Blutvergiftung und Viren. Man kann damit systemische Infektionen bekämpfen, aber auch oberflächlich die Haut reinigen. Besonders nützlich erweist sie sich zur Behandlung von Hautproblemen wie Akne, Ekzem und Schuppenflechte.

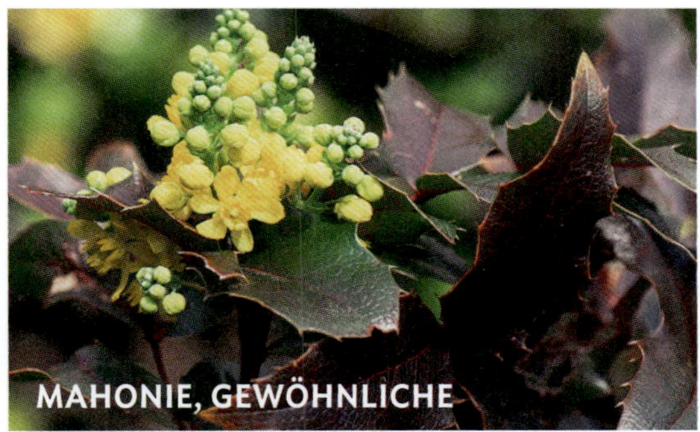

MAHONIE, GEWÖHNLICHE

Empfohlene Anwendung: Die Wurzeln als Sud auskochen und äußerlich zum Auswaschen von Infektionen verwenden oder innerlich gegen Infektionen, Verdauungsstörungen und als Lebertonikum einsetzen.

Bestand gefährdet: Die Gewöhnliche Mahonie sollte nicht wild gesammelt werden. Sie wächst zwar stellenweise recht üppig, ist aber tatsächlich eine langsam wachsende mehrjährige Staude mit begrenztem Lebensraum. Wir diskutieren bereits die Empfehlung, diese Pflanze nur aus Kulturen zu ernten und Wildvorkommen sich selbst zu überlassen.

Maisbart *(Zea mays)*

Verwendeter Anteil: Die goldenen, nicht braunen seidigen Fäden am Maiskolben

Vorzüge: Maisbart, die Griffel der Maisblüte, gilt seit Langem als Harnwegstonikum. Die Härchen haben eine antiseptische, diuretische und schleimlösende Wirkung auf die Harnwege, die sie anregen und säubern, während sie gleichzeitig Entzündungen lindern. Maisbart zählt zu den wirksamsten

Kräutern gegen Bettnässen und Inkontinenz.

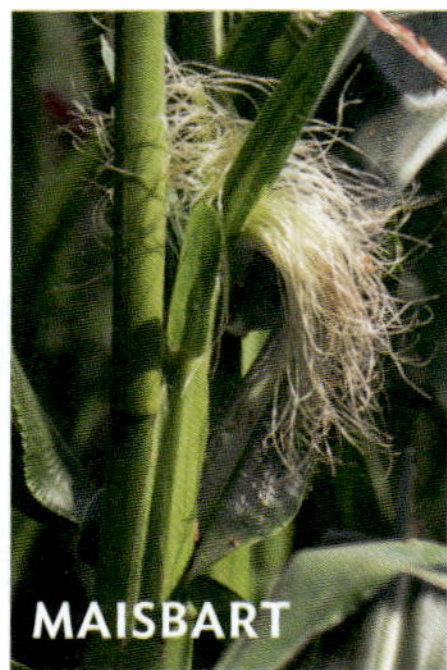
MAISBART

Empfohlene Anwendung: Zur Stärkung der Harnwege tagsüber Maisbarttee trinken, aber 3 bis 4 Stunden vor dem Schlafen damit aufhören. Gegen Bettnässen unmittelbar vor dem Schlafen Maisbarttinktur einnehmen.

Hinweis: Maisbart allein reicht oft nicht aus, um Bettnässen zu heilen. Zusätzlich empfehlen sich therapeutische Behandlungen wie psychologische Beratung und Kegelübungen. Ich empfehle auch Allergietests, weil Allergien zu einer solchen Dysfunktion beitragen können.

Maisbart sollte immer aus biologischem Anbau stammen. Die meisten Maiskolben im Supermarkt wurden starken Pestiziden ausgesetzt.

Mariendistel *(Silybum marianum)*

Verwendete Teile: Samen; Liebhaber der Naturküche essen auch gern die Blätter.

Vorzüge: Die Samen der Mariendistel enthalten starke Antioxidantien. Sie helfen gegen die schädigende Wirkung freier Radikale und federn damit viele altersbedingte Krankheiten ab. Mariendistel stimuliert die Leberfunktion und baut Leberzellen wieder auf, die durch Krankheit, fettes Essen, Hepatitis oder Alkoholkonsum geschädigt wurden. Die Samen sind reich an Silymarin, das über die Proteinsynthese die Leberzellen zur Regeneration animiert.

Aus der Geschichte lernen

„Meiner Erfahrung nach ist [Mariendistel] das beste Kraut, das gegen alle melancholischen Krankheiten wächst“, schrieb John Gerard im 6. Jahrhundert. Unter Melancholie verstand man damals Erkrankungen der Leber. Im 17. Jahrhundert befand der berühmte Herbalist und Astrologe Nicholas Culpeper Mariendistel als gut zur „Entfernung von Obstruktionen der Leber und Gallenblase“. Deutsche Wissenschaftler nahmen diese und andere frühe Erwähnungen zum Gebrauch der Pflanze in den 1970er-Jahren zum Anlass für Studien und entdeckten darin eine der wertvollsten chemischen Substanzen für geschädigtes Lebergewebe.

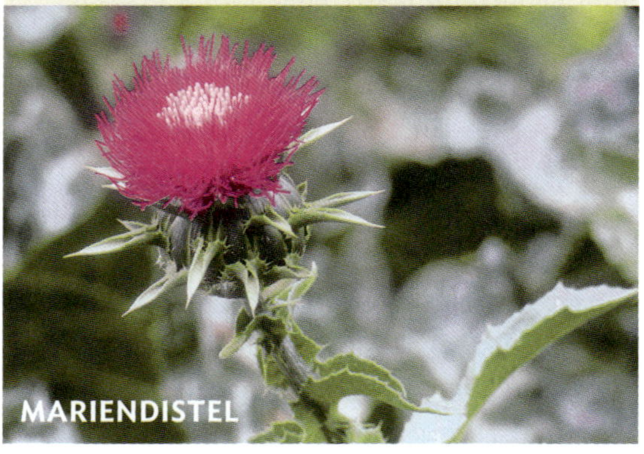
MARIENDISTEL

Mariendistelsamen haben die bemerkenswerte Fähigkeit, die Leber vor schädlichen Chemikalien zu schützen. Sie sind die einzige bekannte Substanz gegen Vergiftungen mit dem Grünen Knollenblätterpilz, dessen Gift extrem lebertoxisch ist. Außerdem scheinen Mariendistelsamen Gallenblase und Nieren gutzutun.

Empfohlene Anwendung: Trotz ihrer erstaunlichen Wirkung sind Mariendistelsamen ungiftig und können sowohl therapeutisch als auch präventiv zur Stärkung eingesetzt werden. Um den harten Samen ihre Wirkstoffe zu entlocken, mahlt man sie erfahrungsgemäß am besten in der Gewürzmühle oder zerschlägt sie mit dem Hammer. Das dabei entstehende Pulver ist schmackhaft und lässt sich zu Tee verarbeiten, dem Müsli oder der Suppe hinzufügen oder in Kapseln füllen.

Bei der Verarbeitung von Mariendistelsamen zu Tinktur vermahlen wir die Samen mit etwas Tinkturalkohol im Mixer. Damit können die heilenden Wirkstoffe leichter in den Alkohol übertreten, und der Tinkturprozess kommt schneller in Gang.

Minze, Grüne *(Mentha spicata)*

Verwendete Teile: Blätter und Blüten

Vorzüge: Als kühlender, erfrischender Energiespender kommt die Grüne Minze in ihrer Beliebtheit der Pfefferminze fast gleich.

Empfohlene Anwendung: Mit Grüner Minze kann man nach Übelkeit und Erbrechen Mund und Atem erfrischen. Geben Sie einfach einen Tropfen essenzielles Minzöl in ein Glas Wasser oder gießen Sie eine frische Tasse Minztee auf und spülen Sie damit mehrmals den Mund aus. Grüne Minze passt in viele erfrischende, aufbauende Teerezepte. Mit Honig und anderen Speisen wird sie zum schnellen Energiespender. Auch in der Zahnpflege ist sie stets das Kraut der Wahl.

Mohn, Kalifornischer

(Eschscholzia californica)

Verwendete Teile: Samen, Blüten und Blätter

Vorzüge: Mit seinen strahlend goldenen Blüten ist das Wappenzeichen von Kalifornien eng mit dem berüchtigten Schlafmohn (Opium) verwandt. Er hat eine ähnliche beruhigende und schlaffördernde Wirkung, ist jedoch deutlich milder und macht nicht süchtig. Der Kalifornische Mohn ist relativ sanft und kann bei gestressten Nerven und Erregbarkeit die innere Ruhe wiederherstellen. Kalifornischer Mohn empfiehlt sich besonders für stark erregbare Kinder, die schlecht einschlafen.

Empfohlene Anwendung: Meine Mentorin, die bekannte Kräuterfrau Juliette de Bairacli Levy, empfiehlt die Samen zu mahlen und mit Honig zu mischen. Sie selbst trocknet daraus Küchlein in der

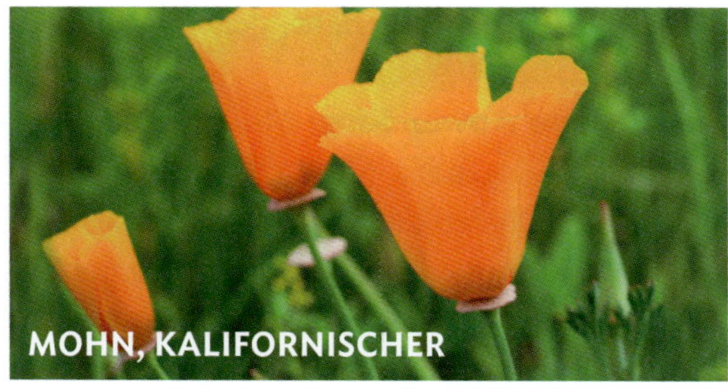

MOHN, KALIFORNISCHER

Sonne, die sie gestressten, verängstigten Kindern verabreicht. Aus den Mohnsamen kann man auch eine Tinktur oder einen Tee zubereiten: 1 Teelöffel Samen mit 250 ml kochendem Wasser übergießen und 20 Minuten ziehen lassen.

Muira Puama

(Ptychopetalum olacoides und Liriosma ovata)

Verwendete Teile: Rinde

Vorzüge: Muira Puama stammt ursprünglich aus Brasilien, wird in Südamerika und Europa seit Langem als Aphrodisiakum verwendet und allmählich auch in Nordamerika „entdeckt". Beliebt ist es bei Männern, die keine Erektion erreichen oder halten können.

Muira Puama ist vielleicht eines der bestgehüteten Geheimkräuter, das bei Impotenz und unterdrücktem Sexualtrieb von größtem Nutzen ist. Es wird gern als „Potenzholz" bezeichnet und hat eine lange Tradition als Aphrodisiakum und Nerventonikum vorzuweisen. Die Wirkweise ist bisher ungeklärt, doch es scheint keine unerwünschten Nebenwirkungen zu haben. Verwendet wird es auch zur Behandlung von Diarrhö (auch bakteriell bedingter) und anderen Krankheiten, bei denen ein starkes Adstringens benötigt wird.

Empfohlene Anwendung: Muira Puama wird gern mit Ashwagandha, Sibirischem Ginseng und durchblutungsfördernden Kräutern wie Ginkgo und Weißdorn kombiniert, um die Gesundheit und Vitalität des Sexualsystems zu unterstützen. Man kann das Sexualtonikum als Tee, Tinktur oder in Kapselform einsetzen. Vom Tee 3- bis 4-mal täglich eine Tasse trinken. Von der Tinktur mehrere Wochen lang 2-mal täglich ½ bis 1 Teelöffel einnehmen. (Kurz vor dem Sexualakt kann man es auch häufiger nehmen.) Die übliche Dosierungsempfehlung für Kapseln beläuft sich auf 3-mal täglich 2 Kapseln.

Warnhinweis: Muira Puama gilt als Tonikum und scheint bei therapeutischer Dosierung frei von schädlichen Nebenwirkungen zu sein. Andererseits ist über die Pflanze bisher sehr wenig bekannt, sodass man es mit Bedacht verwenden sollte. Bei unerwünschten Wirkungen sollten Sie die Einnahme sofort abbrechen.

Mutterkraut *(Tanacetum parthenium)*

Verwendete Teile: Blätter und Blüten

Vorzüge: Jüngere pharmakologische Studien belegen den großen Wert dieser Pflanze zur Linderung von Migräne, normalen Kopfschmerzen, Entzündungen und stressbedingten Verspannungen. 1772 schrieb ein amerikanischer Herbalist: „Bei schlimmsten Kopfschmerzen übertrifft dieses Kraut alles Bekannte." Der aktive Bestandteil, Parthenolid, reguliert Botenstoffe im Körper, die für allergische Reaktionen verantwortlich sind. Außerdem hemmt er die Produktion von Prostaglandinen, die an Entzündungen, Schwellungen und PMS beteiligt sind.

Empfohlene Anwendung: Mutterkraut lindert zwar akute Migräneschmerzen, ist aber deutlich wirksamer, wenn man es über einen Zeitraum von 1 bis 3 Monaten präventiv einnimmt. Seine Wirkung ähnelt der von Acetylsalicylsäure, setzt aber langsamer ein. Manche Menschen berichten, dass sie zur erfolgreichen Migränevorbeugung täglich ein bis zwei frische Blätter direkt aus dem Garten essen. Parthenolid ist sehr hitzeempfindlich und zerfällt leicht, wenn Mutterkraut beim Trocknen oder bei der Verarbeitung zu heiß wird. Wenn ein Produkt nicht hilft, sollten Sie die Marke wechseln.

Warnhinweis: Die meisten Menschen können Mutterkraut ohne Nebenwirkungen über längere Zeit einnehmen. Dennoch sollte man vorsichtig bleiben. Zum Wirkspektrum gehört auch die Förderung der Menstruation, sodass eine unnötige Stimulierung des Zyklus oder vermehrte Krämpfe und Schmerzen bei der Menses auftreten können. Schwangere oder Patienten, die gerinnungshemmende Mittel (Antikoagulantien) einnehmen, sollten auf Mutterkraut ebenfalls verzichten.

Mutterkraut gegen Migräne

Ich mische Mutterkraut am liebsten mit Lavendel und anderen Nervenkräutern zu einem wirkungsvollen Migränemittel zusammen. 2 Esslöffel Mutterkrautblüten und -blätter mit 1 Liter kochendem Wasser übergießen; dann die anderen Kräuter nach Wunsch ergänzen. Gut verschlossen 20 Minuten ziehen lassen. Abseihen und alle 30 Minuten ¼ Tasse trinken, bis die Kopfschmerzen vergehen. Bei Verwendung von Mutterkrauttinktur trinkt man stündlich ¼ Teelöffel in 125 ml warmem Wasser oder Melissentee, bis die Kopfschmerzen verschwinden.

Myrrhe *(Commiphora myrrha)*

Verwendete Teile: Getrocknetes Harz

Vorzüge: Myrrhe wird seit Jahrtausenden für Heilzwecke eingesetzt. In der christlichen Überlieferung gehörte sie zu den Gaben der Weisen aus dem Morgenland für den neugeborenen Jesus.

Aufgrund einer hohen Konzentration an ätherischen Ölen ist Myrrhe ein ausgezeichnetes natürliches Antiseptikum, das gern zusammen mit Kanadischer Gelbwurz bei Erkältungen, Grippe und Lungenentzündung eingesetzt wird. Es trägt zur Aktivierung der Makrophagen bei und stärkt damit die erste Bastion der körpereigenen Immunabwehr. Dank ihrer dicken Konsistenz bildet sich leichter eine schützende Schicht in Mund und Rachen, die besonders bei Halsschmerzen und Infektionen von Mund, Zahnfleisch, Nebenhöhlen und oberen Atemwegen sehr hilfreich ist.

Empfohlene Anwendung: Myrrhe ist ein zähes, nicht wasserlösliches Harz, das entweder pulverisiert oder als Tinktur verwendet wird. Die Tinktur kann man verdünnen und bei Entzündungen im Hals- und Rachenraum als Mundspülung verwenden. Das Pulver kann zu Umschlägen verarbeitet werden, oder man nimmt es in Kapselform ein, um Geschwüre und Entzündungen in Mund und Rachen und in den Nebenhöhlen zu bekämpfen.

Ein Umschlag mit Myrrhe hilft auch bei Furunkeln, Schürfwunden und anderen Wunden.

Passionsblume **(Passiflora incarnata)**

Verwendeter Anteil: Blätter und Blüten

Vorzüge: Die Passionsblume zeichnet sich durch ihre beruhigenden, entspannenden Eigenschaften aus. In ihrer südamerikanischen Heimat wird sie seit Langem unter anderem zur Behandlung von Epilepsie, Angst, Schlafstörungen und Panikattacken verwendet. Mit ihrer sanften Wirkung empfiehlt sie sich für hyperaktive Kinder ebenso wie für Erwachsene. Die Passionsblume hat eine gewisse schmerzstillende Wirkung und kann daher zur Linderung von Zahnschmerzen, Kopfschmerzen und Menstruationsschmerzen beitragen. Dank ihrer deutlichen krampflösenden Wirkung hilft sie bei Krämpfen aller Art. Die Pflanze fördert bekanntermaßen das Einschlafen und wird hierfür gern mit Baldrian kombiniert. Daneben zählt sie zu den besten Kräuterheilmitteln gegen Stress, Angst und Depressionen, vor allem in Kombination mit Johanniskraut.

Empfohlene Anwendung: Aus den Blättern und Blüten einen Kräuteraufguss herstellen und den ganzen Tag davon trinken. Die Tinktur verhilft zur Bettzeit zu tiefem, erholsamem Schlaf.

Pfefferminze *(Mentha × piperita)*

Verwendete Teile: Blätter und Blüten

Vorzüge: Pfefferminze gilt als der grüne Energieschub schlechthin. Es gibt zwar stärkere Stimulanzien, aber kaum etwas erfrischt und belebt so gut wie Pfefferminze. Am häufigsten wird sie zur Förderung der Verdauung benutzt, hat sich aber auch bei Übelkeit und Magenkrämpfen und gegen Mundgeruch bewährt.

Empfohlene Anwendung: Pfefferminze lässt sich zu Tee oder Tinktur verarbeiten (die verdünnt werden sollte). Sie ist oft in Zahnpasta und Zahnpulver enthalten. Wegen ihres vertrauten, angenehmen Geschmacks wird Pfefferminze gern mit anderen, weniger schmackhaften Heilkräutern kombiniert. Frisch aus dem Garten finde ich sie besonders belebend.

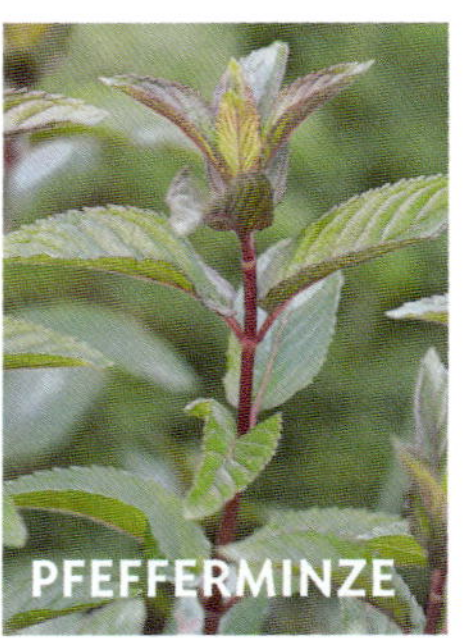
PFEFFERMINZE

Pygeum *(Pygeum africanum)*

Verwendete Teile: Rinde

Geschichte: In Afrika wird diese Pflanze seit Jahrhunderten für die Männergesundheit, bei Prostatavergrößerung, Impotenz und Unfruchtbarkeit verwendet, doch die westliche Medizin entdeckte sie erst Ende des 18. Jahrhunderts. Die frühen Quellen erwähnen diese erstaunliche Heilpflanze daher kaum.

In Europa ist Pygeum sehr beliebt zur Behandlung der benignen Prostatahyperplasie (BPH), weil sie nicht nur die Symptome lindert, sondern tatsächlich eine Rückbildung einleiten kann. Außerdem senkt Pygeum den Cholesterinspiegel, der zur BPH offenbar beiträgt. Man behandelt mit Pygeum eine vergrößerte Prostata, Entzündungen, Ödeme, Unfruchtbarkeit, Impotenz und Sterilität infolge unzureichender Prostatasekretion.

Empfohlene Anwendung: Kombinieren Sie Pygeum zur Behandlung einer Prostatavergrößerung oder -entzündung und Ödemen mit Sägepalme oder Kürbiskernen. Die Wirkweise von Pygeum unterscheidet sich von der Wirkung der Sägepalme. Beide Pflanzen ergänzen einander, weshalb viele Männer mit einer Kongestion der Prostata oder BPH von ihnen profitieren. Traditionell wurde Pygeumrinde gerieben und in warme Milch gerührt. Zur geschmacklichen Aufwertung nutzte man weitere Gewürze. In Nordamerika wird Pygeum derzeit vornehmlich in Kapselform oder als Extrakt angeboten, selten als unverarbeitete Pflanze.

Bestand gefährdet: Aufgrund von Habitatzerstörung und unkontrollierter Sammlung ist Pygeum in seinem natürlichen Lebensraum bedroht. Kaufen Sie nur kommerziell erzeugtes Pygeum.

Ringelblume *(Calendula officinalis)*

Verwendete Teile: Blüten

Vorzüge: Diese sonnige Blume ziert fast jeden Garten. Sie ist ein starkes Wundheilmittel, das die Zellreparatur fördert und durch ihre antiseptischen Eigenschaften Infektionen vorbeugt. Ringelblume wird in erster Linie äußerlich bei Prellungen, Verbrennungen, wunden Stellen und Geschwüren eingesetzt. Innerlich hilft sie bei Fieber und Magen-Darm-Problemen wie Magengeschwüren, Krämpfen, Verdauungsproblemen und Diarrhö. Dank ihrer beruhigenden Wirkung auf die Haut wird sie auch in der Kosmetik gern verwendet.

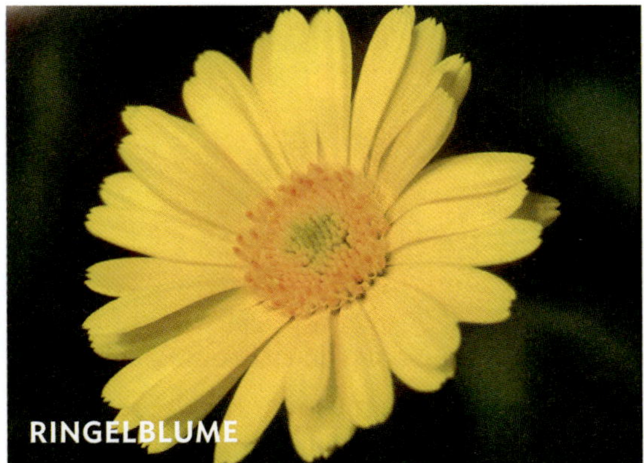

RINGELBLUME

Empfohlene Anwendung: Ringelblume gehört in Salben gegen Verbrennungen und Hautreizungen. Der Kräuteraufguss hilft bei Hautproblemen, Fieber und Magen-Darm-Beschwerden. Ein dreifach konzentrierter Tee ergibt eine wunderbare Haarspülung.

Rotklee *(Trifolium pratense)*

Verwendete Teile: Blüten und Blätter

Vorzüge: Rotklee zählt zu den besten Entgiftungsmitteln und Atemwegstonika. Besonders nützlich ist er für die Linderung chronischer Atemwegserkrankungen wie Husten, Erkältung und Bronchitis. Zudem enthält Rotklee viele Mineralien, vor allem Kalzium, Stickstoff und Eisen. Bei allen Hautproblemen wirkt er stark entgiftend und blutreinigend. Auch in Antitumorrezepten kommt Rotklee normalerweise vor.

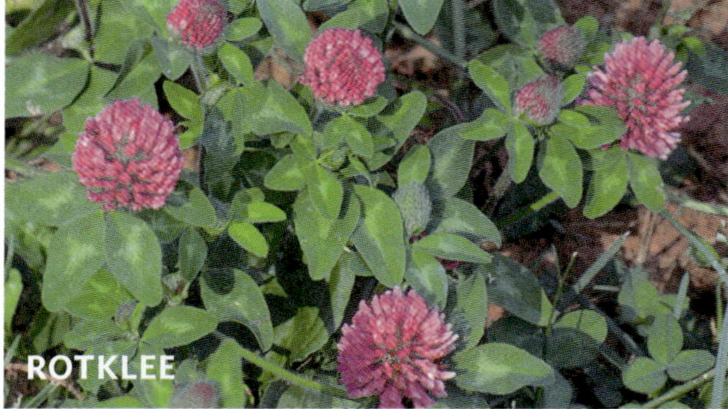

Empfohlene Anwendung: Rotklee ergibt einen köstlichen Tee. Bei anhaltenden Atemwegsbeschwerden sollte er mit anderen Kräutern wie Königskerze gemischt werden. Der Tee unterstützt aber auch die Blutbildung und verbessert die Haut. Tee und Tinktur eignen sich gegen Geschwülste wie Zysten, Tumore oder Bindegewebswucherungen.

Warnhinweis: Bluter oder Menschen mit „dünnem" Blut sollten Rotklee nicht regelmäßig verwenden, weil er die Blutungsneigung verstärken kann.

Rosmarin *(Rosmarinus officinalis)*

Verwendete Teile: Blätter

Vorzüge: Rosmarin ist unglaublich vielseitig einsetzbar. Seine positive Wirkung auf das Gedächtnis ist schon lange bekannt. Er stärkt insgesamt das Nervensystem und ist gut für die Durchblutung, kräftigt das Herz und senkt Bluthochdruck. Seit Jahrhunderten wird er in der Kosmetik für Haut und Haar eingesetzt.

Empfohlene Anwendung: Zusammen mit anderen Kräutern erzeugt Rosmarin im *Ungarischen Königinnenwasser* (siehe Seite 138) einen beeindru-

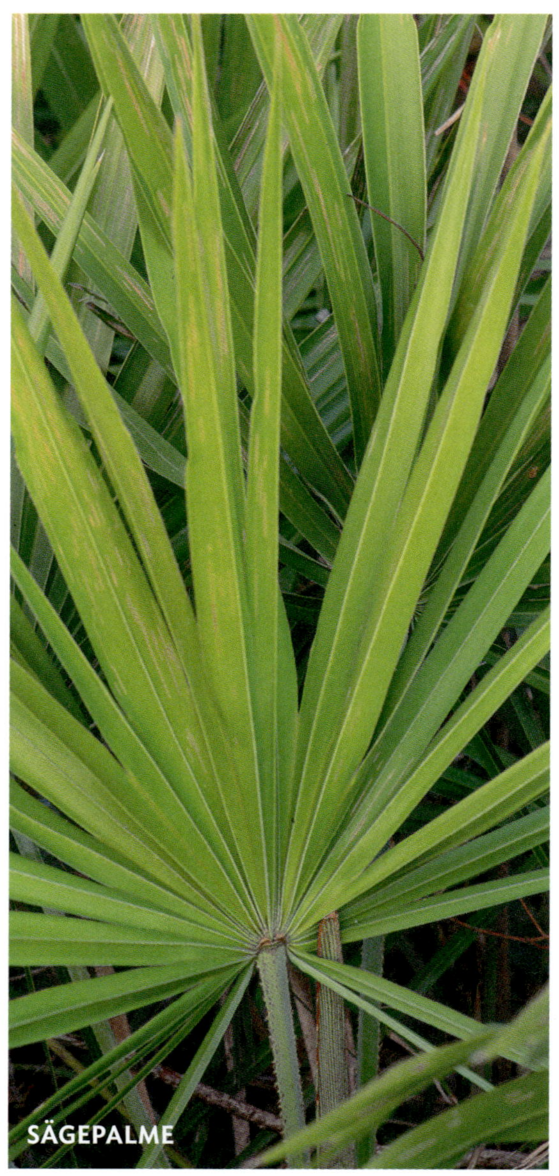

ckenden straffenden Effekt in der Kosmetik. Zusammen mit anderen Kräutern ergibt er auch einen angenehmen Tee. Zur Förderung der Merkfähigkeit kombiniert man ihn als Tee und Tinktur mit Ginkgo und Gotu Kola.

Sägepalme *(Serenoa repens)*

Verwendete Teile: Beeren

Vorzüge: Bei den Völkern entlang der subtropischen Küste Nordamerikas ist Sägepalme schon lange in Gebrauch, doch in den letzten Jahren hat ihre Beliebtheit rasant zugenommen. Sie ist einfach das Beste bei Entzündungen der Prostata. Die Wirkung ist tonisierend, entwässernd und entspannend. Hilfreich ist sie auch für Menschen, die ständig nervös und gestresst sind und an Energiemangel und Vitalitätsverlust leiden. Die fettigen Früchte zählen zu den wenigen Kräuteranabolika des Westens. Sie fördern die Gewichtszunahme und die Körpermasse, indem sie Gewebe aufbauen und kräftigen. Frauen nutzen die Sägepalme zur Straffung des Brustgewebes. Als tonisierendes Kraut kann Sägepalme regelmäßig eingenommen werden, um Harnwege und endokrines System zu stärken und künftigen Prostataproblemen vorzubeugen. Warum also abwarten? Ihr Spitzname „pflanzlicher Katheter" entspricht der Fähigkeit, den Blasenhals zu stärken und eine vergrößerte Prostata wieder zu verkleinern. Sägepalme wirkt vielen Problemen im Zusammenhang mit einer Prostatavergrößerung entgegen: Verhaltener Harnfluss; langsames, schmerzhaftes Wasserlassen; häufiger nächtlicher Harndrang; unvollständige Blasenentleerung, die leicht eine Blasenentzündung bewirken kann.

Empfohlene Anwendung: Sägepalme hat einen fettigen, stechenden Geschmack, der schwer zu schlucken und schwer zu verschleiern ist. Ohne sie selbst zu probieren, kann man sich diesen Geschmack kaum vorstellen. Ich kenne kaum jemanden, der Sägepalmentee mag. Normalerweise nimmt man daher die Tinktur. Auch Kapseln sind erhältlich, die jedoch frisch und von guter Qualität sein sollten, weil die Fette der Sägepalme rasch ranzig werden.

Salbei *(Salvia officinalis)*

Verwendete Teile: Blätter

Vorzüge: Besonders hilfreich ist der wärmende, stärkende Salbei, wenn jemand nach einer längeren Erkrankung neue Vitalität und Kraft aufbauen muss. Der Name stammt vom lateinischen *salvus* („sicher") oder *salvere* („gutes Befinden"). Salbei hilft gegen Kongestion und beruhigt bei Halsschmerzen, Mandelentzündung und Kehlkopfentzündung.

Empfohlene Anwendung: Ein Salbeiaufguss ist angenehm wärmend. Er eignet sich auch zum Gurgeln bei Halsschmerzen und Infektionen im Mundbereich. Wegen seiner erdenden Natur tut Salbei Frauen in den Wechseljahren sehr gut, besonders bei Hitzewallungen. Und nebenbei ist Salbei natürlich ein feines Gewürz, das vielen Speisen ein spezielles Aroma verleiht.

Sarsaparilla *(Smilax officinalis)*

Verwendete Teile: Wurzeln und Rhizome

Vorzüge: Sarsaparilla stammt ursprünglich aus Zentral- und Südamerika und gelangte im 15. Jahrhundert als Syphilismittel nach Europa. Aus der Sarsaparillawurzel kann man ein sehr aromatisches Tonikum herstellen, das auf Urogenitalsystem, Leber und Gallenblase eine reinigende Wirkung hat. Daher wird Sarsaparilla auch gern in Rezepte gegen Hautkrankheiten einbezogen. Die Wurzeln sind reich an steroidalen Saponinen, welche die nötigen Bausteine für die körpereigenen Steroidhormone bereitstellen. Sarsaparilla enthält auch viele Spurenelemente, vor allem Selen und Zink. Das vielseitige Kraut eignet sich zur Behandlung von Schuppenflechte und anderen Hautproblemen, Arthritis und Rheuma, einem unausgeglichenen Hormonhaushalt, Energiemangel, schlechter Ausscheidung und einer trägen Leber.

Empfohlene Anwendung: Ich bereite Sarsaparilla wegen ihres wunderbaren, vanilleähnlichen Aromas gern als Tee zu. Sie verleiht dem Tee einen klassischen Wurzelbiergeschmack und ergibt mit Sassafras, Birkenrinde, Löwenzahnwurzel und Echinacea ein fantastisches wohlschmeckendes Rezept fürs Immunsystem. Für die nötige Süße sorgt eine Prise Stevia.

Sassafras *(Sassafras albidum)*

Verwendete Teile: Rinde und Wurzelrinde (die Wurzelrinde hat die größte Wirksamkeit, aber man muss die Pflanze ausgraben – also umbringen –, um sie zu ernten)

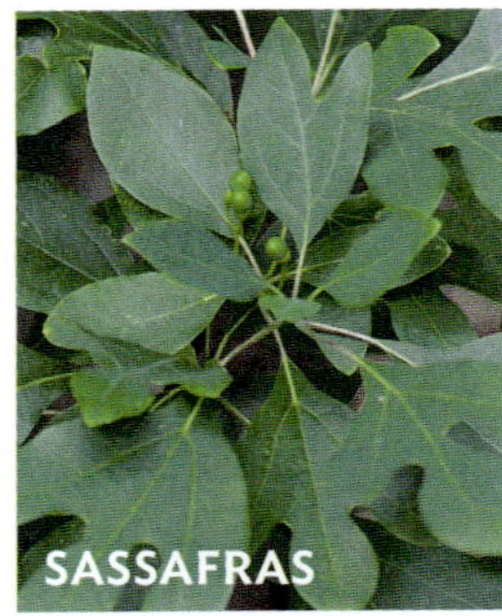

SASSAFRAS

Vorzüge: Sassafras zählte lange zu meinen Lieblingskräutern zur geschmacklichen Abrundung von Tees aus Wurzeln und Rinde. Traditionell ist es ein Hauptbestandteil der altmodischen Wurzelbiere, tonisierenden Getränken aus Wurzeln und Rinde für die gemäß der Jahreszeit anstehende Reinigung. Sassafras reinigt den ganzen Körper und stimuliert bei Kongestion der Leber und Gallenblase. Die Wirkung ist erdend (Yang), und es wird gern mit dem männlichen Körper in Verbindung gebracht. Als starkes Adstringens kann es äußerlich bei Insektenstichen und innerlich bei Diarrhö und Dysenterie verwendet werden. Ich schätze Sassafras besonders wegen seines Geschmacks und seiner heilenden Wirkung in Männertonika gegen eine unausgeglichene Hormonlage, Leberkongestion, Diarrhö, Hautprobleme und Störungen im Urogenitalsystem.

Empfohlene Anwendung: Sassafras ist wasserlöslich und schmeckt gut als Tee. Es lässt sich auch zu guten Elixieren und Tonika verarbeiten.

Warnhinweis: Sassafras wird heute nicht mehr oft als Teebestandteil erwähnt oder verwendet. Dies liegt nicht an mangelnder Wirksamkeit oder Sicherheitsbedenken, sondern daran, dass der Verkauf zur inneren Verwendung derzeit illegal ist. In den 1970er-Jahren wurde in Sassafras der hochgiftige Bestandteil Safrol gefunden (das im

Gegensatz zu anderen Bestandteilen nicht wasserlöslich ist) und an Ratten getestet. Es überrascht wenig, dass die Ratten, die große Mengen davon fraßen, Krebszellen entwickelten. Bisher wurde noch nie eine Krebserkrankung beim Menschen wegen Sassafraskonsum gemeldet. Limonadenhersteller, die ihr Wurzelbier bis dahin mit Sassafrasextrakt versetzt hatten, mussten nun synthetisch hergestellte Chemikalien verwenden. (Ob das für uns gesünder ist?)

Interessanterweise sind Krebserkrankungen im Rachenraum bei der Bevölkerung des amerikanischen Südostens, wo Sassafrastee ein traditionelles Naturheilmittel darstellt, am wenigsten verbreitet. Ich verwende Sassafras nach wie vor, weil ich es als wertvolles, harmloses und wirksames Heilkraut kenne. Allerdings darf ich es aufgrund der Vorschriften nicht in kommerziellen Rezepten verarbeiten und empfehle es meinen Klienten (aus ethischen Gründen) nur auf ausdrückliche Nachfrage.

Schafgarbe *(Achillea millefolium)*

Verwendete Teile: Blätter und Blüten

Vorzüge: Die Schafgarbe ist ein hübscher Sommerblüher, dessen cremefarbene Blüten den Wegrand zieren. Wegen ihrer schweißtreibenden Wirkung mischt man sie gern in Fiebertees, um das Schwitzen zu unterstützen und so das Fieber zu senken. Schafgarbe ist ein typisches Erste-Hilfe-Mittel für innere und äußere Blutungen. Sie hilft gegen Menstruations- und Magenkrämpfe und wird gern Rezepten gegen Magen-Darm-Grippe beigemischt.

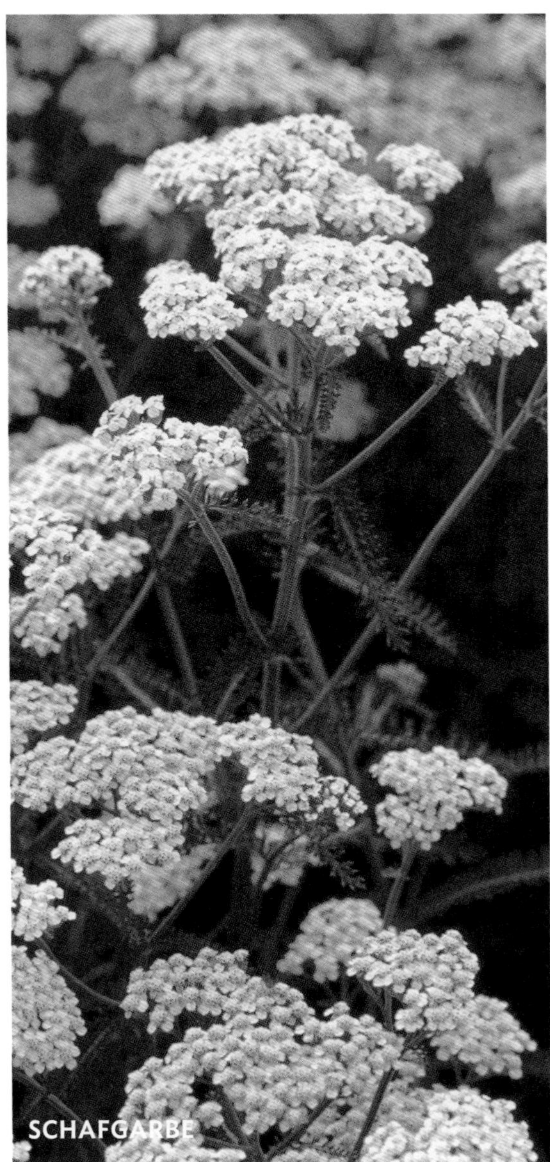

SCHAFGARBE

Außerdem hat sie eine positive Wirkung auf Herz und Lunge.

Empfohlene Anwendung: Schafgarbenaufgüsse sind bitter, weshalb man sie zur Unterstützung der Verdauung und als schweißtreibendes Mittel mit schmackhafteren Kräutern mischt. Die getrockneten, pulverisierten Blätter eignen sich für den Erste-Hilfe-Kasten. Man kann sie zur Desinfektion und zum Stoppen der Blutung direkt auf offene Wunden streuen. In der Nase kann eine Prise Schafgarbenpulver Nasenbluten stoppen.

Schisandra *(Schisandra chinensis)*

Verwendeter Anteil: Beeren

Vorzüge: Schisandra ist ein Kraut, das die Anpassung fördert und allgemein die Bewältigung von Stress und Krankheiten aller Art erleichtert. Häufig wird Schisandra mit den Sexualorganen in Verbindung gebracht, weil sie bei Männern die Durchhaltekraft fördert und bei Frauen das sexuelle Empfinden. Schisandra wird seit Jahrhunderten zur Förderung von Ausdauer und Leistungsfähigkeit eingenommen.

Die meisten Pflanzen kommen aus China, doch die Pflanze lässt sich auch in Nordamerika anbauen. Es ist eine sehr hübsche Ranke.

Empfohlene Anwendung: Schisandrabeeren haben einen sehr speziellen Geschmack – man mag sie oder man mag sie nicht. Die Beeren können für ein tonisierendes Getränk in Fruchtsaft oder Wein eingelegt werden, oder man kocht sie in Honig, bis sie weich wie Marmelade werden. Tee bekommt durch Schisandra einen säuerlichen Geschmack, der an Zitrone erinnert und keineswegs unangenehm ist. Für eine konzentrierte Zubereitung legt man Schisandrabeeren in 40-prozentigen Alkohol ein.

Mit Keuschlamm kombiniert ergibt Schisandra ein Sexualtonikum der Spitzenklasse, welches den gesamten Genitalbereich energetisiert und wärmt. Oder wir kombinieren Schisandra für mehr Aus-

Die Pflanze der fünf Geschmacksrichtungen

In der chinesischen Medizin trägt Schisandra den Namen ***Wu Wei Tsu,*** „Pflanze der fünf Geschmacksrichtungen“, weil sie süß, salzig, sauer, scharf und bitter schmeckt. Beim Kauen folgt nach jedem Geschmack ein neuer, bis der Gaumen vollständig von all den Aromen erfüllt ist. Angeblich aktiviert jede Geschmacksnote ein anderes Organsystem und balanciert es aus. Deshalb gilt Schisandra als optimales Tonikum. In China genießt sie hohe Wertschätzung und wurde einst vornehmlich von reichen Damen der oberen Mittelschicht zur Erhaltung ihrer Schönheit und Jugend sowie als kräftiges Sexualtonikum nachgefragt.

dauer mit Ginseng, was Sportler und Wanderer zu schätzen wissen.

Schwarznuss *(Juglans nigra)*

Verwendete Teile: Nüsse und ihre grünen Fruchtschalen

Vorzüge: Das schöne Hartholz der majestätischen Schwarznuss ist bei Möbelschreinern und anderen Handwerkern sehr begehrt. In der Kräuterkunde ist die Schwarznuss wegen der Fruchtschalen der unreifen Nüsse geschätzt, die innerlich zur Blut- und Darmreinigung, äußerlich für die Heilung der Haut eingesetzt werden.

In Nordamerika bildeten diese Schalen die Grundlage für beliebte Naturheilmittel und werden insbesondere bei Fußpilz und anderen Pilzinfektionen bis heute genutzt. In Europa werden Butternuss und Echte Walnuss, eine nahe Verwandte, ähnlich genutzt. Ich finde Schwarznuss bei Pilzinfektionen aller Art sehr wirkungsvoll und verwende sie bei Fußpilz und infektiösen Hauterkrankungen als Fußpulver, Umschlag und zum Waschen. Allerdings nimmt die Haut eine recht interessante Farbe an, die etliche Tage erhalten bleibt.

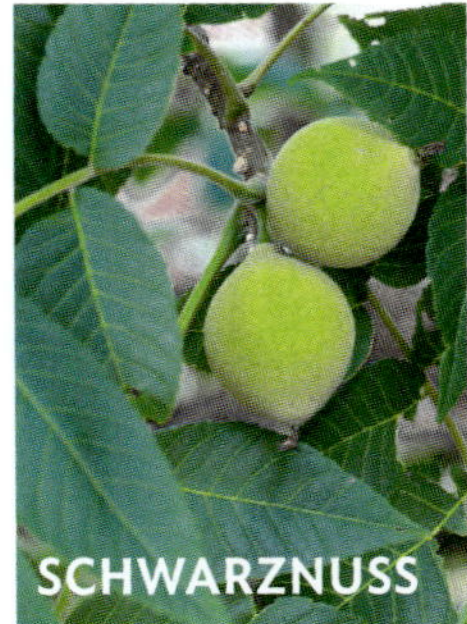
SCHWARZNUSS

Die grünen Schalen der Schwarznuss enthalten besonders viel Juglon, eine pilz- und parasitenhemmende Substanz. Bei innerlicher Anwendung als Tinktur kann Schwarznuss bei Magen-Darm-Problemen sehr gut wirken, ob bei Diarrhö oder Verstopfung infolge von Darmparasiten (auch Giardien) und Candidabefall.

Die Nüsse selbst sind ebenso nahrhaft wie köstlich und helfen besonders bei zehrenden Krankheiten, weil sie viele hochwertige Öle liefern und den Gewichtsverlust eindämmen können.

Empfohlene Anwendung: Die pulverisierten grünen Fruchthüllen der Schwarznuss gehören in Fußpulver, Fußbäder und in das Waschwasser für Hautinfektionen. Man bekommt das Fruchthüllenpulver auch in Kapselform zur innerlichen Anwendung. Ich empfehle gern die Kombination mit anderen Kräutern – bei Magen-Darm-Problemen mit Ingwer und Fenchel, bei Parasiten mit Kreosotbusch und Kanadischer Gelbwurz. Die Dosierung sollte 2 Pipetten Tinktur (3- bis 4-mal täglich) oder 2 Kapseln der Größe 00 (3-mal täglich) über einen Zeitraum von 3 bis 4 Wochen nicht überschreiten. Bei längerem Behandlungsbedarf die Behandlung bitte 1 Woche unterbrechen und dann eventuell von vorne anfangen. Als Tinktur kann man Schwarznuss äußerlich gegen Herpes und Lippenbläschen einsetzen.

Warnhinweis: Schwarznuss ist nicht für den langfristigen Gebrauch gedacht. Die Fruchthüllen sind ein relativ starkes Heilmittel. Besonders bei innerlicher Anwendung müssen Dosierung und Häufigkeit gut beobachtet werden.

Frische und getrocknete Fruchtschalen färben bei äußerlicher Anwendung rasch die Haut. Mich stört das nicht, weil sie bei Fußpilz und anderen Pilzinfektionen so hervorragend wirken. Lieber ein schwärzlich grüner Fuß als einer, der schmerzt und juckt! Außerdem verschwinden die Flecken nach ein paar Tagen.

Senna *(Cassia angustifolia)*

Verwendete Teile: Blätter und Schoten

Vorzüge: Senna ist das wohl gebräuchlichste Abführmittel der Welt. Darüber hinaus wird die Pflanze im Ayurveda für Leber, Haut und Atmungssystem eingesetzt. Die Blätter enthalten Anthraquinonderivate, welche die Darmperistaltik anregen. Sennesblätter sollten daher nicht langfristig eingesetzt werden, denn sie schwächen den Darm und machen abhängig. Zum kurzfristigen Gebrauch sind sie bei Verstopfung jedoch sehr wirkungsvoll. Normalerweise wird Senna mit anderen Kräutern kombiniert; so mildert man die durchschlagende Wirkung ab und beugt zu starken Magenschmerzen und Koliken vor.

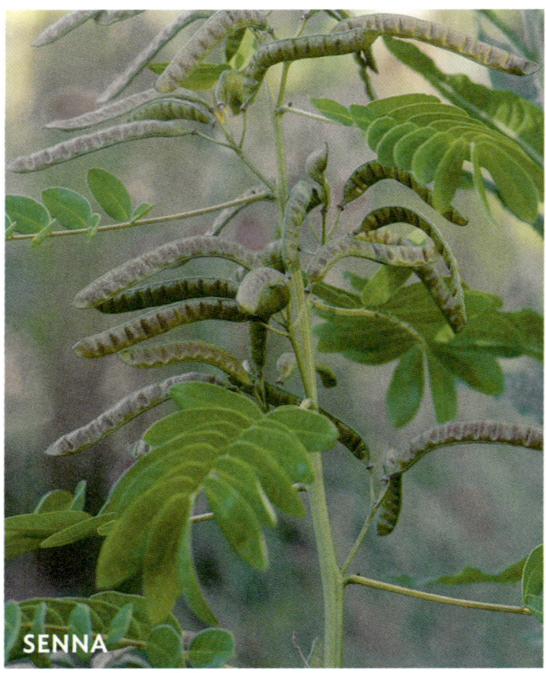
SENNA

Empfohlene Anwendung: Als vorübergehendes Abführmittel nimmt man Senna als Tinktur, Kapsel oder Tee ein. Beginnen Sie immer mit der kleinsten empfohlenen Dosis und steigern Sie diese nach Bedarf. Senna wirkt erst nach etwa 8 Stunden, also nehmen Sie bitte nicht mehr ein, nur weil Sie glauben, es wirke nicht! Das kann eine unangenehme Überraschung ergeben.

Warnhinweis: Bei Diarrhö, lockerem Stuhl oder Bauchschmerzen sind Sennesblätter nicht angezeigt. Schwangere, Stillende oder Menschen, die Medikamente benötigen, sollten vor der Einnahme mit dem Arzt oder Apotheker sprechen. Auch bei anhaltendem Durchfall wenden Sie sich bitte an Ihren Arzt oder Apotheker.

Rotulme *(Ulmus fulva und U. rubra)*

Verwendete Teile: Innere Rinde

Vorzüge: Dieses beruhigende, schleimbildende Kraut ist ein sehr beliebtes Heilmittel. Die Pflanze beruhigt innerliche und äußerliche Entzündungen aller Art. Besonders hilfreich ist sie bei Verbrennungen, Halsschmerzen und Verdauungsproblemen, ob Durchfall oder Verstopfung. Da sie zugleich sehr nahrhaft ist, wurde sie früher als Heilmehl verkauft und zum Kochen verwendet.

Rotulmen-Lutschpastillen

Bei Verbrennungen im Mund hilft das schnelle Lutschen von Pastillen mit Rotulme. Zur Herstellung mischt man 1 Esslöffel fein gemahlene Rotulmenrinde mit 1 Teelöffel Honig und sehr wenig Wasser zu einer Paste. Zu Kügelchen rollen und bei Bedarf mit mehr Kräuterpulver andicken. Bei einer starken Verbrennung kann noch ein kleines Tröpfchen Pfefferminzöl hinzukommen. So lange und so viele Pastillen lutschen, bis der Schmerz vergeht.

Empfohlene Anwendung: Die süße Ulmenrinde harmoniert mit Süßholz, Fenchel und Zimt und ergibt einen wunderbaren Tee. Mein Lieblingshustenmittel besteht aus 1 Esslöffel Rotulme, 1 Teelöffel Zimt, 250 ml warmem Wasser und 1 Esslöffel Honig, die im Mixer durchpüriert werden.

Bestand gefährdet: Viele Ulmen sind der Holländischen Ulmenkrankheit zum Opfer gefallen. Daher sollte Rotulme sparsam benutzt werden und stets aus Plantagen stammen oder von den Stämmen und Ästen umgestürzter Bäume geschält werden. Zur äußerlichen Anwendung ist nach Möglichkeit Eibischwurzel vorzuziehen, die ähnliche schleimbildende Wirkungen hat wie Rotulme.

Schneeball, gewöhnlicher

(Viburnum opulus)

Verwendete Teile: Rinde, junge Stängel

Vorzüge: Der Gewöhnliche Schneeball ist unglaublich hilfreich für die Uterusnerven und kann auf diesem Weg die Gebärmuttermuskulatur wirkungsvoll entspannen. Es ist eines meiner Lieblingsmittel gegen Menstruationskrämpfe, das auch bei drohender Fehlgeburt aufgrund von Stress und erhöhter Gebärmutterspannung von unschätzbarem Wert sein kann. Einer der bekanntesten Kräuterärzte, Dr. Christopher, hielt den Gewöhnlichen Schneeball für „womöglich das beste entspannende Frauenmittel, das wir für Gebärmutter und Eierstöcke haben, und besonders nützlich bei schmerzhafter, schwieriger Menstruation und bei nervösen Leiden während der Schwangerschaft mit drohendem Abort".

Empfohlene Anwendung: Wie Baldrian enthält auch der Gewöhnliche Schneeball reichlich Baldriansäure, ist beruhigend und entspannend, wirkt jedoch gezielt auf das Sexualsystem. Aufgrund seines hohen Tanningehalts ist er ein empfehlenswertes Tonikum und Heilmittel für Frauen – insbesondere in den Wechseljahren –, die übermäßige Blutungen entwickeln.

Stevia *(Stevia rebaudiana)*

Verwendete Teile: Blätter

Vorzüge: Das Süßungsmittel Stevia ist süßer als Zucker, aber weitaus gesünder, denn es ist kalorienfrei und schadet auch den Zähnen nicht. Bei einer gestörten Bauchspeicheldrüsenfunktion und hohem Blutzucker ist es eine Zuckerart, die Diabetiker vertragen, und wird bereits in der Diabetestherapie eingesetzt. Trotz ausführlicher Tests in anderen Ländern war es in Amerika lange unter dem Vorwand nicht nachgewiesener Sicherheit verboten. Nachdem mittlerweile die großen Zuckerhersteller auch Interesse an der Steviaproduktion zeigen, ging die Legalisierung sehr zügig vonstatten.

Empfohlene Anwendung: Wegen seiner intensiven Süße wird Stevia gern als Beigabe benutzt, um den Geschmack anderer Kräuter zu verbessern. Es ist wirklich ausgesprochen süß. Schon eine Prise zu viel im Tee oder in anderen Rezepten ruiniert den Geschmack. Man sollte also stets mit sehr wenig beginnen und zwischendurch probieren.

Süßholz *(Glycyrrhiza glabra)*

Verwendete Teile: Wurzeln

Vorzüge: Süßholz ist ein hervorragendes Tonikum für das endokrine System, besonders für das Sexualsystem. Besonders hilfreich ist es zur Entlastung der Nebennieren, die bei Depressionen so stark unter Druck geraten. Das, was wir als Midlife-Crisis bezeichnen, könnte eng oder unmittelbar mit erschöpften Nebennieren in Verbindung stehen. Süßholz unterstützt die Nebennieren und kann sie bei längerfristiger Einnahme mit neuer Vitalität erfüllen. Seine Wirkstoffe ähneln denen der natürlichen Steroide im menschlichen Körper.

Außerdem gilt Süßholz als ausgezeichnetes Heilmittel für das Atmungssystem, das bei Atemwegsproblemen schonend den Schleim löst und Entzündungen entgegenwirkt.

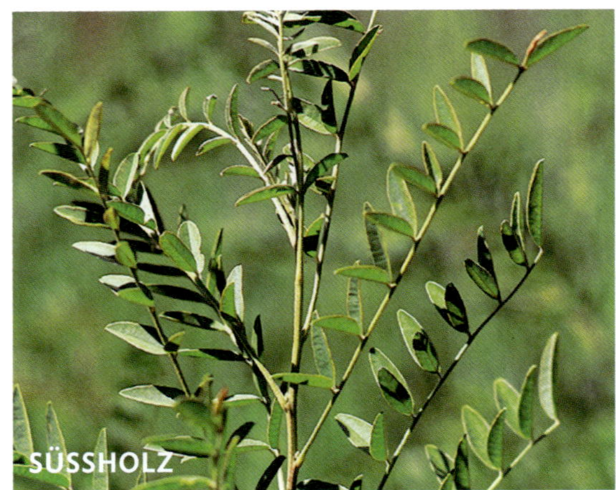
SÜSSHOLZ

Da Süßholz nicht nur wirkt, sondern auch sehr gut schmeckt, zählt es zu den wichtigsten Heilkräutern für Kinder. Es eignet sich zur Behandlung diverser Erkrankungen wie Bronchitis, Halsschmerzen, Husten und Magen-Darm-Entzündungen (zum Beispiel Magengeschwüre und andere entzündliche Veränderungen).

Empfohlene Anwendung: Wegen seiner starken Süße sollte Süßholz immer mit anderen Kräutern kombiniert werden. Dann kann es sehr harmonisierend sein – gerade in Rezepten mit diversen Heilpflanzen federt es unangenehme Erscheinungen durch stärkere Kräuter ab, ohne deren wohltuende Wirkungen zu beeinträchtigen. Dank seiner vielfältigen Schleimstoffe fügt es einem Kräutersirup oder Tee eine beruhigende Note hinzu. Ich würze mit Süßholzpulver gern andere Kräuterpulver, die ich zu

leckeren kleinen Pillen und Kugeln verarbeiten will. Besonders Kinder kauen gern auf Süßholzstängeln herum.
Bei erschöpften Nebennieren, Lethargie und Abgeschlagenheit empfehlen sich täglich 2 bis 3 Tassen Tee mit Süßholz und Astragalus, Sarsaparilla, Klettenwurzel und Löwenzahn oder aber Wildyams, Sarsaparilla, Klettenwurzel und Sassafras. Süßholz wird gern Sirups gegen Husten und Heiserkeit zugesetzt. Mit *Asclepias tuberosa* (Wurzel) und Echtem Alant nimmt man es gegen tief sitzende Bronchitis, mit Eibischwurzel bei Entzündungen im Verdauungstrakt und Magengeschwüren.
Warnhinweis: Studien zufolge kann Süßholz Wassereinlagerungen begünstigen und so den Blutdruck steigen lassen. Die meisten Untersuchungen beruhen jedoch auf Süßholzextrakten, Lakritze und allopathischen Arzneimitteln, nicht auf der ganzen Pflanze oder Hausmitteln aus Süßholzwurzel. Bei Bluthochdruck infolge von Wassereinlagerungen wird Süßholz jedoch nicht empfohlen. Auch bei Einnahme von Herzmedikamenten sollte man die Verwendung mit dem Arzt besprechen. Kinder gehören zwar normalerweise nicht zu diesem Personenkreis, sollten jedoch bei Bluthochdruck, Problemen mit Nieren oder Blase und während einer Steroidtherapie ebenfalls kein Süßholz erhalten.
Trotz der vielfältigen Warnungen ist daran zu erinnern, dass es sich bei Süßholz um eines der meistverordneten Kräuter der Welt handelt – bisher gibt es nur wenige Hinweise auf eine Toxizität im Einzelfall. Für Kinder und ältere Menschen gilt es als grundsätzlich sicher, womit es auch für die meisten anderen harmlos sein sollte. Von Süßholz profitieren insbesondere geschwächte Personen, die an zehrenden, schwächenden Krankheiten leiden.

Süßholz, Chinesisches

Chinesisches Süßholz (***Glycyrrhiza uralensis*),** ist eng mit ***Glycyrrhiza glabra*** verwandt und eines der wichtigsten Heilkräuter der chinesischen Medizin. Es gilt als „Großvater der chinesischen Kräuter" und als „Großer Verbinder", weil es in so vielen Rezepten eingesetzt wird, um andere Kräuter harmonisch zusammenzufügen. Es ist ein ausgezeichnetes Unverwüstlichkeitskraut, welches den ganzen Körper mit neuer Energie erfüllt. Bei dauerhafter Anwendung soll chinesisches Süßholz ein langes Leben bei bestem Wohlergehen fördern.

Traubensilberkerze

(Cimicifuga racemosa)

Verwendete Teile: Rhizome und Wurzeln
Vorzüge: Die Traubensilberkerze wird gern mit Blauem Hahnenfuß zusammen verwendet, weil die jeweiligen Wirkungen sich ergänzen.

Traubensilberkerze hat eine östrogenähnliche Wirkung. Sie reguliert und normalisiert die Hormonproduktion und findet sich daher in Rezepten für ein ausgeglichenes weibliches Hormonsystem. Auch als Entspannungsmittel für Nerven und Muskeln ist sie hoch geschätzt.

Empfohlene Anwendung: Zusammen mit Blauem Hahnenfuß stimuliert die Traubensilberkerze die Uteruskontraktionen. Deshalb gibt man sie gern in der letzten Schwangerschaftswoche, um die Gebärmutter auf die Geburt vorzubereiten. Besonders hilfreich ist sie, wenn die Geburt auch nach dem errechneten Termin einfach nicht in Gang kommt und Mutter oder Kind in Stress geraten. Wegen ihrer östrogenähnlichen Wirkungen tut Traubensilberkerze Frauen nach der Menopause sehr gut und wird Rezepten beigefügt, welche den Hormonspiegel ausgleichen. Man verwendet sie, um eine ausbleibende Menstruation auszulösen, und zur Linderung von Stress und Anspannung im Zusammenhang mit dem weiblichen Zyklus.

Traubensilberkerze wird auch bei Kopfschmerzen und Muskelkrämpfen empfohlen. Dank ihrer entzündungshemmenden Wirkung hilft sie bei Arthritis und Muskel- und Nervenschmerzen.

Warnhinweis: Traubensilberkerze darf in der Schwangerschaft nicht verwendet werden, außer zur unmittelbaren Vorbereitung auf die Geburt, und auch dann nur auf ausdrückliche persönliche Anweisung von Arzt oder Hebamme.

Usnea *(Usnea barbata)*

Verwendete Teile: Flechten

Vorzüge: Es ist wirklich erstaunlich, dass etwas, das derart bereitwillig wächst und so nützlich ist, von der modernen amerikanischen Kräuterkunde erst vor wenigen Jahren entdeckt wurde. Diese Flechten wachsen bevorzugt an alten Bäumen und werden passenderweise als „Bartflechte“ bezeichnet. Achten Sie beim Kauf stets auf den botanischen Namen! Die bittere Säure dieser Flechte unterstützt die Verdauung und beruhigt den Magen. Usnea hat auch eine antibiotische Wirkung, die sie für die Behandlung von Harnwegs- und Blaseninfekten sowie Pilzinfektionen empfiehlt. Weil sie zugleich das Immunsystem ankurbelt, wird sie gern mit Echinacea kombiniert.

Empfohlene Anwendung: Ich gebe immer wieder kleine Mengen Usnea in die Suppe. Man kann die Flechten leicht mahlen und in andere Speisen mischen oder verkapseln, wobei der Geschmack zu wünschen übrig lässt. Darum wird Usnea gern zu Tinktur verarbeitet und scheint in Alkohol besser löslich zu sein.

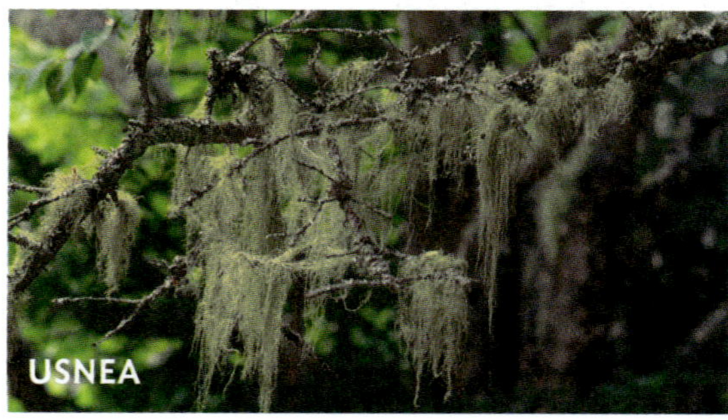
USNEA

Vogelmiere *(Stellaria media)*

Verwendete Teile: Alle oberirdisch wachsenden Pflanzenteile

Vorzüge: Vogelmiere wächst als „Unkraut" praktisch auf der ganzen Welt, besonders in feuchter, kultivierter Erde. Besonders geschätzt werden ihre weichmachenden, lindernden Eigenschaften, die sie für die Behandlung von gereizter Haut, Augenentzündungen und Nierenproblemen empfehlen. Als leichtes Diuretikum ist Vogelmiere bei Wassereinlagerungen zu empfehlen. Sie eignet sich gut für Umschläge und wird wegen ihrer beruhigenden Wirkung auf die Haut gern in Salben eingesetzt. Außerdem enthält sie einen wahren Schatz an Nährstoffen wie Kalzium, Kalium und Eisen.

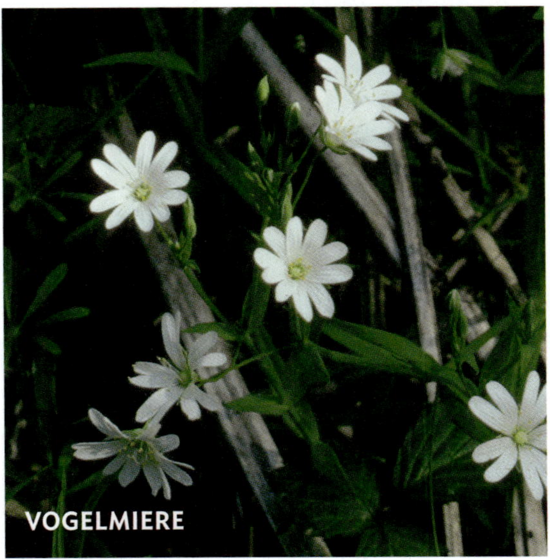
VOGELMIERE

Empfohlene Anwendung: Das frische, zarte Grün schmeckt köstlich im Salat. Es lässt sich entsaften oder im Mixer mit Ananassaft pürieren und ist ein beliebter Bestandteil von Hautsalben. Ein leichter Kräuteraufguss mit Vogelmiere ist angenehm beruhigend. Die Pflanze lässt sich nicht gut trocknen oder längere Zeit lagern. Zur späteren Verwendung sollte man aus frischer Vogelmiere eine Tinktur zubereiten.

Wegerich

(Plantago major und P. lanceolata)

Verwendete Teile: Samen, Wurzel und Blatt

Vorzüge: Wegerich ist ein Unkraut, das auf der ganzen Nordhalbkugel verbreitet ist, und sehr nahrhaft. Es zählt zu den besten Kräutern für Auflagen und gilt als „grünes Pflaster". Bei einer drohenden Blutvergiftung empfehle ich gern Wegerich, den ich äußerlich auf die infizierte Stelle auflege und innerlich als Tee verabreiche. Die Wegerichsamen enthalten viele Schleimstoffe und Ballaststoffe, weshalb sie gern Abführmitteln beigemischt werden. Auch die beliebten Flohsamen *(Psyllium)* stammen von einer *Plantago*-Spezies. Sehr wirksam ist Wegerich auch für die Behandlung einer trägen Leber und bei Entzündungen im Verdauungstrakt.

Empfohlene Anwendung: Wegerich gilt als bitter, ist aber relativ mild im Geschmack und ergibt einen guten Kräuteraufguss. Man kann ihn pulverisiert ins Essen geben oder als Erste-Hilfe-Puder auf infizierte Hautstellen streuen. Aus den frischen Blättern lassen sich beruhigende Umschläge für gereizte, infizierte Haut herstellen.

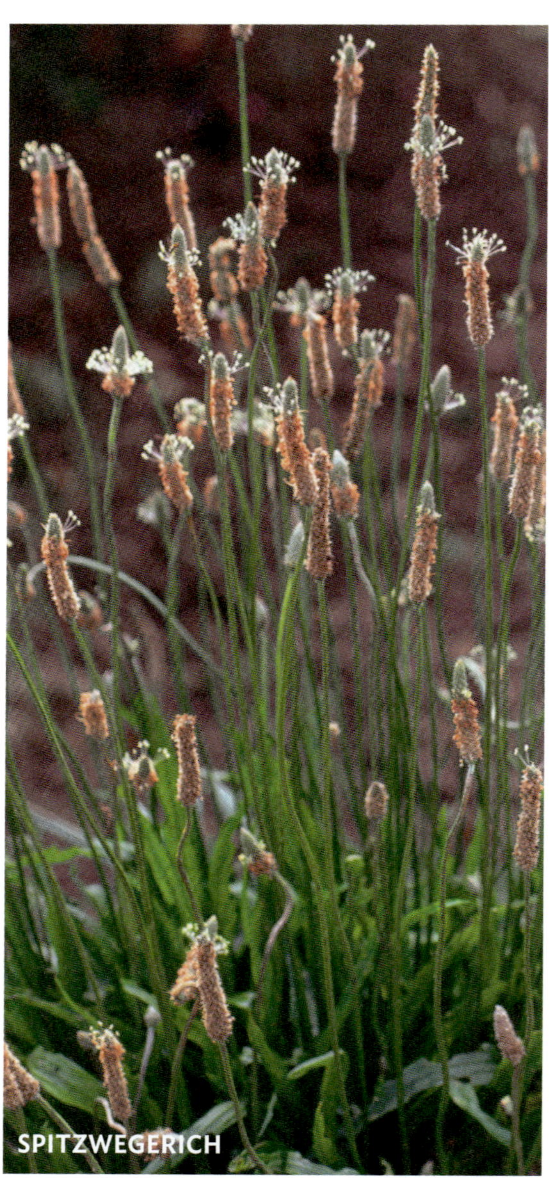
SPITZWEGERICH

Weißdorn

(Crataegus oxyacantha und C. monogyna)

Verwendete Teile: Blätter, Blüten, Beeren und Zweigspitzen

Vorzüge: Weißdorn zählt zu den besten Kräutern fürs Herz, und ein gesundes Herz ist Voraussetzung für ein langes, produktives Leben. Die Blüten, Beeren, Zweigspitzen und Blätter nähren, stärken und tonisieren den Herzmuskel und seine Blutgefäße. Als Herztonikum hat Weißdorn die erstaunliche Fähigkeit, die Herzaktivität je nach Bedarf entweder sanft zu stimulieren oder zu dämpfen.

Weißdorn weitet die Blutgefäße, was die Durchblutung erleichtert und Engstellen und Blockaden der Herzgefäße entspannt. Außerdem senkt er den Blutdruck und trägt zu einem gesunden Cholesterinspiegel bei. Weißdorn ist sowohl zur Vorbeugung gegen Herzprobleme als auch zur Behandlung von Herzerkrankungen, Ödemen, Angina und Arrhythmien hervorragend geeignet. Neben Ginkgo und Sägepalme empfehle ich ihn Männern ab 45 zur regelmäßigen Einnahme. Wegen seiner hohen Konzentration an Bioflavonoiden ist Weißdorn ein wirksames Antioxidationsmittel, das freie Radikale im Körper bekämpft.

Dass Weißdorn zugleich gebrochenen Herzen guttut und bei Depressionen und Angst hilft, wird in der Literatur eher selten erwähnt. Er empfiehlt sich besonders für Menschen, die ihre Gefühle nur schwer ausdrücken können oder ihre Emotionen unterdrücken. Weißdorn lässt das Herz aufblühen; es kann sich öffnen und heilen.

Ein Weißdorn gehörte in Europa lange in jeden Kräutergarten und ist seit Jahrhunderten von Legenden umrankt. Als meine Großmutter nach Amerika kam, pflanzte sie in jedem neuen Garten als Erstes einen Weißdorn. Viele dieser alten Bäume, die ihre starken Hände einst setzten, blühen bis heute.

Empfohlene Anwendung: Weißdorn ist ein Tonikum, das seine Wirkung erst nach längerer Einnahme entfaltet. Nehmen Sie Weißdorn in Form von Tee, Tinktur, Kapseln, Sirup, Konfitüre oder Gelee zu sich. Die übliche Dosis besteht in 3 bis 4 Tassen Tee pro Tag, 3-mal täglich 1 Teelöffel Tinktur oder 3-mal täglich 2 Kapseln. Andererseits schmeckt Weißdorn so gut, dass ich lieber die feinen kulinarischen Zubereitungen in Form von Konfitüre, Gelee und Likör empfehle, in denen alle Nährstoffe des Weißdorns enthalten sind. Insbesondere Marmelade aus den Beeren ist köstlich und in Hofläden, auf Bauernmärkten oder im Reformhaus erhältlich. Damit beginnt der Tag schon mal richtig gut.

Tee aus Weißdornbeeren schmeckt exquisit und wird gern mit Zitronenmelisse und Hafer gegen Bluthochdruck getrunken. Eine zweite Teemischung gegen Bluthochdruck sind Weißdornblätter, -beeren oder -blüten mit Schafgarbe und Herzgespannkraut. Die Beeren, Blätter und Blüten lassen sich mit Ginkgoblättern auch zu einem ausgezeichneten Gefäßtonikum kombinieren.

Warnhinweis: Meiner Erfahrung nach verträgt sich Weißdorn problemlos mit anderen Herzmedikamenten. Dennoch sollten Sie vor der Anwendung mit Ihrem Arzt oder Apotheker sprechen, wenn Sie regelmäßig Medikamente fürs Herz benötigen.

Weißeiche *(Quercus alba)*

Verwendete Teile: Rinde

Vorzüge: Die Weißeiche ist ein großer, majestätischer Baum, dessen Rinde stark adstringierend und desinfizierend wirkt. Dank ihres hohen Tanningehalts hilft sie innerlich gegen Durchfall und Hämorrhoiden sowie äußerlich als antiseptische Waschlösung bei Wunden und Kontakt mit Giftsumach. Bei Halsschmerzen und Infektionen im Mundraum ist sie ein gutes Gurgelmittel. Auch Weißfluss und Krampfadern profitieren von Weißeiche.

Empfohlene Anwendung: Der Sud kann getrunken werden oder äußerlich als antiseptischer Umschlag eingesetzt werden. Weißeichenrinde lässt sich auch gut zu einer Tinktur verarbeiten.

Wildkirsche *(Prunus serotina)*

Verwendete Teile: Innere Rinde

Vorzüge: Wildkirschrinde löst den Schleim und hilft gegen Husten. Sie ist eines der wenigen Kräutermittel, die nach wie vor in der amerikanischen Pharmacopeia und in einigen kommerziellen Hustenmitteln enthalten sind. Außerdem verbessern sie die Verdauung und fördern eine gesunde Darmtätigkeit.

Um die schönen Bäume nicht zu beschädigen, sammele ich nur die Rinde von abgebrochenen Ästen nach einem Sturm.

Empfohlene Anwendung: Wildkirschrinde kann zu Tee, Sirup und Tinktur verarbeitet werden.

Wildyams *(Dioscorea villosa)*

Verwendete Teile: Rhizome und Wurzeln

Vorzüge: Wildyams liefert diverse Bausteine für die Steroidproduktion und gewährleistet über diese Hormonvorstufen bei beiden Geschlechtern die normale Sexualfunktion. Ich behandele damit erfolgreich Menstruationsstörungen aller Art und fördere so die weibliche Fruchtbarkeit. Interessanterweise gilt Wildyams mitunter auch als natürliches Verhütungsmittel, obwohl sie häufiger für eine verbesserte Fruchtbarkeit sorgen soll.

Die Wurzeln und Rhizome enthalten Bitterstoffe, welche die Lebertätigkeit unterstützen und den Gallenfluss erhöhen. Wildyams zählt zu meinen Lieblingskräutern bei Stauungen und Entzündungen in der Leber. Sie ist besonders geeignet, wenn jemand zu viel Hitze (Yang) im Körper speichert oder zu Bluthochdruck neigt. Wildyams ist auch gut für die Nerven, löst Krämpfe und eignet sich zur Beruhigung von verspannten Muskeln, Koliken und Uterusschmerzen.

Empfohlene Anwendung: Wildyams kann zu Tees, Tinkturen oder Kapseln verarbeitet werden.

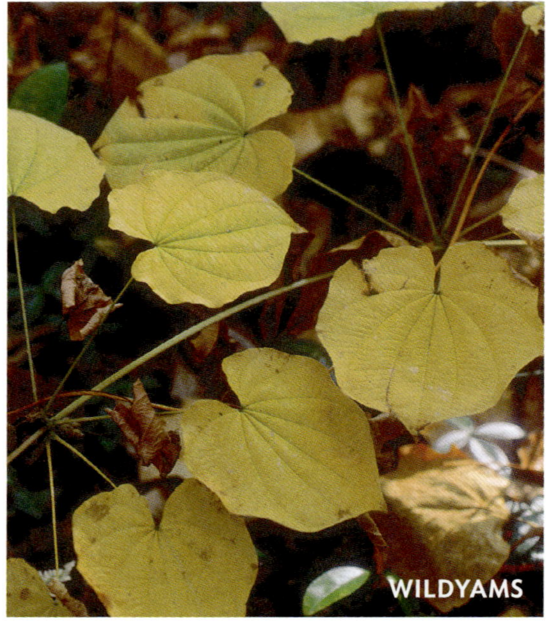
WILDYAMS

Aufgrund ihres bitteren Geschmacks wird sie im Tee allerdings lieber mit anderen Kräutern verblendet. Ich kombiniere sie gern mit anderen tonisierenden Kräutern, gebe etwas Kardamom und Zimt dazu und verknete sie mit Honig und Rosenwasser zu einer Paste.

Bestand gefährdet: Die natürlichen Vorkommen der Wildyams sind stark dezimiert. Einige Arten gelten bei den United Plant Savers als bedroht. Verwenden Sie bitte nur Wildyams aus der Landwirtschaft.

Winterlieb, doldenblütiges

(Chimaphila umbellata)

Verwendete Teile: Blätter

Vorzüge: Pipsissewa (Doldenblütiges Winterlieb) stammt aus der Sprache der Cree und bedeutet „In kleine Stücke brechen" – die Pflanze sorgt dafür, dass Nierensteine in kleine Stücke zerfallen und ausgeschieden werden können. Doldenblütiges Winterlieb ist allgemein hilfreich für die Harnwege und wirkt als Diuretikum, aber auch als Antiseptikum für den Harntrakt; ähnlich wie Bärentraube, jedoch erheblich sanfter. Außerdem trägt sie zur Prävention und Behandlung unterschiedlicher Grade an Prostatareizung und der häufig damit einhergehenden Blasenentzündung bei. Sie wirkt, indem sie die betroffenen Organe reinigt, neu belebt und gereiztes Gewebe beruhigt, bis es wieder normal funktioniert. Die Indianer machen bei Blasen, wunden Hautstellen, Schwellungen und Gelenkschmerzen Umschläge mit Doldenblütigem Winterlieb.

Empfohlene Anwendung: Doldenblütiges Winterlieb wird meist als Tee für die Harnwege eingesetzt, kann jedoch auch in Form von Kapseln oder Tinktur verwendet werden.

Bestand gefährdet: Doldenblütiges Winterlieb ist eine kleine Waldpflanze, die in Nordamerika nur stellenweise vorkommt und von den United Plant Savers als bedrohte Art eingestuft wird. Die Zerstörung ihres natürlichen Habitats und Plünderung der Bestände zur Kräuterverarbeitung haben diese hübsche Pflanze dezimiert, und bisher wird sie noch nicht in größerem Umfang angebaut. Doldenblütiges Winterlieb sollte nicht in der Wildnis gesammelt werden und beim Kauf unbedingt aus Bio-Anbau stammen.

Yohimbe

(Pausinystalia yohimbe und Corynanthe yohimbe)

Verwendete Teile: Späne der inneren Rinde

Vorzüge: Diese Pflanze nehme ich nur zögerlich in diese Aufzählung auf. Yohimbe ist ein spannendes Gewächs, allerdings sehr wirksam, möglicherweise schädlich und – bei fehlerhafter Verwendung – mit diversen unerwünschten Wirkungen behaftet. Selbst in moderater Dosis kann die Rinde übermäßig stimulieren. Bitte beachten Sie den Warnhinweis am Ende!

In Afrika, wo der Baum wächst, gilt Yohimbe seit Langem als starkes Aphrodisiakum und Stimulans. Er regt das zentrale Nervensystem an und wirkt als leichtes Halluzinogen. Außerdem stimuliert er die Durchblutung des erektilen Gewebes. Yohimbin-Hydrochlorid, das von pharmazeutischen Herstellern vertrieben wird, ist ein verschreibungspflichtiges Mittel zur Behandlung der erektilen Dysfunktion. Mit der entsprechenden Vorsicht (siehe unten) kann es auch zur Erhöhung der Libido eingesetzt werden.

Empfohlene Anwendung: Traditionell bringt man für die Zubereitung von Yohimbe 500 ml Wasser zum Kochen. Dem sprudelnd kochenden Wasser 2 Esslöffel Yohimberinde hinzufügen und maximal 4 Minuten kochen lassen. Die Hitzezufuhr herunterstellen, weitere 20 Minuten leicht sieden lassen, dann durchseihen. 1 Stunde vor der gewünschten

Wirkung in kleinen Schlucken trinken. Für eine stärkere Wirkung dem Sud 1000 mg Ascorbinsäure (Vitamin C) zusetzen. Durch die Reaktion des Vitamin C mit den Alkaloiden entstehen Yohimbin- und Yohimbilin-Ascorbate, die besser löslich und noch wirksamer sind.

Warnhinweis: Yohimbe ist ein MAO-Hemmer, der nicht zusammen mit Sedativa, Tranquilizern, Antihistaminika, Narkotika oder größeren Mengen Alkohol eingenommen werden darf. Bei Nierenerkrankungen, Herz-Kreislauf-Erkrankungen, Diabetes, Blutdruckproblemen oder Blutzuckerschwankungen sollte Yohimbe nicht verwendet werden. Nicht zur Langzeitbehandlung einsetzen.

Zaubernuss, Virginische

(Hamamelis virginiana)

Verwendete Teile: Rinde

Vorzüge: Dieser hübsche nordamerikanische Strauch wird von den Ureinwohnern dieses Kontinents schon lange medizinisch genutzt. Er ist ein starkes Schmerzmittel und hat adstringierende und antioxidative Eigenschaften. Innerlich wie äußerlich sagt man der Virginischen Zaubernuss nach, dass sie über ihre Wirkung auf die Venen Blutungen und Entzündungen eindämmen kann. Besonders hilfreich ist sie für die Behandlung innerer Blutungen, Traumata, Hämorrhoiden, Krampfadern, Dermatitis, Sonnenbrand und Diarrhö. Außerdem empfiehlt sie sich bei Nasenbluten und Lungenblutungen.

Empfohlene Anwendung: Hamamelis wird innerlich als Tinktur und äußerlich als Umschlag oder als adstringierende, desinfizierende Waschlösung verwendet. Sie eignet sich auch zum Reinigen von Problemhaut. Als Sud zubereitet hilft sie innerlich gegen Diarrhö und Darmblutungen.

Zimt *(Cinnamomum zeylanicum)*

Verwendete Teile: Rinde und essenzielles Öl

Vorzüge: Was für eine fantastische Pflanze! Der Zimtbaum ist wegen seiner medizinischen Wirkung und seines köstlichen Dufts in seiner indischen Heimat hochgeschätzt, wird inzwischen aber in den meisten tropischen Regionen der Welt kultiviert. Im Westen sehen wir in Zimt in erster Linie ein Gewürz, doch in der Kräuterheilkunde gilt er seit Jahrhunderten als wärmende Verdauungshilfe. Zimt wirkt auf angenehme Weise stimulierend und dient im Verein mit Ingwer zur Behandlung von Kreislauf- und Verdauungsproblemen. Die Pflanze ist reich an ätherischen Ölen, Tanninen, Schleimstoffen und Kumarinen. Dank seiner virushemmenden und antiseptischen Eigenschaften unterstützt Zimt die Infektabwehr. Sein wunderbarer Duft eignet sich gut dazu, in Kräuterrezepten unangenehmere Aromen anderer Heilpflanzen in den Hintergrund treten zu lassen. Von seinem warmen, würzigen Geschmack profitiert fast jede Kräutermischung.

Empfohlene Anwendung: Für einen wärmenden Tee übergießen wir ½ bis 1 Teelöffel Zimtrinde mit 250 ml kochendem Wasser und lassen den Tee 15 bis 20 Minuten ziehen. Zimt kann auch die Wirkung anderer Kräuter erhöhen, zum Beispiel die durchblutungsfördernde Wirkung von Ingwer, die verdauungsfördernde Wirkung von Kamille oder die Wirkung von Schafgarbe und Pfefferminze gegen Erkältungen und Grippe. Beim Kochen würzen wir mit gemahlenem Zimt viele Hauptgerichte und Desserts. Die pulverisierte Rinde lässt sich auch in Kapseln füllen. Essenzielles Zimtöl kann man Salben hinzufügen, die äußerlich Schmerzen lindern und einen wärmenden, anregenden Balsam ergeben.

Hinweis: An Stelle von Zimt wird gern auch Cassiarinde (Zimtkassie, *Cinnamomum cassia)* angeboten, die ursprünglich aus China und Japan stammt und ähnliche Eigenschaften hat. Ich liebe beide Rinden, halte Zimtrinde aber für zarter und medizinisch für etwas wirkungsvoller, wohingegen Cassiarinde einen stärkeren Geschmack und Duft entfaltet.

Zitronenmelisse *(Melissa officinalis)*

Verwendete Teile: Blätter und Blüten

Vorzüge: Zitronenmelisse ist eine zauberhafte Duftpflanze aus der Familie der Minzgewächse und dank ihrer beruhigenden, virushemmenden und antiseptischen Eigenschaften eines der besten Nervenmittel der Natur. Die Blätter und Blüten enthalten ätherische Öle, Tannine und Bitterstoffe mit einer deutlichen entspannenden und krampflösenden Wirkung auf Magen und Nervensystem. Sie sind sehr gut gegen Magenbeschwerden und allgemeine Erschöpfung und kommen als leichtes Sedativum und bei Schlafstörungen zum Einsatz. Bei äußerlicher Anwendung ist Zitronenmelisse ein gutes Mittel gegen Herpes. Zu diesem Zweck wird sie gern zu Salben verarbeitet, wobei ich auch die Tinktur hilfreich finde. In Europa nimmt man am liebsten essenzielles Melissenöl.

Empfohlene Anwendung: Zu medizinischen Zwecken nimmt man am besten frische Zitronenmelisse. Sie ergibt einen köstlichen Tee, der mit Zitrone und Honig versetzt den ganzen Tag getrunken werden kann, um Stress und Angst zu lindern. Für ein schmackhaftes Nerventonikum mischt man Melisse, Hafer und Kamille zu gleichen Teilen. Zu guter Letzt kann ich die überaus schmackhafte Tinktur empfehlen. Mit Glyzerin ist sie auch für Kinder genau das Richtige.

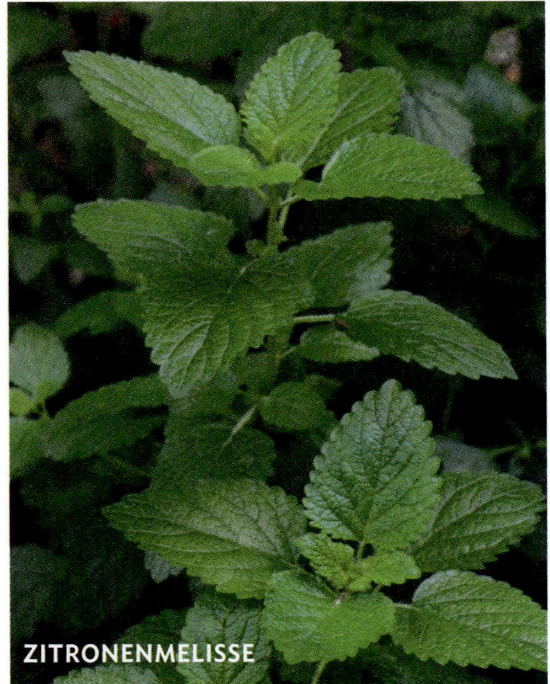
ZITRONENMELISSE

Anhang II
Die Herstellung von Kräuterheilmitteln

Bis ich die Rezepte und Techniken beherrschte, die in diesem Buch dargestellt sind, vergingen einige Jahre, und es ist mir eine Freude, diese jetzt weitergeben zu dürfen. Als ich Ende der 1960er-Jahre mit der Arbeit mit Kräutern begann, waren selbst die wenigen Erklärungen zum Umgang mit ihnen schwer zu finden. Was ich entdeckte, war oft kompliziert, und mitunter waren die genannten Kräuter gar nicht zu bekommen. Im Laufe eines langen, wunderbar kreativen Prozesses voller eigener Experimente lernte ich von alten Meistern und aus ihren Büchern, teilte meine Erfahrungen mit Freundinnen und lernte auch hierüber dazu, und schließlich schälten sich die Vorgehensweisen zur Zubereitung dieser Präparate heraus. *Das* hätte ich gern gleich zu Beginn meines langen Kräuterstudiums gewusst!

Heilkräuter werden bevorzugt zu Tinkturen, Kapseln und Tee verarbeitet. Beschränken Sie sich aber bitte nicht allein hierauf! Man kann Kräuter auf vielerlei Weise verarbeiten, sodass es auf den ersten Blick nicht nach Medizin aussieht. Sirups und Elixiere sind ausgesprochen wirkungsvolle Methoden zur Extraktion der medizinischen Wirkungen von Kräutern, und sie schmecken fantastisch. Geben Sie Kräuterpulver über Salate, Shakes, Getreidebrei, Aufläufe, Suppen und andere Gerichte oder mischen Sie eine Honig-Gewürz-Creme für den täglichen Energieschub. Manche Kräuter wie Weißdorn und Holunder lassen sich zu feinen Konfitüren und Gelees verarbeiten – auch so kann man Medizin nehmen! Warme Bäder zählen zu den entspannendsten und angenehmsten Kräuteranwendungen. Wenn wir uns im warmen Kräuterbad aalen, öffnen sich alle Poren der Haut als größtes Assimilations- und Ausscheidungsorgan. Das ist, als würde man in einer Riesentasse Tee liegen, und der ganze Körper profitiert davon.

Kaufen oder selber machen

Wer seine Kräuter ungern selber mischen oder verarbeiten will, bekommt in Apotheken, Drogerien und Reformhäusern fertige Produkte. Die Auswahl nimmt von Tag zu Tag zu, aber Sie sollten es dennoch einmal mit Selbermachen versuchen. Gestatten Sie sich die Entdeckung, wie einfach und wirkungsvoll die Herstellung von Kräuterheilmitteln ist.

Kräuter kaufen und lagern

Heutzutage, wo die Wildnis in alarmierendem Tempo kultiviert wird und der Anbau von Medizinpflanzen noch nicht mit der Nachfrage Schritt hält, kommt es besonders darauf an, dass jeder Einzelne sich über die Herkunft unserer Kräuter, ihren Anbau und die Erntemethoden informiert. Bestehen Sie auf hochwertigen Kräutern aus biologischem Anbau. Das ist zwar etwas kostspieliger, aber deutlich besser für unsere Medizin und letztlich auch für den Planeten. Geben Sie sich größte Mühe, keine bedrohten oder gefährdeten Pflanzen zu verwenden, egal woher sie stammen. Bitte beachten Sie hierzu die internationalen und nationalen Roten Listen zum Gefährdungsstatus.

Ich habe viele Ecken dieser Welt besucht und staune immer wieder über die qualitativen Unterschiede der Kräuter aus verschiedenen Regionen. Zu Beginn meiner Arbeit mit Kräutern war die Qualität der Kräuter, die wir in Amerika bekamen, sehr schlecht. In den letzten 25 Jahren wurde jedoch so intensiv auf die Qualität geachtet, dass wir in Sachen Qualitätsstandards inzwischen führend sind. Wir nordamerikanischen Herbalisten hoffen, dass wir weltweit denselben Einfluss auf den Umweltschutz ausüben können wie auf die Qualität. Wenn wir dieses Heilsystem für unsere Kinder erhalten wollen, so wie wir es von unseren Vorfahren übernommen haben, ist die Erhaltung der Heilpflanzenarten zwingend erforderlich. Mit dem Kauf biologisch erzeugter Kräuter tun Sie nicht nur der eigenen Gesundheit etwas Gutes, sondern der des ganzen Planeten.

Hochwertige Heilkräuter beziehen

Der wichtigste Faktor beim Kauf von Heilkräutern zu Heilzwecken ist das Erkennen und der Erwerb der besten verfügbaren Qualität. Kaufen Sie Ihre Heilkräuter bei namhaften, ethisch orientierten Firmen, denen die Qualität ihrer Produkte ebenso am Herzen liegt wie die Umwelt. Fragen Sie nach der Herkunft der Pflanzen. Werden sie biologisch angebaut? Werden sie wild gesammelt? Wenn ja, ist eine umweltschonende Sammlung gewährleistet?

Nutzen Sie Kräuter nach Möglichkeit immer frisch. Mitunter sind frische Kräuter jedoch aus unterschiedlichen Gründen nicht sinnvoll. Getrocknete Kräuter enthalten bei korrekter Ernte und Trocknung normalerweise alle medizinischen Eigenschaften frischer Kräuter. Aber woran erkennt man gute Qualität? Die Pflanze sollte praktisch ge-

„**Meine Vorstellung von einem guten Herbalisten** ist nicht jemand, der vierzig verschiedene Kräuter richtig einsetzt, sondern jemand, der ein Kraut auf vierzig verschiedene Weisen nutzen kann."

— Svevo Brooks

nauso aussehen, riechen und schmecken wie in frischem Zustand und in Kräuterheilmitteln ebenso wirksam sein.

Farbe

Getrocknete Kräuter sollten sich farblich nicht grundlegend ändern. Pflanzen mit grünen Blättern wie Pfefferminze oder Grüne Minze sollten auch getrocknet leuchtend grün sein. Blüten sollten schön bunt sein. Calendulablüten beispielsweise bleiben intensiv orange oder gelb. Wurzeln, die normalerweise ohnehin dezente Farben haben, sollten ihre Originalfarbe aufweisen. Die Kanadische Gelbwurz sollte goldgrün sein, Echinaceawurzel silbrigbraun, die Wurzel des Krausen Ampfers gelbbraun. Wenn Sie nicht genau wissen, welche Farbe eine Pflanze haben sollte, achten Sie auf lebhafte, intensive, kräftige Farben. Man entwickelt schnell ein Gefühl für die Beurteilung von Kräutern nach dem äußeren Anschein.

Duft

Kräuter haben sehr spezifische Gerüche, anhand derer man ihre Qualität gut beurteilen kann. Sie sollten intensiv riechen, nicht unbedingt „gut". Der Geruch von Baldrian erinnert beispielsweise an alte, getragene Socken – guter Baldrian sollte wie *richtig* alte Socken riechen. Bei hochwertiger Pfefferminze prickelt die Nase, und die Augen fangen an zu tränen. Manche Kräuter (wie Alfalfa) riechen einfach „grün", aber dieser grüne Duft ist frisch und ausgesprochen vital.

Geschmack

Kräuter sollten einen typischen, frischen Geschmack haben. Allerdings sollte man mehr auf die Wirkung achten als auf das Aroma. Sie werden bald feststellen, dass gute Heilkräuter keineswegs immer wohlschmeckend sind! Schmecken sie frisch? Kräftig? Vital? Typisch? Reagieren Ihre Geschmacksknospen auf ganz bestimmte Weise?

Frisch oder getrocknet

Nichts riecht so gut wie frisch gesammelte Kräuter. Manche Pflanzen sind aber nicht das ganze Jahr frisch verfügbar; andere wachsen nicht in unserer Gegend und müssen getrocknet importiert werden. Wenn frische Kräuter nicht erhältlich sind, kann man auch mit guten getrockneten Kräutern arbeiten.

Frische Kräutermischungen müssen natürlich sofort verwendet werden, wohingegen man getrocknete Mischungen monatelang lagern kann. Zum sofortigen Gebrauch kann man frische und getrocknete Kräuter mischen. Frische Pfefferminze mit getrockneter Ingwerwurzel und Zimtrinde ergibt zum Beispiel einen erfrischenden, stimulierenden Tee.

Heilpflanzen selber ziehen

Hochwertige Kräuter ziehen wir am besten selbst. Viele Heilpflanzen kann man im Gemüsegarten oder im Blumenbeet pflanzen. So werden sie Teil Ihrer Umgebung, können dort gedeihen und vor Ort genutzt werden. Viele Kräuter haben einen bestimmten Lebensraum und wachsen nicht überall – deshalb sind sie ja bedroht –, aber viele sind auch weitaus anpassungsfähiger, als wir bisher glaubten. In meinem Buch *Heilkräuter in meinem Garten* finden Sie viele Tipps zum Eigenanbau.

Kräuter lagern

Kräuter behalten ihre Wirkung am besten, wenn man sie luftdicht verschlossen an einem kühlen, dunklen Ort in Gläsern lagert. Natürlich eignen sich auch viele andere Gefäße, ob Kisten, Blechdosen oder Plastiktüten, aber die meisten Kräuterheilkundigen bevorzugen Glasgefäße.

Jedes Kraut hat sein eigenes „Verfallsdatum", nachdem es seine Wirkung einbüßt. Standardregeln würden dazu führen, dass man hervorragende Pfefferminze wegwirft, aber überalterte Vogelmiere noch benutzt. Achten Sie lieber auf die oben beschriebenen Qualitätsstandards (Aussehen, Geschmack und Geruch), um die Qualität Ihrer Kräuter richtig einzuschätzen.

Das häusliche Labor

Die meisten Utensilien, die Sie zur Kräuterverarbeitung benötigen, sind in einer normalen Küche ohnehin vorhanden. Die meisten Kräuterexperten sind sich allerdings einig, dass Kräuter niemals in Aluminiumtöpfen zubereitet werden sollten. Aluminium ist erwiesenermaßen giftig und geht beim Erhitzen leicht in die Nahrung über. Nehmen Sie lieber Kochgeschirr aus Glas, rostfreiem Stahl, Keramik, Gusseisen oder Emaille.

Besonders hilfreich sind ferner:

- Einmachgläser zur Aufbewahrung von Kräutern und Herstellung von Tinkturen
- Feine Baumwolltücher zum Durchseihen von Kräutern
- Eine separate Kräutermühle, mit der man niemals Kaffee mahlt (sonst schmecken die Kräuter nach Kaffee und der Kaffee nach Kräutern)
- Eine gesonderte Reibe zum Reiben von Bienenwachs
- Ein großes, feines Drahtsieb
- Messbecher (die ich allerdings kaum je verwende)
- Töpfe aus rostfreiem Stahl mit gut schließenden Deckeln

Es empfiehlt sich, alle Zutaten und alle benötigten Utensilien vor dem Anfangen zusammenzustellen. Wenn ich selbst diesen Tipp nicht beherzige, kommt es immer wieder vor, dass ich mittendrin bemerke, dass mir eine wichtige Zutat fehlt. Das kann kontraproduktiv oder auch nur etwas unangenehm sein, ist aber immer ärgerlich.

Wie beim Kochen kann man einzelne Zutaten ersetzen und sowohl medizinischen Rezepten als auch Schönheitspräparaten eine individuelle Note verleihen. Wichtig ist nur, dass man weiß, was der jeweilige Inhaltsstoff bewirkt, damit man weiß, welche Eigenschaften bei einem Tausch eventuell fehlen könnten. Stellen Sie sich folgende Fragen: Ist das eine tonisierende Pflanze, oder beeinflusst sie ein bestimmtes System auf ganz bestimmte Weise? Dickt diese Zutat das Produkt an? Fügt sie Feuchtigkeit hinzu?

Meine Rezepte lassen aber stets viel Freiraum für die Kreativität. Ich bin ein Mensch, der sich selten an genaue Mengenangaben hält. Am liebsten messe ich in Kaffeebechern und mit meinen schönen alten Silberlöffeln ab. Bei essenziellen Ölen vergesse ich nach dem vierten oder fünften Tropfen meist das Mitzählen und verlasse mich ganz auf den Duft und den gesunden Menschenverstand. In meiner Welt ist nichts exakt, weshalb die Ergebnisse logischerweise auch nicht immer identisch sind. Aber ich habe gelernt, gerade in kreativen Dingen auf meine Intuition zu hören. Mein Gefühl ist für ausgezeichnete Ergebnisse oft hilfreicher als genaue Maße und Gewichte.

Abmessen in „Teilen“

Die Menschen, die seit eh und je erdverbunden und jahreszeitenabhängig mit Pflanzen arbeiten, galten lange als einfach gestrickt. Das ist nicht unbedingt abwertend zu verstehen, denn jemand, der die Dinge einfach sieht, ist meist ein exakter Beobachter und verlässt sich bei der Herstellung von Kräutermitteln auf seine Intuition und auf sein inneres Wissen. Im Laufe der Jahrhunderte entwickelte die Medizin Gewichte und Maße und klinische Studien, mit deren Hilfe diese Heilmethoden nachvollziehbar, messbar und erklärbar werden sollten. Der eine oder andere Esslöffel dieses klinischen Wissens ist dem Studium der Kräuter angemessen und ergänzt die Kunst um eine gewisse Professionalität. Mehr dürfte dem kreativen Umgang mit der Kräuterheilkunde allerdings nicht zuträglich sein.

Natürlich dürfen Sie gern in Millilitern abmessen. Ich bevorzuge allerdings die einfachere Teile-Methode. 3 Teile Kamille, 1 Teil Zitronenmelisse, 2 Teile Hafer. Ein Teil kann jegliches Maß sein, ob Tasse, Unze, Pfund, Esslöffel oder Teelöffel, was auch immer – solange man im Rahmen dieses Rezepts bei der gewählten Maßeinheit bleibt! In Esslöffeln bestünde das obige Rezept also aus 3 Esslöffeln Kamille, 1 Esslöffel Zitronenmelisse und 2 Esslöffeln Hafer. Wenn Sie mehr anmischen wollen, nehmen Sie stattdessen Tassen. Nur das Verhältnis der Kräuter zueinander muss am Ende stimmen.

Die richtige Dosis

Schon in der Schulmedizin ist die Bestimmung der richtigen Dosis weitaus kniffliger, als man uns gerne vormacht. Herbalisten geben für gewöhnlich schneller zu, dass die Ermittlung der passenden Dosis auf Wissen und Erfahrung, einer gesunden Portion Intuition, genauer Beobachtung und ein bisschen Raten beruht.

Um Kräuter passend zu dosieren, sind zunächst einmal die verwendeten Kräuter zu beachten: Was ist ihre Hauptwirkung? Haben sie bestimmte toxische Nebenwirkungen? Sind es Tonika, oder behandelt man damit ein bestimmtes Gesundheitsproblem oder Organsystem? Beachten Sie dann die Konstitution der Person: Ist er oder sie halbwegs gesund? Robust oder empfindlich? Schwach oder stark geschwächt? Erst zuletzt berücksichtigen wir das Ungleichgewicht oder die Krankheit, die wir behandeln wollen: Ist das Problem chronisch oder akut? Liegt ein Überschuss oder ein Mangel vor?

Diese klinischen Faktoren helfen beim Festlegen einer angemessenen Dosierung. Letztlich jedoch müssen Sie auf die Weisheit des eigenen Körpers (oder des Körpers der behandelten Person) vertrauen. Horchen Sie auf das, was er Ihnen mitteilen will. Beobachten Sie die Reaktion. Der Körper zeigt am besten, was – und wie viel – er braucht.

Anfänger in der Kräuterheilkunde können sich an der Tabelle rechts orientieren. Denken Sie stets daran, mit der kleinsten ausreichenden Dosis zu beginnen und nur bei Bedarf mehr zu nehmen.

Dosierung für Erwachsene

CHRONISCHE PROBLEME sind langfristige Beschwerden wie Heuschnupfen, Arthritis, Rückenschmerzen, Schlafstörungen und chronische Bronchitis. Sie können allerdings mit akuten Symptomen aufflackern. Halten Sie sich bei chronischen Problemen an diese Richtlinien.

Tee: Mehrere Wochen 3 bis 4 Tassen Tee pro Tag trinken

Extrakte/Tinkturen* 3-mal täglich ½ bis 1 Teelöffel

Kapseln/Tabletten: 3-mal täglich 2 Kapseln

AKUTE PROBLEME treten plötzlich auf, kulminieren in einer Krise und erfordern rasches Handeln. Beispiele für akute Probleme sind Zahnschmerzen, Migräne, Blutungen, Verbrennungen und das plötzliche Einsetzen einer Erkältung oder Grippe. Halten Sie sich bei akuten Gesundheitsproblemen an diese Richtlinien.

Tee: Immer wieder 4 bis 8 Esslöffel, bis zu 1 Liter pro Tag

Extrakte/Tinkturen*: Alle 30 bis 60 Minuten ¼ bis ½ Teelöffel, bis die Symptome abklingen

Kapseln/Tabletten: Stündlich 1 Kapsel, bis die Symptome abklingen.

*** Einschließlich Sirups und Elixiere**

WIE VIEL IST EIN TROPFEN?

Hadern Sie mitunter auch mit Rezepten, die nur eine einzige Maßeinheit zulassen? Dann prägen Sie sich diese Umrechnungsformeln ein:

Teelöffel	Pipetten	Milliliter
1/4	1 (35 Tropfen)	1
1/2	2,5 (88 Tropfen)	2,5
1	5 (175 Tropfen)	5

Kräutertee

Zu Heilzwecken verwende ich Kräuter nach wie vor am liebsten in Form von Tee. Schon die Zubereitung und das Trinken beteiligen uns am Heilungsprozess und rufen vermutlich auch die innere Fähigkeit zur Selbstheilung wach. Heilpflanzentees sind zwar in der Regel weniger konzentriert als Tinkturen und andere konzentrierte Kräuterzubereitungen, helfen aber bei chronischen, anhaltenden Gesundheitsproblemen am besten.

Die Zubereitung von Kräutertees ist eine Kunst, aber dennoch sehr einfach. Einen guten Heiltee kann wirklich jeder aufgießen! Man braucht dazu lediglich einen Topf oder eine Teekanne mit einem gut schließenden Deckel, die gewünschten Kräuter und kochendes Wasser.

Kräutertees können heiß, bei Zimmertemperatur oder eisgekühlt genossen werden. Mit frischen Früchten und Blüten kann man sie in Form von Eiswürfeln einfrieren und damit festliche Getränke verfeinern. Insbesondere mit Fruchtsaft verfeinert kann man daraus Eis am Stiel für Kinder machen.

Fertige Kräutertees sollten bald getrunken oder im Kühlschrank aufbewahrt werden. Nach mehreren Stunden bei Zimmertemperatur leidet der Geschmack, und schließlich setzt auch die Gärung ein. Im Kühlschrank hingegen hält ein Kräutertee 3 bis 4 Tage.

Ich rate selten dazu, einen Heilkräutertee tassenweise aufzubrühen. Das ist unpraktisch und zeitraubend. Gießen Sie lieber gleich morgens oder abends nach der Arbeit einen ganzen Liter auf. Das Verhältnis von Kräutern zu Wasser ist abhängig von der Qualität der Kräuter, ob frisch oder getrocknet (von frischen Kräutern jeweils die doppelte Menge nehmen) und von der gewünschten Stärke des fertigen Tees. Ich nehme meist 1 bis 3 Esslöffel Kräuter pro ¼ Liter Wasser oder 4 bis 8 Esslöffel pro Liter (je nach Kräutersorte).

Ein Heiltee entfaltet seine Wirkung am besten, wenn man den ganzen Tag immer wieder kleine Mengen davon zu sich nimmt. Bei chronischen Erkrankungen sollte man ihn 3- bis 4-mal am Tag trinken, bei akuten Krankheiten (zum Beispiel Erkältung, Fieber oder Kopfschmerzen) nimmt man alle halbe Stunde ein paar Schlückchen, bis die Symptome abklingen. Zur Dosierung beachten Sie bitte die Tabelle auf Seite 395.

Kräuteraufguss

Für einen Aufguss verwendet man die empfindlicheren Teile der Pflanze, unter anderem Blätter,

Blüten und Teile, die viel Aroma enthalten. Diese zarten Pflanzenteile sollten nicht ausgekocht werden, sondern nur überbrüht, weil sie ihre Wirkstoffe viel leichter hergeben als Wurzeln oder Rinde.

Für einen Kräuteraufguss nehmen Sie 1 Esslöffel Kräuter auf ¼ Liter kochendes Wasser. Das Wasser über die Kräuter gießen und 30 bis 60 Minuten ziehen lassen. Das Verhältnis zwischen Kräutern und Wasser sowie die Wartezeit sind je nach verwendeter Pflanze sehr unterschiedlich. Beginnen Sie mit dem oben angegebenen Mengenverhältnis und experimentieren Sie ein wenig herum. Je mehr Kräuter und je länger die Wartezeit, desto stärker wird der Aufguss. Vertrauen Sie Ihren Sinnen.

Kräutersud

Ein Sud wird aus zäheren Pflanzenteilen wie Wurzel, Rinde oder Samen hergestellt. Aus diesen Bestandteilen sind die Wirkstoffe schwerer zu entziehen, deshalb muss man sie meist eine Weile sanft sieden lassen oder einen Aufguss über Nacht ziehen lassen.

Für einen Sud geben wir die Kräuter in einen kleinen Topf und begießen diese mit kaltem Wasser. Mit Deckel langsam aufkochen und 20 bis 45 Minuten leicht sieden lassen. Je länger die Kräuter sieden, desto stärker wird der Tee.

Sonnentee und Mondtee

Um Kräutern ihre heilenden Wirkstoffe zu entlocken, eignet sich auch das Licht der Sonne und des Mondes. So mache ich meine Kräutertees vielleicht am liebsten. Nach der Zubereitung in der Küche stelle ich den Tee mitunter ins Mondlicht oder in die Sonne, damit er die Strahlen unserer großen Lichter aufnehmen kann. Wir sind Kinder der Erde, aber auch Kinder des Himmels. Die gezielte Nutzung der Energien der Sterne, des Mondes und der Sonne ergänzt die Heilkunst um eine besondere Note.

Für einen Sonnentee geben wir die Kräuter und das Wasser in eine Glaskanne oder ein Einmachglas mit fest schließendem Deckel. Mehrere Stunden in die heiße Sonne stellen.

Für einen Mondtee geben wir die Kräuter und das Wasser in eine offene Schüssel (sofern nicht massenweise Nachtfalter unterwegs sind) und stellen diese direkt ins Mondlicht. Mondtee entfaltet eine geheimnisvolle Magie, und es heißt, dass die Elfen eine große Vorliebe dafür haben.

Espressomaschinen

Die klassische italienische Espressokanne für den Herd eignet sich bestens für die Heilteezubereitung. Allerdings sollte man für Kräutertee nicht dieselbe Kanne verwenden wie für Kaffee, sonst vermischen sich die Aromen. Die Tülle bitte mit einem Handtuch abdecken, damit der Dampf nicht entweichen kann, sonst gehen wichtige Wirkstoffe verloren.

ZUM THEMA HONIG

Offiziell wird davon abgeraten, Kindern unter einem Jahr Honig zu geben. Rohhonig kann Botulismuserreger enthalten, die für ältere Kinder und Erwachsene harmlos sind, in einem unausgereiften Verdauungssystem jedoch lebensgefährlichen Durchfall auslösen können.

Andererseits sollten wir bedenken, dass die Menschen auf der ganzen Welt Babys seit Jahrhunderten mit Honig füttern. Vielleicht geht es weniger um den Honig selbst, sondern vielmehr um den heutigen Umgang mit Bienenvölkern und den Pestiziden, mit denen die Blüten, die sie besuchen, so gründlich eingenebelt werden. Wenn wir die Nahrung der Bienen vergiften, wird auch unsere Nahrung ungesund.

Ich habe meinem Sohn und meinen Stiefkindern Honig aus unseren Bienenstöcken gegeben und werde ihn auch meinen Enkelkindern geben. Wer auf der sicheren Seite sein will, kann für Kinder unter einem Jahr auf Rohhonig verzichten. Süßen Sie in diesem Fall einfach mit Ahornsirup, Reissirup oder pflanzlichem Glyzerin.

Wenn ein Tee besondere Kräfte haben soll, bereiten Sie ihn zunächst wie oben beschrieben als Aufguss oder Sud zu. Danach lassen Sie Sonne oder Mond ihren Lauf.

Sirup

Sirups zählen zu den besonders leckeren Kräuterzubereitungen. Ein Sirup ist ein köstlicher konzentrierter Kräuterextrakt, der unter Zusatz von Honig oder Fruchtsaft (oder beidem) zu einer süßen Medizin verkocht wurde. Statt Honig eignen sich auch Ahornsirup und pflanzliches Glyzerin.

Es gibt natürlich verschiedene Herstellungsverfahren. Ich selbst arbeite seit vielen Jahren nach der hier vorgestellten Methode, die immer wieder ausgezeichneten Sirup erzeugt.

Schritt 1: Für einen Liter kaltes Wasser brauchen Sie 60 Gramm Kräutermischung. Bei geringer Hitzezufuhr auf knapp einen halben Liter einkochen. Das ergibt einen konzentrierten Sud.

Schritt 2: Die Kräuter abseihen und den Sud auffangen. Die Flüssigkeit in den Topf zurückgießen.

Schritt 3: Pro ½ Liter Flüssigkeit ¼ Liter Honig, Ahornsirup, pflanzliches Glyzerin oder braunen Zucker hinzufügen. Die meisten Rezepte raten zu einem Verhältnis von 1:1 (½ Liter konzentrierter Kräutersud und ½ Liter Sirup oder Honig). Für meinen Geschmack ist das deutlich zu süß, doch der zusätzliche Zucker trug in früheren Zeiten ohne Kühlschrank zur Konservierung bei.

Schritt 4: Den Honig und den Sud gerade so weit erwärmen, dass beides sich gut verrühren lässt. Vielfach wird eine Kochzeit von 20 bis 30 Minuten bei starker Hitze empfohlen, um den Honigtee weiter anzudicken. Der Sirup wird dadurch zwar tatsächlich zähflüssiger, doch ich möchte die lebenden Enzyme aus dem Honig lieber nicht verkochen.

Schritt 5: Auf Wunsch können Sie den Geschmack mit Fruchtkonzentrat oder einigen Tropfen essenziellem Öl (zum Beispiel Pfefferminzöl oder dem Öl der Grünen Minze) verändern. Ein kleiner Schuss Brandy verbessert die Haltbarkeit und kann bei einem Hustenrezept zudem die Entspannung fördern.

Schritt 6: Vom Herd nehmen, in Flaschen abfüllen und beschriften. Im Kühlschrank ist ein solcher Sirup mehrere Wochen bis Monate haltbar.

Kräuterzucker

Meine köstlichen Medizinbonbons schmecken viel besser als Tinkturen oder Pillen. Man kann fast jedes Kräuterrezept auf diese Weise verarbeiten. Wenn Sie die Kräutermenge und die Menge der Bonbons klug aufeinander abstimmen und aufschreiben, können Sie später gut die passende Tagesdosis bestimmen.

Schritt 1: Rosinen, Datteln, Aprikosen und Walnüsse in der Küchenmaschine fein zerkleinern. Alternativ Nussbutter (aus Erdnüssen, Mandeln oder Cashewkernen) zu gleichen Teilen mit Honig mischen.

Schritt 2: Ungesüßte Kokosraspel und Carobpulver unterrühren.

Schritt 3: Die pulverisierten Kräuter hinzufügen. Gründlich verkneten.

Schritt 4: Aus der Mischung Kugeln rollen. Die Kugeln in Carobpulver oder Kokosraspeln wenden. Im Kühlschrank sind die Kräuterbonbons etliche Wochen haltbar.

Kräuteröle

Kräuteröle sind leicht herzustellen und können eigenständig oder als Basis für Salben und Cremes eingesetzt werden. Je nach verwendeten Kräuter und Ölen erhalten wir entweder ein kräftiges Heilpflanzenöl oder ein duftendes Massageöl. Als Basis eignet sich letztlich jedes hochwertige Pflanzenöl, am besten jedoch Olivenöl, das für solche Zwecke unübertroffen ist.

Kühl und dunkel gelagert ist ein Kräuteröl mehrere Monate, mitunter sogar Jahre haltbar.

Sonnenkraftöl

Die Kräuter und das Öl in ein Einmachglas geben und fest verschließen. Das Glas an einen warmen, sonnigen Ort stellen und 2 Wochen ruhen lassen. Anschließend das Öl durch Musselin oder Käsetuch abseihen. Das Tuch mit den Kräutern am Ende fest auswringen, um jeden Tropfen von dem kostbaren Öl aus den Pflanzen herauszudrücken. Eine frische Portion Kräuter in das Öl geben und weitere 2 Wochen stehen lassen. Noch einmal durchseihen. Das ergibt ein besonders wirkungsvolles Heilkräuteröl.

Kräuteröl aus dem Wasserbad

Hier fehlen zwar die magischen Vorzüge des Sonnenlichts, aber dafür erhält man schnell und einfach ein wunderbares Öl.

Die Kräuter und das Öl im Wasserbad ganz leicht zum Sieden bringen. 30 bis 60 Minuten auf dem Herd lassen und währenddessen immer wieder prüfen, ob das Öl auch nicht überhitzt. Je niedriger die Temperatur und je länger die Siedezeit, desto besser wird das Öl.

Anschließend das Öl durch Musselin oder Käsetuch abseihen. Das Tuch mit den Kräutern am Ende fest auswringen, um jeden Tropfen von dem kostbaren Öl aus den Pflanzen herauszudrücken.

Wenn gute Öle verderben

Wenn ein Kräuteröl schimmelt, ist entweder zu viel Wasser in den Kräutern oder das Glas war feucht. Verwenden Sie getrocknete oder gut angewelkte Kräuter. Auch das Behältnis muss absolut trocken sein. Prüfen Sie den Deckel. Häufig ist hier noch Feuchtigkeit versteckt.

Salben und Cremes

Vom Kräuteröl ist es nur noch ein weiterer Schritt zur Herstellung einer Heilsalbe. Salben und Cremes bestehen aus Bienenwachs, Kräutern und pflanzlichem (oder tierischem) Öl. Das Öl dient dabei als Lösungsmittel für die medizinischen Eigenschaften der Kräuter und pflegt zugleich die Haut. Auch das Bienenwachs ist ein schützendes Hautpflegemittel, macht die Salbe aber zugleich fester. Manchmal werden natürliche Konservierungsmittel empfohlen, zum Beispiel Vitamin E oder Benzointinktur, doch ich fand das nie erforderlich oder auch nur hilfreich.

Schritt 1: Nach der oben beschriebenen Anleitung ein Kräuteröl zubereiten. Abseihen.

Schritt 2: Pro 250 ml Kräuteröl geben Sie 60 ml Bienenwachs hinzu und erhitzen beides, bis das Bienenwachs vollständig geschmolzen ist. Zum Prüfen der Konsistenz einen Esslöffel von der Mischung eine gute Minute in den Kühlschrank legen. Wenn sie zu weich ist, mehr Bienenwachs hinzugeben. Ist sie zu hart, geben wir mehr Öl hinzu.

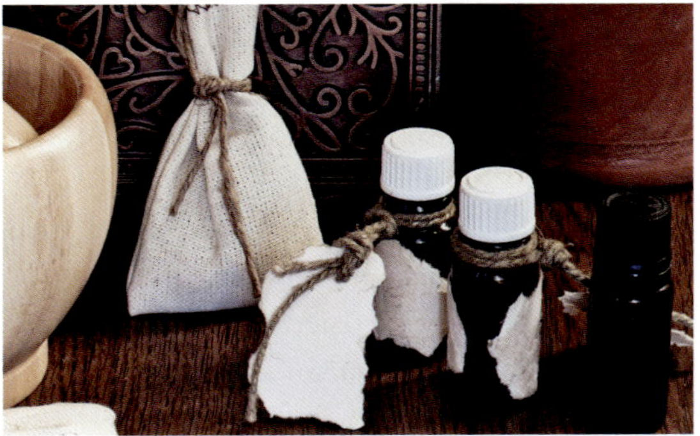

Schritt 3: Sofort vom Herd nehmen und in kleine Glastiegel oder Cremedosen abfüllen. Die übrige Salbe kühl und dunkel lagern. Bei angemessener Lagerung sind Salben Monate bis Jahre haltbar.

Tinkturen

Tinkturen sind konzentrierte flüssige Kräuterextrakte. Sie sind sehr wirkungsvoll und werden pipettenweise eingenommen, wobei man sie meist in warmem Wasser oder Saft verdünnt. Wegen ihrer hohen Konzentration sollten sie mit Vorsicht und sparsam eingesetzt werden. Beachten Sie bitte die Dosierungshinweise auf Seite 395.

Zumeist wird Alkohol als primäres Lösungsmittel eingesetzt. Die Alkoholmenge ist zwar sehr gering, doch viele Menschen möchten aus gutem Grund keine alkoholbasierten Tinkturen verwenden. Man kann Tinkturen auch aus pflanzlichem Glyzerin oder Apfelessig herstellen. Solche alkoholfreien Tinkturen sind nicht so stark und auch nicht so wirksam wie die auf Alkoholbasis. Aber auch sie entfalten ihre Wirkung. Man wählt diese Zubereitung meist für Kinder oder für Erwachsene, die Alkohol schlecht vertragen.

Wenn Sie Alkohol als Lösungsmittel einsetzen möchten, sollte der Alkoholgehalt 40 Prozent oder mehr betragen (Wodka, Gin, Brandy).

Tinkturen können auf unterschiedliche Weise hergestellt werden. Ich persönlich bevorzuge die traditionelle Methode. Dafür benötigen wir Kräuter, das Lösungsmittel (Alkohol, Essig, Glyzerin) und ein Glas mit fest schließendem Deckel. Diese extrem einfache Vorgehensweise ergibt stets eine ausgezeichnete Tinktur.

Schritt 1: Die Kräuter fein hacken. Ich empfehle nach Möglichkeit die Verwendung frischer Kräuter. Hochwertige getrocknete Kräuter funktionieren auch, doch es zählt zu den besonderen Vorzügen von Tinkturen, dass man damit die frischen Eigenschaften der Pflanze bewahren kann. Die Kräuter in ein sauberes, trockenes Einmachglas füllen.

Schritt 2: Die Kräuter vollständig mit dem Lösungsmittel bedecken und anschließend weiter Lösungsmittel hinzugeben, bis der Pegel mindestens 5 cm über den Kräutern liegt. Es darf nichts von den Kräutern herausragen. Mit dem Deckel fest verschließen.

Hinweis: Pflanzliches Glyzerin bitte im Verhältnis 1:1 mit Wasser verdünnen, bevor Sie es über die Kräuter gießen. Essig vor der Verwendung erwärmen.

Tinkturen Alkohol entziehen

Wenn man eine Tinktur eine oder zwei Minuten in kochendes Wasser stellt, entweicht ein Teil des Alkohols. Mehr als 50 Prozent kann man damit jedoch nicht entfernen; ein Teil bleibt immer zurück.

Schritt 3: Das Glas an einen warmen, sonnigen Ort stellen und die Kräuter 4 bis 6 Wochen einweichen (mazerieren) lassen, je länger desto besser.

Schritt 4: In dieser Zeit täglich schütteln. Das Schütteln verhindert nicht nur, dass die Kräuter sich am Boden in einem Klumpen absetzen, sondern ist zugleich eine Einladung an die alte Magie, in die Medizin zurückzukehren. Während des Schüttelns dürfen Sie die Tinktur besingen, sie dem Mondlicht oder dem Sonnenschein aussetzen, Federn darüber schwenken – kurzum alles, wozu Ihre Intuition Sie inspiriert.

Schritt 5: Ein großes Edelstahlsieb mit einem Baumwolltuch auslegen und die Kräuter abseihen. Die Flüssigkeit vollständig auffangen; sie ist nun eine stark wirksame Tinktur. Die Kräuter können Sie kompostieren. Die Tinktur in Flaschen abfüllen und beschriften. Kühl und dunkel außer Reichweite von Kindern lagern. So ist eine Tinktur nahezu unbegrenzt haltbar.

Einreibemittel mit Heilkräutern

Ein Einreibemittel wird genauso hergestellt wie eine Tinktur, allerdings mit vergälltem Alkohol oder Hamamelisextrakt als Lösungsmittel. Einreibungen sind nur zur äußerlichen Anwendung bestimmt. Sie dienen entweder der Desinfektion oder zur Beruhigung von schmerzenden, entzündeten Muskeln. Auf das Etikett gehört zwingend die Aufschrift: NUR ÄUSSERLICH VERWENDEN.

Kräuterpulver

Pulverisierte Kräuter eignen sich gut für Heilzwecke. Damit kann man Kindern hervorragend bittere Kräuter verabreichen, weil sich der Geschmack meist gut überdecken lässt. Außerdem sind die Kräuter so leicht zu dosieren. Man kann das Pulver über Speisen und in Getränke streuen, die dadurch nahrhafter und würziger werden, es mit Honig zu einer Kräuterpaste verarbeiten oder in Shakes geben. Mit Trockenfrüchten, Honig und Carobpulver kann man Kräuterpulver auch zu Kräuterbonbons verarbeiten, die bei Jung und Alt beliebt sind. Ich füge Kräuterpulver gern Suppen und Aufläufen hinzu.

Pulverisierte Kräuter gibt es im Handel, doch man kann die meisten getrockneten Kräuter auch zu Hause in der elektrischen Kaffeemühle zu Pulver mahlen. Aus geschmacklichen Gründen sollte man jedoch eine separate Kräutermühle verwenden, mit der kein Kaffee gemahlen wird (und umgekehrt). Pulverisierte Kräuter sind nicht so lange haltbar wie ganze Kräuter. Mahlen Sie jeweils nur 4 bis 8 Esslöffel und bewahren Sie das Pulver in luftdicht verschlossenen Gläsern kühl und dunkel oder im Kühlschrank auf. Kräuterpulver lassen sich nach Bedarf mischen und zusammenstellen.

Kräuterkapseln und -pillen

Kräuterkapseln und -pillen sind leicht herzustellen und ebenso leicht einzunehmen. Es gibt viele Fertigprodukte, die ich jedoch bis vor Kurzem nur selten empfohlen habe, weil die Qualität meist zu schlecht war. Die darin enthaltenen Kräuter wurden häufig durch Erhitzen auf über 93°C „gereinigt", wobei viele vitale Inhaltsstoffe verloren gingen. Die Kapseln selbst bestanden aus Gelatine, die schwer verdaulich ist und gummiartige Reste hinterlässt (und ganz nebenbei ein Abfallprodukt der Schlachtindustrie ist).

Inzwischen aber hat sich die Industrie umgestellt und es gibt auch vegetarische Kapseln. Diese Kapseln auf Pflanzenbasis lösen sich rasch auf und sind vollständig verdaulich. Neue Gefriermühlen mahlen die Kräuter bei Temperaturen unter -18°C, sodass die Pflanzenmischungen ihre wertvollen Inhaltsstoffe behalten. Die Pulver schmecken und riechen frisch und sind von sehr guter Qualität. Kaufen Sie Kapseln von Herstellern, die größten Wert auf die Qualität ihrer Produkte legen.

Die Abfüllung eigener Kräuterpulver in Kapseln der Größe 00 (im Onlineversand erhältlich) ist einfach, erfordert aber etwas Zeit. Der Hauptvorteil ist, dass man hierbei eigene Rezepte zusammenstellen und sich auf die Produktqualität verlassen kann.

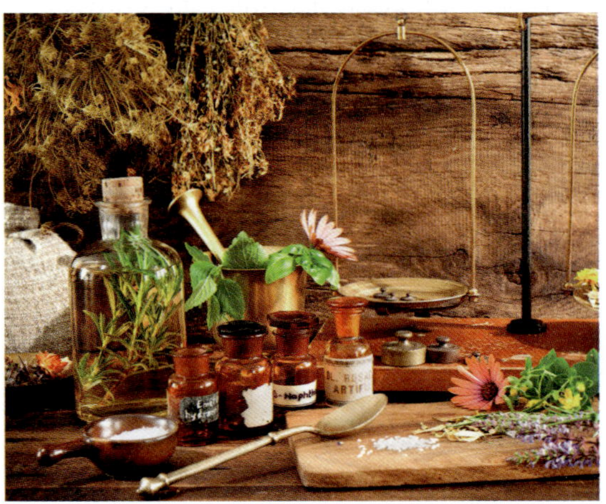

Kräuterpillen (ohne Kapseln) können Sie ebenfalls selber machen. Das ist einfach, schmeckt und hilft sehr gut. Befolgen Sie einfach die nachfolgenden Schritte.

Schritt 1: Die Kräuter pulverisieren, in eine Schüssel geben und mit ausreichend Wasser und Honig (alternativ Ahornsirup) zu einer klebrigen Paste verarbeiten.

Schritt 2: Einen sehr kleinen Tropfen essenzielles Pfefferminz- oder Wintergrünöl hinzufügen und gut untermischen.

Schritt 3: Mit gerade eben so viel Carobpulver andicken, dass eine glatte Paste entsteht. Gleichmäßig verkneten wie für einen Brotteig.

Schritt 4: Aus dem Teig kleine, pillengroße Kugeln rollen. Zum Schluss auf Wunsch in Carob wenden.

Schritt 5: Auf ein Backblech legen und bei sehr niedrigen Temperaturen im Backofen oder aber in der Sonne trocknen. Nach dem Trocknen sind diese Pillen unbegrenzt haltbar.

Hinweis: Ich bewahre gern ungetrockneten, ungedrehten Pillenteig in einem fest verschlossenen Glas im Kühlschrank auf und rolle die Pillen erst bei Bedarf. Das ist zwar zugegebenermaßen sehr unprofessionell, aber es spart Zeit und ist genauso effektiv.

Kräuterbad

Kräuterbäder sind äußerst entspannend. Sie helfen am Abend zur Ruhe zu kommen, beruhigen Geist und Seele, fördern den Schlaf und bringen mitunter genau den Trost, den wir in einer rauen, geschäftigen Welt brauchen. Abgesehen vom eigenen Bett ist die Badewanne der womöglich sinnlichste Ort im Haus, auch wenn das sicher nicht jedem bewusst ist.

Viele bekannte Heiler verabreichen ihre Kräuter in erster Linie über Bäder. Je nach Art der gewählten Kräuter und je nach Wassertemperatur kann ein Kräuterbad entspannen oder anregen, Schwellungen abbauen, beruhigen oder die Stimmung heben oder anderweitig Heilung bringen. Kräuterbäder öffnen die Poren der Haut, unseres größten Ausscheidungs- und Assimilierungsorgans.

Früher waren sie deutlich beliebter als heute. Doch wie so vieles im Leben stellen wir heute Effizienz über die Stille, und das gemächliche, friedliche Baden wurde durch schnelles „Unter-die-Dusche-Springen" ersetzt. Ein Grund dafür ist vielleicht die immer geringere Größe heutiger Badewannen. Schließlich ist ein Kräuterbad nicht annähernd so entspannend, wenn der halbe Körper fröstelnd aus der Wanne ragt. Investieren Sie also ruhig in eine altmodische Standbadewanne.

Auch die Wassertemperatur hat Einfluss auf die heilende Wirkung eines Bads. Zum Fiebersenken oder zur Normalisierung der Körperfunktionen eignet sich kühles bis lauwarmes Wasser. Ein warmes Bad entspannt und beruhigt die Nerven. Kaltes Wasser stimuliert, zieht zusammen und strafft und stärkt den ganzen Körper, wenn man es wacker erträgt.

Für ein Kräuterbad benötigt man rund 100 ml Kräuter pro Badewanne. Bereiten Sie daraus einen besonders starken Kräutertee zu, den Sie abseihen und direkt ins Badewasser geben. Alternativ können Sie die gemischten Kräuter in ein großes Baumwolltuch einschlagen oder in einen sauberen Nylonstrumpf stecken und diesen Beutel direkt unter den Wasserhahn der Badewanne hängen. Heißes Wasser über die Kräuter laufen lassen, bis die Wanne halb voll ist. Danach das Bündel in der Wanne schwimmen lassen und bis zur gewünschten Temperatur kaltes Wasser hinzugeben. Mit einer Badedauer von 20 bis 30 Minuten profitieren Sie voll von allen Gaben der Kräuter.

Auch über Hand- und Fußbäder können wir die Heilkraft der Kräuter genießen. Durch die Hände und Füße passieren alle Nerven im Körper und formen dort eine Karte unseres inneren Wesens. Wählen Sie einfach eine passende Schüssel und entsprechend weniger Kräuter.

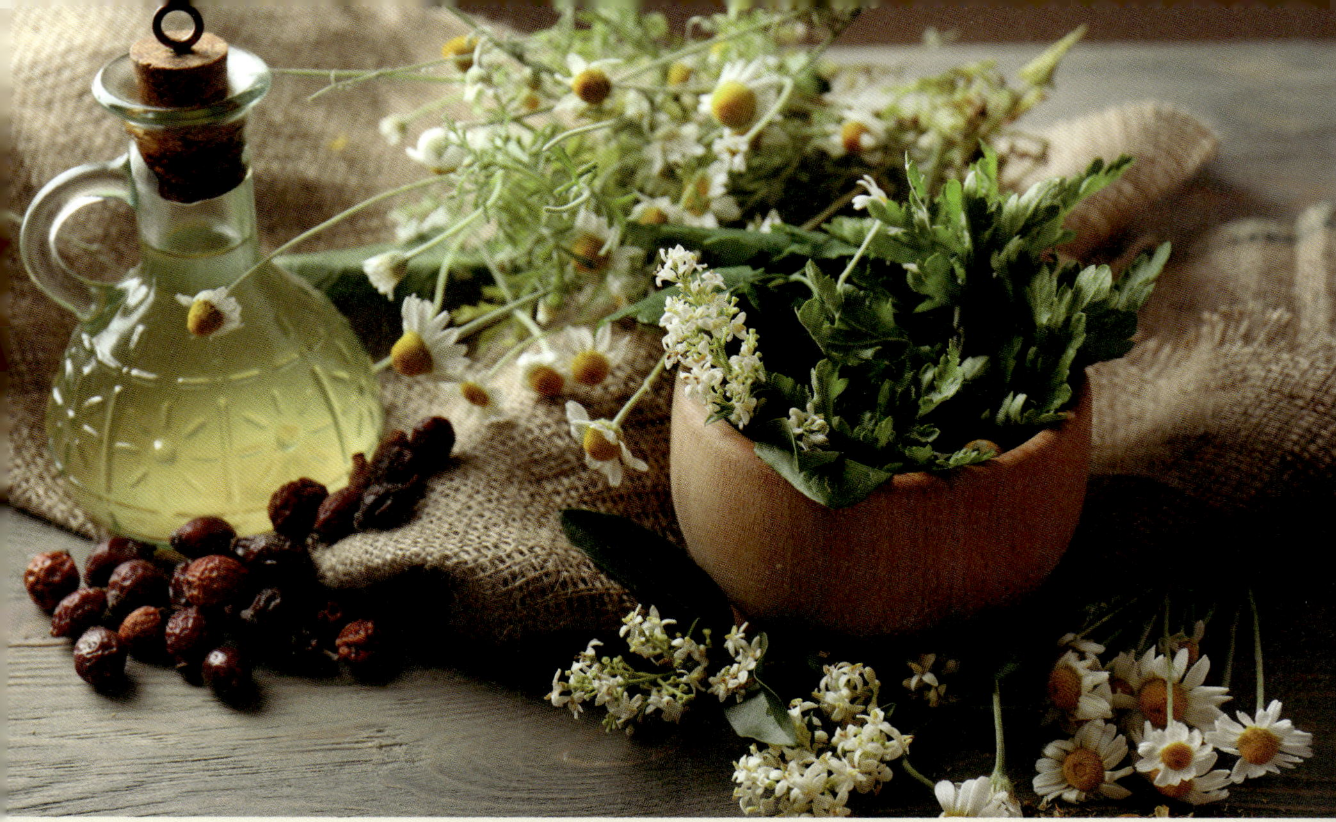

Essenzielle Öle zum Baden

Reine essentielle Öle können ein Bad erheblich aufwerten. Lavendelöl ist himmlisch für anhaltende Entspannung. Auf Reisen (und ich reise viel!) ist Lavendelöl mein treuer Begleiter. Nach einem langen Tag gebe ich es mit Vergnügen ins Badewasser und komme so sehr zuverlässig zur Ruhe.

Dennoch sollte man mit essenziellen Ölen im Badewasser sehr vorsichtig sein. Ich gebe es nur ungern zu, doch meine erste Ehe scheiterte an einem Pfefferminzölbad. Mein damaliger Mann war sehr krank und fieberte, als er nichtsahnend in das Therapiebad stieg, in das ich versehentlich Pfefferminzöl statt Eukalyptusöl gegeben hatte. Der arme Kerl stieß einen Schrei aus, den ich im Leben nicht vergessen werde. Ich ziehe ihn gern damit auf, dass es ihm am Tag danach immerhin wieder gut ging, doch er beharrt darauf, dass er mir einfach nie wieder zu sagen wagte, wenn es ihm schlecht ging.

Bezugsquellen

Kräuter und Kräuterprodukte sind inzwischen glücklicherweise praktisch überall erhältlich. Am besten kauft man seine Produkte natürlich in der eigenen Region, beim Gärtner, auf dem Wochenmarkt oder im Kräuterladen, um die ansässigen Kräuterspezialisten und Lieferanten zu unterstützen. Immer wieder gibt es kleinere Gärtnereien, die sich auf dieses Gebiet spezialisieren und hochwertige Heilkräuter liefern – hören Sie sich um! Vielleicht gibt es auch in Ihrer Nähe einen qualitätsbewussten Kräuterladen. Weiterführende Adressen und/oder Bezugsquellen sind (ohne Anspruch auf Vollständigkeit!):

Zubehör

50 ml Braunglasfläschen mit Pipetten, Kakaopulver – Carob, Dulseflocken, Algenprodukte, Kapselabfüller, Augenbadewanne, Bienenwachs, Ölivenöl und vieles mehr finden Sie in unserem Online-Shop www.unimedica.de in der Kategorie „Naturhaus".
Naturhaus im Unimedica Verlag, Kandern
www.unimedica.de, Tel. 07626/974970-0

Heilkräuter

Bio Gärtnerei Christian Herb,
Kempten im Allgäu
www.bio-kraeuter.de

HeiliAllgäuer Kräutergarten ARTEMISIA,
Stiefenhofen
www.artemisia.de

Bioland Hof Jeebel, Salzwedel
www.biogartenversand.de

Calendula Kräutergarten, Stuttgart-Mühlhausen
www.calendula-kraeutergarten.de

Hof Berg-Garten, Herrischried
www.hof-berggarten.de

Informationsquellen und Ausbildungsstätten im deutschsprachigen Raum

Btb, Bildungswerk für therapeutische Berufe
Ausbildung zum Heilpraktiker mit Fachrichtung „Heilpflanzenkunde (Phytotherapie)" per Fernstudium mit Präsenzseminaren und Existenzgründungsberatung.
www.btb.info

Freiburger Heilpflanzenschule, Freiburg im Breisgau
Heilpflanzenschule mit Kräuterwerkstatt und Fachausbildungen in Phytotherapie.
www.heilpflanzenschule.de

Kräuterweisheiten, Karlsruhe
Ausbildung, Kräuterspaziergänge, Rituale und Bücher der Apothekerin und Pionierin der Kräuter-Kinesiologie Ursula Stumpf.
www.kraeuterweisheiten.de

Sambuca – Heilpflanzenzentrum
SAMBUCA e.V. – Netzwerk für altes und neues Heilpflanzenwissen, Ettenheim
www.sambuca-netzwerk.de

Sonnetra – Kommunikationszentrum für Kräuterkundige weltweit, Erlangen
Heilpflanzenschule von Brigitte Addington. Ausbildung, Heilkräuter-Reisen, Rituale. Mit vielen weiterführenden Partnerlinks.
www.sonnetra.de

GEFÄHRDETE PFLANZEN

Amerikanischer Ginseng (*Panax quinquefolius*)
Augentrost (*Euphrasia spp.*)
Blauer Hahnenfuß (*Caulophyllum thalictroides*)
Frauenschuh (*Cypripedium spp.*)
Helonias dioica (*Chamaelirium luteum*)
Kanadische Blutwurzel (*Sanguinaria canadensis*)
Kanadische Gelbwurz (*Hydrastis canadensis*)
Kava-Kava (*Piper methysticum*)
Lomatium (*Lomatium dissectum*)
Osha (*Ligusticum spp.; esp. L. porteri*)
Peyote-Kaktus (*Lophophora williamsii*)
Rotulme (*Ulmus rubra*)
Sonnenhut (*Echinacea spp.*)
Sonnentau (*Drosera spp.*)
Sternwurzel (*Aletris farinosa*)
Traubensilberkerze (*Cimicifuga racemosa*)
Venusfliegenfalle (*Dionaea muscipula*)
Virginische Schlangenwurzel (*Aristolochia serpentaria*)
Waldlilien (*Trillium spp.*)
Wildyams (*Dioscorea spp.; esp. D. villosa*)

„ZU BEOBACHTENDE“ PFLANZEN

Arnika (*Arnica spp.*)
Cascara sagrada (*Rhamnus purshiana*)
Chaparro (*Castela emoryi*)
Echte Rebhuhnbeere (*Mitchella repens*)
Elefantenbaum (*Bursera microphylla*)
Enzian (*Gentiana spp.*)
Gewöhnliche Mahonie (*Mahonia spp.*)
Goldfaden (*Coptis spp.*)
Große Sumpfständelwurz (*Epipactis gigantea*)
Indianertabak (*Lobelia spp.*)
Indianischer Räuchersalbei (*Salvia apiana*)
Kalmus (*Acorus calamus*)
Kanadische Grießwurzel (*Collinsonia canadensis*)
Kanadische Herzblume (*Dicentra canadensis*)
Knollige Seidenpflanze (*Asclepias tuberosa*)
Pfauenrad-Frauenhaarfarn (*Adiantum pedatum*)
Pink Root (*Spigelia marilandica*)
Doldenblütiges Winterlieb (*Chimaphila umbellata*)
Schildförmiges Fußblatt (*Podophyllum peltatum*)
Stillingia (*Stillingia sylvatica*)
Traubige Aralie (*Aralia racemosa, A. californica*)
Wilder Indigo (*Baptisia tinctoria*)
Yerba Mansa (*Anemopsis californica*)
Yerba Santa (*Eriodictyon californica*)

Index

C

D

I

J

K

Q

R

S

W

Y

Z

Abbildungsverzeichnis

Alle hier nicht aufgelisteten Bilder sind von der Autorin
Zeichnungen von Charles Joslin
Seite iii, 14 OL, 274: Shutterstock © Bildagentur Zoonar GmbH
Seite viii OR: Shutterstock © Robert Biedermann
Seite viii UL, 142: Shutterstock © aprilphoto
Seite viii UR: Shutterstock © Steliost
Seite 2, 11, 94, 137, 230: Shutterstock © Chamille White
Seite 6, 38, 69, 153, 221, 263, 285: Shutterstock © Whiteaster
Seite 14 UL: © nmelnychuk - Fotolia.com
Seite 14 UR: Shutterstock © Shaiith
Seite 30: Shutterstock © nanka
Seite 35: Shutterstock © Maciej Kopaniecki
Seite 39: Shutterstock © sima
Seite 40: © Tomboy2290 - Fotolia.com
Seite 45: Shutterstock © Zaira Zarotti
Seite 46 OR: Shutterstock © Peter Radacsi
Seite 46 OL: Shutterstock © aceshot1
Seite 46 UR: Shutterstock © Souchon Yves
Seite 46 UL: © emmi - Fotolia.com
Seite 53: Shutterstock © Fabio Pagani
Seite 55: © Fotofermer - Fotolia.com
Seite 63, 130, 132, 317, 405: Shutterstock © Afrika Studio
Seite 67: Shutterstock © katalinks
Seite 72, 190: © LianeM - Fotolia.com
Seite 75: Shutterstock © marilyn barbon
Seite 76 UR, 106, 400: Shutterstock © Inga Dutkina
Seite 76 OL: Shutterstock © Studio Araminta
Seite 76 OR: Shutterstock © Sea Wave
Seite 79: Shutterstock © Dirk Paessler
Seite 83: Shutterstock © Kuttelvaserova Stuchelova
Seite 87: © Doc RaBe - Fotolia.com
Seite 97, 206 UL: Shutterstock © ileana_bt
Seite 98: Shutterstock © Alexander Mazurkevich
Seite 103: Shutterstock © Anna Tkach
Seite 108: Shutterstock © Patryk Kosmider
Seite 119: Shutterstock © estike
Seite 120 OL: © TwilightArtPictures - Fotolia.com
Seite 120 OR: Shutterstock © gmstockstudio
Seite 120 UL: Shutterstock © Gabor Lajos
Seite 122: Shutterstock © Peter Vrabel
Seite 125: Shutterstock © kuleczka
Seite 129: Shutterstock © serazetdinov
Seite 139, 158: Shutterstock © JetKat
Seite 148: Shutterstock © Antonova Anna
Seite 162: Shutterstock © Pikoso.kz
Seite 168 OR: Shutterstock © ueuaphoto
Seite 168 OL: Shutterstock © ID1974
Seite 168 UL, 189: Shutterstock © Mark Heighes
Seite 171: Shutterstock © perlphoto
Seite 175: Shutterstock © fototrips
Seite 177: Shutterstock © Jiri Hera
Seite 182: Shutterstock © Furtseff
Seite 192: © scis65 - Fotolia.com
Seite 195: Shutterstock © Katarzyna Mazurowska
Seite 199: Shutterstock © Viktor1
Seite 200: Shutterstock © R_Szatkowski
Seite 206 OL: Shutterstock © s74
Seite 206 OR: Shutterstock © Mooredesigns
Seite 206 UR: Shutterstock © Authentic Creations
Seite 210: Shutterstock © Zanna Holstova
Seite 224: Shutterstock © Elena Elisseeva
Seite 227: © photocrew - Fotolia.com
Seite 235: Shutterstock © nadalina
Seite 236: Shutterstock © DestinationsInNewZealand
Seite 243: Shutterstock © LilKar
Seite 244 OR: Shutterstock © Madlen
Seite 244 UL: Shutterstock © Glenn Price
Seite 251, 403: Shutterstock © Alexander Raths
Seite 257: Shutterstock © Skyhyun
Seite 258: Shutterstock © Irina Kouznetsova
Seite 266: Shutterstock © sasaken
Seite 269: Shutterstock © Jorg Hackemann
Seite 276: Shutterstock © tatianaput
Seite 278 UR, 367: Shutterstock © janaph
Seite 278 UL: Shutterstock © puttography
Seite 278 OL: Shutterstock © fotomaton
Seite 281: Shutterstock © IngridHS
Seite 300: Shutterstock © foodpictures
Seite 304: Shutterstock © Bertold Werkmann
Seite 321: Shutterstock © Atthapol Saita
Seite 357: Shutterstock © Irina Borsuchenko

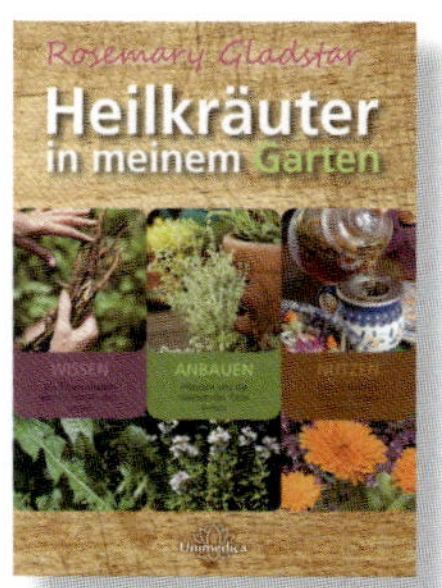

Rosemary Gladstar

Heilkräuter in meinem Garten

33 wichtige Heilkräuter selbst anpflanzen, ernten und verwenden

232 Seiten, geb., € 19,80

Wer träumt nicht von einem naturverbundenen Leben und davon, sein eigenes Obst und Gemüse anzubauen, zu ernten und selbst zu kleinen und großen Köstlichkeiten zu verarbeiten? Das lässt sich auch ohne große Gartenfläche in die Tat umsetzen. „Der kleine Selbstversorger" präsentiert Schritt für Schritt auf unterhaltsame Weise, wie sich jeder Garten in ein kleines Selbstversorgerparadies verwandeln lässt. Vom Anlegen eines oder mehrerer Beete über die Auswahl von Nutzpflanzen und das richtige Düngen bis hin zum Ernten und Verarbeiten von Selbstangebautem wird alles eingehend erklärt, was das Gärtnerherz höher schlagen lässt. Zusätzlich wird das richtige Halten von Hühnern, Zwergziegen und Bienen thematisiert und die Herstellung wertvoller kleiner Geschenke, eigener natürlicher Kosmetika und umweltschonender Reinigungsmittel beschrieben.

Dieses Buch steckt voller praktischer Anleitungen, Tipps und Rezepte, mit deren Hilfe jeder die Freuden des Selbstversorgens entdecken kann, ohne gleich aufs Land ziehen zu müssen.

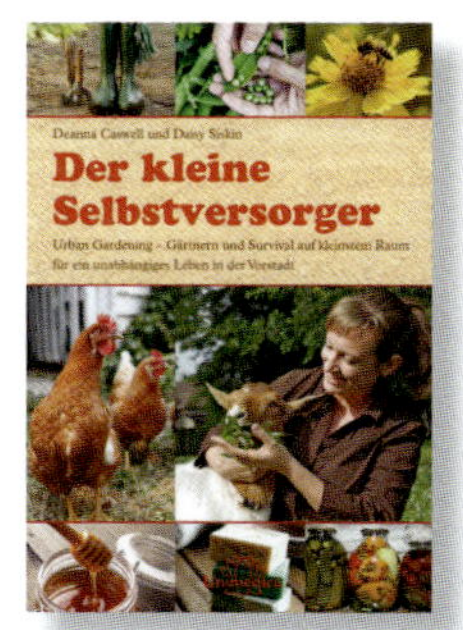

Deanna Caswell und Daisy Siskins

Der kleine Selbstversorger

Gärtnern und Fertigkeiten für ein Leben als Selbstversorger

260 Seiten, geb., € 19,80

Wer träumt nicht von einem naturverbundenen Leben und davon, sein eigenes Obst und Gemüse anzubauen, zu ernten und selbst zu kleinen und großen Köstlichkeiten zu verarbeiten? Das lässt sich auch ohne große Gartenfläche in die Tat umsetzen. „Der kleine Selbstversorger" präsentiert Schritt für Schritt auf unterhaltsame Weise, wie sich jeder Garten in ein kleines Selbstversorgerparadies verwandeln lässt. Vom Anlegen eines oder mehrerer Beete über die Auswahl von Nutzpflanzen und das richtige Düngen bis hin zum Ernten und Verarbeiten von Selbstangebautem wird alles eingehend erklärt, was das Gärtnerherz höher schlagen lässt. Zusätzlich wird das richtige Halten von Hühnern, Zwergziegen und Bienen thematisiert und die Herstellung wertvoller kleiner Geschenke, eigener natürlicher Kosmetika und umweltschonender Reinigungsmittel beschrieben.

Dieses Buch steckt voller praktischer Anleitungen, Tipps und Rezepte, mit deren Hilfe jeder die Freuden des Selbstversorgens entdecken kann, ohne gleich aufs Land ziehen zu müssen.

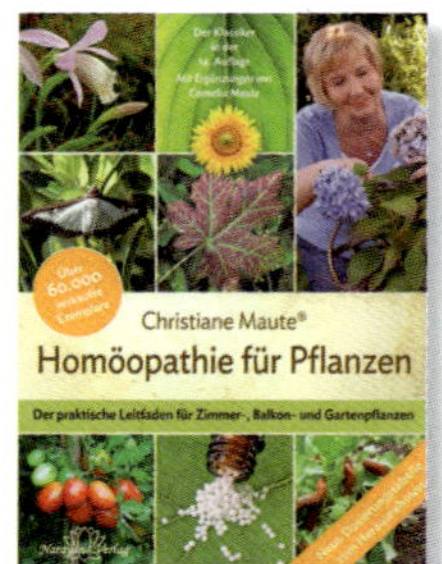

Christiane Maute®

Homöopathie für Pflanzen - Der Klassiker in der 14. Auflage

Ein praktischer Leitfaden für Zimmer-, Balkon- und Gartenpflanzen

232 Seiten, geb., € 28.-

Mit dem Erscheinen von Homöopathie für Pflanzen ist eine grüne Revolution losgetreten worden. Das Buch wurde über 60.000 mal verkauft und in viele Sprachen übersetzt.

Es ist ein handlicher Ratgeber über die häufigsten Pflanzenerkrankungen, Schädlinge und Verletzungen und deren homöopathische Behandlung. Christiane Maute ® ist eine der Vorreiterinnen, die seit vielen Jahren bei ihren Nutz- und Zierpflanzen Homöopathie einsetzt.

Ob bei Blattflecken-Krankheit der Rosen, Braunfäule der Tomaten, Feuerbrand an Obstbäumen, Blattläusen, Kräusel-Krankheit, Krebs, Mehltau, Monilia-Fruchtfäule, Schneckenbefall, Sternrußtau oder schwachem Wachstum – Frau Maute erläutert zu den häufigsten Erkrankungen die bewährten Mittel.

Die meisten Erkrankungen sind mit Bildern dargestellt, damit die Symptome gut erkennbar sind und man leicht zum richtigen Mittel findet. Dosierung und Anwendung wurden überarbeitet und mit einer handlichen Tabelle zum Herausnehmen sehr übersichtlich gestaltet. Ein kurze Arzneimittellehre rundet das Werk ab.

„*Mit diesem Buch bricht für mich ein neues Gärtnerzeitalter an. Ich habe schon einiges ausprobiert und es funktioniert. Gartenfreunde nutzt dieses Wissen und macht es Euch zu eigen!*" Gerda H.

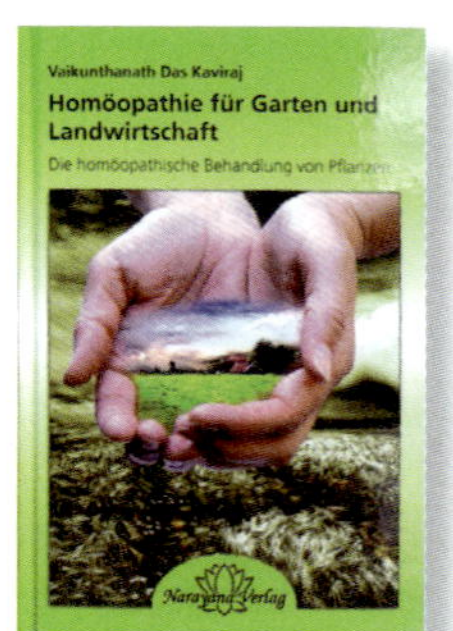

Vaikunthanath Das Kaviraj

Homöopathie für Garten und Landwirtschaft

Die homöopathische Behandlung von Pflanzen

376 Seiten, geb., € 34,-

Eine bahnbrechende Neuerscheinung über die homöopathische Therapie von Pflanzenerkrankungen. Der erfahrene Homöopath Kaviraj beschreibt die homöopathische Therapie der Pflanzenkrankheiten bei Nährstoffmangel, bei Schädlings- und Pilzbefall, bei bakteriellen und viralen Erkrankungen, Verletzungen und auf die homöopathische Unkrautbekämpfung ein. Zahlreiche Abbildungen erleichtern die Diagnose der Krankheiten.

„*Homöopathie für Pflanzen eröffnet ein völlig neues und spannendes Forschungsgebiet, welches einen maßgeblichen Gewinn für die Landwirtschaft bedeuten kann. Wer kennt die Grenzen der Homöopathie?*" Anne Sheptyck, Kanada

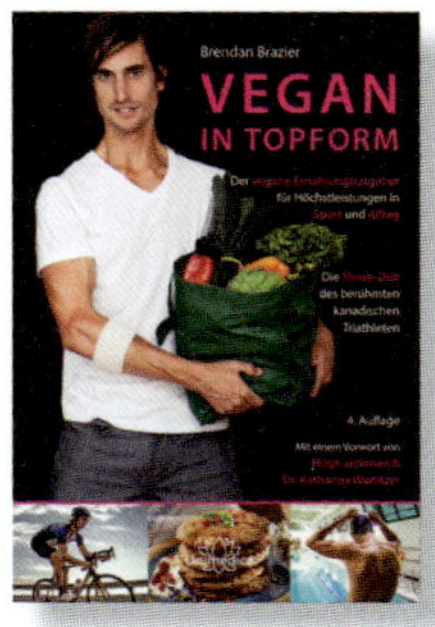

Brendan Brazier

Vegan in Topform

Der vegane Ernährungsratgeber für Höchstleistungen in Sport und Alltag – Die Thrive-Diät des berühmten kanadischen Triathleten

352 Seiten, geb., € 26,-

Bereits im Alter von 15 Jahren entschied Brazier sich dazu Profisportler zu werden. Im Laufe seiner Karriere erforschte er minutiös, welche Ernährung seine Leistung und vor allem die Regenerationsphase optimierte. Das Ergebnis ist die legendäre Thrive-Diät. Sie richtet sich nicht nur an Profisportler, sondern an jeden, der optimale Gesundheit und Leistungsfähigkeit erlangen und Krankheiten vorbeugen möchte.

Brendan Brazier hat die vegane Ernährung revolutioniert und achtet dabei auf eine ausgewogene Kost mit ausreichend Proteinen und anderen Nährstoffen. Hier setzt er auch auf Superfood wie die Andenwurzel Maca, die legendäre Alge Chlorella oder das nahrhafte Hanfprotein.

Die Thrive-Diät führt zum Abbau von Körperfett und Aufbau von Muskelmasse, zu Leistungssteigerung, weniger Stress und Heißhunger auf Junkfood, geistiger Klarheit und besserem Schlaf.

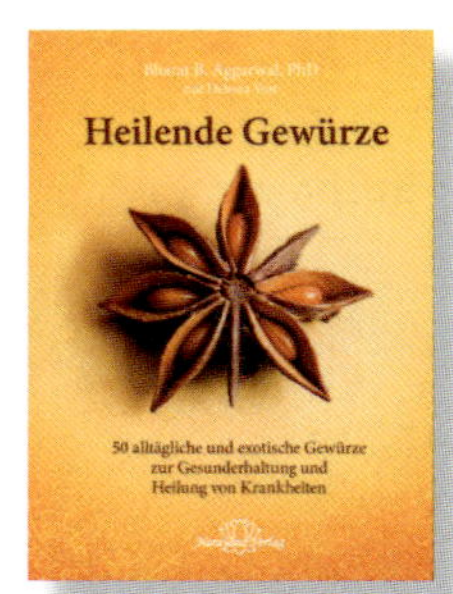

Bharat B. Aggarwal

Heilende Gewürze

Wie 50 heimische und exotische Gewürze Gesundheit erhalten und Krankheiten heilen können

512 Seiten, geb., € 29,-

Gewürze sind wertvolle Küchenfreunde und sorgen für den guten Geschmack. Gewürze können jedoch noch viel mehr – sie verfügen über eine enorme Heilkraft.

Dr. Aggarwal erforscht seit Jahren am renommierten M.D. Anderson-Krebszentrum der Universität Texas die Heilwirkung von Gewürzen. Viele Gewürze sind echte Kraftpakete bei der Verteidigung des Körpers gegen Mikroben – Bakterien, Viren und Pilze. Sie wirken entzündungshemmend und können sogar den Alterungsprozess aufhalten.

In seiner Gewürzbibel beschreibt der erfahrene Forscher ausführlich und äußerst lebendig die wichtigsten 50 Gewürze, deren Anwendungsgebiete sowie wissenschaftliche Belege für deren Wirkung und nicht zuletzt leckere Rezepte. So reguliert Zimt den Blutzucker, Kurkuma schützt vor Krebs, Oregano hilft bei Infektionen, Mandeln bei Bluthochdruck und Curryblätter bei Alzheimer.

Ein Buch zum Nachschlagen und Anwenden – vom Kauf der Gewürze bis zur Aufbewahrung und Verwendung in Gerichten, in außergewöhnlichen Gewürzmischungen oder direkt als präzise gewähltes Heilmittel.

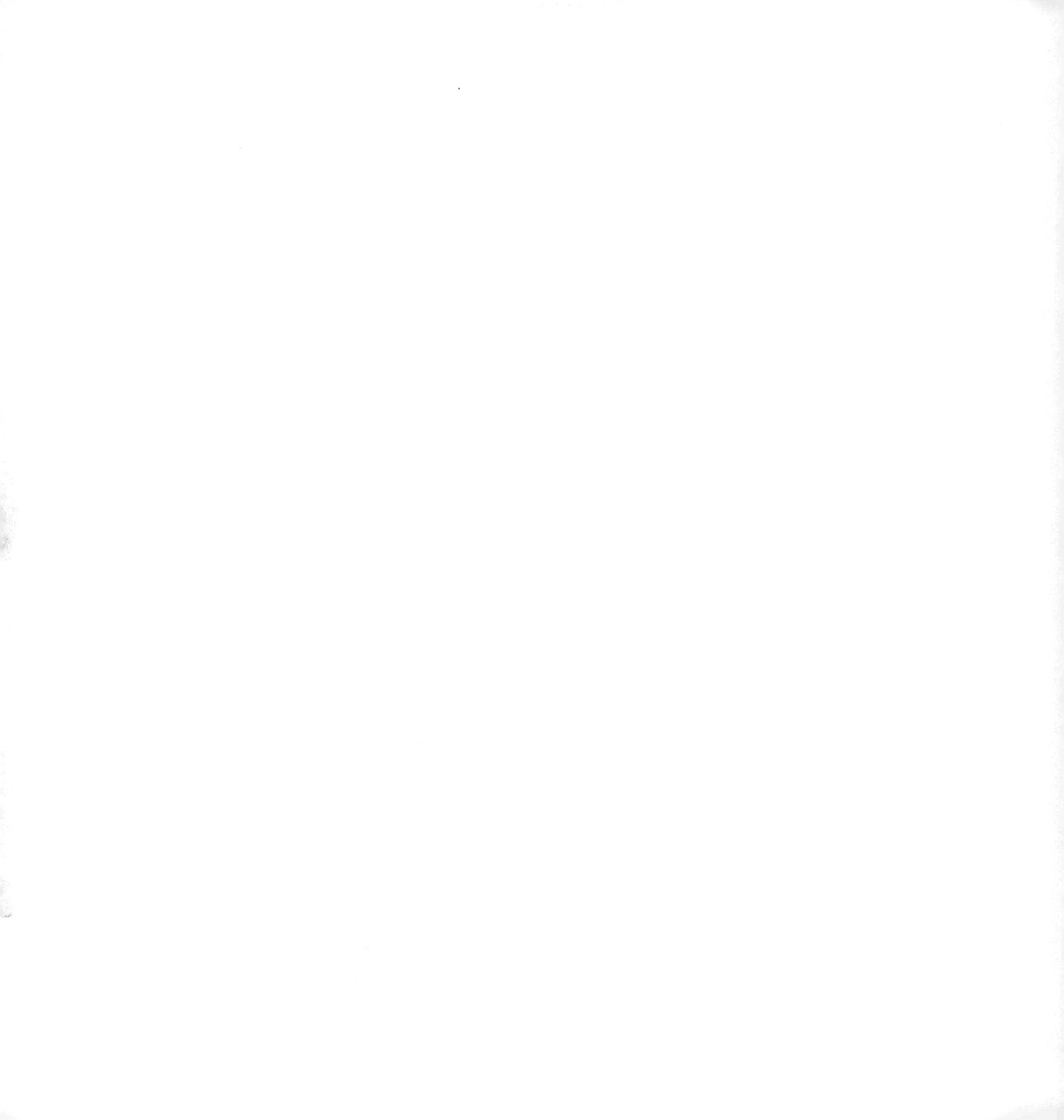

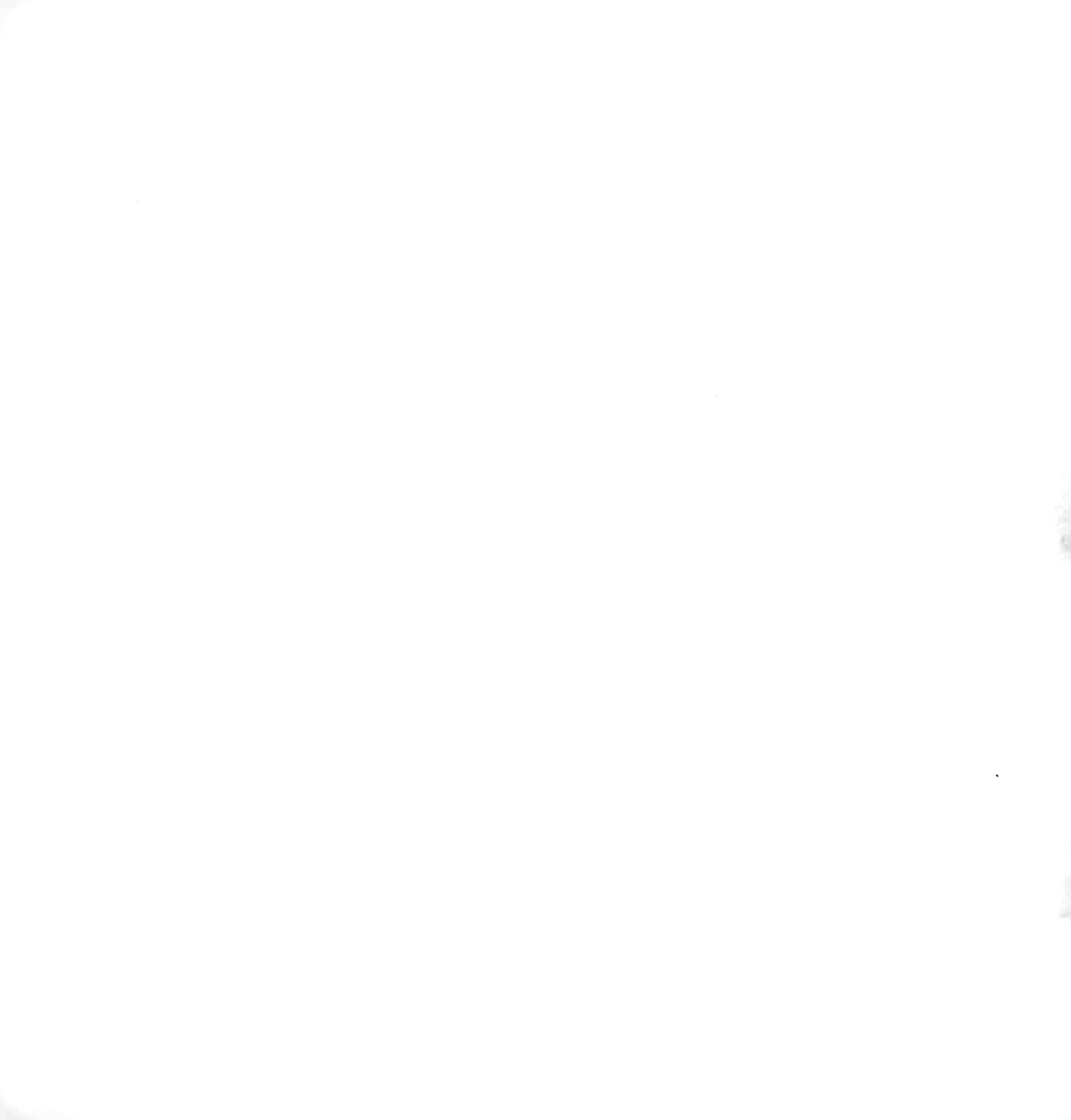